Callwey

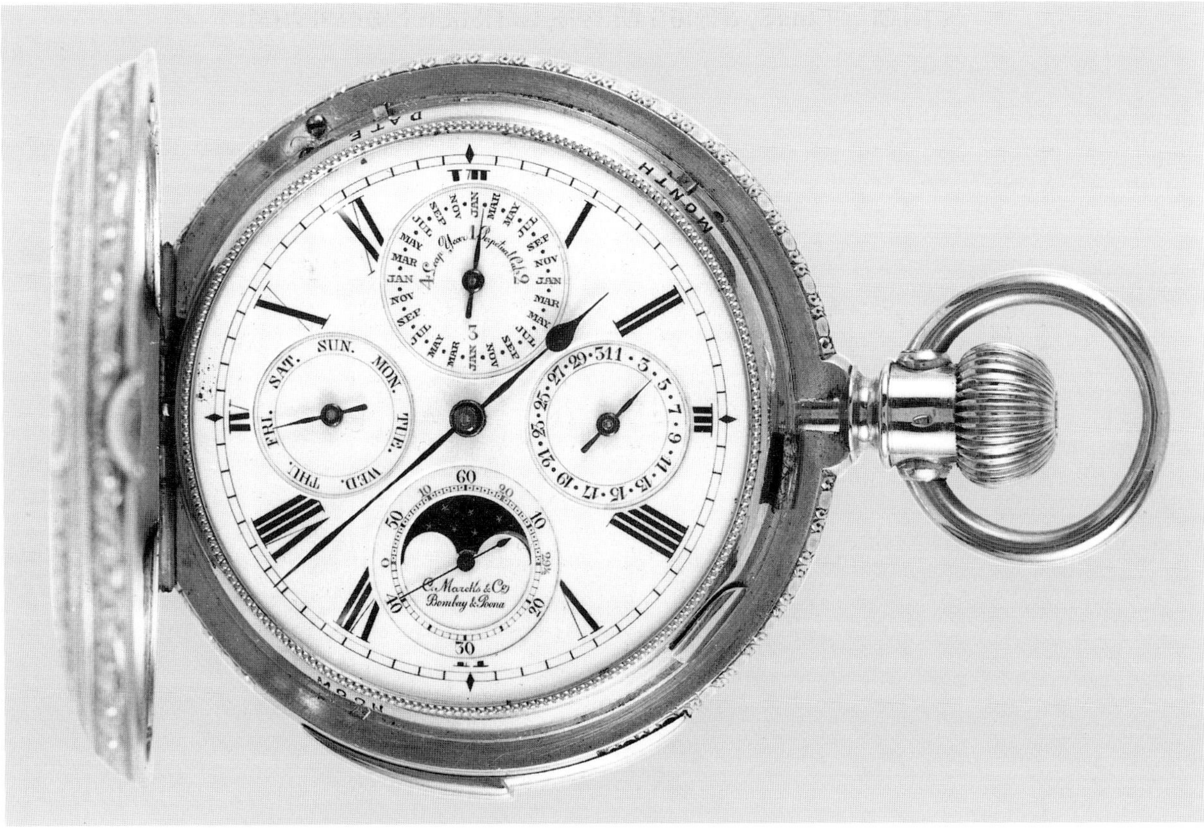

Goldsavonnette im Prunkgehäuse mit ewigem Kalender und Minutenrepetition, sign. C. MARCKS & CO., BOMBAY & POONA, *Gehäuse bezeichnet* HRI. GRANJEAN, & CO. *Allseitig dekoriertes, schweres, tief graviertes 18-kt-Gehäuse, Emailzifferblatt mit Ausschnitt für Mondphase mit Mondalter, blaue birnenförmige Stahlzeiger, feines vergoldetes Präzisionswerk unter Glas. Anker und Ankerrad zwischen Decksteinen gelagert, Kompensationsunruh mit Goldschrauben und Breguet-Spirale, 2 Rubinlager in verschraubten Goldchatons, Schlag auf 2 Tonfedern, Schlagabruf durch seitl. Schieber. Ø 56 mm. Schweiz um 1880.*

DM 65000,–

Norbert Enders, Stefan Muser, Christian Pfeiffer-Belli

DER CALLWEY-PREISFÜHRER TASCHENUHREN

Was ist meine Taschenuhr heute wert?

Callwey

Herausgegeben von Christian Pfeiffer-Belli

Bildnachweis:
Alle Abbildungen wurden vom Auktionshaus Crott / Stefan Muser, Mannheim bereitgestellt.
Photos Anne Gold, Aachen; Thomas Kauffelt, Mannheim
Abb. 57, 143, 236 von Meister Uhren, Zürich.

Abbildungen Umschlagvorderseite

Oben links: Silberner Taschenchronograph mit schwarzem Zifferblatt, sign. AGASSIZ.
Ø 53 mm, um 1920
DM 2000,–

Darunter: Vergoldete Silber-Email-Schmuckuhr mit Zentralsekunde und chinesischer Duplexhemmung für den orientalischen Markt, sign. EDOUARD JUVET, FLEURIER.
Ø 56 mm, um 1830.
DM 9000,–

Oben rechts: Anonyme Taschenuhr mit $^1/_4$ Stunden-Repetition, brüniertem Stahlgehäuse.
Ø 52 mm, um 1920
DM 1200,–

Darunter: Goldene Taschenuhr mit Chronograph Rattrapante und Minuten-Repetition, sign. LOUIS AUDEMARS, BRASSUS, GENF.
(Werkabbildung auf der Umschlagrückseite unten.)
Ø 60 mm, um 1890
DM 28 000,–

Abbildungen Umschlagrückseite:

Oben: Goldsavonnette mit Viertel- und Stunden-Selbstschlag und Minuten-Repetition, sign. PATEK PHILIPPE & CIE GENÈVE. 18-kt-Gehäuse.
Ø 56 mm, Werk um 1915/16, ausgeliefert 1954
DM 180 000,–

Mitte: Werk eines goldenen Taschenchronometers, sign. BREGUET ET FILS NO. 4570. 18-kt-Gehäuse. Vergoldetes Messingwerk, 23‴, garde-temps-Kaliber, Chronometerhemmung mit Wippe, vierarmige bimetallische Kompensationsunruh mit Parachute an beiden Zapfen, freischwingende, gebläute zylindrische Spiralfeder mit Endkurven.
Ø 62 mm, 1810/1826
DM 180 000,–

Unten: Werk zur goldenen Taschenuhr mit Chronograph Rattrapante und Minuten-Repetition, sign. LOUIS AUDEMARS, BRASSUS, GENF.

Streitfeldstraße 35, 81673 München
Printed in Germany

Einbandgestaltung: Germar Wambach, München
Satz / Lithos: Filmsatz Schröter GmbH, München
4c-Lithos: Karl Findl, Icking
Druck und Buchbinder: Druckerei Auer, Donauwörth

Die Deutsche Bibliothek – CIP-Einheitsaufnahme
Der **Callwey-Preisführer Taschenuhren**: was ist meine Taschenuhr heute wert? /
Norbert Enders; Stefan Muser; Christian Pfeiffer-Belli. –München: Callwey, 1995
ISBN 3-7667-1150-4
NE: Enders, Norbert; Muser, Stefan; Pfeiffer-Belli, Christian

Inhalt

Über das Sammeln von Taschenuhren

Warum Taschenuhren sammeln? **7**
Wo kaufen? **7**
Was kaufen? **9**
Worauf achten? **11**

Chronologie der Taschenuhr
14

Einige der gebräuchlichsten Fachbegriffe
16

Überblick über die Literatur
24

Systematischer Bildteil
25

Anhang
Bezugsadressen für Taschenuhren **222**

ÜBER DAS SAMMELN VON TASCHENUHREN

Warum Taschenuhren sammeln?

Keine leichte Frage, und noch dazu eine, die einer rationalen Betrachtung nicht ohne weiteres zugänglich ist. Trotzdem soll der Versuch ihrer Beantwortung nicht ganz unterbleiben: Dieses Hobby ist mit dem Ausgeben meist nicht unerheblicher Geldmittel verbunden, und da ist ein Argument sich selber, dem Lebenspartner oder gar den potentiellen Erben gegenüber mitunter ganz brauchbar. Zweifellos ist eine Taschenuhr eine Geldanlage, zumal dann, wenn der Goldwert ihres Gehäuses in der Größenordnung des Kaufpreises liegt. Ob die Taschenuhr unbedingt eine *gute* Geldanlage darstellt, darf bezweifelt werden; denn wenn es darum geht, sie wieder in Bargeld zu verwandeln, sind unerklärlicherweise oft nicht die richtigen Interessenten da oder die zur Disposition stehende Uhr wurde auf dem Höhepunkt einer Spekulationswelle gekauft, und nun ist der Markt einfach schlecht. Allerdings habe ich den Eindruck gewonnen, daß Taschenuhren in dieser Hinsicht eher besser sind als Aktien: Ich kannte einen alten Finanzfuchs, dessen Aktienpaket über die Jahre die Hälfte seines ursprünglichen Wertes verlor. Anderen Füchsen dieser Gattung ist es nicht besser ergangen. Mit ein paar guten Breguet-Taschenuhren wäre das nicht passiert! Damit ist das einzige der Vernunft zugängliche Argument für das Sammelobjekt Taschenuhr schon diskutiert, und das Ergebnis ist für die Taschenuhr allenfalls dann positiv, wenn man ein einigermaßen versierter Sammler und mit Lust sowie Engagement bei der Sache ist, wozu dieses Buch beitragen soll.
Nun kommt die andere Seite. Eine Taschenuhr, vielleicht nicht eine der ganz billigen und neuen Sorte, ist (fast) immer ein Kunstwerk. Die Qualität des Kunstwerks hängt – wie bei anderen Künsten auch – meist vom Preis ab, aber sicher ist eines: eine alte Taschenuhr, und nur um solche geht es hier, kostet stets nur einen Bruchteil ihres modernen Gegenstücks (meist in »limitierter Auflage« gefertigt, als ob hochwertige Stücke früher in Großserie hergestellt worden wären!), weil die Arbeit früher sehr viel billiger war. Von der sich scheinbar selbst bewegenden, miniaturisierten Mechanik geht ein letztlich unerklärlicher Reiz aus, der, gepaart mit der Aura des Präzisionsmeßinstruments, auf viele eine unwiderstehliche Anziehungskraft ausübt. Eine solide Feuervergoldung der Messingteile und die Hochglanzpolitur der gehärteten Stahlkomponenten sorgen dafür, daß das Werk einer guten Taschenuhr in halbwegs zuträglichem Klima auch noch nach Jahrhunderten wie neu aussieht, was gelegentlich das merkwürdige Gefühl einer Zeitreise erzeugt.
Im Gegensatz zur Großuhrsammlung gibt es keine Platzprobleme, und das Werk kann jederzeit ohne Umstände beäugt werden.
Die technische Bandbreite wird insbesondere hinsichtlich der Hemmungsbauarten von keiner anderen Uhrengattung (vor allem nicht von den Armbanduhren) auch nur annähernd erreicht.
Falls jemand aus dem Kreis der Damen behaupten sollte, das sei wieder mal ein typisches Männerhobby: Die erste und wohl bedeutendste Taschenuhrensammlung wurde von Englands erster Elizabeth begründet, und in Wien kann man heute noch die Sammlung von Marie Ebner-Eschenbach bewundern.

Wo kaufen?

Die heutigen Sammler haben es entschieden besser als die beiden Damen, wenngleich sich berühmte Uhrmacher darum rissen, Elizabeth I. oder ihren Nachfolgern Taschenuhren zu verehren (die ihnen allerdings in der Regel großzügig honoriert wurden). Damals gab es keine Sammlermessen, keine Uhren-Spezialauktionen, keine Uhrenzeitschriften; nur die Uhrenhändler gab es auch in früheren Zeiten. Beginnen wir gleich mit dieser Möglichkeit des Taschenuhrenerwerbs: Dabei darf nicht vergessen werden, daß der Händler in den meisten Fällen vom Taschenuhrenverkauf leben muß, also muß er an dem verkauften Objekt verdienen, und zwar je mehr, desto

besser. Ein Händler schlägt im Schnitt etwa 100% auf den Einkaufspreis auf: Ladenmiete, Steuer, Reparaturen und der Zinsverlust oder gar die Finanzierungskosten wollen bezahlt sein. Aber: der Händler hat oft auch günstigere Einkaufsmöglichkeiten und meist größere Erfahrung als der sammelnde Privatmensch.
Ein seriöser Händler – und davon gibt es meiner Erfahrung nach mehr, als man denkt – kann kein Interesse daran haben, den Kunden übers Ohr zu hauen, denn er möchte ihm in aller Regel mehr als nur *eine* Uhr verkaufen. Wenn der Händler allerdings merkt, daß unverkennbar eine »Laufkundschaft« vor ihm steht, wird er den Preis wohl gleich in der Nähe des absoluten Maximums ansiedeln – reduzieren geht ja immer, das Gegenteil nur unter abenteuerlichen Gebärden.
Unter dem Druck vernünftiger Argumente (Preisführer!) wird sich der Preis jedoch in den meisten Fällen in akzeptable Regionen bringen lassen. Ein nicht zu verachtender Vorteil des Kaufs beim Händler ist der, daß man die Uhr immer in überholtem Zustand bekommt und der Händler auch berechtigten Reklamationen aufgeschlossen gegenüberstehen wird.
Etwas anders liegen gerade in dieser Hinsicht die Dinge beim Taschenuhrenkauf mittels Auktion. Der Interessent tut gut daran, die Auktionsbedingungen genau zu lesen, denn so gut wie immer wird er einen Passus in der folgenden oder einer ähnlichen Fassung finden: »Das Versteigerungsgut kann vor der Versteigerung besichtigt und – auf Gefahr des Interessenten (!) – geprüft werden. Die Gegenstände sind in der Regel gebraucht und werden in dem Zustand zugeschlagen, in dem sie sich beim Zuschlag befinden. Die nach bestem Wissen (!) vorgenommenen Katalogbeschreibungen sind keine zugesicherten Eigenschaften im Sinne d. § 459 ff BGB. Das gilt insbesondere für jegliche Angaben über Ursprung, Zustand, Alter, Echtheit und Zuschreibung, die grundsätzlich als Meinungsäußerungen und nicht als Tatsachenbehauptungen anzusehen sind. *Nach erfolgtem Zuschlag können Beanstandungen, gleich welcher Art, nicht mehr berücksichtigt werden*«.
Ganz wörtlich wird dies allerdings nur ein Auktionator nehmen, der den Kunden auf ewig verärgern will. Wenn es jedoch – vor allem bei einem teueren Stück – einmal hart auf hart gehen sollte, ist der Käufer ziemlich chancenlos. Entsprechend der Formulierung »nach bestem Wissen« kann der Katalogmacher auch halb blind oder debil sein – er hat es dann eben nicht besser gewußt. Da in kaum einem Auktionskatalog jedes Stück abgebildet ist, kann dem allein auf dem Katalogtext beruhenden schriftlichen Gebot manche unangenehme Überraschung folgen. Es gibt jedoch ein großes Kunst- und Antiquitäten-Auktionshaus, das sich vor allem an den »Fernbieter« wendet. Jeden Monat wird ein Katalog versandt, in dem *jedes* Stück abgebildet ist und der eine Kaufpreisrückerstattung verspricht, wenn der Käufer innerhalb von 30 Tagen nach der Auktion begründete Mängel und abweichende Beschaffenheit zu den Katalogangaben geltend macht.
Diese Kulanz habe ich selbst schon wiederholt in Anspruch genommen. Man muß allerdings auch hier zwischen den Zeilen lesen können: Wenn bei einer englischen Taschenuhr im Katalog kein Staubdeckel oder Übergehäuse erwähnt ist, dann ist dieses Teil auch nicht vorhanden. Eine Reklamation ist in diesem Fall zwecklos, auch wenn erkennbar ist, daß die Uhr ursprünglich mit diesem Zubehör ausgestattet war.
Alle Auktionshäuser, die ich kenne, geben jedoch telefonisch Auskunft, wobei man sich die Fragen vorher natürlich genau überlegen muß; die mündliche Auskunft ist, rechtlich gesehen, ziemlich unverbindlich. Wenn die Zeit reicht, kann man sich meist auch ein Bild schicken lassen. Die sicherste Methode, sich vor unliebsamen Überraschungen zu schützen, ist natürlich, das Objekt der Begierde an Ort und Stelle selbst in Augenschein zu nehmen oder von einem sehr gut bekannten Fachmann untersuchen zu lassen. Wenngleich nun von dieser Art des Taschenuhrenerwerbs vielleicht ein etwas düsteres Bild entstanden ist, so hat sie doch auch viele Vorzüge: Mich hat schon immer die spannende Atmosphäre fasziniert und der Kontakt mit anderen Sammlern. Es lohnt sich immer, die Chance wahrzunehmen, viele Uhren auf einmal zu sehen. Und dann noch der Überraschungseffekt: man kann den Katalog noch so genau durchlesen und entdeckt bei der Besichtigung doch Stücke, die ein Gebot lohnen.

In erster Linie wird sich der Sammler natürlich den auf Uhren spezialisierten Auktionshäusern zuwenden; nicht zu verachten sind jedoch die Versteigerer, die alles unter den Hammer nehmen: dort kann man gelegentlich sehr günstige Käufe tätigen.

Eine sehr reizvolle Möglichkeit, zu einer Taschenuhr zu kommen, ist der Flohmarkt oder dessen edlere Form, der Antikmarkt; allerdings werden auf ersterem in der Regel keine hochklassigen Stücke angeboten. Wenn doch, dann verbirgt sich meist ein Händler hinter dem Anbieter.
Dann gibt es auch den Spezialfall des Antikmarkts, nämlich die neuerdings sehr zahlreichen Uhrenmessen und -Börsen. Das Angebot ist meist riesig, die Preise für vergleichbare Uhren sind oft erstaunlich unterschiedlich und gegen Ende der Veranstaltung ziemlich nachgiebig. Manche Händler verkaufen Taschenuhren nach ihrem Goldpreis. Eine Anregung: Erst den ganzen Rundgang machen und dann kaufen! Das verhindert einen Kaufrausch und sichert einen gewissen Überblick.
Schließlich wäre da noch der Kauf von Privat. Viele Anbieter haben allerdings horrende Preisvorstellungen, und wenn man deren Herkunft erforscht, erfährt man, daß dies die Schätzung des Uhrmachers sei, der die Uhr kürzlich repariert habe. Das kann man glauben oder nicht; es ist jedoch nicht unlogisch, wenn ein Uhrmacher seine Reparaturrechnung mit dem Hinweis auf den enormen Wert der Uhr zu versußen versucht.
Irgendwann kommt der Sammler auch in die Verlegenheit, etwas verkaufen zu wollen: Eine Auktion ist nicht jedermanns Sache, da man nicht weiß, ob das Stück verkauft wird; wenn nicht, ist es durch viele Hände gegangen und dabei wohl nicht besser geworden. Für den Verkauf per Anzeige kommt nur die Chiffreannonce in Frage; wer weiß, wer da sonst ins Haus kommt. Bezahlung nur gegen bar oder bankbestätigten Scheck!

Was kaufen?

Die schwierigste Frage überhaupt! Denn es gilt: Dein Geschmack, das unbekannte Wesen. Viele haben am Anfang ihrer Sammlerkarriere keinen, was sich ändern kann; etliche aber erwerben nie einen, weil sie nicht an sich arbeiten. Jawohl, Arbeit muß sein: Soviel Taschenuhren ansehen wie möglich, ob körperlich oder in Katalogen, Büchern oder sonstwo. Erst dann kristallisiert sich heraus, was auf Dauer gefällt. Und dann gleich qualitativ gut und teuer kaufen! An diesen Rat hält sich natürlich niemand; jeder kauft zunächst billigen Ramsch, weil er das für sparsam hält, und hat dann, wenn er weiß, wie eine gute und/oder schöne Taschenuhr aussieht, alle Mühe, den Ramsch wieder loszuwerden. Vernünftig wäre es, statt Uhren zunächst fünf bis zehn gute Bücher zu kaufen und diese zu studieren; das ist billiger als eine mittlere Taschenuhr, viel nützlicher, und man braucht diese Literatur in jedem Fall!
Viele Sammler vermeiden das Problem mit dem eigenen Geschmack, indem sie sich von vornherein auf ein Spezialgebiet verlegen. Die Spezialisierung erstreckt sich im einfachsten Fall auf das Fabrikat; manche Uhrenauktionshäuser kommen dieser Methode dadurch entgegen, daß sie ihre Kataloge bereits entsprechend gliedern.
Sammler älterer Taschenuhren könnten sich nach der Herkunft orientieren, sei es ein Land, eine Region oder eine Stadt; bei uns z. B. die Friedberger Gegend, was den Vorteil hat, daß man sich auf die Hilfe spezialisierter Museen stützen kann. Der große Renner bei deutschen Sammlern sind natürlich Glashütter Taschenuhren.
Eine weitere Möglichkeit zur weisen Beschränkung ist die Entstehungszeit des Objekts der Begierde: nur Renaissance, nur Barock oder – etwas preisgünstiger – nur Jugendstil. Eine besonders interessante, weil technisch und stilistisch ungemein vielseitige Periode ist etwa die Zeit von 1750 bis 1850.
Auch Gehäusedekoration und -Material bieten die Möglichkeit zur Spezialsammlung: Hochwertige Emailuhren oder – etwas profaner – Taschenuhren in brüniertem Stahlgehäuse, um zwei Extreme zu nennen.

Auch auf Uhren mit ungewöhnlicher Zeitangabe könnte man sich kaprizieren: frühe Varianten der Minutenangabe (Differentialzifferblatt), Tag- und Nachtanzeige, Digitalanzeige, Sektorzifferblatt.
Das bringt uns fast nahtlos zu Kalenderuhren verschiedener Bauarten (Anzeige auf Hilfszifferblättern oder in Fenstern) und Chronoskopen (oft werden diese Stoppuhren auch als Chronographen bezeichnet) für eines oder mehrere (Rattrapante) Ereignisse bis zu den wahren Chronographen von Breguet und Fatton, die tatsächlich Zeitpunkte mit einem Tintenpunkt auf dem Zifferblatt markierten.
Interessant auch die frühen (ca. 1860) Stoppuhren mit einem eigenen Federhaus und Räderwerk für den Sekundenzeiger.
Ein weiteres, in sich abgegrenztes Sammelgebiet sind die Schlagwerkstaschenuhren, angefangen von den Selbstschlaguhren des 16. Jahrhunderts über die ersten Repetieruhren des späten 17. Jahrhunderts zu den komplizierten Uhren der letzten Jahrhundertwende mit Selbstschlag und Minutenrepetition.
Von da ist es nicht weit zur »Grande complication« mit Selbstschlag und Minutenrepetition, Rattrapante und Kalender mit Berücksichtigung der Schaltjahre.
Eine sammelwürdige Variante der Schlagwerkstaschenuhren sind die mit einer oder mehreren Automatenfiguren (Jacquemarts), die beim Schlagen einen Hammer oder ähnliches bewegen. Der müde Kavalier früherer Zeiten befeuerte sich mit einer anderen Art von Automat, nämlich einer bewegten erotischen Szene, meist hinter einem Deckel verborgen. Beide Arten von Automaten wurden zu Anfang des 19. Jahrhunderts meist mit Spindelhemmung und zu Ende des 19. Jahrhunderts als moderne Ankeruhr gebaut, dazwischen merkwürdigerweise so gut wie nicht.
Eine schöne Sammlung läßt sich auch mit amerikanischen Taschenuhren aufbauen; die transatlantische Industrie kam ab etwa 1840 in Gang und produzierte Ankeruhren, zunächst mit Vollplatine, jedoch ohne Schnecke, später mit Brücken/Kloben-Werk und fast immer aufwendig verziert. Gelegentlich findet man auch Taschenuhren mit Duplexhemmung; von letzterer ist die berühmte »Waterbury« in Erinnerung, ursprünglich eine Billiguhr, heute schon an der 1000-DM-Grenze angelangt. Hochinteressant die ungewöhnlichen Konstruktionen von Fasoldt und dem Exil-Amerikaner Potter, die schon Preise in Breguet-Regionen erzielen.
Ein sehr abgeschlossenes Sammelgebiet sind auch die Roskopf-Taschenuhren, ebenfalls eine »Billiguhr«, die es in vielen Gehäuse- und Zifferblatt-Variationen und sogar mit Repetition gibt.
Eine besondere Taschenuhr-Spezies ist jene mit langer Gangdauer, von denen die Hebdomas-Achttageuhr, meist mit verziertem Zifferblatt und darin sichtbarer Unruh sowie brüniertem Stahlgehäuse, die bekannteste ist. Sie wurde auch mit Kalender und Zentralsekunde gebaut. Aber auch in konventioneller Bauweise gab es schon ab ca. 1840 Uhren mit einer Gangdauer von bis zu einem Jahr.
Der Erfindungsreichtum der alten Uhrmacher manifestiert sich besonders in den verschiedenen Bauarten für die Hemmung. Allein von der Ankerhemmung nennt *Meis* 31 Varianten, von denen 28 heute ausgesprochen selten vorkommen: das ist etwas für den technisch orientierten Sammler.
Wer es gerne etwas teuerer hat, wendet sich Taschenuhren mit Chronometerhemmung zu: von etwa 1500 DM für ein Stück mit Wippenhemmung bis zum Glashütter Tourbillon mit Federhemmung für eine halbe Million reicht das Spektrum.
Zu den ausgesprochenen Präzisionsuhren zählen die momentan sehr gefragten Beobachtungsuhren (B-Uhren). Die meisten stammen aus der Zeit um den Zweiten Weltkrieg und sind mit Ankerhemmung ausgerüstet.
Diese konkreteren Anregungen für den künftigen Sammler sollen abgeschlossen werden mit dem Hinweis auf Taschenuhren mit besonderer äußerer Gestaltung, z. B. die Freimaurer-Taschenuhren oder die Schützenuhren.
Eine ganz andere Taktik könnte nun darin bestehen, sich überhaupt nicht festzulegen und nur das Seltene oder nur das zu kaufen, was auch schon zur Entstehungszeit als hochwertig galt. Das ist nicht so kostspielig, wie es klingt, da man von den momentanen Trends abgekoppelt ist; denn diese sind es, die die Preise in die Höhe treiben!

Worauf achten?

Ganz einfach: auf alles. Um sich vom eigenen Enthusiasmus nicht übertölpeln zu lassen, stelle man sich vor, man solle für einen besonders kritischen Uhrenfreund eine Taschenuhr erstehen: Mit dieser inneren Einstellung wird man das Minimum an Reinfällen erleben.
Zweckmäßige Ausrüstung: Uhrmacherlupe, kleine Taschenlampe, Mehrfach-Aufzugsschlüssel und (für englische Taschenuhren) eine Hallmark-Tabelle. Letztere gibt es in den besseren Buchgeschäften, in München z. B. bei Hugendubel oder Werner.
Alle in England gefertigten Gold- und Silbergegenstände, also auch Taschenuhrgehäuse, mußten nämlich der zuständigen Innung zur Prüfung vorgelegt werden, wo sie, wenn sie den Anforderungen entsprachen, die folgenden Stempel erhielten: einen, der über das Material Auskunft gibt, meist Sterlingsilber oder Gold, letzteres mit Angabe des Feingehalts in Karat; einen Stempel, aus dem der Ort der Prüfung hervorgeht; und schließlich den so wichtigen Jahresbuchstaben, der mit jedem Jahr wechselt; wenn das Alphabet zu Ende ist, beginnt es wieder von vorne mit anderen Buchstabentypen. Die Feinheiten sind in den Hallmark-Tabellen erläutert. Auch viele andere Länder hatten eine Edelmetall-Kennzeichnung, wenn auch nicht so umfassend wie Großbritannien; auch dafür gibt es Literatur (s. Anhang). Auf französischen Taschenuhren findet man oft Stempel, welche die Datierung erleichtern. Interessant ist hier auch die Schweiz: Dort gefertigte Gehäuse sind mit sehr kleinen Tierfiguren – im 19. und frühen 20. Jahrhundert meist einem Eichhörnchen – gestempelt. Mit dieser Information erkennt man oft genug, daß manches mit der Glashütter Gehäusemarke versehene Stück in der Schweiz das Licht der Welt erblickte.

Erstes Kriterium: Ist die Uhr komplett? Alte Taschenuhren mit einfachem Gehäuse (ohne Innendeckel) und rückwärtiger Öffnung für den Aufzugsschlüssel hatten immer (mindestens) ein Übergehäuse, um das Eindringen von Staub zu verhindern. Bei Aufzug durch das Zifferblatt war das Übergehäuse meist entbehrlich; Emailuhren des späten 18. Jahrhunderts hatten oft ein hinten verglastes Schutzgehäuse. Englische Taschenuhren mit Vollplatinenwerk des 19. und besonders gute (mit früher Zylinder-, Duplex- oder gar Ankerhemmung) des 18. Jahrhunderts haben in der Regel einen Staubdeckel; manche englische Taschenchronometer (vor allem der Arnoldschen Bauart) haben dagegen trotz der Vollplatine keinen. Ein sicheres Indiz für das Fehlen dieses schönen Teils sind scheinbar funktionslose kleine Stahlbolzen auf der Rückplatine mit einem seitlichen Einschnitt. Auch Spindeluhren aus Süddeutschland oder der Schweiz waren mit einem – manchmal silbernen – Staubdeckel ausgestattet, wohl vor allem dann, wenn sie für den englischen Markt bestimmt waren.
Als nächstes versucht man zu erkennen, ob Zifferblatt, Gehäuse und Werk zusammengehören oder Ergebnis einer »Mariage« sind: Wackelt das Werk im Gehäuse? Sitzt das Aufzugsloch *genau* an der richtigen Stelle? Ist ein zugelötetes Aufzugsloch erkennbar? Passen Bauart des Werks und Stil (ggfs. Hallmark) des Gehäuses zusammen? Grober Anhaltspunkt und Beispiel: Taschenuhren des Rokoko (ca. 1720-1770) haben am Übergehäuse (wenn ursprünglich vorhanden, sonst am »Konsulargehäuse«) ein geschweiftes Außenscharnier, frühere Stücke ein eckiges, spätere meist gar keines. Emailzifferblätter kamen im allgemeinen erst gegen 1720 auf (lediglich bei den französischen »Oignons« findet man sie schon früher, bei diesen meist jedoch aus Metall mit Emailkartuschen). Die vorher üblichen »Champlevé«-Zifferblätter aus Silber wurden später gelegentlich gegen Emailblätter ausgetauscht, der Mode oder auch der besseren Ablesbarkeit wegen. Champlevé-Zifferblätter und frühe Emailblätter sitzen immer in einer Blindplatine aus feuervergoldetem Messing, deren ziselierter Rand das Zifferblatt umgibt und immer sichtbar ist; fehlt er, dann wurde das Werk für ein geringfügig kleineres Gehäuse oder die Blindplatine samt Zifferblatt durch Abdrehen dieses Randes passend gemacht. Zifferblätter bis ca. 1780 haben so gut wie immer römische Stundenziffern und bei jeder Stundenziffer die zugehörige arabische Minutenwahl. Die Ziffern werden um so kleiner, je jünger das Blatt ist, sind dann nur

mehr bei den Viertelstunden zu finden und verschwinden zu Anfang des 19. Jahrhunderts ganz. Auf dem Kontinent vollzog sich dieser Wandel etwas früher; durch den Einfluß von Lépine und Breguet setzten sich hier schon ab ca. 1785 arabische Stundenziffern, gelegentlich auch gemischt mit römischen, durch; England blieb, von wenigen Ausnahmen abgesehen, bei römischen Stundenziffern. Englische Taschenuhren mit anhaltbarem Werk (kleiner Hebel, meist in der Nähe der »VII«) haben *immer* eine Sekundenanzeige!

Bei Glashütter Taschenuhren sind die Gehäusedeckel mit der Werknummer gestempelt, bei Savonnetten sind im Sprungdeckel meist nur deren drei letzte Stellen gestempelt.

Die Glashütter Gehäusemarke erscheint nicht bei den ganz frühen Uhren, da es damals noch keine eigene Gehäusefertigung gab. Ganz grober Anhalt: bei Lange-Uhren ist die Gehäusemarke etwa ab Werk-Nr. 10000 zu finden. Mitunter findet man auch signierte oder unsignierte Lange-Werke in hervorragend gemachten englischen oder amerikanischen Gehäusen: das sind keine Mariagen, sondern man exportierte nur die Werke, um Zoll zu sparen. In der Schweiz wurden auch perfekte Kopien von Glashütter Werken angefertigt, sogar mit der exzentrischen Arretierschraube auf dem Sperrad und Anker in Glashütter Form in Gold, ebenso wie das Ankerrad. Allein an der Unruh kann man die Nachahmung erkennen: Bei den klassischen Glashütter Produkten sitzt der Hebelstein in der Unruhspeiche (grobes Indiz: Geht die Uhr nicht, dann stehen die Unruhschenkel in Richtung der Verbindungslinie Unruhlager-Ankerlager). Auch ist der Unruhreif bei den vier Gewichtsschrauben (zwei an den Schenkelenden, zwei senkrecht zu den Schenkeln) geschlitzt.

Unser nächster Blick gilt dem Zustand: Schlecht schließende Gehäuse, ausgeleierte Scharniere, Beulen, abgeriebene Gehäusedekoration, durchgescheuerte »Repoussée«-Gehäuse, abgenutzte Bügel sind sicher Mängel, die aber bei einer lange getragenen Taschenuhr zwangsläufig auftreten und natürlich den (Wiederverkaufs)Wert mindern; bei einer besonders interessanten Uhr werden sie den Enthusiasten nur dann am Kauf hindern, wenn das Stück durch äußere Werte glänzen soll. Das gleiche gilt für Risse oder Ausbrüche im Zifferblatt. Natürlich müssen die Zeiger stilistisch zu Zifferblatt und Gehäuse passen. Das ist nicht in ein paar Worten erschöpfend zu erklären, daher nur ganz grobe Hinweise: Englische Taschenuhren des 18. Jahrhunderts sind meist mit »beetle and poker«-Zeigern versehen, entweder aus gebläutem Stahl oder, bei kostbareren Uhren, aus Gold. Im 19. Jahrhundert kommen dann bei den Uhren von der Insel die Birnenzeiger, anfangs sehr schlank und aus Gold, später dicker und auch aus gebläutem Stahl, auf. Bei den kontinentalen Taschenuhren ist das nicht so einfach. An französischen und Schweizer Erzeugnissen um die Mitte des 18. Jahrhunderts findet man oft massive Goldzeiger im Louis-XV-Stil, später dann schlichtere Formen, im 19. Jahrhundert Phantasieformen, meist aus gebläutem Stahl.

Im späten 19. Jahrhundert setzen sich dann zusammen mit den arabischen (»Lépine«) Ziffern oft (bei Glashütter Uhren) sehr fein gearbeitete Louis-XV-Zeiger durch. Bei den im englischen Stil gehaltenen Taschenuhren, kenntlich an rundem Bügel und kugelförmiger Krone, blieb man fast immer bei römischen Ziffern und, dem englischen Vorbild folgend, gebläuten Stahlzeigern in Birnenform. Bei Halbsavonnetten (Fenster im Sprungdeckel) ist der Stundenzeiger immer mit zwei »Birnen« hintereinander versehen. Wichtig: Der Minutenzeiger reicht mit seiner Spitze immer bis zum äußeren Rand des Minutenkreises, bei Glashütter Uhren merkwürdigerweise stets eine Kleinigkeit weiter.

Nun kommt der schwierigere Teil der Prüfung: das Uhrwerk.

Zunächst verschafft man sich einen Eindruck vom optischen Zustand: Rostspuren, Kratzer, vermurkste Schraubenköpfe, ersetzte Schrauben (oft an unterschiedlicher Bläuung und Kopfform zu erkennen), ausgebrochene Zähne (vor allem an Sperrad und Aufzugsrad, aber auch gelegentlich am Minutenrad) und eine verbogene oder angerostete Unruhfeder sind die häufigsten Mängel. Die Funktionsprüfung beginnt mit Aufzug und Zeigerstellung. Gerade letztere ist nicht so trivial, wie man meinen könnte: Gelegentlich setzte ein Reparateur ein falsches Stunden- oder Wechselrad ein, mit dem Ergebnis, daß die Stellung von Minuten- und Stundenzeiger periodisch nicht stimmt. In den meisten Fällen wird die Uhr gehen; manche Uhren lassen sich auch durch einen gebrochenen Lochstein an der Unruh oder deren gebrochenen Zapfen nicht daran hindern.

Derartige Defekte offenbaren sich durch Prüfung in mehreren Lagen und – nicht ganz einfach zu beurteilen – durch die Amplitude (Schwingungsweite) der Unruhschwingung. Bei Spindeluhren soll diese etwa – immer von der Ruheposition zu einem Umkehrpunkt gerechnet – 45 Grad, bei Zylinderuhren 90 Grad und bei Anker-, Duplex- und Chronometeruhren über 200 Grad betragen. Zappelt die Unruh einer Spindeluhr mit ganz kleiner Amplitude hin und her und bleibt dazwischen auch noch stehen, so sind die Zähne des Gangrads beschädigt. Die Instandsetzung ist schwierig und teuer. Bei den meist dreischenkligen Unruhen der Spindel- und Zylinderuhren kann man den Ausschwingstift am Rand des Unruhreifs als Anhaltspunkt benützen; bei den zweischenkligen Unruhen läßt man die Uhr vom Stillstand aus angehen und erkennt dann den 180-Grad-Punkt, wenn sich die Schenkel (gute Beleuchtung vorausgesetzt) im Umkehrmoment zu überschneiden scheinen. Steigt die Amplitude dann noch weiter an, so kann man sie abschätzen, wenn man den Winkel, den die Schenkel im Umkehrmoment einschließen, halbiert und zu 180 Grad addiert. Alte Taschenuhren werden höhere Amplituden als 180 Grad jedoch nur bei gutem Pflegezustand und kräftiger Zugfeder erreichen.

Eine gute Ankeruhr sollte aus dem Stillstand von selbst angehen, Spindel-, Zylinder- und Uhren mit einseitig wirkender Hemmung wie Duplex oder Chronometer müssen durch eine leichte Drehung in Gang gesetzt werden. Taschenuhren der letztgenannten Bauarten sind an der Gangpartie sehr toleranzempfindlich; Abnützungen der Unruh- oder Gangradzapfen sowie der zugehörigen Lochsteine zeigen sich durch unterschiedliche Amplituden oder gar durch Stehenbleiben in den verschiedenen vertikalen Positionen. Unterschiede lassen sich auch akustisch sehr gut feststellen. Schwingt die Unruh kräftig, dann hört man meist die Spirale »klingen«. Ein schabendes Geräusch deutet auf unrunde Unruhzapfen. Die Unruh muß flach und rund laufen; diese Beobachtung gelingt am besten bei kleineren Amplituden. Bei einer ausgesprochenen Präzisionsuhr sollte man durch Beobachten des Ganges über etwa eine Viertelstunde feststellen, ob sie ihren Namen wenigstens annähernd noch verdient. Wenn z. B. ein Arnold-Chronometer dann umgerechnet eine Stunde pro Tag nachgeht, und die zylindrische Unruhfeder deutlich angerostet ist, dann hat sie soviel Substanz verloren, daß die Uhr nie mehr auf halbwegs genauen Gang zu regulieren ist. Mit dieser einfachen Messung kann man auch einem beschädigten Ruhezahn bei einer Duplexhemmung auf die Spur kommen: Die Uhr geht viel zu schnell, wenn ein Zahn zu kurz ist (was aber auch zu hören ist). Bei Taschenuhren mit einer Breguet-Spirale achtet man auf gleichmäßiges »Atmen« dieses Bauteils. Bei einer Taschenuhr mit Rubinzylinder (Aufschrift »cylindre en pierre« im Innendeckel) tut man gut daran, die Existenz dieses empfindlichen Bauteils zu überprüfen, da es nach einem Sturz der Uhr auf den Boden oft durch einen einfachen Stahlzylinder ersetzt wurde. Bei einem Chronometer mit Federhemmung (meist englischer Herkunft) ist der zarte, federnde Teil der Gangfeder auf Reparaturversuche durch Löten zu untersuchen. Eine solche Vorgeschichte manifestiert sich auch meist durch müdes Schwingen der Unruh.

Uhren mit kalendarischen Anzeigen prüfe man unbedingt auf Funktion durch Drehen der Zeiger über die Mitternachtsstellung hinweg; es gibt nämlich Fälle, in denen ein verzweifelter Uhrmacher dem Werk durch Ausbauen der Kalenderräder die Arbeit erleichtern wollte.

Chronoskope läßt man mindestens eine Minute laufen, um die Funktion der Minutenanzeige und die Funktion der Zeigerrückstellung zu testen. Die Amplitude der Unruhschwingungen sollte bei laufendem Stoppzeiger nicht wesentlich abnehmen.

Bei Repetieruhren ist die Umgebung der vollen Stunde kritisch: Kurz nachdem der Minutenzeiger die »12« passiert hat, dürfen keine Viertelstunden mehr geschlagen werden. Repetieruhren nach etwa 1750 haben meist eine »Alles-oder-Nichts«-Vorrichtung: Bei

unvollständigem Betätigen des Repetierschiebers oder -drückers darf dann kein Schlag zu hören sein, sondern nur das Surren des Räderwerks.
Zum Schluß noch etwas über den Namenskult: Man muß wissen, daß der berühmte Meister, der auf Zifferblatt und/oder Werk verewigt ist, an der Uhr in aller Regel so gut wie nichts getan hat, selbst wenn die Signatur nicht gefälscht ist. Das Motto sei: Nicht nach Namen, sondern nach technischen Merkmalen sammeln. Ein Chronometer mit Hemmung und Unruh nach Arnold ist immer interessant, weil selten; wenn nicht »Arnold« draufsteht, ist es stets viel billiger als ein »richtiges« Arnold-Chronometer und etwa in der Preislage einer vergleichsweise simplen Zylinderuhr von John Roger Arnold. Eine schlichte Breguet-Zylinderuhr mit Echtheitszertifikat aus der Mitte des 19. Jahrhunderts kostet ein Vielfaches ihrer anonymen Schweizer Schwester und bietet – wahrscheinlich außer etwas besserer Qualität – nicht mehr; vermutlich haben beide sogar das gleiche Rohwerk. Umgekehrt findet man – leider nicht sehr oft – eine Uhr mit allen Breguet-Merkmalen aus dem Umfeld des Meisters zu einem Bruchteil des Preises, den man letztlich nur für den großen Namen zahlt; vielleicht stammt sie von einem Mann, der früher für Breguet gearbeitet hatte und dann genau den Uhrentyp, den er aus dieser Phase seines Lebens bestens kannte, unter eigenem Namen oder anonym weiter produzierte.
Um einer gefälschten Arnold oder Breguet auf die Spur zu kommen, achte man auf technische Details und auf die Numerierung; Einzelheiten erfährt man aus der speziellen Literatur. Echte Breguets haben meist eine winzige Geheimsignatur auf dem Zifferblatt; ein Zertifikat aus dem immer noch existenten Haus Breguet hilft viel, aber gelegentlich tauchen auch ziemlich merkwürdige Zertifikate auf.
Ein Arnold-Chronometer kann auch Hemmung und Unruh nach Earnshaw haben; unter dem Arnold-Sohn John Roger wurden alte Chronometer oft in dieser Weise modernisiert. Dagegen findet man nie Earnshaw-Chronometer mit Arnold-Merkmalen. Die meisten Breguet-Fälschungen sind so plump, daß sie leicht erkennbar sind: in der Mehrzahl der Fälle sind es Spindeluhren, oft mit Repetition. Auch silberne Berthoud-Fälschungen aus der Revolutionszeit mit entsprechender Dekoration tauchen gelegentlich auf. Die nach »Breguet et Fils« oder »Breguet à Paris« am meisten gefälschte Signatur ist verblüffenderweise »Eardley Norton London«. Entweder klang das für Schweizer Ohren ungeheuer englisch, oder Norton war zu Ende des 18. Jahrhunderts wirklich so berühmt, wie er es eigentlich verdient hätte. Meist sind es gar nicht einmal schlecht gemachte Spindeluhren mit Viertelrepetition, die so signiert sind; englische Hallmarks wird man bei diesen Stücken aus dem beginnenden 19. Jahrhundert wohl nie finden. Echte Norton-Taschenuhren sind fast immer mit Zylinderhemmung ausgestattet und von hervorragender Qualität.
Bei englischen Taschenuhren ist eine Signatur wie etwa »Examined by Dent« ein sicheres Indiz für ein Schweizer Werk.
All dies sind nur die nötigsten Hinweise; der beste Lehrmeister ist auch hier die eigene Erfahrung.

Zur Systematik des Bildteils
Die abgebildeten Taschenuhren sind alphabetisch nach dem Herstellernamen geordnet, anonyme Taschenuhren sind nach dem Datum ihrer Entstehung, Sondermodelle nach der Gattungsbezeichnung (z.B. Niello-Uhr oder Mystérieuse) einsortiert.

CHRONOLOGIE DER TASCHENUHR

- Um 1480 werden in Oberitalien dosenförmige Halsuhren gebaut.

- Um 1506 baut Peter Henlein in Nürnberg ovale Uhren, die etwa 40 Stunden gehen und die Stunde schlagen.

- Um 1675 erfindet der berühmte holländische Physiker Christiaan Huygens etwa gleichzeitig mit seinem englischen Kollegen Dr. Robert Hooke einen genauen Gangregler für tragbare Uhren, indem er zur Unrast (heute Unruh genannt) eine Spiralfeder hinzufügt. Der tägliche Gangfehler reduziert sich damit von etwa 1–2 Stunden auf ca. 5–10 Minuten. Damit wird auch der Minutenzeiger üblich.

- Um 1685 konstruiert der Engländer Daniel Quare ein Repetierschlagwerk: nach Drücken eines Knopfes werden erst die Stunden, dann die Viertelstunden geschlagen. Ein ähnliches Schlagwerk, bei dem jedoch zwei Knöpfe betätigt werden müssen, stammt von seinem Landsmann Edward Barlow. Auch Hubert Gloria in Rouen hatte etwa zur gleichen Zeit Taschenuhren mit einer Repetiervorrichtung gebaut.

- 1704 erhalten Nicholas Facio de Duillier sowie Peter und Jacob DeBaufre ein englisches Patent auf ihre Methode, harte Edelsteine zu durchbohren. Das Patent wird angefochten und widerrufen, die Methode aber in England benutzt und erfolgreich geheimgehalten, was den englischen Uhrmachern einen beträchtlichen Vorsprung im Bau von Präzisionsuhren sichert.

- Ca. 1715 fertigt Benedict Fürstenfelder in Friedberg oder Aichach (Bayern) eine Taschenuhr mit Minutenrepetition.

- Um 1725 erfindet George Graham in England die Zylinderhemmung in ihrer heutigen Form. Sein Lehrmeister Thomas Tompion hatte schon ca. 20 Jahre vorher einen weniger gelungenen Vorläufer dieser Hemmung entwickelt.

- Um 1734 erfindet Jean-Baptiste Dutertre die Duplexhemmung. Zur praktischen Brauchbarkeit wird sie jedoch erst etwa 15 Jahre später von Pierre LeRoy entwickelt.

- Um 1740 führt Julien LeRoy den verstellbaren Gangradkloben (»potance adjustable«) bei Spindeltaschenuhren ein. Auch die physikalisch richtige Gestaltung von Ölsenkungen (zusammen mit Henry Sully entwickelt) und eine Ankerhemmung zur Regulierung der Schlaggeschwindigkeit von Repetieruhren sind ihm zu verdanken.

- Um 1769 baut Thomas Mudge in England die erste Taschenuhr mit Ankerhemmung.

- Etwa ab 1772 entwickelt Jean-Antoine Lépine in Frankreich Taschenuhren, die dank einer neuartigen Hemmung (Kommahemmung) ohne Schnecke auskommen und deren Räder einschließlich der Unruh in einer Ebene liegen; die moderne Taschenuhr ist geboren!

- Um 1775 entstehen in der Werkstatt des Engländers John Arnold neben preisgünstigen Marinechronometern auch Taschenuhren mit Wippen-Chronometerhemmung und Temperaturkompensation an der Unruh, die eine bislang nicht dagewesene Genauigkeit zeigen.

- Etwa 1780 entwickelt Arnold die Chronometerhemmung mit Feder und verwendet an der zylindrischen Unruhfeder Endkurven, die isochrone Schwingungen ergeben.

- Ungefähr zur selben Zeit baut Abraham-Louis Perrelet in Le Locle Taschenuhren, die sich durch die beim Tragen entstehenden Bewegungen selbst aufziehen.

- 1783 beantragt Thomas Earnshaw in London ein Patent u. a. auf eine Kompensationsunruh und eine Chronometerhemmung mit Feder, die bis in die jüngste Zeit Verwendung finden.

- 1795 beschreibt Abraham Louis Breguet erstmals das Tourbillon; bei dieser Vorrichtung drehen sich Unruh und Hemmungsteile in einem Drehgestell um die Unruhachse, wodurch die Gangfehler in den vertikalen Lagen ausgemittelt werden.

- Um 1800 erfindet Breguet die nach ihm benannte Spirale mit Endkurve, die eine wesentliche Steigerung der Genauigkeit gegenüber der herkömmlichen flachen Spirale erlaubt. Etwa zur selben Zeit konstruiert er auch Taschenuhren mit stoßgesicherter Unruh.

- 1840 baut Georges-Auguste Leschot für den Schweizer Uhrenhersteller Vacheron & Constantin Fertigungsmaschinen, die eine äußerst präzise Massenproduktion erlauben.
- 1842 erfindet der Franzose Adrien Philippe einen neuartigen Kronenaufziehmechanismus, bei dem die Zeiger durch Ziehen und Drehen der Krone gestellt werden können.
- 1845 gründet Ferdinand Adolph Lange die Glashütter Uhrenindustrie.
- 1862 baut die Firma Nicole, Nielsen & Comp. in London Taschenuhren mit Stoppvorrichtung und Rückstellung des Stoppzeigers.
- Um 1890 erfindet Dr. Charles Edouard Guillaume eine Nickelstahllegierung, welche die Konstruktion von Kompensationsunruhen ohne sekundären Temperaturfehler ermöglicht.
- Ab 1903 sind die Schweizer Präzisionstaschenuhren den englischen bei den Wettbewerben in Greenwich überlegen.
- 1913 erfindet Guillaume die Legierung »Elinvar«, mit der Spiralfedern gefertigt werden können, deren Elastizität nur mehr sehr wenig von der Temperatur abhängt.

EINIGE DER GEBRÄUCHLICHSTEN FACHBEGRIFFE

(Kursiv gedruckte Begriffe verweisen auf ein anderes Stichwort)

Amplitude: Die Schwingungsweite der Unruh. Sie ist der Winkel von der Ruheposition der Unruh bis zu einem der Umkehrpunkte.
Ancre: Frz. für Anker.
Ancre ligne droite: Diese auf vielen Schweizer Taschenuhren zu findende Inschrift bedeutet, daß die Lager für Unruh, Anker und Ankerrad in gerader Linie (ligne droite) angeordnet sind. Im Gegensatz dazu bilden bei der englischen Ankerhemmung die genannten Lager einen rechten Winkel.
Anker: Zwischen Unruh und Hemmungsrad angeordnetes Element, das in seiner gebräuchlichsten Form dem Anker eines Schiffs ähnelt (s. z. B. Abb. II).
Ankerhemmung: Die am meisten verwendete Hemmung bei tragbaren Uhren. Heute findet man meist die englische (auch Spitzzahnankerhemmung genannt), die Schweizer, die Glashütter und die Stiftankerhemmung (Abb. I–IV)
Balance: Engl. für *Unruh.*
Balancier: Frz. für *Unruh.*
Barillet: Frz. für *Federhaus.*
Barrel: Engl. für *Federhaus.*
Beobachtungsuhr: Sehr genaue Taschenuhr für Navigationszwecke.
Breguet-Spirale: Eine Erfindung des genialen Uhrmachers. Der äußerste Umgang der Spirale ist hoch- und in einer genau definierten Kurve (Endkurve) nach innen gebogen, wo dann das Klötzchen zur Befestigung am Unruhkloben angesteckt ist.
Die B.-Spirale ergibt weitgehend *isochrone* Schwingungen und verringert die Gangfehler in den vertikalen Lagen der Taschenuhr.
Brücke: Mit **zwei** Schrauben befestigtes Werkteil, in dem eines oder mehrere Räder gelagert sind.
Cadran: Frz. für Zifferblatt.
Carillon: Allgemein: Spielwerk. Bei Taschenuhren

meist ein Repetierschlagwerk, das die Viertelstunden nicht wie üblich auf zwei, sondern auf drei oder – in sehr seltenen Fällen mehr Tonfedern oder extrem selten – Glocken schlägt.
Châton: Frz. für Edelsteinfassung. Bei den meisten englischen Taschenuhren und den guten kontinentalen Stücken sind die Lagersteine in Châtons – meist aus niedrigkarätigem Gold – gefaßt, die in Platine, Kloben oder Brücken mit kleinen Schrauben befestigt sind. Aufwendig, aber leicht auswechselbar.
Chronometer: Ursprünglich eine Uhr mit *Chronometerhemmung*, im 20. Jahrhundert oft eine Uhr, deren Gangfehler gewisse Grenzen nicht überschreitet.
Chronometerhemmung: Die Hemmung, welche die beste Langzeit-Genauigkeit ergibt. Man unterscheidet zwischen der C. mit Wippe und jener mit Feder. Gehemmt wird das Hemmungsrad durch den Ruhestein, der auf der Gangfeder (Federhemmung) oder einer in Zapfen gelagerten, federbelasteten Wippe (Wippenhemmung) befestigt ist. Der Antrieb der Unruh erfolgt wie bei der Duplex- und Kommahemmung unmittelbar durch das Hemmungsrad und nur in einer Schwingungsrichtung der Unruh. Die Hemmung benötigt wie die Duplexhemmung wegen der geringen Reibung kein Öl. Die C. ist jedoch eine freie Hemmung, d. h., die Unruh steht mit dem übrigen Werk nur während Auslösung und Übermittlung des Antriebsimpulses in Verbindung. Die Schwingung der Unruh wird somit weniger beeinflußt als bei allen anderen Hemmungen. Sie hat jedoch auch einige Nachteile, die sie mit der Duplexhemmung teilt und die sie für extrem rauhe Betriebsbedingungen nicht besonders geeignet erscheinen lassen: Eine Drehung der Uhr im ungeeigneten Augenblick kann zum Stehenbleiben oder »Galoppieren« führen (bei sehr großer Amplitude von über 360° wird die Hemmung pro Halbschwingung zweimal ausgelöst, die Uhr geht also doppelt so schnell, wie sie sollte), und sie schwingt nicht von selbst an (Abb. X).
Cuvette: Frz. für Staubdeckel, Innendeckel.
Cylindre en pierre: Frz. für *Steinzylinder*.
Deckstein: Kreisförmiger Stein (meist Rubin oder rosa Saphir, bei guten englischen Taschenuhren fast immer Diamant) ohne Bohrung, der eine Welle in axialer Richtung fixiert. Meist bei der Unruh, bei sehr guten Uhren auch für Hemmungsrad und Anker oder – bei Chronometern – an der Wippe verwendet. Das verrundete Ende des Zapfens ergibt auf dem Deckstein eine wesentlich geringere Reibung als die breite Schulter des Übergangs vom Zapfen zur Welle bei den Lochsteinen ohne Deckstein. Außerdem bleibt das Öl länger frisch und sauber.
Deckwatch: Engl. für *Beobachtungsuhr*.
Detent escapement: Engl. für *Chronometerhemmung*.
Dial: Engl. für Zifferblatt.
Dreiviertelplatine: Werksaufbau mit einer Grundplatine, die das Zifferblatt hält und einer kleineren Platine, die auf der Grundplatine befestigt ist. Zwischen diesen beiden Platinen sind alle Räder vom Federhaus bis zum Sekundenrad angeordnet, oft auch noch das Hemmungsrad. Anker und Unruh sind in je einem Kloben gelagert. In England und Glashütte viel verwendet.
Echappement: Frz. für *Hemmung*.
English jewelling: Engl. für geschraubte *Châtons*.
Escapement: Engl. für *Hemmung*.
Federhaus: Flaches, trommelförmiges Gehäuse für die Zugfeder. Meist drehbar und mit Verzahnung versehen, wirkt es auf das Trieb des Minutenrads. In seltenen Fällen findet man auch feststehende, mit der Platine verschraubte Federhäuser. Der Antrieb des Räderwerks erfolgt dann durch ein Zahnrad an der Federhauswelle. Bei Uhren mit *Schnecke* weist das F. keine Verzahnung auf, sondern versetzt die Schnecke über eine eingehängte Kette (bei sehr frühen Uhren über eine Darmsaite) in Drehung.
Feuervergoldung: Altes Vergoldungsverfahren, bei den meisten Taschenuhrwerken aus Messing bis ca.1870 zu finden. Auf den zu vergoldenden Gegenstand wird Goldamalgam (Gemenge aus Goldstaub und Quecksilber) aufgestrichen. Der Gegenstand wird dann erhitzt, wobei das Quecksilber verdampft und das Gold auf dem Gegenstand haftet. Wegen der Giftigkeit des Quecksilberdampfes heute nicht mehr angewendet.
Formuhr: Taschenuhr mit besonders geformtem Gehäuse, z. B. als Musikinstrument oder Käfer gestaltet.
Free sprung: Engl. für *»frei schwingende Spirale«*.
Frei schwingende Spirale: Besonders feine Taschenuhren vor allem englischer Herkunft haben keinen

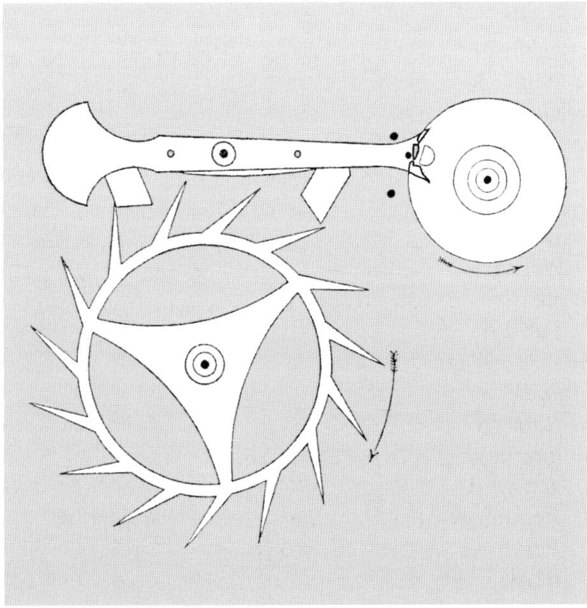

I

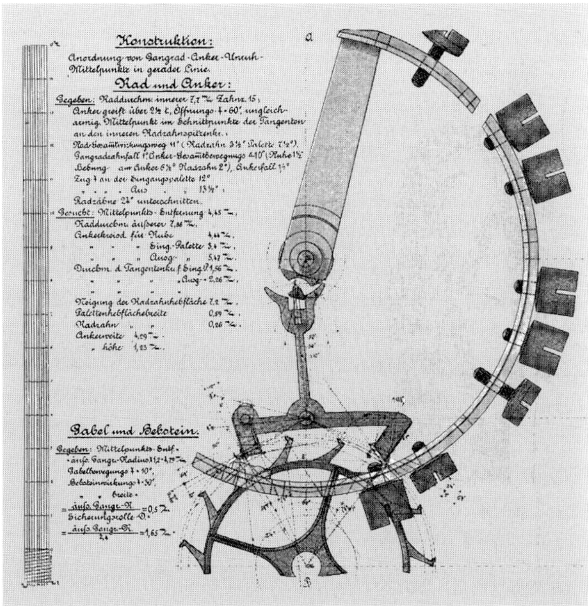
Konstruktion:
Anordnung von Gangrad-Anker-Unruh-Mittelpunkte in gerader Linie.
Rad und Anker:
Gabel und Hebelstein.

III

II

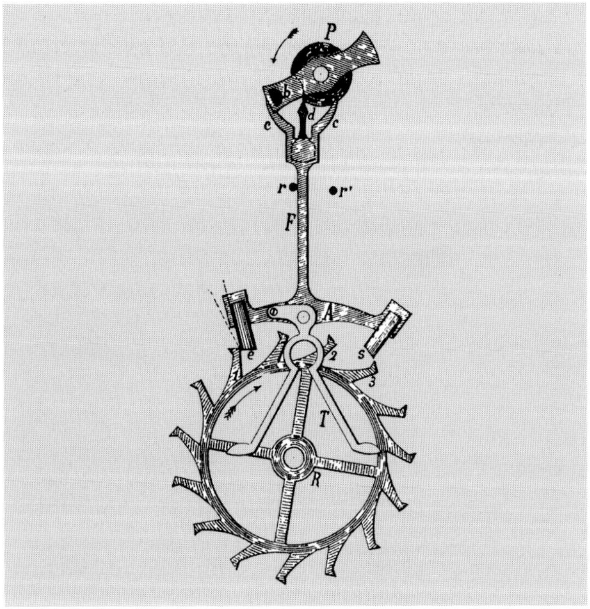
P
b
d
c
c
r
r'
F
A
e
s
1
2
3
T
R

IV

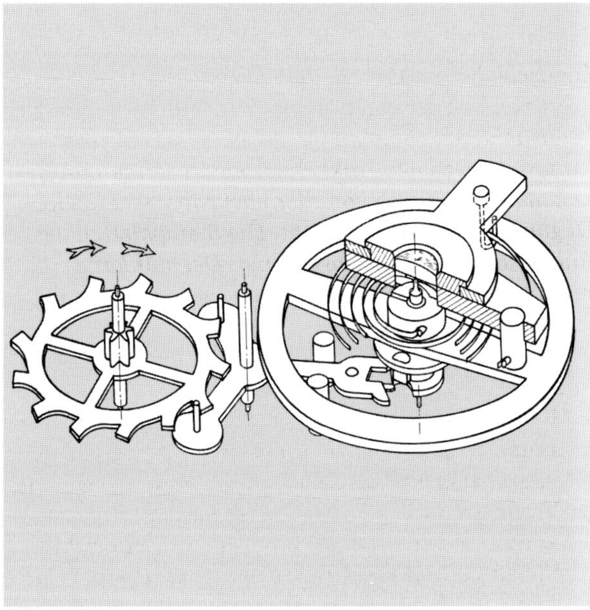

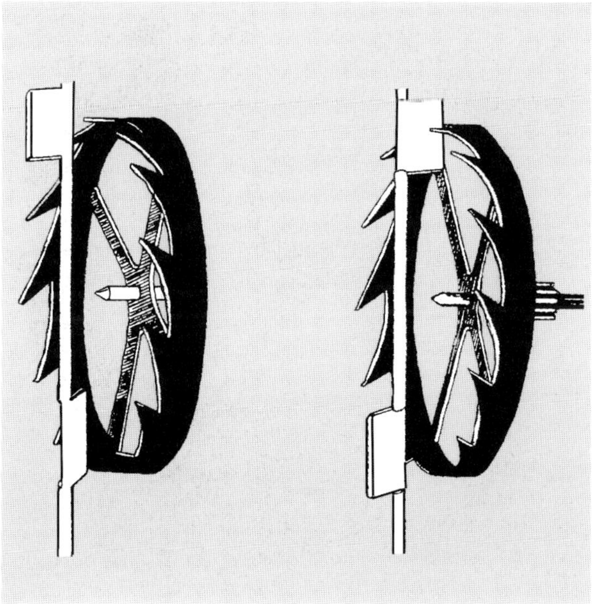

V

Abb. I
Englische (Spitzzahn-)Ankerhemmung. Der Name rührt von den spitzen Zähnen des Hemmungsrades her. Nachteil: Schlechte Ölhaltung. Vorteil: Keine Adhäsion zwischen Ankerpaletten und Hemmungsradzähnen, was sich vor allem bei zäher werdendem Öl günstig bemerkbar macht. Die Steinpaletten des Ankers sind verdeckt angeordnet. Der stählerne Anker ist durch ein Gegengewicht ausgewogen, aber leichter, als er aussieht.

Abb. II
Schweizer Ankerhemmung, auch Kolbenzahnankerhemmung genannt. Die Form der Hemmungsradzähne soll eine bessere Ölhaltung bewirken. Nachteil: Die Adhäsion zwischen Palette und Zahn steigt mit zäher werdendem Öl an. Der meist aus Stahl, gelegentlich auch aus Messing oder Gold gefertigte Anker ist durch ein Gegengewicht ausgewogen.

Abb. III
Glashütter Ankerhemmung. Das Hemmungsrad ist prinzipiell wie bei der Schweizer Bauart; Paletten sind verdeckt wie beim englischen Anker, kein Gegengewicht, sondern in sich ausgewogen. Hemmungsrad und Anker sind meist aus niedrigkarätigem Gold. Unempfindlich gegen Korrosion und Magnetismus, aber schwerer als Stahl. Bei den Beobachtungsuhren des 2. Weltkriegs verwendete man jedoch auch in Glashütte die Schweizer Bauart und Stahl für Hemmungsrad und Anker.

Abb. IV
Stiftankerhemmung. Seit der 2. Hälfte des 19. Jahrhunderts nur mehr für Billiguhren verwendet. Keine Steine an Anker und Unruhwelle, sondern Stahlstifte. Anker und Hemmungsrad aus Messing. Die ersten Ankeruhren der Fa. Lange waren ebenfalls mit Stiftankerhemmung ausgerüstet, jedoch in hochwertiger Ausführung mit Stiften aus Stein.

Abb. V
Die Spindelhemmung. Die Unruhwelle – sehr schlank, spindeldürr gewissermaßen – ist mit zwei in einem Winkel von etwa 90 Grad zueinander stehenden Lappen versehen, auf welche die Zähne des Hemmungsrads einwirken. Nachteil: Rückführung des Hemmungsrads durch die Unruh, starke Abhängigkeit der Ganggenauigkeit von der Zugfederspannung. Daher Antrieb über Schnecke *erforderlich.*

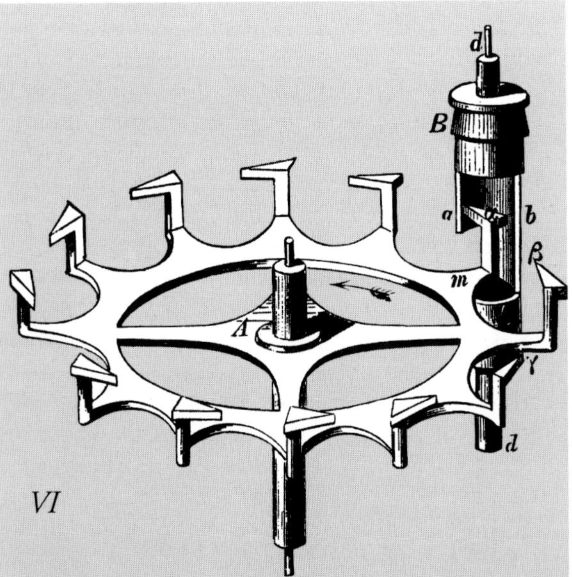

VI

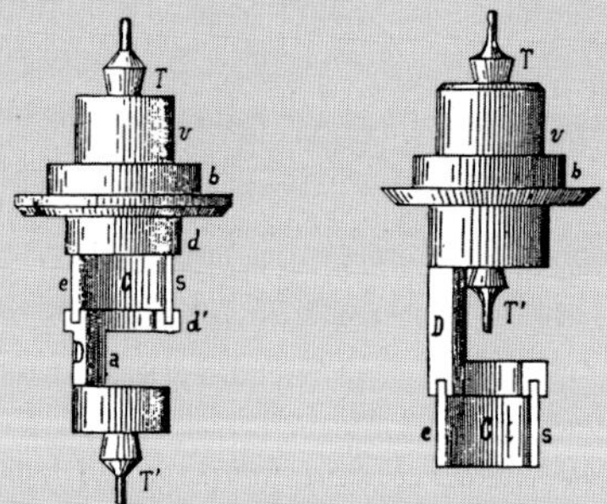

VII

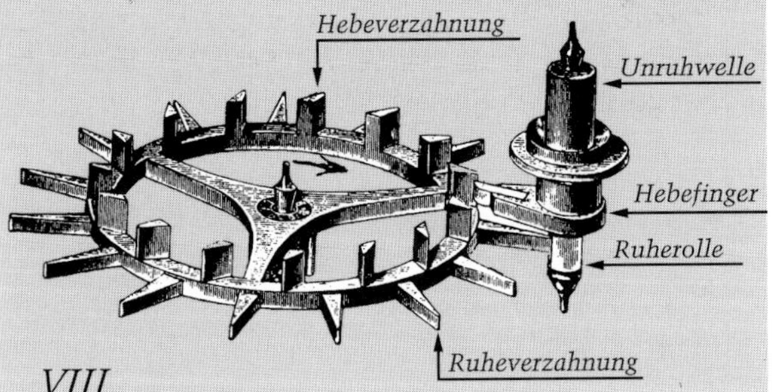

VIII

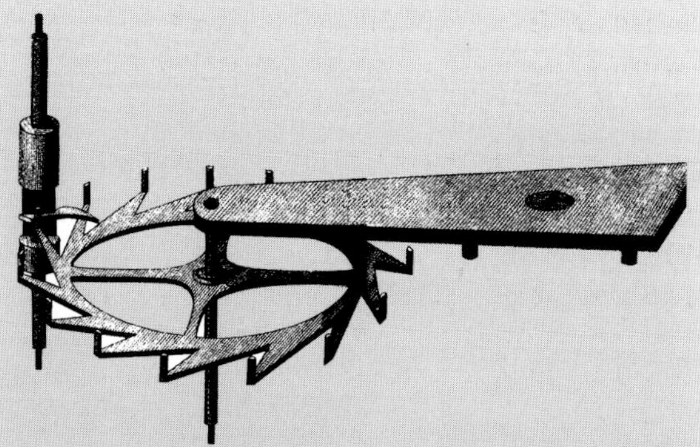

X

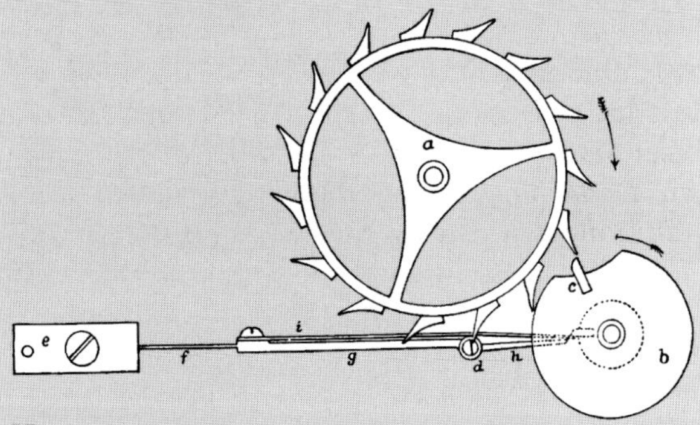

X

Abb. VI
Die Zylinderhemmung hat ihren Namen von der als aufgeschnittener Hohlzylinder gestalteten Unruhwelle. Die Unruh erhält ihren Antriebsimpuls dadurch, daß die äußere Kante der als spitzwinkliges Dreieck ausgebildeten Hemmungsradzähne an einer der senkrechten Lippen des Zylinders entlanggleitet. »Gehemmt« wird das Hemmungsrad dadurch, daß der jeweils aktive Zahn entweder im Zylinder »gefangen« ist oder auf der Außenfläche des Zylinders aufliegt.

Abb. VII
Die beiden Bauarten des Steinzylinders: oben die englische, unten Breguets »fliegender« Steinzylinder. Er ist weniger bruchgefährdet, da die hauchdünne Rubin- oder Saphirschale (jeweils mit C bezeichnet)

nicht das Gewicht der Unruh tragen muß. Das Lager für den Zapfen T' muß jedoch sehr klein gehalten werden. Dafür ist das Hemmungsrad einfacher gestaltet.

Abb. VIII
Die Duplexhemmung heißt so wegen der doppelten Verzahnung des Hemmungsrades mit den radial nach außen stehenden Ruhezähnen und den axial nach oben stehenden Hebezähnen für den Antrieb der Unruh. In früheren Ausführungen dieser Hemmung verwendete man auch zwei auf einer Welle befestigte Räder für diese beiden Aufgaben. Einer der Ruhezähne gleitet auf der auf der Unruhwelle angebrachten Rubinrolle, bis er in deren Einschnitt gerät. Dadurch wird das Gangrad freigegeben, und der entsprechende Hebezahn fällt auf den Hebefinger der Unruh, die so einen Antriebsimpuls erhält. Danach fällt der nächste Ruhezahn auf die Rubinrolle usw. Die Duplexhemmung gibt nur bei jeder zweiten Halbschwingung einen Impuls an die Unruh ab und läuft auch nicht von selbst an. Vorteil: Kein Öl an der Hemmung erforderlich, daher gute Langzeitgenauigkeit.

Abb. IX
Bei der Kommahemmung ist der Hebefinger wie ein Komma gestaltet. Sie ist eine Erfindung des eigentlich viel zu wenig bekannten Jean-Antoine Lépine; gelegentlich wird sie auch Lepaute zugeschrieben. Wie Duplex- und Zylinderhemmung (mit letzterer weist sie starke Ähnlichkeit auf bezüglich der Art, wie das Hemmungsrad »gehemmt« wird) ermöglichte sie den Verzicht auf die Schnecke und erlaubte so, einfachere und flachere Uhren mit besserer Ganggenauigkeit als die üblichen Spindeluhren zu bauen. Die für die Funktion günstige Gemeinsamkeit mit der Duplexhemmung liegt darin, daß der an der Unruhwelle für die Ruhereibung wirksame Radius wesentlich geringer ist als der Radius, an dem der Antrieb der Unruh durch das Hemmungsrad stattfindet. Die Kommahemmung ist in dieser Hinsicht noch etwas günstiger als die Duplexhemmung.
Bei der Zylinderhemmung sind beide Radien etwa gleich groß, so daß man einen Kompromiß für den Durchmesser des Zylinders finden muß: Ein großer Zylinder ergibt durch geringen Lagerdruck einen guten Wirkungsgrad beim Antrieb der Unruh; andererseits vergrößert er den Einfluß der Ruhereibung. Allerdings haben Duplex- und Kommahemmung auch den gemeinsamen Nachteil des nur in einer Schwingungsrichtung der Unruh wirkenden Antriebs. Dadurch kommen Uhren mit diesen Hemmungen grundsätzlich nicht von selbst in Gang, und sie können unter ungünstigen Umständen auch stehenbleiben. Bei gut konstruierten Uhren dieser Art machen sich die genannten Nachteile allerdings kaum bemerkbar. Lepaute hat (möglicherweise auch Pierre Auguste Caron) noch eine Abart der Kommahemmung erfunden, die einen zweiseitigen Antrieb der Unruh ermöglicht und daher diese Nachteile nicht zeigt. Diese Doppelkommahemmung ist aber noch schwieriger herzustellen als die einfache Version. Beiden Bauarten sagt man unzulängliche Ölhaltung an Gangrad und »Komma« nach.

Abb. X
Die Chronometerhemmung, hier die Ausführung als Federhemmung nach Earnshaw. Das Hemmungsrad a wird gerade noch durch den Ruhestein d gehemmt. Im nächsten Moment wird der Auslösestein (punktiert unter dem Plateau b und wie dieses auf der Unruhwelle befestigt) die Auslösefeder i und mit ihr den Ruhestein d gegen den Druck der Feder nach unten drücken, wodurch das Hemmungsrad freigegeben wird und über den Hebestein c die Unruh antreiben kann. Beim Zurückschwingen der Unruh hebt der Auslösestein die Auslösefeder ein wenig von der Gangfeder weg, was die Schwingung der Unruh praktisch nicht beeinträchtigt. Die Wippenhemmung arbeitet grundsätzlich genauso.

Spiralschlüssel (siehe auch *Rücker),* sondern die Ganggenauigkeit wird durch die Regulierschrauben an der Unruh eingestellt. Umständlich, aber genauer, da der Rücker zusätzliche Fehler ergibt.
Gang: Kurz für die sich in 24 Stunden ergebende Differenz der Zeitanzeige einer Uhr, aber auch anderer Ausdruck für Hemmung, z. B. Ankergang.
Gangrad: Anderer Ausdruck für *Hemmungsrad.*
Gangregler, Gangordner: Der als Zeitnormal dienende Teil einer Uhr. Von ihm hängt die Genauigkeit der Uhr ab. Bei tragbaren Uhren die *Unruh* zusammen mit der Spiralfeder, sonst das Pendel.
Gangreserveanzeige: Meist in Form eines Hilfszifferblattes gestaltete Anzeige für die Zahl der Stunden, welche die Uhr ohne Aufziehen noch geht.
Gesperr: Vorrichtung, um eine Drehung in nur einer Richtung zu gestatten; meist aus einem Zahnrad und einer in dieses eingreifenden Sperrklinke bestehend. Bei der Aufziehvorrichtung verwendet.
Going Barrel: Etwas unlogische englische Bezeichnung für ein verzahntes *Federhaus.*
Guillochierung: Maschinell erzeugte Dekoration auf Gehäusen und Metallzifferblättern von Taschenuhren.
Halbsavonnette: Sprungdeckeluhr mit einem von einem Ziffernkranz umgebenen Fenster im Sprungdeckel, so daß die Zeit auch ohne Öffnen des Sprungdeckels ungefähr abgelesen werden kann.
Half hunter: Engl. für *Halbsavonnette.*
Hemmung: Jener Teil der Uhr, der, von der Unruh gesteuert, den Ablauf des Räderwerks »hemmt« und außerdem der Unruh bei jeder Halbschwingung (bei manchen Hemmungen auch nur bei jeder vollen Schwingung) Energie zuführt, so daß deren Schwingung aufrecht erhalten wird. Die gebräuchlichsten Hemmungen sind: Spindelhemmung, Zylinderhemmung, Duplexhemmung, Kommahemmung, Chronometerhemmung, Ankerhemmung (Abb. V, VI, VIII–X).
Hemmungsrad: Letztes Rad des Räderwerks, welches der Unruh – direkt oder über den Anker – periodisch Energie zuführt.
Hunter: Engl. für Sprungdeckeluhr.
Isochron (= zeitgleich): Diese Eigenschaft zeichnet die Schwingungen eines harmonischen Oszillators aus. Ein O. ist isochron, wenn die Schwingungsdauer unabhängig von der Schwingungsweite (Amplitude) immer gleich ist. Voraussetzung hierfür ist, daß die (bei der Taschenuhr durch die Unruhspirale bewirkte) Rückstellkraft der Auslenkung des schwingenden Organs (Unruh) genau proportional ist. Der periodische Antrieb des *Gangreglers* durch das Räderwerk führt zu einer Störung des Isochronismus, meist zu einem Nachgehen bei kleinen Schwingungen. Dieses muß durch entsprechendes Vorgehen bei kleinen Schwingungen des **ungestörten** Gangreglers kompensiert werden.
Kadratur: Unter dem Zifferblatt (frz. cadran) verborgener Zusatzmechanismus, meist für Repetition.
Kaliber: Gibt die Größe und/oder Bauart des Werks an.
Kloben: Mit **einer** Schraube befestigtes Werksteil, in dem ein Rad (selten auch mehrere) gelagert ist.
Kompensationsunruh: Sie kompensiert die temperaturabhängige Elastizität der Spirale. Die klassische K. hat einen symmetrisch aufgeschnittenen Reif, der außen aus Messing und innen aus Stahl besteht. Durch die größere thermische Ausdehnung von Messing gegenüber Stahl krümmen sich die Teile des Reifs bei Temperaturerhöhung nach innen, so daß die Uhr schneller geht und die geringere Steifigkeit der Spirale (die ein Nachgehen verursacht) ausgeglichen wird (Abb. III).
Lépine: Manchmal verwendete Bezeichnung für eine offene Taschenuhr, im Gegensatz zur Sprungdeckeluhr.
Lépine-Kaliber: Werksaufbau mit **einer** Platine, die das Zifferblatt hält und auf der die Räder mittels Brücken und/oder Kloben gelagert sind. Gegensatz: Vollplatinenwerk. Beim Savonnette-Kaliber ist wiederum der Sekundenzeiger im rechten Winkel zur Aufzugswelle angeordnet.
Levée: Frz. für Hebestein oder Anker(Stein)palette.
Levées visibles: Frz. für sichtbare Hebesteine; die in Frankreich und der Schweiz überwiegend angewandte Art, die Ankerpaletten zu befestigen. Im Gegensatz dazu wurden sie in England und Glashütte in seitliche Schlitze im Anker eingelassen, waren also in der Draufsicht nicht zu erkennen.
Lever: Engl. für *Anker* (bei Taschenuhren und Armbanduhren; bei Großuhren heißt der Anker »anchor«).

Massey-Hemmung: Im England der 1. Hälfte des 19. Jahrhunderts viel verwendete Sonderform der Ankerhemmung. Von Edward Massey 1814 erfunden.
Minutenrad: Das meist vom Federhaus (oder der Schnecke) angetriebene, im Zentrum des Werks angeordnete Rad, das den Minutenzeiger bewegt.
Niello: Siehe *Tulasilber.*
Nivarox: Eine Metallegierung für Unruhspiralen, deren Elastizität eine sehr geringe Temperaturabhängigkeit aufweist. Außerdem ist sie nichtrostend und unmagnetisch.
Parachute: Frz.: Fallschirm, Fangvorrichtung. Eine Stoßsicherung, erfunden von Breguet. Die Steine für die Unruhwelle sind in kurzen Stahlarmen federnd gelagert und können auch starken Erschütterungen standhalten.
Pendant: Frz. und engl. für Bügelkopf.
Pivot: Frz. und engl. für Zapfen.
Pivoted detent (escapement): Engl. für *Wippenhemmung.*
Remontoir: Frz. fur Aufziehvorrichtung. Die in Schweizer Taschenuhren oft angebrachte Inschrift bedeutet dann, daß die Uhr mit Kronenaufzug ausgestattet ist, was in den letzten Jahrzehnten des 19. Jahrhunderts noch eine erwähnenswerte Seltenheit war. Gelegentlich ist damit auch ein Zwischenaufzug gemeint, der von der (Haupt)Zugfeder periodisch betätigt wird, so daß der Hemmung ein vom Aufzugszustand der Zugfeder weitgehend unabhängiges Drehmoment zu Verfügung steht; bei Taschenuhren äußerst selten.
Repetieruhr: Nach Drücken eines Knopfes oder Betätigen eines Schiebers werden erst – mit Einfachschlag – die Stunden, dann – mit Doppel- oder Dreifachschlag – die Viertelstunden geschlagen, dann (bei der Minutenrepetition) die Minuten wiederum mit Einfachschlag.
Ressort: Frz. für Feder.
Rücker: Hebel am Unruhkloben, der mit dem Spiralschlüssel verbunden ist, die wirksame Länge der Spiralfeder bestimmt und so die Regulierung des Ganges erlaubt.
Savonnette: Frz. für Sprungdeckeluhr.
Schnecke: Einem Schneckengehäuse ähnelndes Bauelement, das meist bei Spindeluhren (in England auch bei Taschenuhren mit moderneren Hemmungen) die Verbindung zwischen dem *Federhaus* und dem *Minutenrad* herstellt. Am größten Durchmesser der S. ist eine feine Kette (bei sehr frühen Uhren eine Darmsaite) eingehängt, deren anderes Ende am Federhaus eingehängt ist. Beim Aufziehen wird die Kette vom Federhaus ab- und auf die S. aufgewickelt. Die so gespannte Zugfeder dreht nun das Federhaus, wobei dieses die Kette von der Schnecke abwickelt und so diese in Drehung versetzt; die S. wiederum treibt über ein *Gesperr* (welches das Aufziehen ermöglicht) das auf der Schneckenwelle gelagerte Schneckenrad an, das in das Trieb des Minutenrades eingreift und damit das übrige Räderwerk antreibt. Dadurch, daß der Durchmesser der S., an dem die Kette angreift, nicht gleich bleibt, ist das Übersetzungsverhältnis zwischen Federhaus und dem übrigen Schneckenrad variabel. Die Kontur der S. ist so gestaltet, daß sie die beim Ablaufen des Werks variierende Federkraft vergleichmäßigt. Der Hemmung wird somit eine weitgehend gleichbleibende Kraft zur Verfügung gestellt: Die Schwingungsweite der *Unruh* bleibt immer gleich groß, ob die Uhr nun gerade aufgezogen oder fast abgelaufen ist.
Spindeluhr: Taschenuhr mit Spindelhemmung.
Spring: Engl. für Feder.
Spring detent escapement: Engl. für Chronometerhemmung mit Feder.
Steinzylinder: Der Zylinder ist hier nicht, wie bei der Zylinderhemmung sonst üblich, ganz aus Stahl gefertigt; die mit dem Zylinderrad in Berührung kommende Partie besteht aus Rubin oder Saphir. Man unterscheidet die englische Bauart (vermutlich von John Arnold erstmals verwendet) und den »fliegenden« Steinzylinder von Breguet (Abb. VII).
Stellung: Vorrichtung, um nur eine bestimmte Anzahl von Umdrehungen zu gestatten. Vor allem bei verzahnten Federhäusern verwendet, um Überziehen zu vermeiden und nur den einigermaßen flach verlaufenden Teil der Federkraftkennlinie auszunutzen. Meist durch ein Malteserkreuz realisiert.
Stem-wound: Engl. für Kronenaufzug.
Tourbillon: Bei dieser Vorrichtung drehen sich Unruh und Hemmungsteile in einem Drehgestell um die Un-

ruhachse, wodurch die durch außermittige Schwerpunkte von Unruh, Spirale und Hemmungsteilen verursachten Gangfehler in den vertikalen Lagen ausgemittelt werden.
Tulasilber: Nach der russischen Stadt Tula benannte Dekoration, gelegentlich bei Taschenuhrgehäusen meist des 19. Jahrhunderts zu finden. In das Grundmaterial eingravierte Vertiefungen werden mit einer hauptsächlich aus Silber, Kupfer, Blei und Schwefel bestehenden Legierung (Niello) aufgefüllt, bei ca. 550 °C gebrannt und dann poliert.
Unrast: Bei sehr alten Spindeluhren ohne Spiralfeder der *Gangregler*. Später als *Unruh* bezeichnet.
Unruh: Sorgfältig gelagertes und ausgewogenes Rad, das zusammen mit der Spirale ein (annähernd) *isochrones* Schwingsystem und den Gangregler der tragbaren Uhren bildet.
Verge: Engl. u. frz. für Spindel.
Wippenhemmung: Bauart der *Chronometerhemmung*, bei der das Gangrad nicht durch eine den Ruhestein tragende Feder, sondern durch eine zapfengelagerte Wippe gehemmt wird. Vorteil: Die Wippe läßt sich auswiegen, daher keine Lageabhängigkeit in der Vertikalen. Nachteil: größere Masse der Wippe, ihre Lager benötigen Öl.

ÜBERBLICK ÜBER DIE LITERATUR

Banister, Judith (Hrsg.): English Silver Hall-Marks (Foulsham & Co., London). Mit einem Verzeichnis der Hersteller-Marken. Für Freunde englischer Taschenuhren unentbehrlich.

Bassermann-Jordan, Ernst v. / Bertele, Hans v.: Uhren. (Klinkhardt & Biermann). Älteres Standardwerk, das alle Arten von Uhren behandelt.

Bertele, Hans v.: Marine- und Taschenchronometer (Callwey). Wohl das ausführlichste und aufwendigste Werk über tragbare Präzisionszeitmesser.

Chapiro, Adolphe: La Montre Française (Les Éditions de l'Amateur, Paris). Alles – aber wirklich alles – über französische Taschenuhren in einem wunderschönen Buch von einem erstklassigen Kenner der Materie. Demnächst auch in deutsch (Callwey).

Clutton, Cecil u. Daniels, George: Watches (Sotheby Parke Bernet). Schwergewicht auf englischen Taschenuhren. Sehr gute Übersicht über die wichtigsten Hemmungen mit sachkundiger Würdigung. Chronologisch geordneter Bildteil. Auch in deutscher Ausgabe erschienen (»Taschenuhren«, Beck-Verlag).

Divis, Jan : Goldstempel aus aller Welt (Dausien). Unentbehrlich.
Divis, Jan: Silberstempel aus aller Welt (Dausien). Genauso unentbehrlich.

Herkner, Kurt: Glashütte und seine Uhren (Herkner Verlags-GmbH, Sebastian-Bach-Str. 16, Dormagen). Technik und Entwicklung hauptsächlich der Taschenuhren aus Glashütte mit einem Kapitel über die Deutsche Uhrmacherschule; viele interessante Kurzbiographien und Zeitzeugnisse von einem Autor, der Glashütte in dessen besserer Zeit noch selbst erlebte.

Kummer, Hans Jochen: Ludwig Strasser – ein Uhrenfachmann aus Glashütte (Callwey). Wie oben ein äußerst informativer Überblick über die Glashütter Entwicklungen.

Meis, Reinhard: Taschenuhren. Von der Halsuhr zum Tourbillon (Callwey). Hervorragender Technikteil mit guten Skizzen aller Hemmungen, Schlagwerks-, Chronographen- und Kalendermechanismen; nach Taschenuhrengattungen gegliederter Bildteil.

Weiss, Leonard: Watchmaking in England 1760–1820 (Robert Hale, London). Ein eher kleines, aber für den Freund englischer Taschenuhren ungeheuer faszinierendes Buch über die handwerkliche Herstellung von Taschenuhren und die dabei verwendeten Werkzeuge. Mit vielen Einblicken in das soziale Umfeld der Uhrmacher.

DIE UHREN

Der bei den einzelnen Uhren angegebene Preis ist ein Marktpreis – also eine Angabe in DM, zu der die betreffende Uhr zu verkaufen sein müßte.
Bei jedem Kauf / Verkauf ist natürlich noch die augenblickliche Marktsituation zu berücksichtigen, und es ist ein Unterschied, ob eine Taschenuhr von DENT London in England verkauft / gekauft wird oder in Mailand.
Man muß wissen, daß für frühe Emailuhren der beste Markt Genf ist, ähnliches gilt für englische Uhren mit London. Die Präzisionsuhr ist sicher dagegen am besten in Deutschland aufgehoben.
Die Texte zu den einzelnen Uhren stützen sich auf die ausführlichen Beschreibungen in den Katalogen von Dr. Crott / Stefan Muser aus den Jahren 1978–1994, welche von Herrn A. Grimminger, Frankfurt, verfaßt wurden.

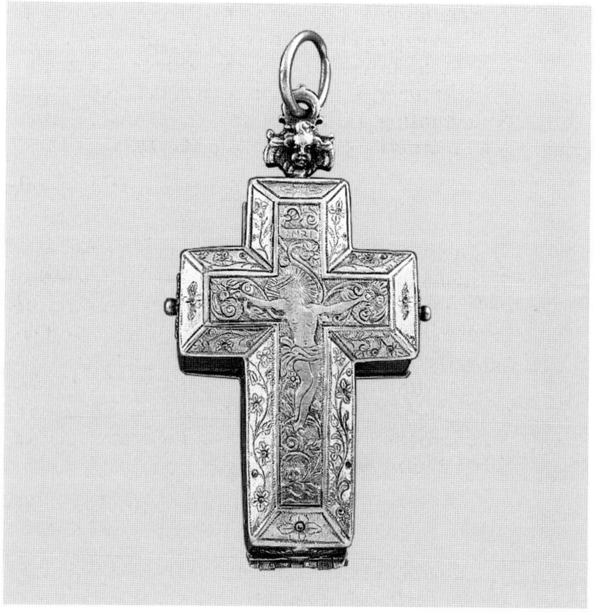

1

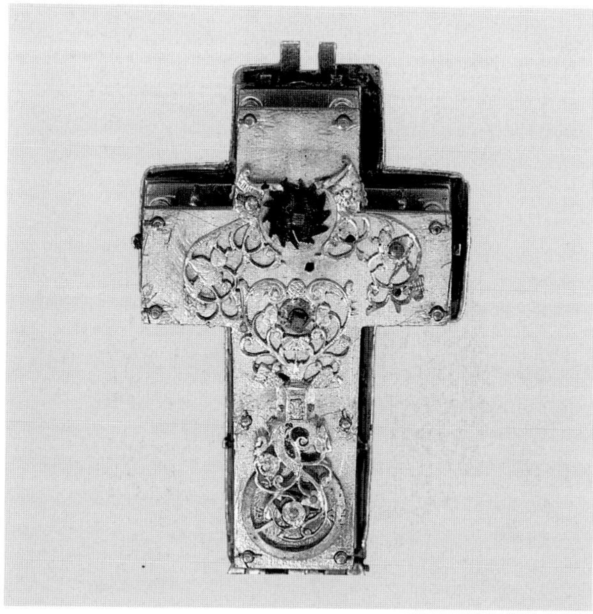

1

1

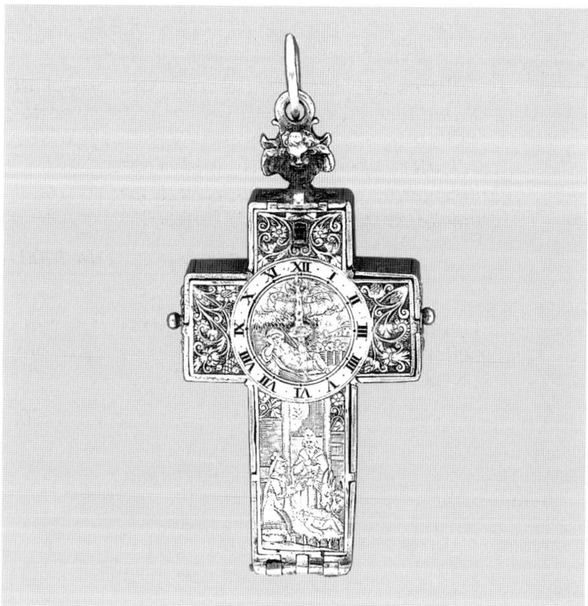

2

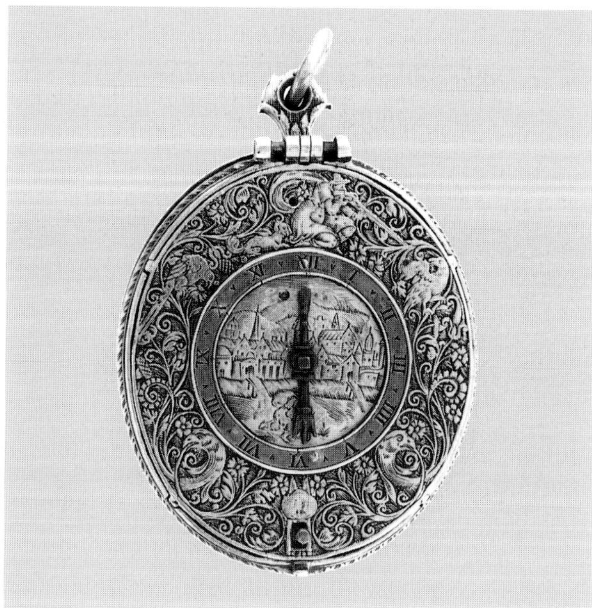

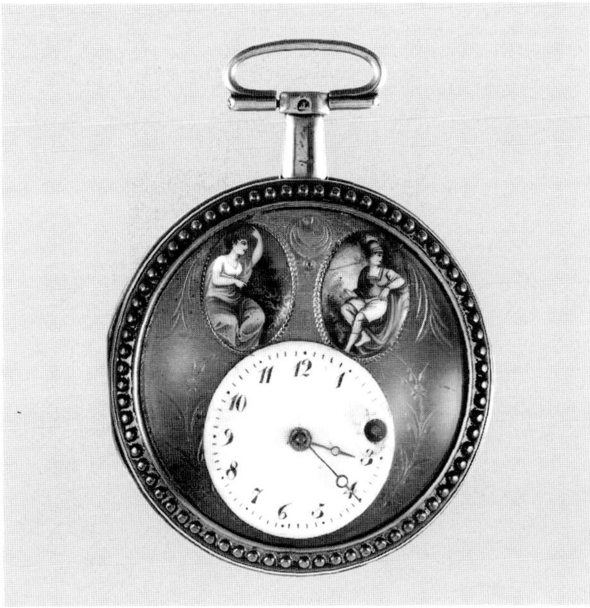

3

4

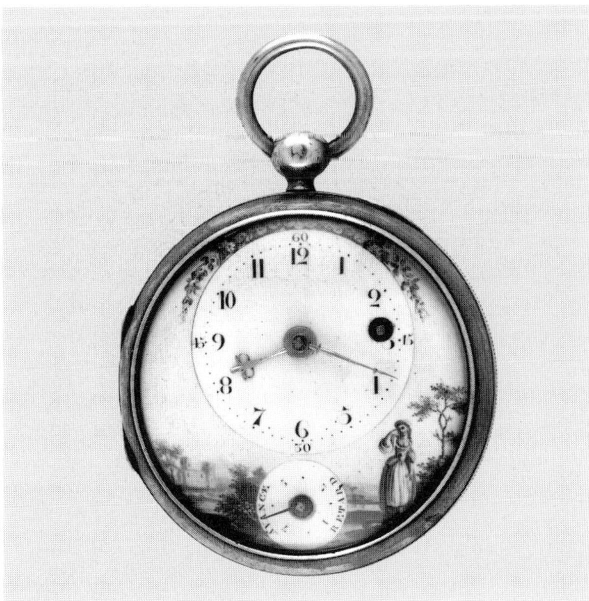

1 *Renaissance-Halsuhr in Kreuzform,* ANONYM. *Feuervergoldetes graviertes Gehäuse. Einzeigrig. Silberzifferblatt. Vergold. Zeiger. Feuervergold. Kreuzform-Werk mit Schnecke/Kette. Spindelhemmung mit Radunrast. Verstiftseter, floral ornamentierter Unruhkloben. Ca. 1620.*

DM 45 000,–

2 *Ovale Renaissance-Halsuhr mit Stundenschlag,* ANONYM. *Messinggehäuse, einzeigrig, mit glattem Silberrücken. Messingzifferblatt. Silberner Ziffernkreis. Eisenzeiger. Ovales feuervergold. Werk mit Schnecke/Kette u. Spindelhemmung. Durchbrochenes Federhaus für das Schlagwerk. Stahlunruh mit Spirale. Unruhkloben mit durchbrochenem Fuß. Schlag auf Gehäuseglocke. 48 x 52 mm, um 1620/30.*

DM 15 000,–

3 *Silberne Spindel-Taschenuhr mit kupferfarbigen Perlrändern,* ANONYM. *Im oberen Teil zwei ovale Medaillons mit Mädchendarstellungen in polychromer Emailmalerei, rückseitig durch verglastes Zentrum sichtbare Spindelbrücke. Emailzifferblatt. Feuervergoldetes Werk mit Schnecke/ Kette. Ø 56 mm. Um 1790.*

DM 1200,–

4 *Silberne doppelseitige Spindel-Taschenuhr mit Kalendarium,* ANONYM. *Exzentrisches Emailzifferblatt und kleine Regulierskala. Rückseitig Emailzifferblatt mit Datum und Wochentag. Goldzeiger. Feuerverg. Spindelwerk mit Schnecke/Kette. Ø 50 mm. Um 1800.*

DM 1400,–

5 *Goldene skelettierte Spindel-Taschenuhr mit seltenem Werkdesign in Form einer Amphore,* ANONYM. *S. Farbteil, S. 113*

DM 16 000,–

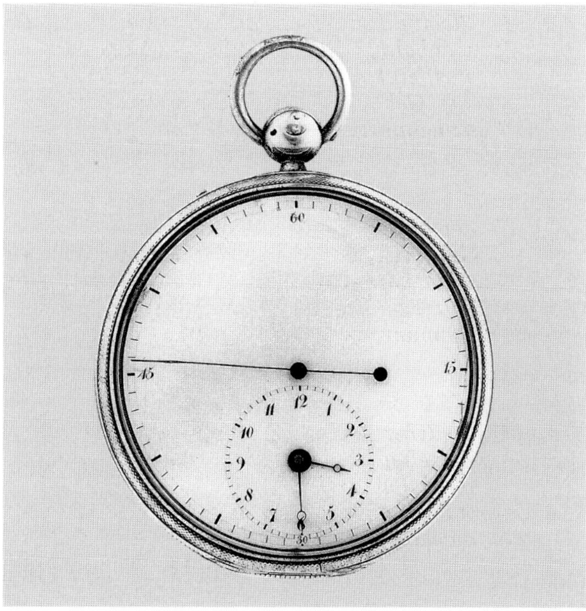

6

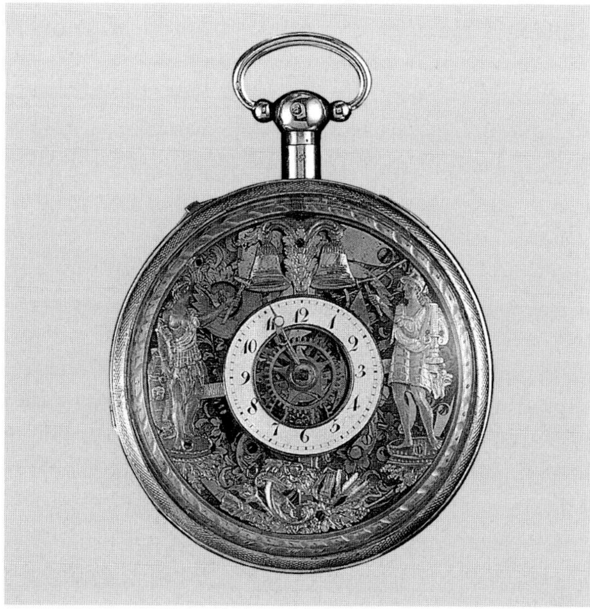

8

7

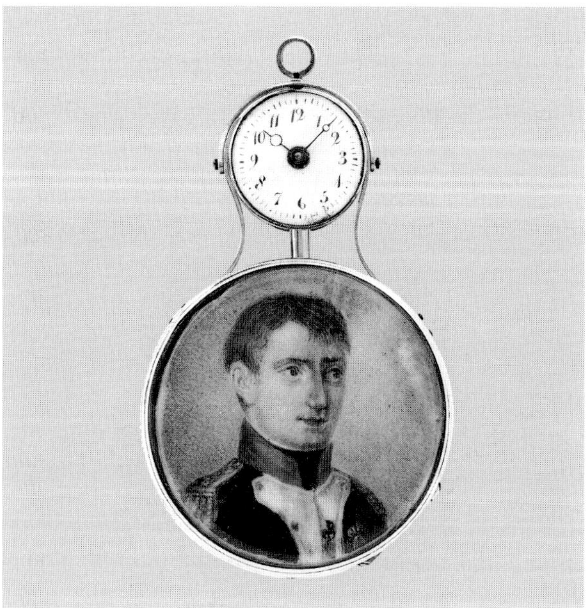

9

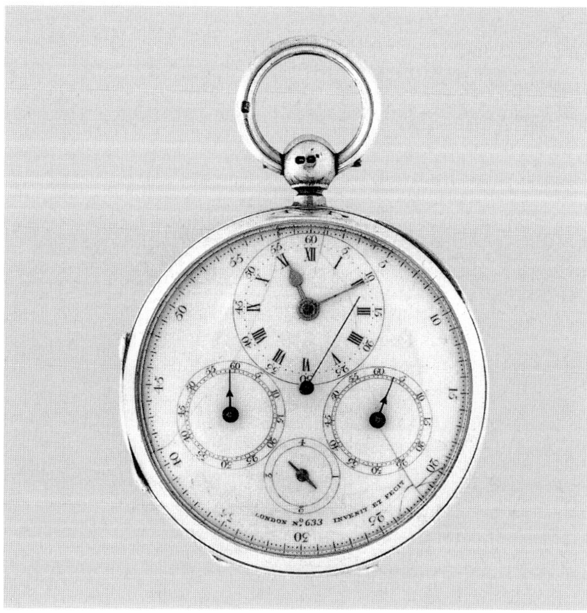

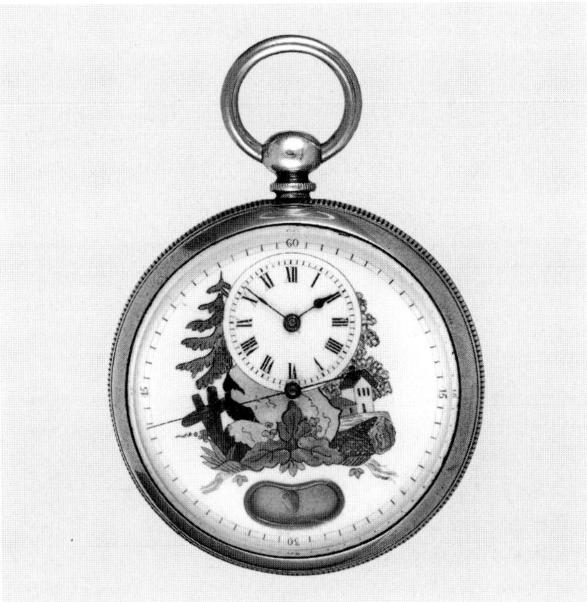

10

12

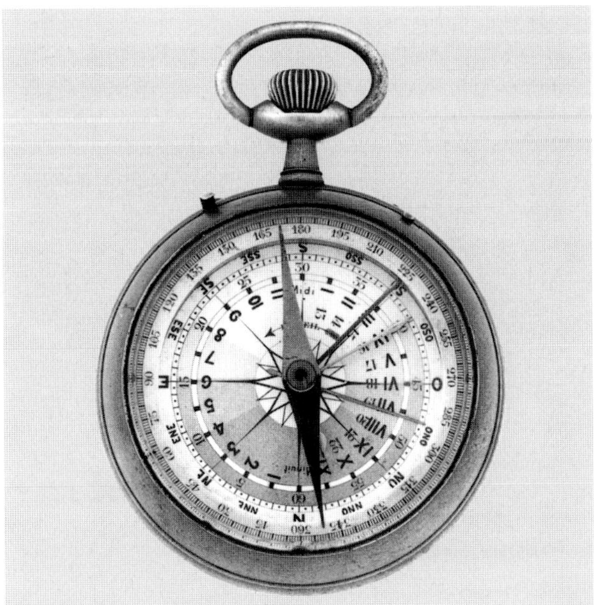

6 *Silberne Taschenuhr mit früher unabhängiger u. anhaltbarer Zentralsekunde,* ANONYM. *Emailzifferbl. mit großer Sekunde, kleine Stunde, Minute. Gebläute Zeiger. Vollplatinenwerk. Zylinderhemmung. Ø 60 mm. 1810.*

DM 1500,–

7 *Rotgoldene Taschenuhr mit kleinem Extra-Gehäuse für Zifferblatt und Zeigerwerk,* ANONYM. *Die Frontseite zeigt Napoléon (?). Emailzifferblatt. Feuervergold. Vollplatinenwerk. Kommahemmung. 44 x 75 mm. 1810.*

DM 11 000,–

8 *Goldener skelettierter Figurenautomat mit Viertelrepetition,* ANONYM. *Guill. 18-kt-Gehäuse. Emailziffernreif. Feuerverg. Spindelwerk mit Schnecke/Kette, Spindelbrücke mit Sterndekor. 2 Tonfedern. Ø 55 mm. Um 1820.*

DM 11 500,–

9 *Silberne Taschenuhr mit »Regulator«-Zifferblatt und Anhaltevorrichtung,* ANONYM. *Auf Zifferblatt bez. London No. 633 Invenit et Fecit. 2 Skalen 5–60 und weitere Skala 1–4. Flaches feuerverg. Werk. Auf Spitzzahnankerhemmung umgebaut. Ø 55 mm. Um 1830.*

DM 2000,–

10 *Silberne Taschenuhr mit Scheinpendel und Zentralsekunde,* ANONYM. *Emailzifferblatt mit Fenster für Scheinpendel. Verg. Ankerwerk mit Schlüsselaufzug. Schweiz. Ø 50 mm. 1870.*

DM 800,–

11 *Goldsavonnette mit erotischem Automat und Viertelrepetition,* ANONYM. *S. Farbteil, S. 114*

DM 12 000,–

12 *Tag- und Nachtuhr mit Wecker und Kompaß in Form einer aufstellbaren Taschenuhr,* ANONYM. *Neusilbergehäuse. Frontseite mit silb. 360-Grad-Skala u. Kompaßnadel. Darunter Emailzifferblatt mit Windrose u. 24-Stunden-Teilung. Vergold. Ankerwerk. Ø 68 mm. Um 1900.*

DM 1500,–

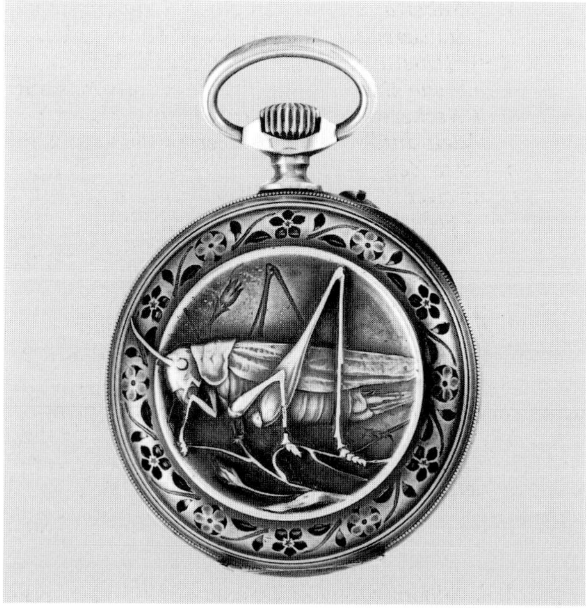

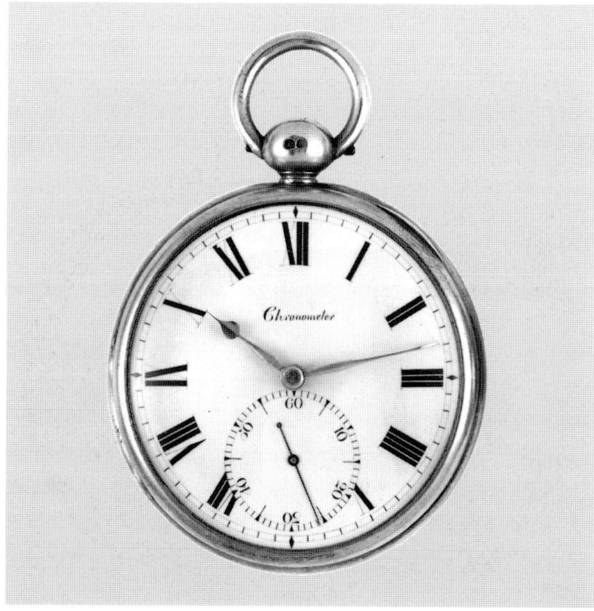

13

15

14

15

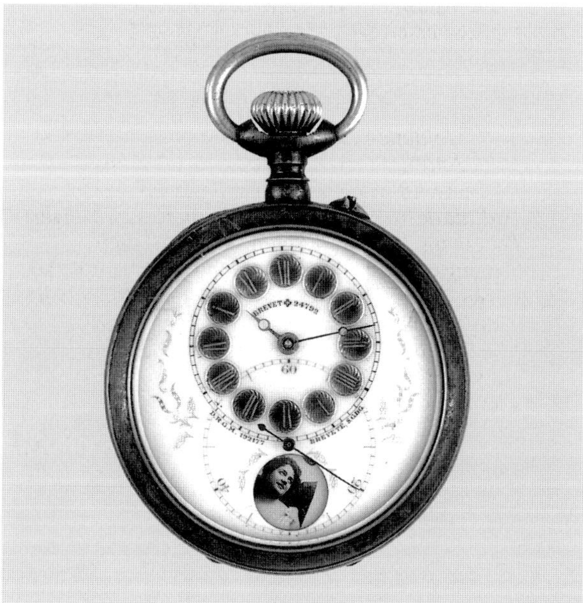

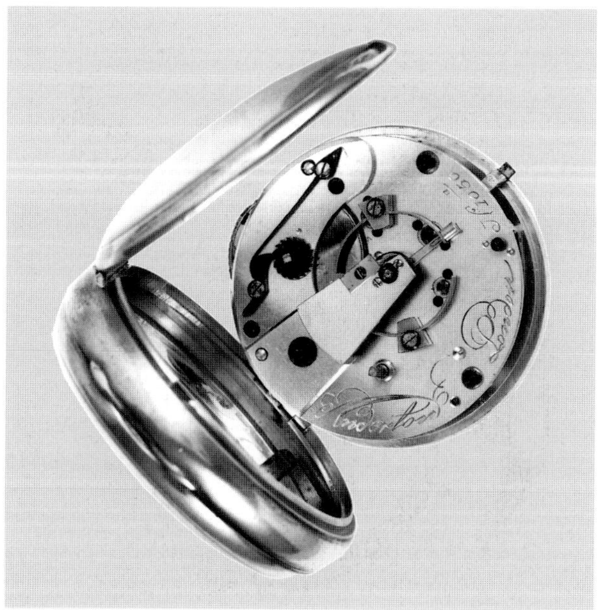

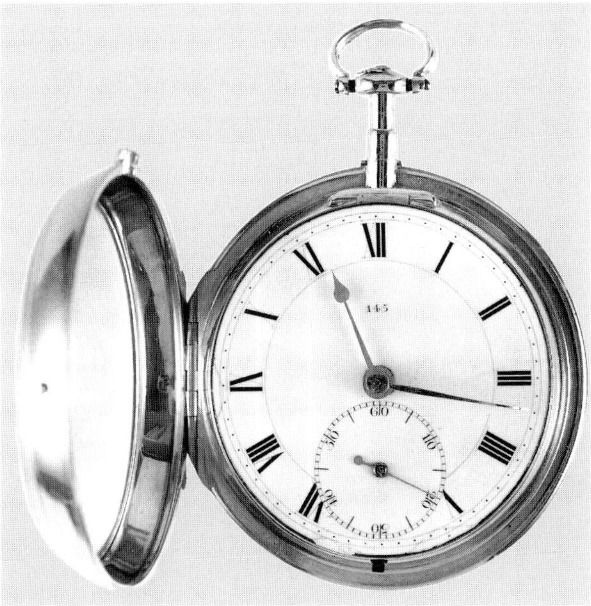

16

16

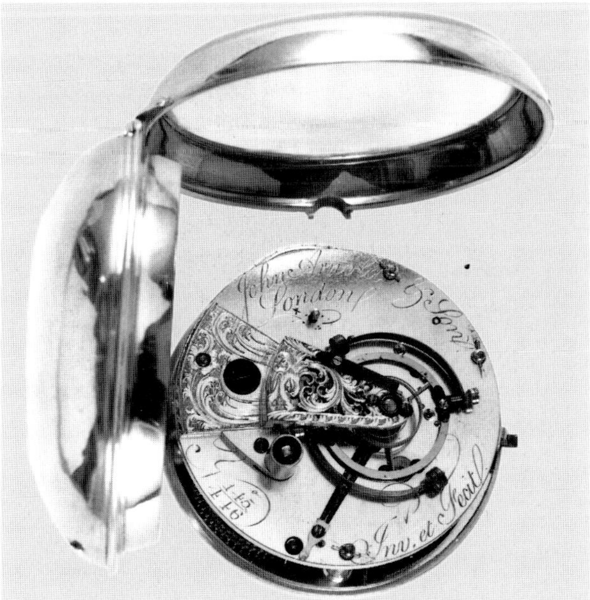

13 *Silbertaschenuhr mit einem Grillenzirpen imitierenden Wecker,* ANONYM. *Durchbrochene Lünette. In der Cuvette ist eine Metallmembrane eingearbeitet, die über einen Stift mit dem Weckerwerk verbunden ist. Einstellen der Weckzeit durch drehbare Zifferblattlünette, die mit dem Zeiger verbunden ist. Emailzifferblatt. Stahlzeiger. Vernickeltes* $^2/_3$*-Platinen-Ankerwerk mit 2 Federhäusern. Ø 48 mm. Um 1900.*

DM 1800,–

14 *Taschenuhr mit erotischem Automat,* ANONYM. *Schweizerisches Patent Nr. 24792. Brüniertes Stahlgehäuse. Emailzifferblatt mit eingelegten Goldornamenten. Stundenskala auf grünen Kartuschen. Sekundenskala mit Öffnung für drehende Scheibe mit Mädchen-Porträt. Vergoldetes Zylinderwerk. Ø 52 mm. Um 1920.*

DM 1600,–

15 *Silbernes Taschenchronometer, sign.* ANDERTON, LONDON. *Glattes Gehäuse. Emailzifferblatt. Goldzeiger. Feines vergoldetes Vollplatinenwerk mit Schnecke/Kette. Chronometerhemmung nach Earnshaw. Freischwingende Unruh mit zylindrischer Spirale und Diamant-Deckstein. Rubine in verschraubten Chatons. Werkpfeiler verschraubt. Ø 54 mm. Um 1822.*

DM 4500,–

16 *Goldenes Taschenchronometer, sign.* JOHN ARNOLD + SON, LONDON, NO. 145/446, INV. ET. FECIT. *18-kt-Gehäuse mit Seitenscharnier. Hallmark für 1785. Emailzifferblatt. Goldzeiger. Feuerverg. Werk mit Schnecke/Kette und Gegengesperr, Chronometerhemmung mit Feder. »OZ«-Unruh mit Regulierschrauben. Bimetallische Temperaturkompensation. Zylindrische, freischwingende Gold-Unruhfeder mit Endkurven. Gravierter, durchbrochener Unruhkloben. Ø 51 mm. Um 1785.*

DM 50000,–

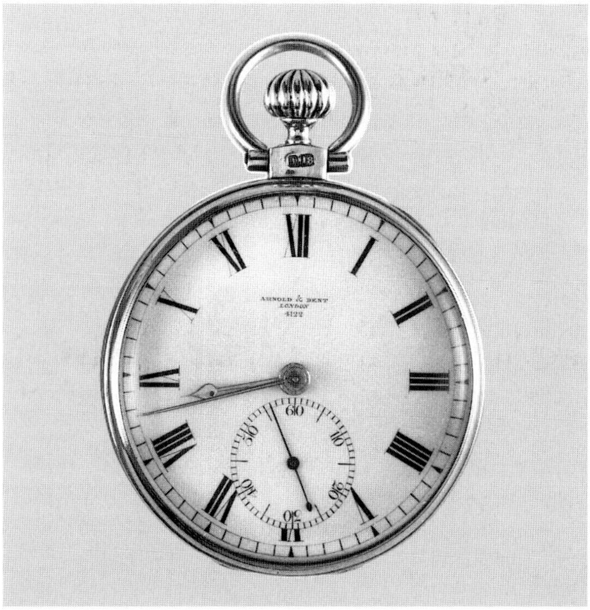
ARNOLD & DENT
LONDON
4122

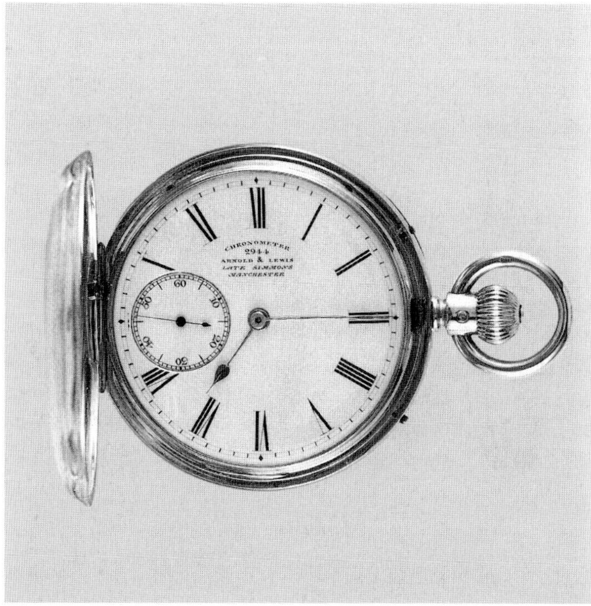
CHRONOMETER
2944
ARNOLD & LEWIS
LATE SIMMONS
MANCHESTER

17

18

17

18

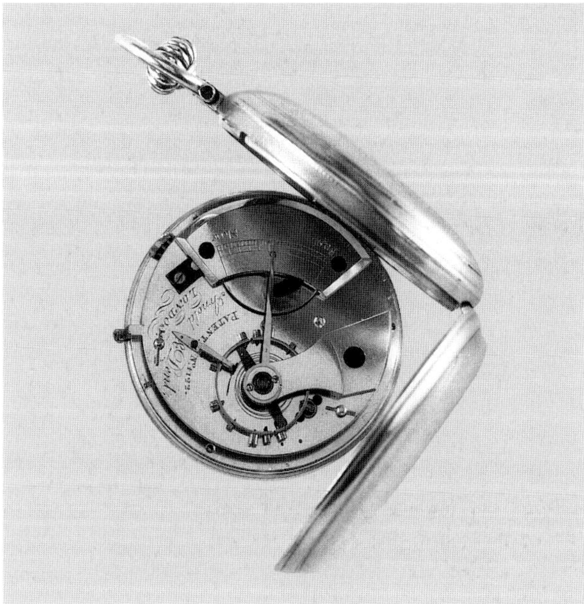

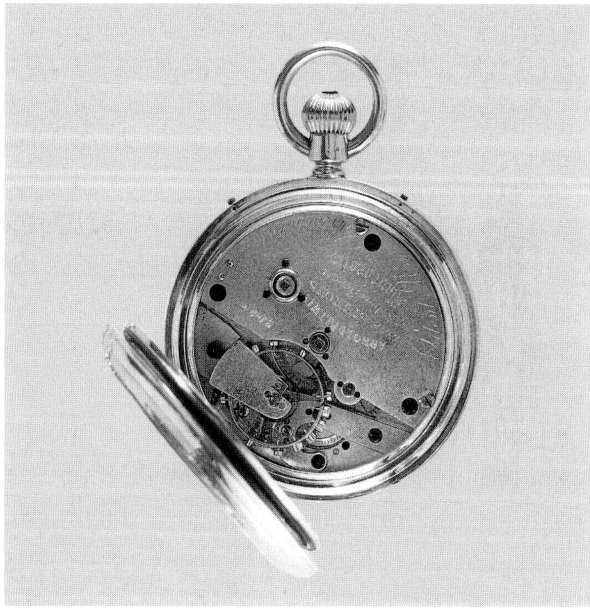

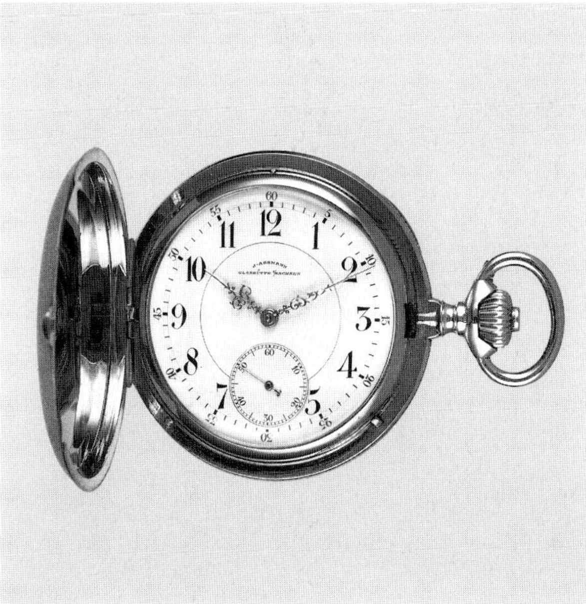

19

20

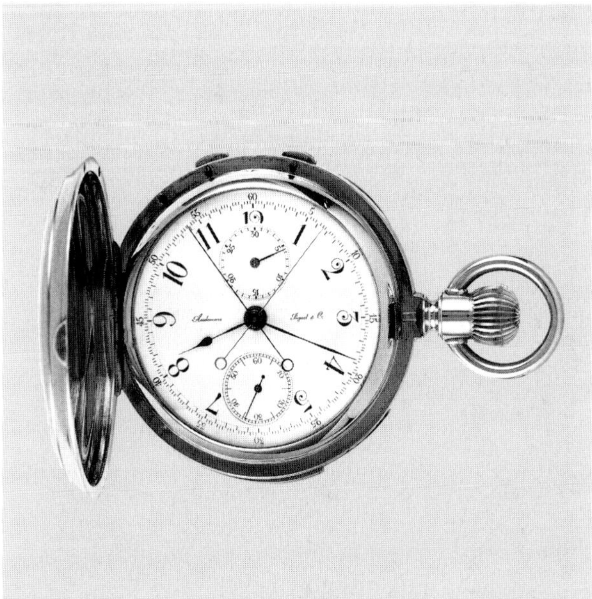

17 *Goldtaschenuhr mit frühem englischen Kronenaufzug nach Prest, auf Zifferblatt und Werk sign.* ARNOLD + DENT, LONDON, PATENT NO. 4122. *18-kt-Gehäuse. Emailzifferblatt mit Goldzeigern. Vollplatinenwerk mit Spitzzahnankerhemmung, Kompensationsunruh. Feinregulierung mit langem Regulierzeiger. Ø 49 mm. Um 1840.*

DM 8500,–

18 *Goldenes Taschenchronometer mit besonderer Hemmung, sign.* PATENT UNION CHRONOMETER, NO. 2944, ARNOLD LEWIS, LATE SIMMONS, MANCHESTER. *18-kt-Savonnettegehäuse. Emailzifferblatt. Verg. Halb-Platinen-Werk mit Schnecke/Kette und Gegengesperr. Große bimetallische Kompensationsunruh mit Goldschrauben. Freischwingende zylindrische Unruhfeder mit Endkurven, Hemmungsrad mit Anker zwischen Decksteinen gelagert, früher engl. Kronenaufzug. Ø 49 mm. Um 1871.*

DM 6500,–

19 *Goldsavonnette, sign.* J. ASSMANN, GLASHÜTTE I./SACHSEN. *14-kt-Rotgold-Gehäuse. Emailzifferblatt. Louis-XV-Goldzeiger. Verg. 3/4-Platinenwerk mit in Goldchatons gefaßten Rubinen, Goldanker und Ankerrad 4fach gelagert. Kompensationsunruh mit Goldschrauben. Gravierter Unruhkloben mit Schwanenhals-Feinregulierung und Diamantdeckstein. Aufzugräder mit Zierschliff. Ø 55 mm. Ca. 1890.*

DM 8500,–

20 *Goldsavonnette mit Minutenrepetition, Chronograph-Rattrapante und Zähler, sign.* AUDEMARS PIGUET & CO. *18-kt-Gehäuse. Emailzifferblatt. 30-Minuten-Zähler bei »12« und kl. Sekunde bei »6«. Gebläute Birnenform-Zeiger. Betätigung des Doppelstoppers durch Drücker im Gehäusemittelteil. Lapediertes Nickel-Brückenwerk. Sichtbar angeordneter Chronographenmechanismus auf der Rückplatine. Ankerhemmung. Kompensationsunruh mit Breguet-Spirale und Feinregulierung. Schlag auf 2 Tonfedern. Auslösung durch seitl. Schieber. Ø 53 mm. Um 1890.*

DM 40000,–

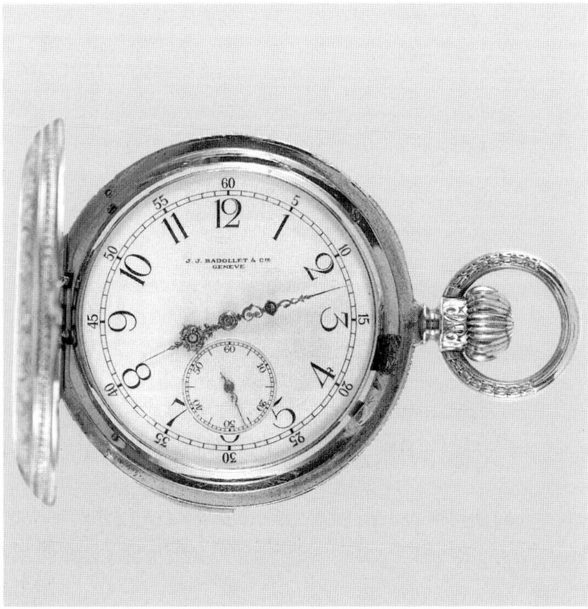

21

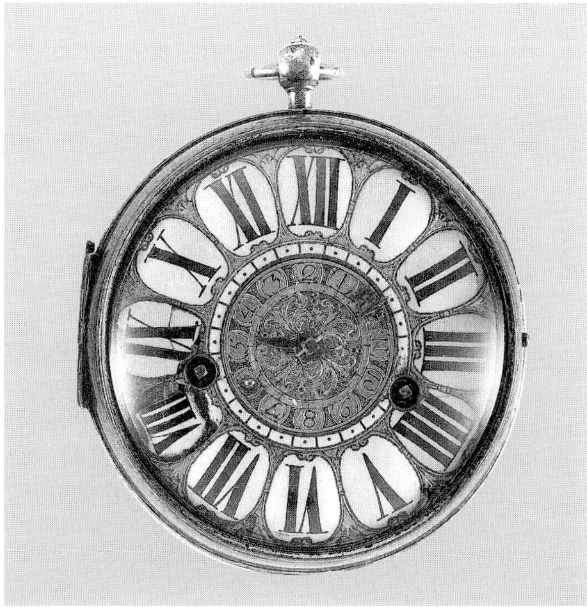

22

21

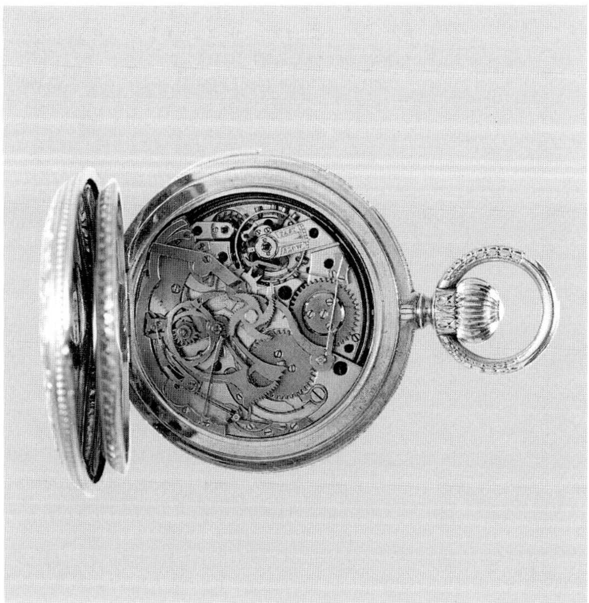

22

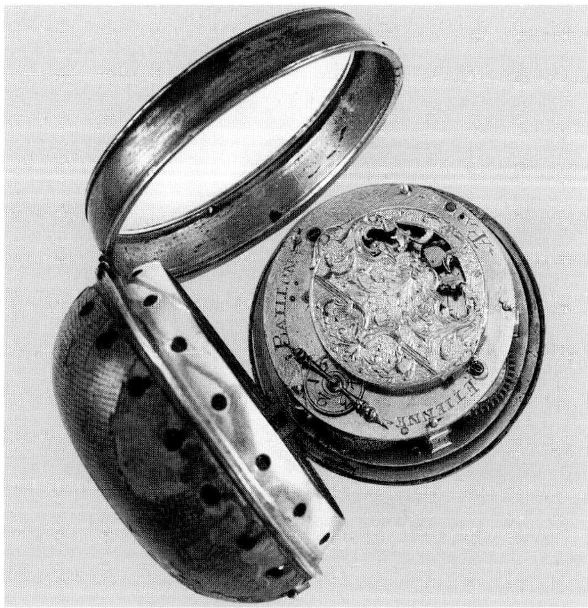

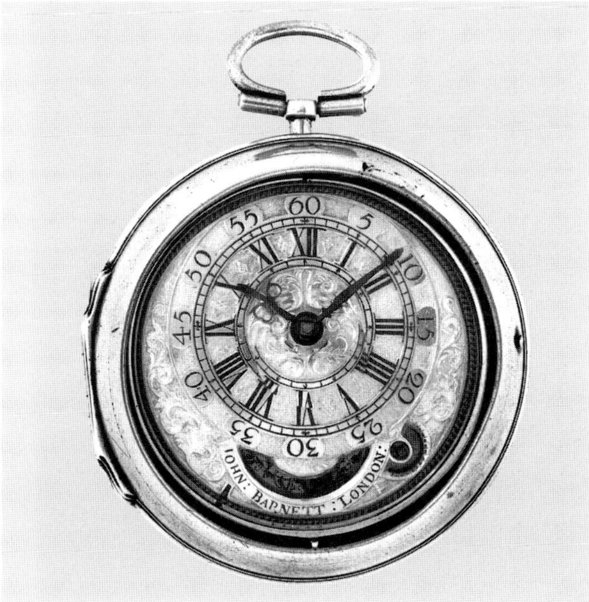

23

24

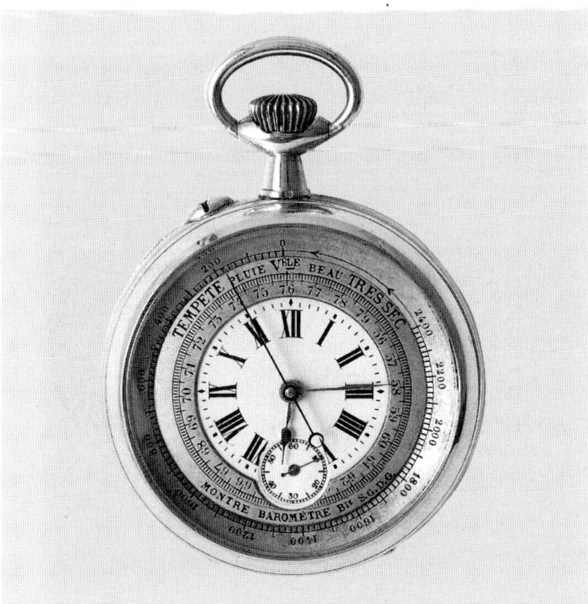

21 *Goldsavonnette mit Minutenrepetition, sign.* J. J. BADOLLET + CIE., GENEVE. *Graviertes 18-kt-Gehäuse. Emailzifferblatt. Vergoldetes $^{3}/_{4}$-Platinen-Ankerwerk mit Kompensationsunruh und Breguet-Spirale. Kadratur des Schlagwerkes auf der Rückplatine. Stahlteile matt geschliffen mit polierten Kanten. Verglaste Cuvette. 2 Tonfedern. Seitlicher Schieber. Ø 54 mm. Um 1880.*

DM 16000,–

22 *Einzeigriges Oignon mit Wecker, sign.* ETIENNE BAILLON À PARIS. *Messing-Gehäuse mit Schallöchern, teils mit Rochenhaut bezogen. Grav. feuerverg. Zifferblatt mit großen, blauen Ziffern auf Emailkartuschen. Zentrale Wecker-Stellscheibe und Eisenzeiger, hohes feuerverg. Spindelwerk mit ägyptischen Pfeilern, Schnecke/Kette. Weckerfederhaus grav. u. ziseliert. Große Spindelbrücke – durchbrochen für Scheinpendel. Gehäuseglocke. Ø 58 mm. Um 1700.*

DM 5500,–

23 *Silberne Spindel-Taschenuhr mit Scheinpendel, auf Zifferblatt und Werk sign.* JOHN BARNETT, LONDON. *Doppeltes Silbergehäuse. Silber-Repoussé-Zifferblatt. Ausschnitt für Scheinpendel und Regulierskala. Feuerverg. Werk mit Schnecke/Kette, gravierte Werkplatte mit Maskenmotiv und ovalem Signaturschild. Unruh unter dem Zifferblatt. Ø 56 mm. 1720.*

DM 5500,–

24 *Silberne Taschenuhr mit Barometer, sign. »Montre* BAROMÈTRE *BTE S. G. D. G.«. Silberne Skala mit Graduierung für Luftdruck und Höhenangaben. Im Zentrum Emailzifferblatt. $^{3}/_{4}$-Platinen-Ankerwerk mit Kompensationsunruh und Breguet-Spirale. Barometermechanismus über der Rückplatine angeordnet. Um 1900.*

DM 1200,–

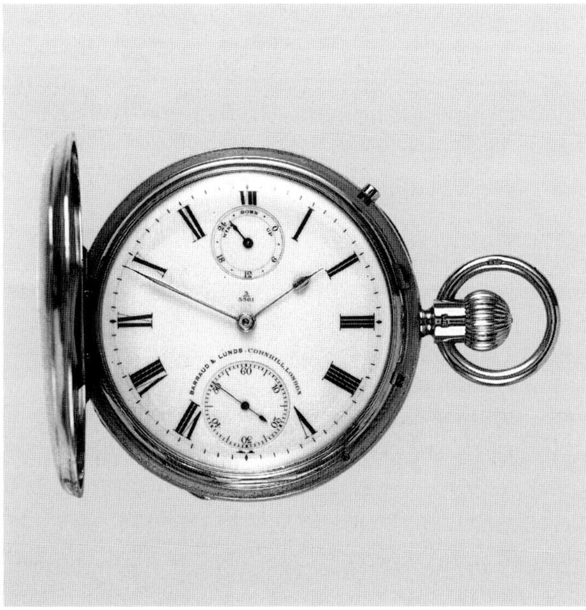

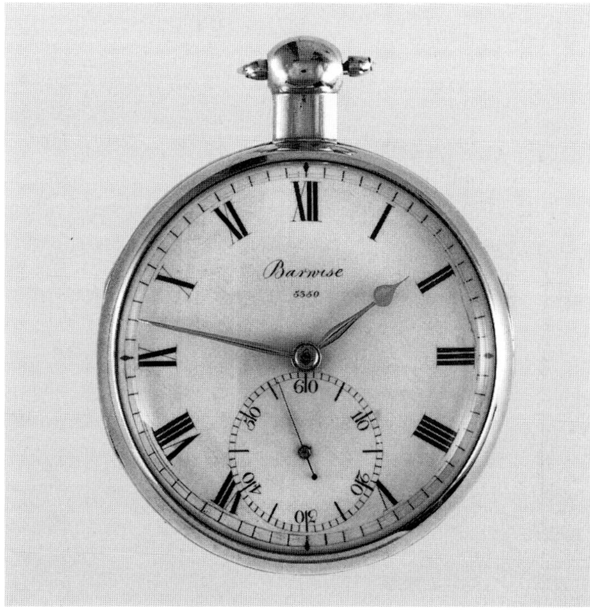

25

26

25

26

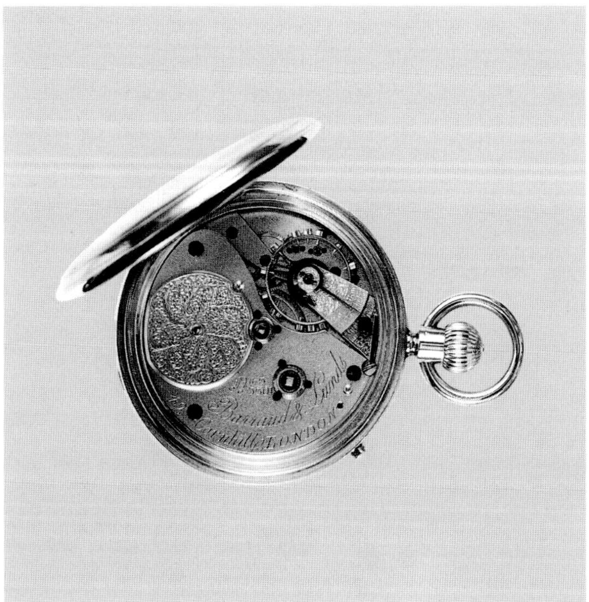

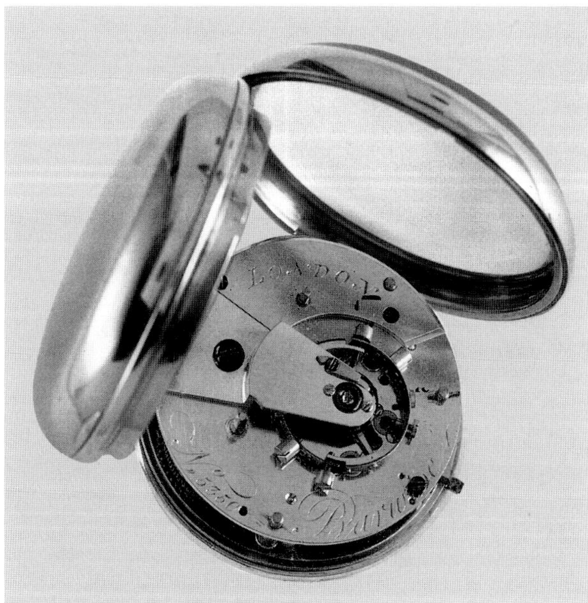

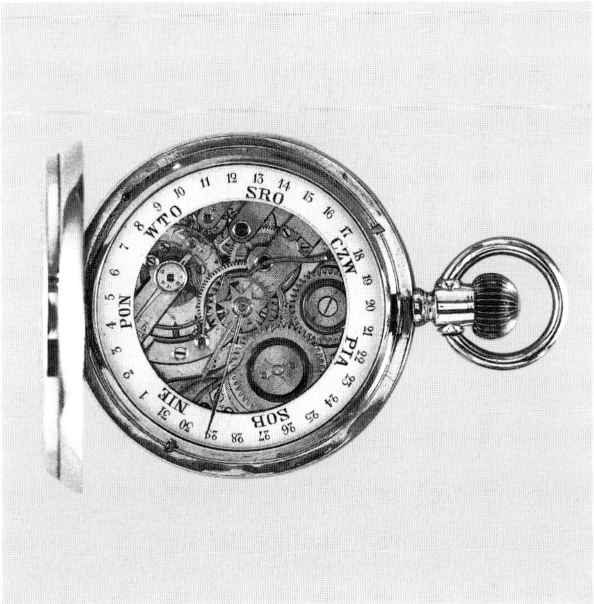

28

25 *Goldsavonnette mit Auf-und-ab-Werk, auf Zifferblatt und Werk sign.* Barraud + Lunds, 49 Cornhill, London. *Glattes 18-kt-Gehäuse. Goldcuvette. Emailzifferblatt, Skala für Gangreserve. Birnenform-Goldzeiger. Feuerverg. Werk mit Schnecke/Kette mit Gegengesperr. ³/₄-Platine mit erhöhtem Federhaus. Kompensationsunruh mit Goldschrauben und Breguet-Spirale. Spitzzahnankerhemmung. Kronen- und Schlüsselaufzug möglich. Ø 54 mm. Um 1883.*

DM 4000,–

26 *Goldenes Taschenchronometer, auf Zifferblatt und Werk sign.* Barwise, London. *18-kt-Gehäuse. Emailzifferblatt. Goldzeiger. Feuerverg. Werk mit Schnecke/Kette und Gegengesperr. Chronometerhemmung mit Feder. Kompensationsunruh. Zylindrische Unruhfeder mit Innen- und Außenkurve. Diamantdeckstein. Hemmungs- und Sekundenrad in Rubinen gelagert. Ø 53 mm. Um 1811.*

DM 6000,–

27 *Goldemail-Taschenuhr mit springender Stunde. Viertelrepetition. Sign.* Jn. Jo. Bautte à Genève. *S. Farbteil, S. 114*

DM 5800,–

28 *Doppelseitige Goldsavonnette mit Kalendarium, sign.* Bautte & Cie. *Guill. 14-kt-Gehäuse. Emailzifferblatt. Goldzeiger. Unter rückseitigem Sprungdeckel Skala für Wochentag und Datum. Im Zentrum unter Glasschutz Neusilberwerk mit sichtbarer Ankerhemmung. Schweiz. Ø 54 mm. Um 1880.*

DM 2500,–

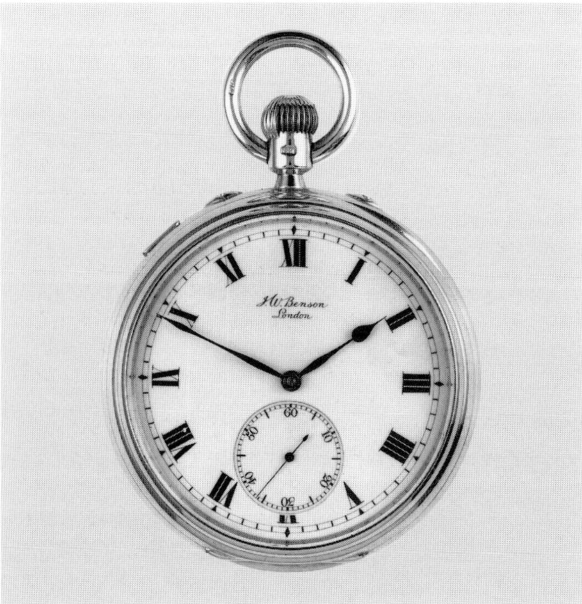

30

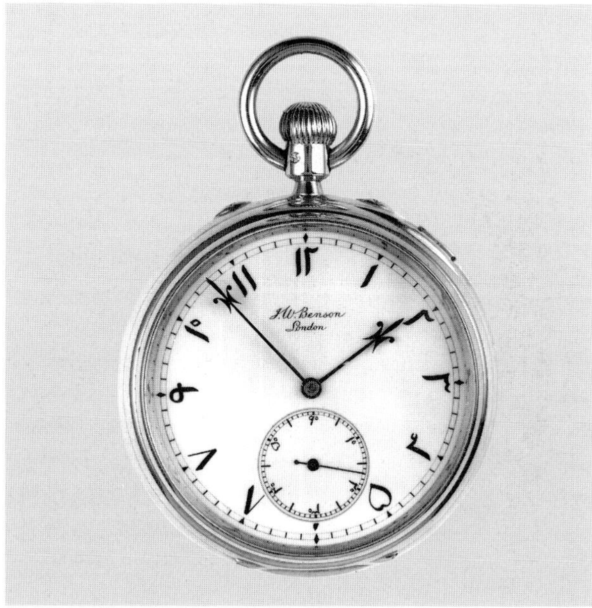

30

30

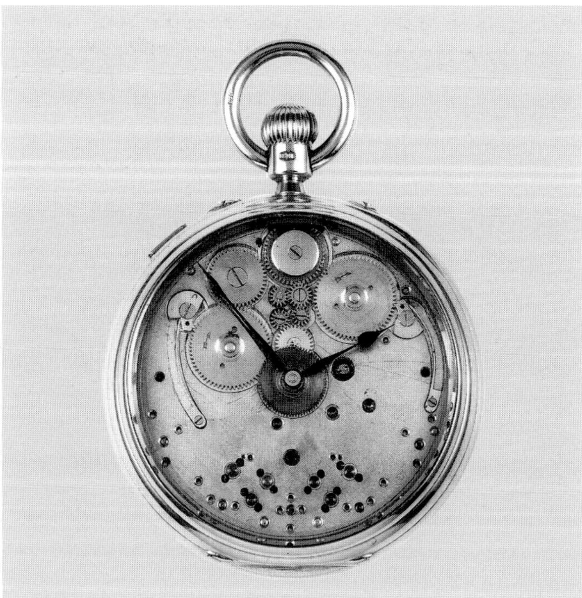

30

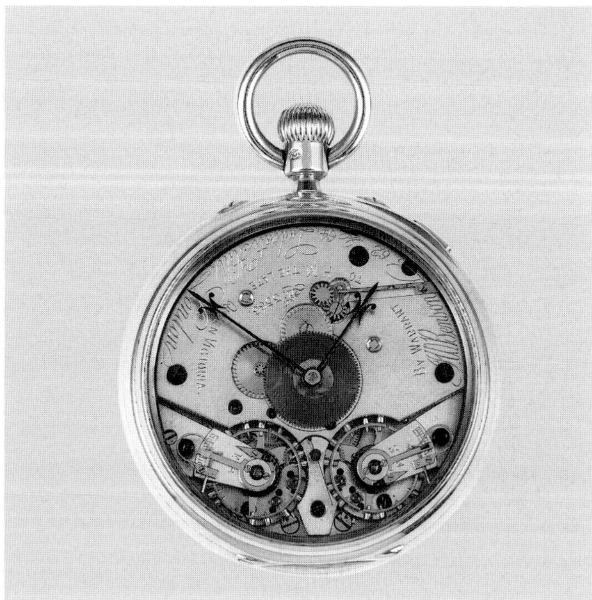

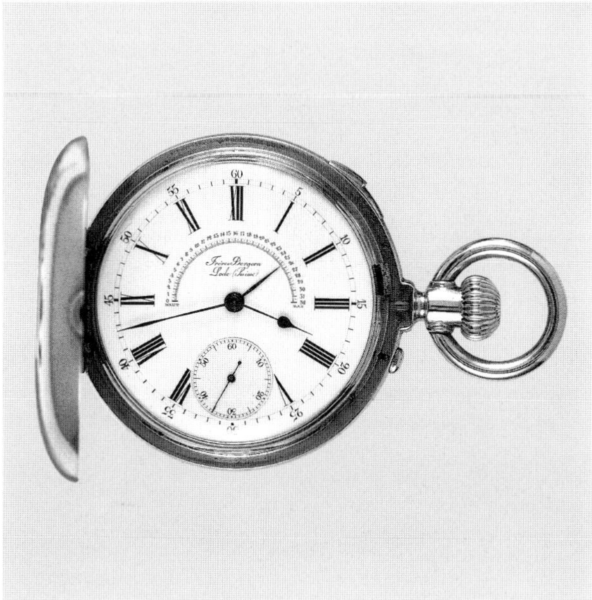

31

31

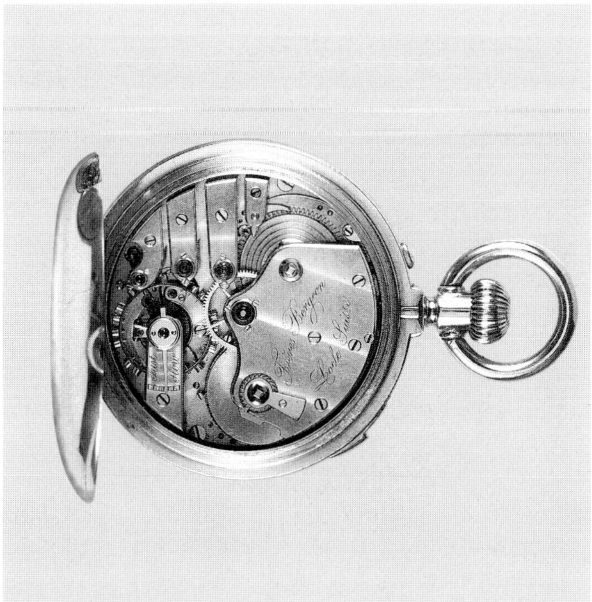

29 *Goldener Ankerchronometer mit ewigem Kalender, Auf-und-Ab-Werk und Minutenrepetition. Auf Zifferblatt und Werk sign.* J. W. BENSON, LONDON. *S. Farbteil, S. 115*

30 *Doppelseitige Goldtaschenuhr mit 2 unabhängig voneinander arbeitenden Werken, sign.* J. W. BENSON, LONDON. *18-kt-Gehäuse m. drehbarem Bügelhals, punziert »FT« (F. Thoms). Emailzifferblätter (beide Blätter rückseitig signiert »Willis«). Birnenform-Stahlzeiger. Verg. ¾-Platinen-Werk. Saphire in verschraubten Chatons gefaßt. 2 Federhäuser. Spitzzahnankerhemmung. Kompensationsunruh mit Breguet-Spirale (jeweils mit 2 aufgebogenen Umgängen u. Endkurven). Schwanenhals-Regulierung – Regulierung erfolgt vom Gehäuserad. Diamantdecksteine. Ø 57 mm. Um 1900.*

DM 55 000,–

31 *Goldenes Taschenchronometer mit Auf-und-Ab-Anzeige, sign.* FRÈRES BERGEON, LOCLE SWISSE. *18-kt-Halbsavonnette-Gehäuse. Goldcuvette. Emailzifferblatt. Halbkreisförmige Skala für Gangreserve. Blaue Birnenform-Stahlzeiger. Lapediertes Neusilberwerk mit Schnecke/Kette und Gegengesperr. Rubine in Goldchatons gefaßt. Wippe und Chronometerrad 4fach gelagert. Kompensationsunruh mit Goldschrauben, Breguet-Spirale. Kronenaufzug resp. Schlüsselaufzug. Blockieren des Aufzugs mittels Schieber am Gehäuse. Ø 55 mm. Um 1890.*

DM 12 000,–

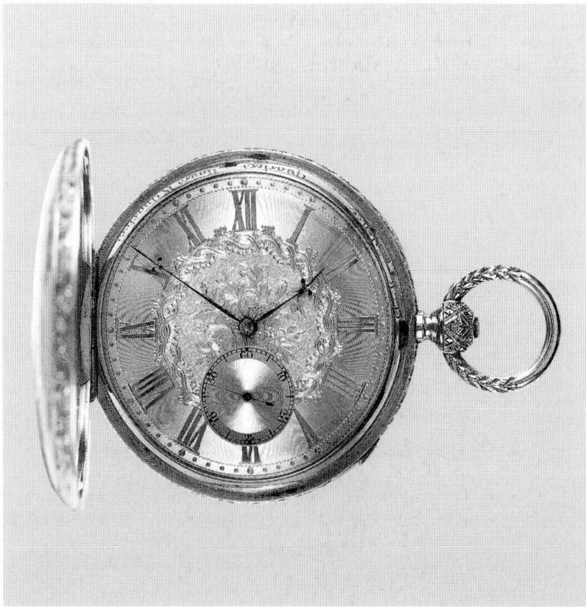

32

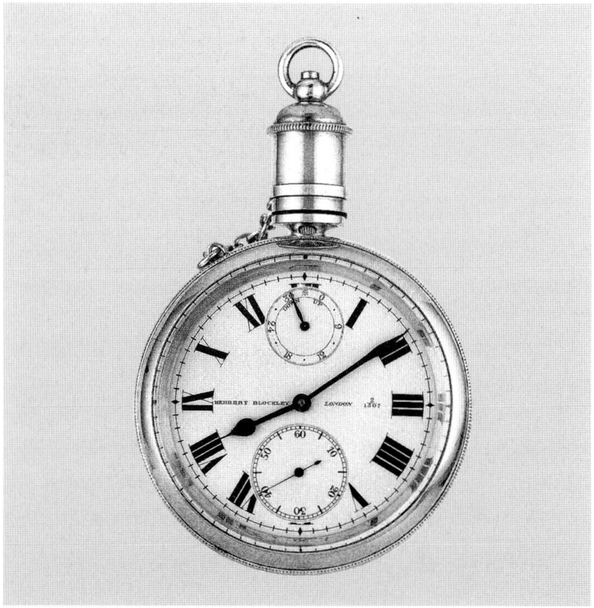

33

32

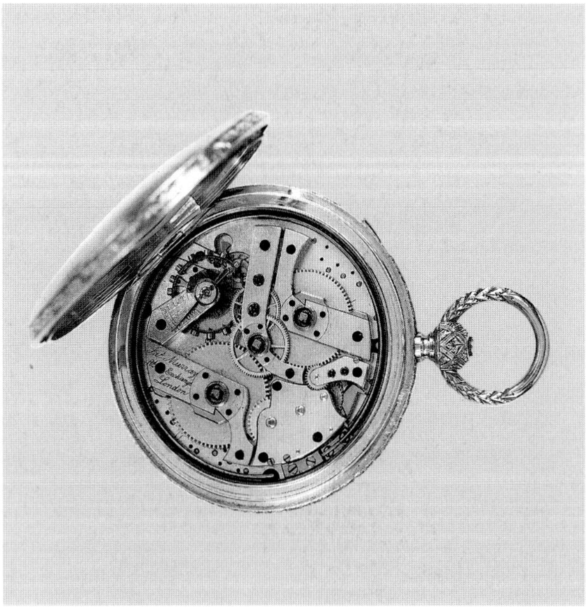

35

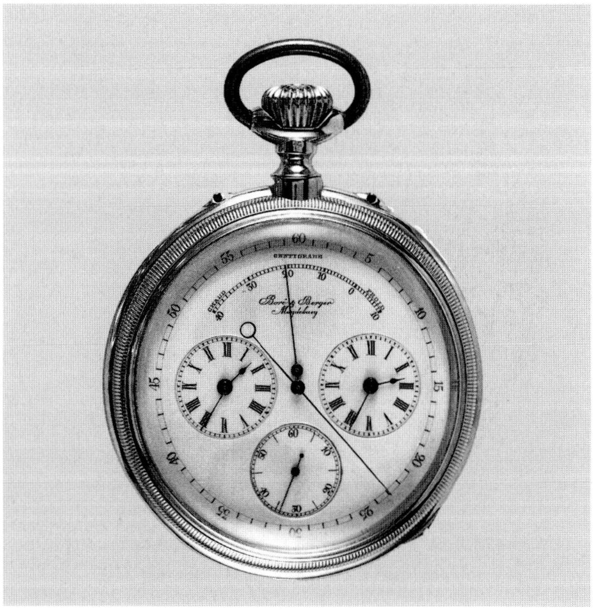

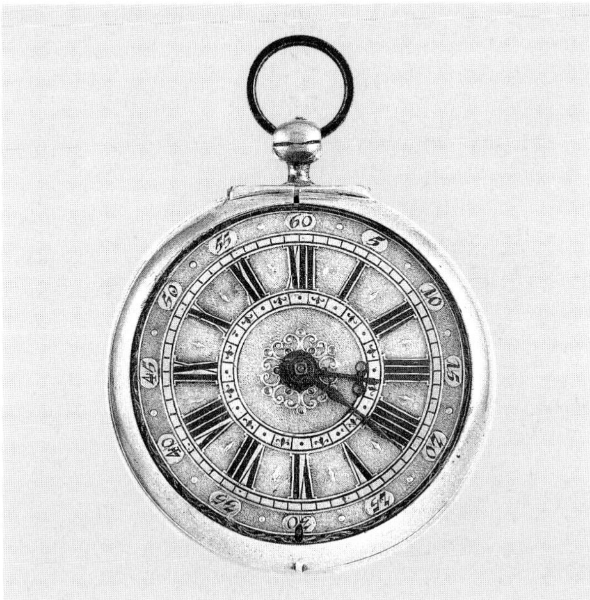

34

34

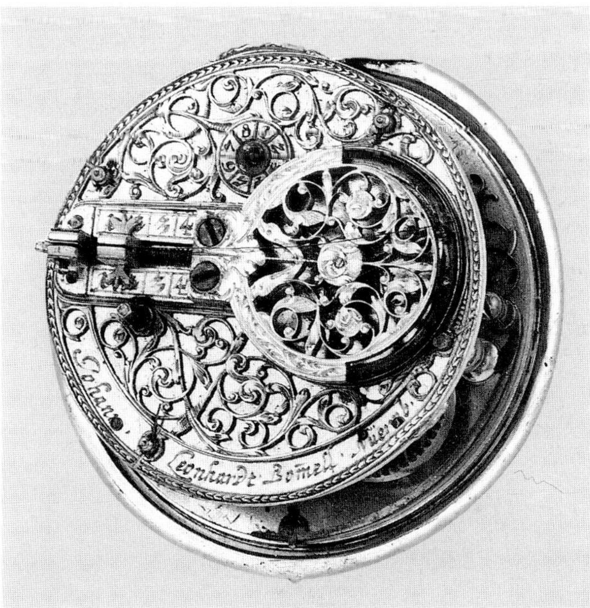

32 *Goldsavonnette mit Viertel- und Stundenselbstschlag und Repetition, sign.* Black + Murray, London + Calcutta. *18-kt-Gehäuse mit Hallmark von 1866. Guill. Goldzifferblatt mit Rotgold-Ziffern. Blaue Lilienformzeiger. Feines verg. Brückenwerk. 2 Federhäuser. Spitzzahnankerhemmung. 2 Tonfedern. Schlüsselaufzug. Ø 51 mm. Ca. 1866.*

DM 21 000,–

33 *Silberne wassergeschützte Taschenuhr mit Auf-und-Ab-Werk, sign.* Herbert Blockley, London. *Verschraubtes Sterlingsilber-Gehäuse mit Hallmark von 1909. Emailzifferblatt. Blaue Birnenform-Zeiger. Vergold. 2/3-Platinenwerk mit Spitzzahnankerhemmung. Große Kompensationsunruh mit Goldschrauben. Freischwingende Spirale mit Endkurven. Diamantdeckstein. Ø 58 mm. Ca. 1909.*

DM 6500,–

34 *Silberne Spindel-Taschenuhr, sign.* Johann Leonhardt Bommel Nürnberg. *Doppeltes, glattes Silbergehäuse. Silb. Champlevé-Zifferblatt. Stahlzeiger. Feuerverg. Werk mit Schnecke/Kette. Unruhkloben mit verlängertem Fuß, an dessen Ende eine feine Blattfeder gelagert ist – deren wirksame Länge justiert werden kann – und in eine Führung des Unruhreifes greift. Dreischenklige Stahlunruh mit profiliertem Reif. Ø 53 mm. Um 1690.*

DM 18 000,–

35 *Goldene Taschenuhr mit springender unabhängiger und anhaltbarer Zentralsekunde, zwei Zonenzeiten und Thermometer, Verkäufersignatur:* Boré + Berger, Magdeburg. *14-kt-Rotgold-Gehäuse. Emailzifferblatt. Halbkreisförmige Thermometerskala. Lapediertes Neusilberwerk mit Goldrändern unter Glascuvette. Zwei Federhäuser. Kompensationsunruh und Breguet-Spirale. Anker und Ankerrad zwischen Decksteinen gelagert. Ø 50 mm. Um 1890.*

DM 14 000,–

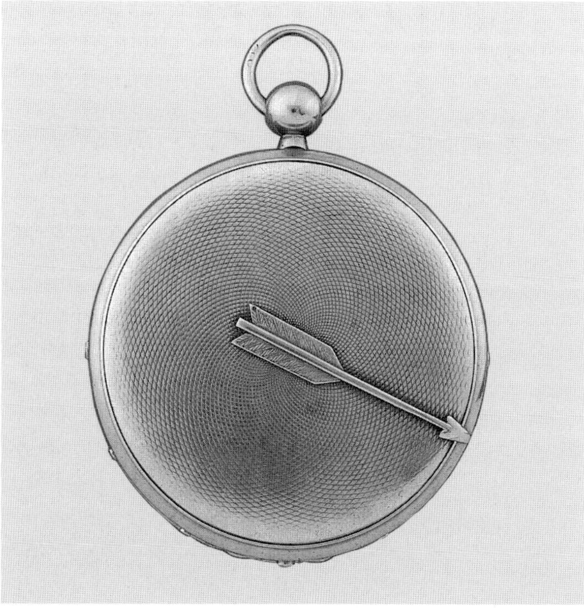

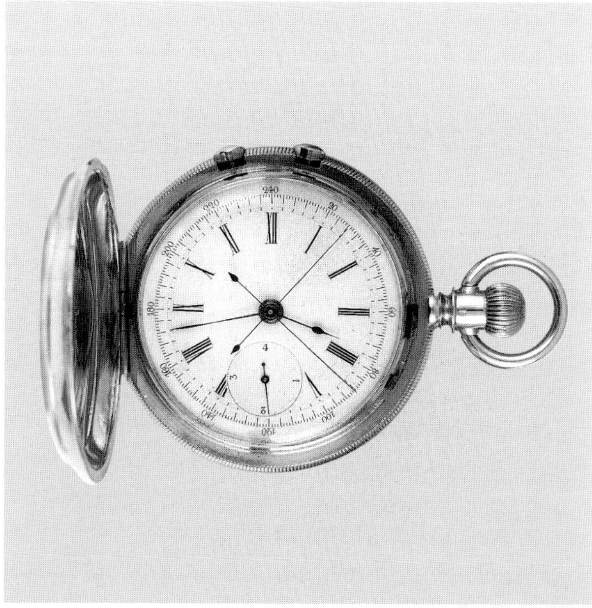

37

39

38

39

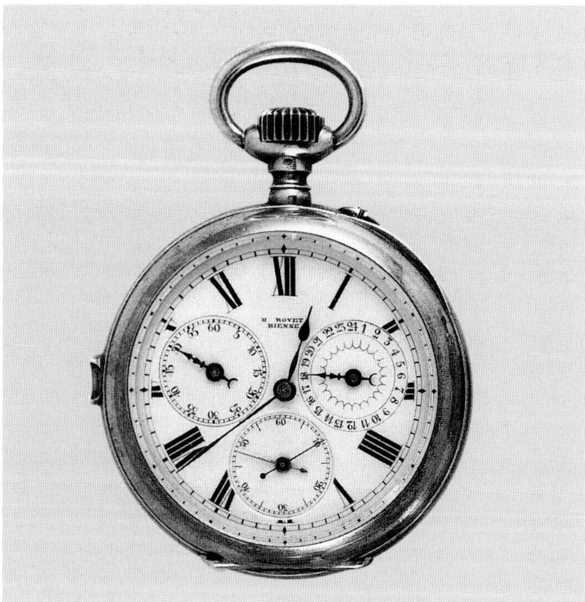

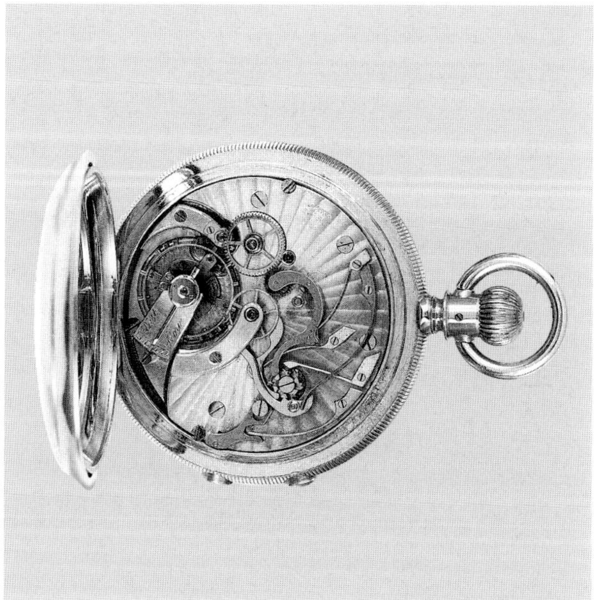

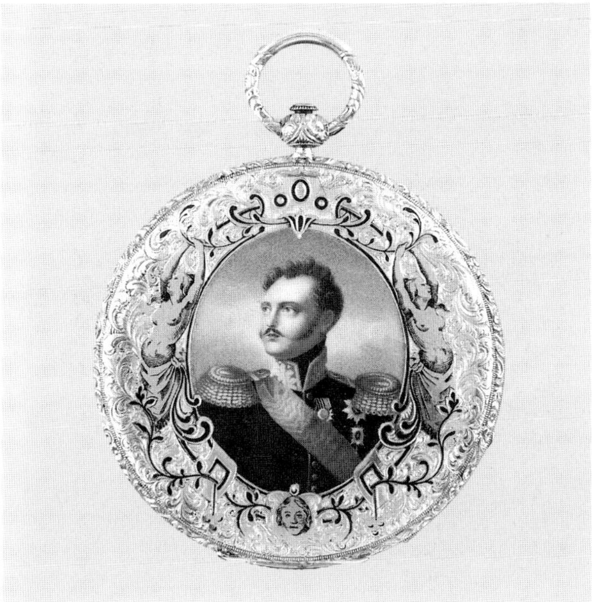

40

40

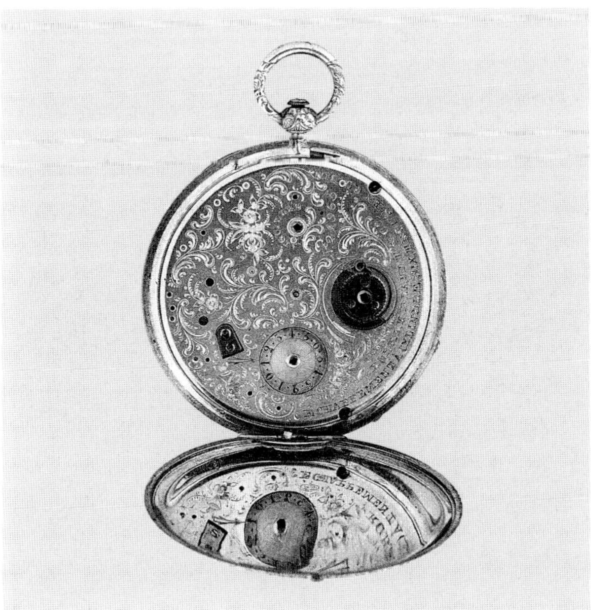

36 *Goldemail-Taschenuhr mit Automat, sign.:* BOUVIER FRÈRES, GENF. *S. Farbteil, S. 114*

37 *Montre à Tact mit »Souscription«-Werk, sign.* BOUVIER. *Guill. Silber/Rotgold-Gehäuse mit seitl. Tastknöpfen. Rückseitig mit Pfeil-Zeiger. Vergold. Werk mit zentralem Federhaus und skelettierten Kloben, Ankerhemmung, 4fach rubingelagerter gleicharmiger Anker. Bimetallische Temperaturkompensation am Regulierzeiger, Diamantdeckstein. Ø 62 mm. Ca. 1812.*

DM 18 000,–

38 *Silberner Taschenchronograph mit ungewöhnlicher Kombination von kleiner Sekunde mit Chronograph, sign.* H. BOVET BIENNE. *Guill. Gehäuse. Emailzifferblatt. Skala für kl. Sekunde, kombiniert mit 60-Sekunden-Zähler. Stahlzeiger. Neusilber-Halbplatinen-Ankerwerk. »0«-Stellung der Chronographenzeiger durch Drücker am Gehäuserand bei der »9«. Ø 55 mm. Um 1890.*

39 *Goldsavonnette mit blitzender Viertelsekunde (Seconde Foudroyante) und Chronograph mit Schleppzeiger (Rattrapante), sign.:* ED. F. BRANDT, LOCLE. *Guill. 18-kt-Gehäuse. Emailzifferblatt. Stahlzeiger. Feines $^4/_5$-Platinen-Neusilber-Werk. Große Kompensationsunruh mit Breguet-Spirale – nur 14 000 Halbschwingungen/h. Ø 56 mm. Um 1880.*

DM 9000,–

40 *Goldemailuhr, sign.* ROBERT BRANDT + CO. *Dekoriertes Gehäuse mit schwarzem Email. Email-Medaillon mit Portrait – Zar Nikolaus I. Silberzifferblatt. Gold-Lochform-Zeiger. Verg. Werk – Bagnolet-Kaliber. Zylinderhemmung. Werkhöhe mit Zifferblatt nur 2,5 mm, Negativ-Schlüsselaufzug. Ø 44 mm. Um 1830.*

DM 12 000,–

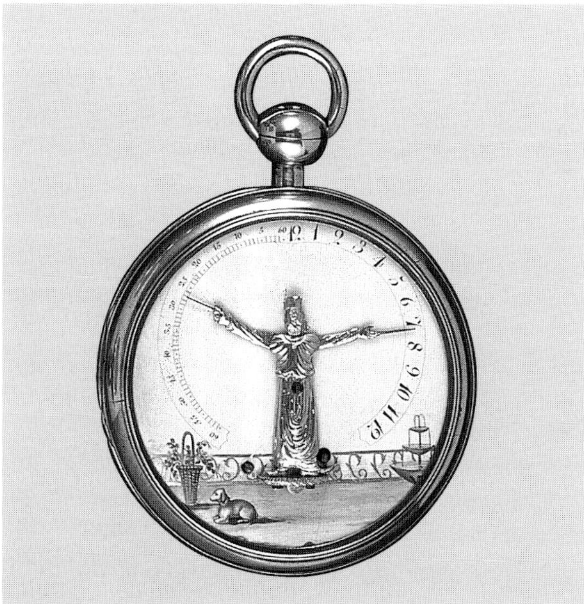

41

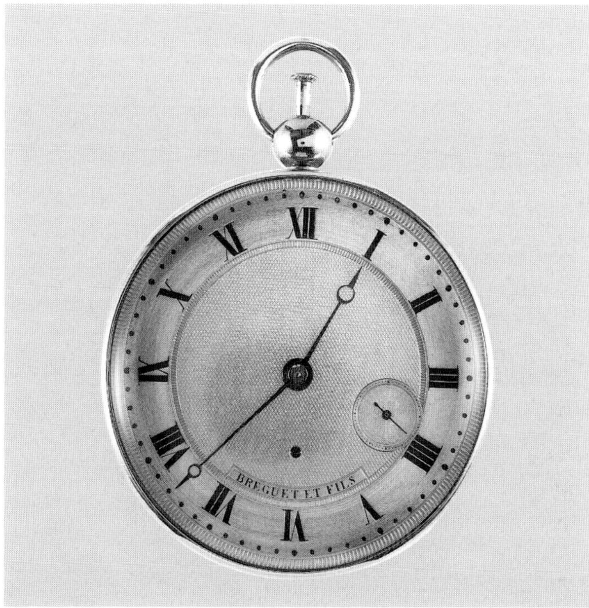

43

43

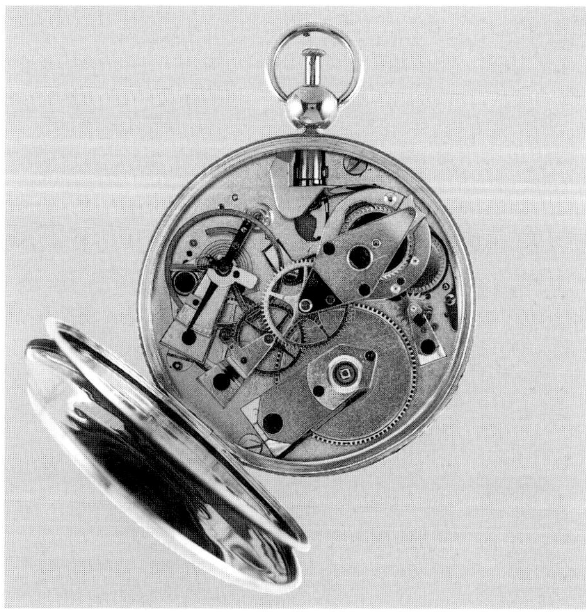

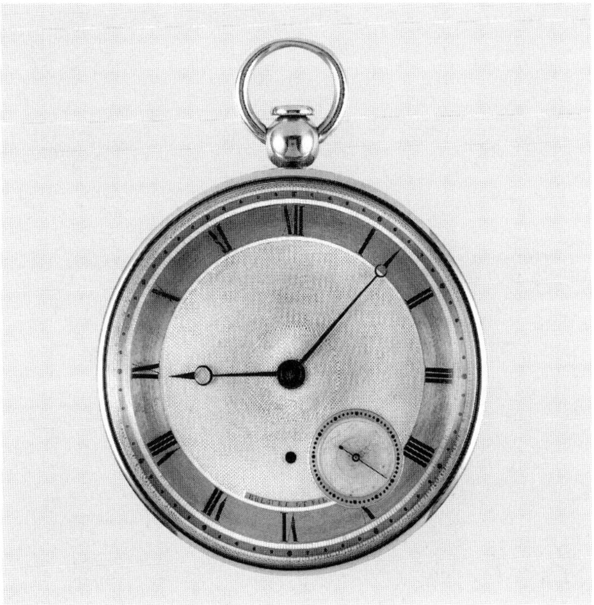

44

44

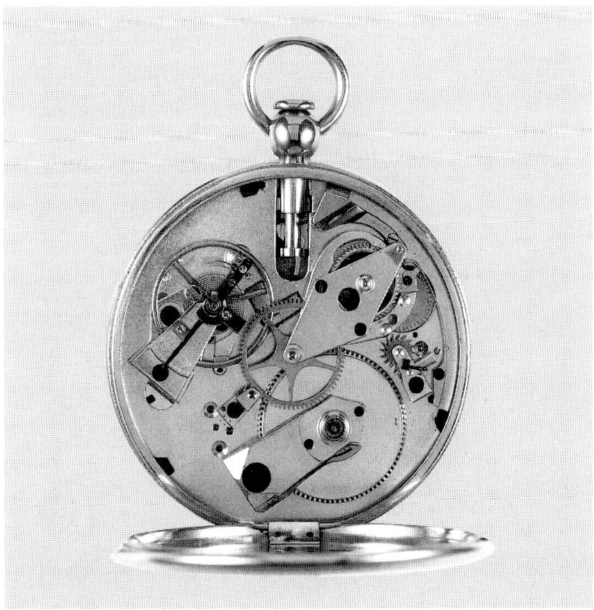

41 *Silbertaschenuhr mit Zeitindikation durch zeigende Arme* (Bras en l'Air). *Silbergehäuse. Emailzifferblatt mit halbkreisförmigen Skalen für Stunden und Minuten und Emailmalerei. Feuerverg. Werk mit Schnecke/Kette, ovale Spindelbrücke. Ø 57 mm. Um 1800.*

DM 13 000,–

42 *Goldene »Montre Simple« mit Rubinzylinder, sign.* Breguet et Fils. *S. Farbteil, S. 116/117*

43 *Goldtaschenuhr mit springender Stundenanzeige, $^{1}/_{4}$-Repetition (à toc), sign.* Breguet + Fils. *18-kt-Gehäuse, guill. Goldzifferblatt, exzentrische kleine Sekunde bei der »4«, blaue Breguet-Stahlzeiger, vergoldetes Werk, polierte Stahlteile, großes Federhaus, Rubinzylinder, große 3schenklige Unruh mit blauer Stahlspirale, bimetallische Temperaturkompensation am Regulierzeiger, Parachute, Repetition durch nur einen Hammer, wobei die $^{1}/_{4}$-Stunde mit Doppelschlag angezeigt wird, Schlagabruf durch versenkbaren Drücker im Pendant. Ø 56 mm. 1805.*

DM 28 000,–

44 *Goldtaschenuhr mit Achtelrepetition à Toc und springender Stunde, sign.* Breguet et Fils à Paris No. 1530. *Geh. Nr. R 542 B Guill. Silberzifferblatt, exzentrische kleine Sekunde bei der »5«, blaue Lochform-Stahlzeiger, großes filigranes Federhaus. Zylinderhemmung mit Rubin-Zylinder, bimetallische Temperaturkompensation am Regulierzeiger, Parachute, Repetition durch nur einen Hammer auf Stahlblock am Gehäuserand, wobei die $^{1}/_{4}$-Stunde mit Doppelschlag angezeigt wird, Schlagabruf mittels im Pendant versenkbaren Drücker. 1802.*

DM 70 000,–

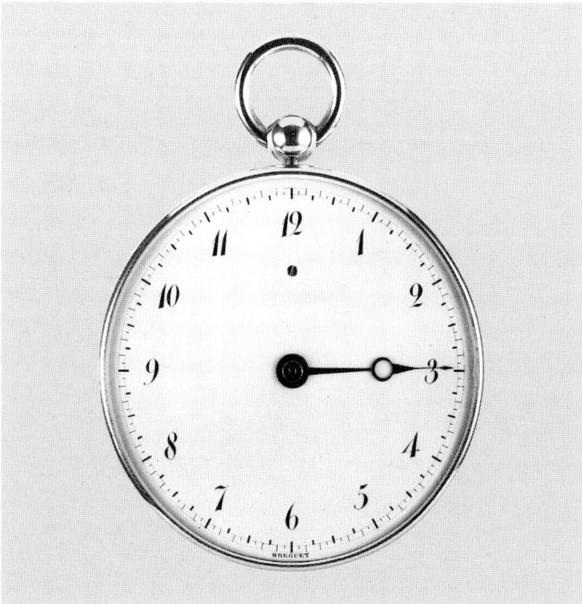

45

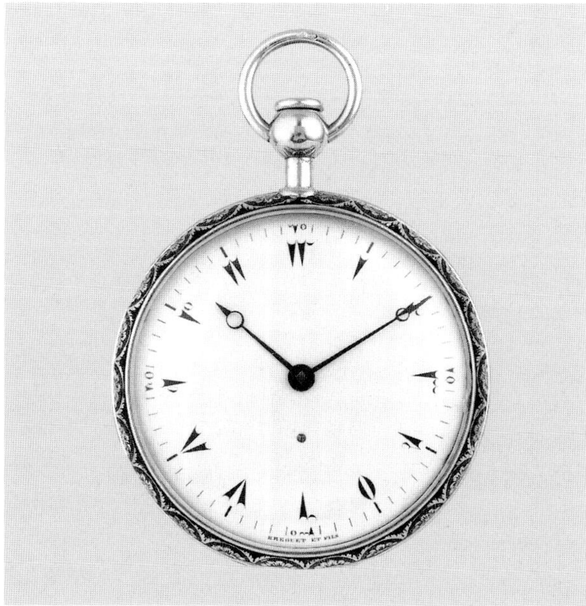

46

45

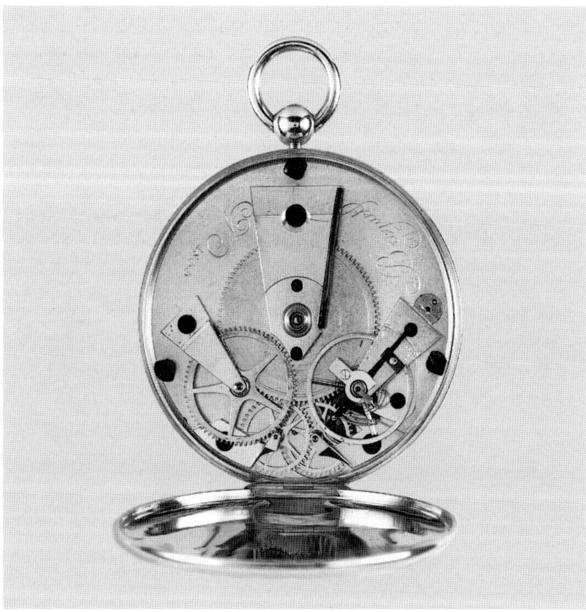

49

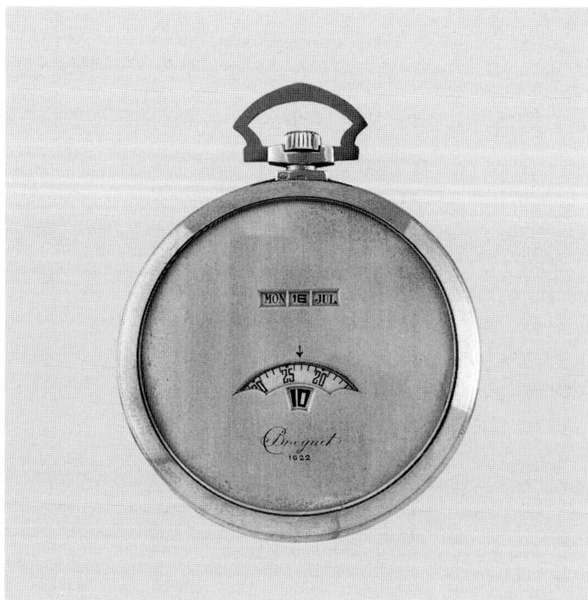

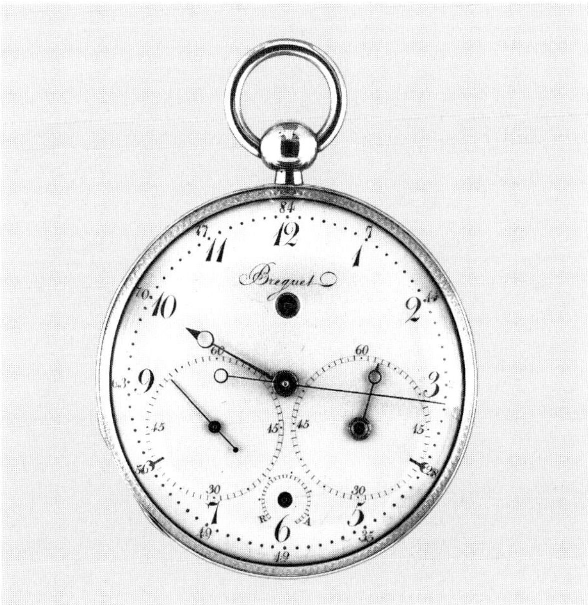

50

51

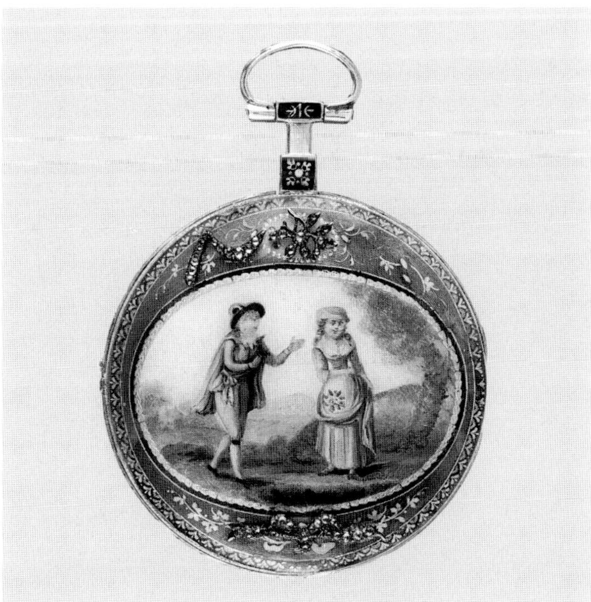

45 *Goldtaschenuhr »Souscription«, sign.* Breguet Nr. 1855, *18-kt-Gehäuse, Emailzifferblatt. Geheimsignatur unter der »12«, blauer Stahlzeiger, bimetallische Temperaturkompensation am Regulierzeiger, Parachute, Schlüsselaufzug. Ø 61 mm. 1809.*

DM 38 000,–

46 *Goldemail-Taschenuhr mit Achtel-Repetition für den türkischen Markt, sign.* Breguet No. 2272. *Rückseitig zinnoberrotes transluzides Email. Emailzifferblatt mit türkischen Zahlen, randseitig bei »6« sign.* Breguet et Fils. *Gebläute Lochform-Zeiger. Verg. Klobenwerk, freistehendes Federhaus mit Stellung. Zylinderhemmung, Parachute, Temperaturkompensation, 2 Tonfedern. Um 1812.*

DM 40 000,–

47 *Platintaschenuhr mit Achtel-Repetition, springender Stunde und Rubin-Zylinder, sign.* Breguet No. 2434. *S. Farbteil, S. 116/117*

48 *Goldene Souscription, sign.* Breguet No. 3166. *S. Farbteil, S. 116/117*

49 *Weißgold Art-Déco-Frackuhr mit ewigem Kalender und Digitalanzeige, sign.* Breguet No. 1622, *flaches 18-kt-Weißgoldgehäuse. Fenster für Stunden, Ausschnitt für die Minuten, Fenster für Wochentag, Datum und Monat, vern. Ankerwerk mit Kompensationsunruh und Breguet-Spirale, Anker und Ankerrad 4fach gelagert, 8fach reguliert, 19 Rubine. Um 1925.*

DM 25 000,–

50 *Flache Goldtaschenuhr mit zentraler, springender 84-stel-Minute, auf dem Zifferblatt bezeichnet »*Breguet*« (Fälschung). 18-kt-Gehäuse. Emailzifferblatt mit zentraler Stundenanzeige und Zahlen 7–84, kleine Sekunde bei der »8«, Minutenskala bei der »4«, Regulierskala bei der »6«. Verg. Werk. Zylinderhemmung. Verg. anhaltbare 3schenklige Unruh. Ø 55 mm. Um 1800.*

DM 5000,–

51 *Goldemail-Schmuckuhr, sign. »*Breguet à Paris*« (Fälschung). Rückseitig blaues Email. Emailzifferblatt. Silberzeiger. Verg. Spindelwerk mit Schnecke/Kette. Ø 50 mm. Um 1800.*

DM 2800,–

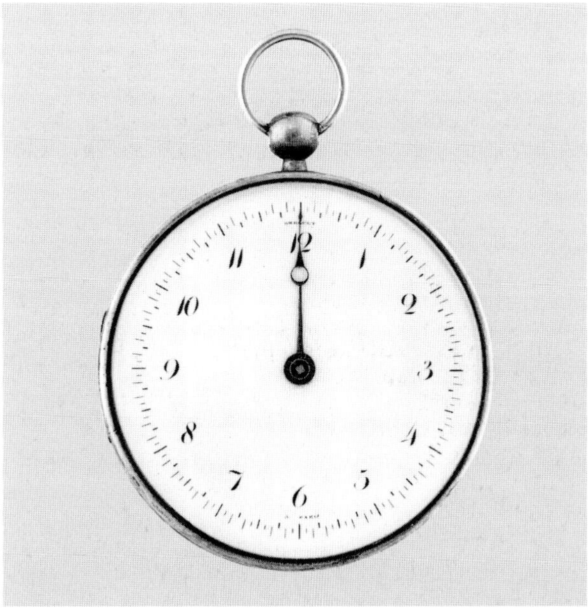

52

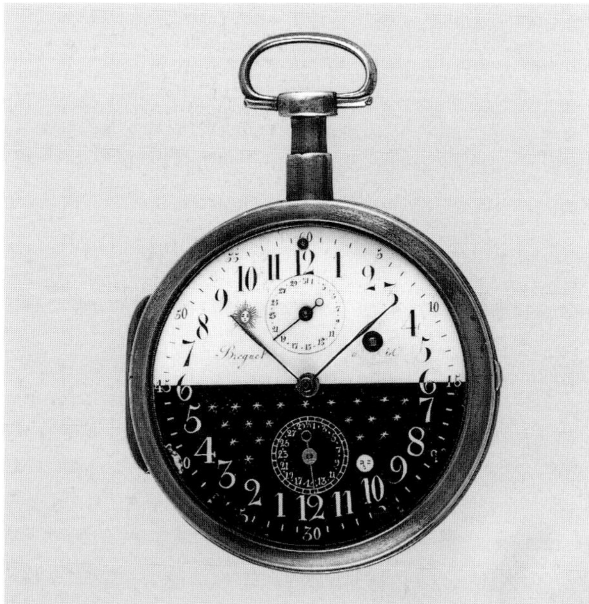

54

53

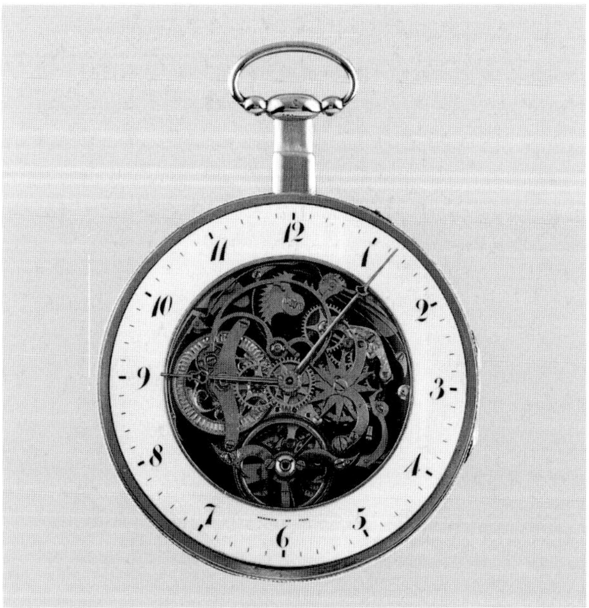

55

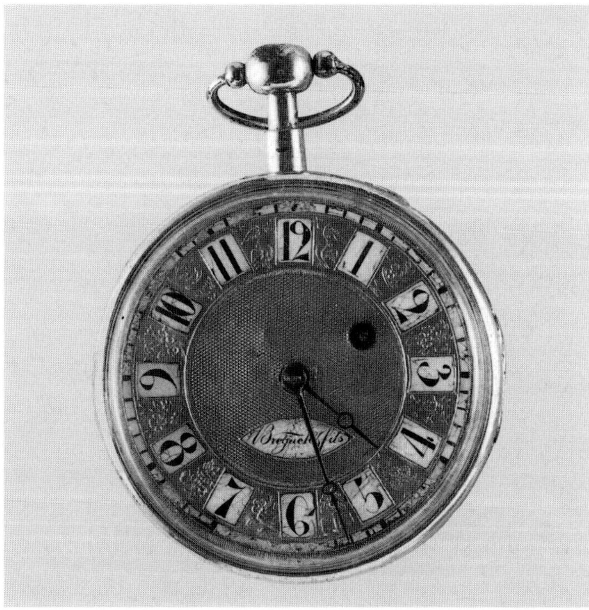

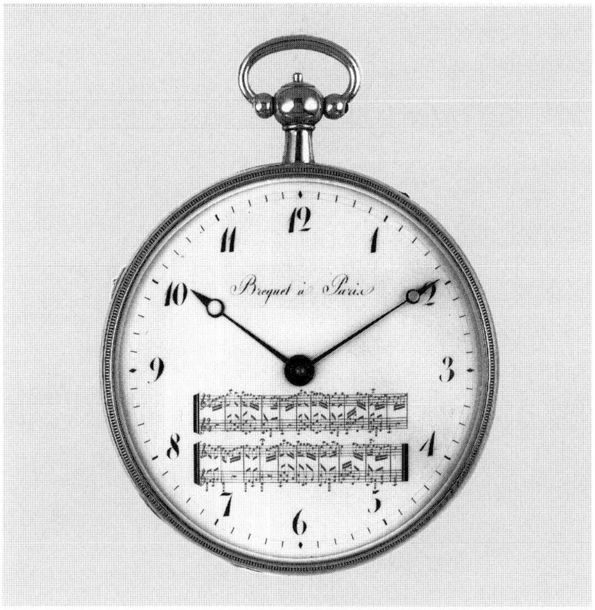

56

56

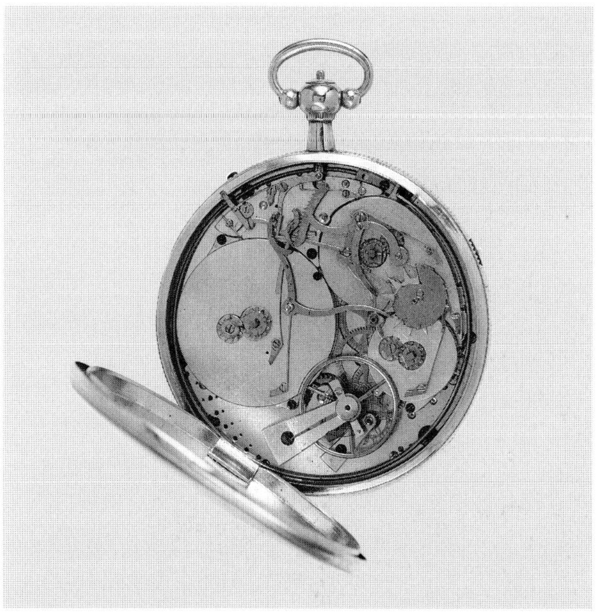

52 *Einzeigrige silberne Taschenuhr im Stil der Souscription, sign.:* Breguet à Paris No. 84487 *(Fälschung). Silbergehäuse mit Goldrändern und Goldbügel. Emailzifferblatt. Lochformzeiger. Kloben-Werk. Zylinderhemmung. Ø 58 mm. 1810.*

DM 1900,–

53 *Goldene Taschenuhr mit skelettiertem Werk und Viertelrepetition, sign.* Breguet Fils *(Fälschung). 18-kt-Gehäuse. Emailzifferblatt. Goldzeiger. Spiegelpolierte Schlagwerkskadratur. Zylinderhemmung. Schlangenartige Tonfedern. Ø 59 mm. Um 1810.*

DM 11 000,–

54 *Silberne Spindel-Taschenuhr mit 24-Stunden-Tag- und Nacht-Zifferblatt, Datum und Mondalter, auf Zifferblatt und Werk bezeichnet* Breguet à Paris *(Fälschung). Silbergehäuse, ursprüngl. verg. Emailzifferblatt. Feuerverg. Werk mit Schnecke/Kette, ovale Unruhbrücke. Ø 63 mm. Um 1810.*

DM 2500,–

55 *Vergoldete Spindel-Taschenuhr mit Viertelrepetition, auf Zifferblatt und Cuvette sign.* »Breguet + Fils« *(Fälschung). Goldzifferblatt mit rechteckigen Emailkartuschen. Ovale Spindelbrücke. Schlag auf 2 Tonfedern. Ø 54 mm. Um 1820.*

DM 1800,–

56 *Goldene Musiktaschenuhr mit Halb- und Stunden-Selbstschlag und Repetition, sign.* Breguet à Paris, *auf der vergoldeten Cuvette:* Breguet + Fils à Paris No. 16907. *18-kt-Rosé-Gehäuse, Stahlzeiger, Emailzifferblatt (Fälschung!) Werk mit 3 Federhäusern, jeweils mit polierten Stahl-Stellungen, spiegelpolierte sichtbar angeordnete Kadratur des Schlagwerkes, 3schenklige Bimetall-Unruh. Zylinderhemmung. 2 Tonfedern. Frankreich. Ø 68 mm. Um 1830.*

DM 40 000,–

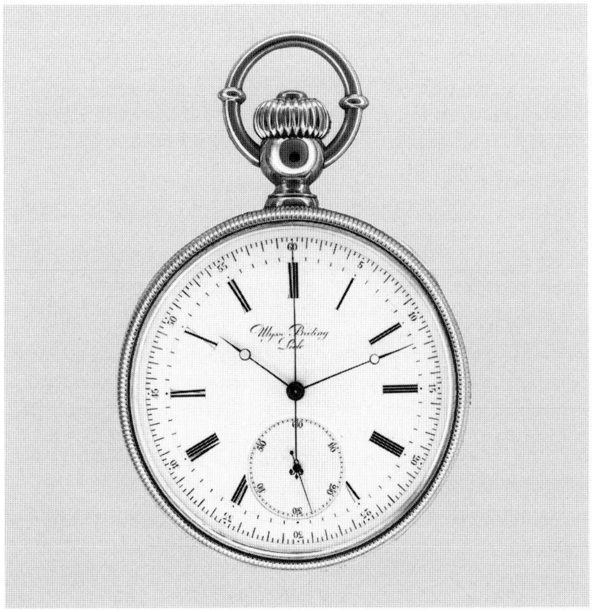

57

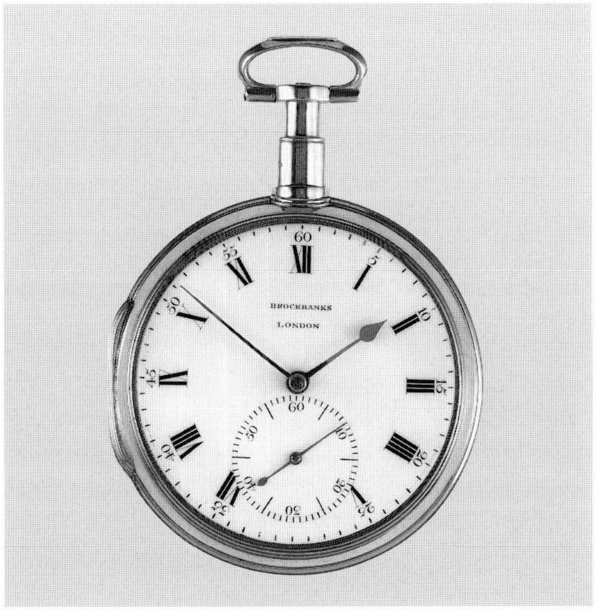

58

57

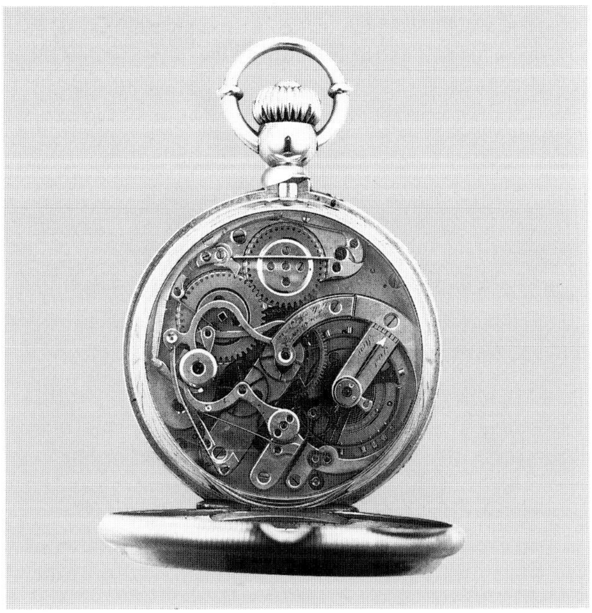

58

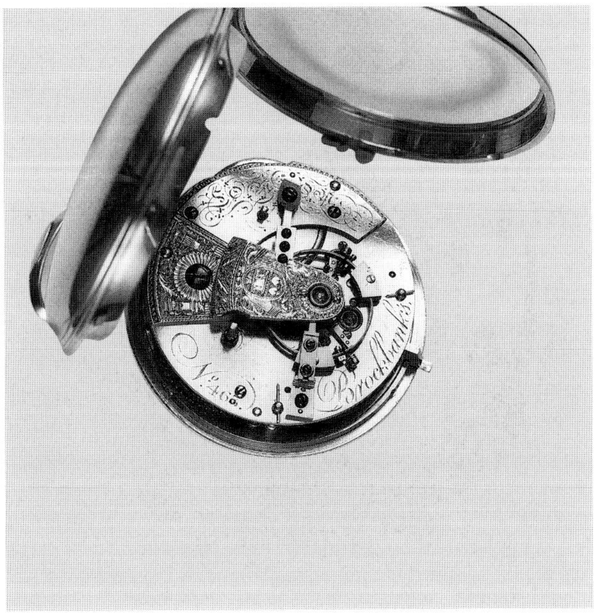

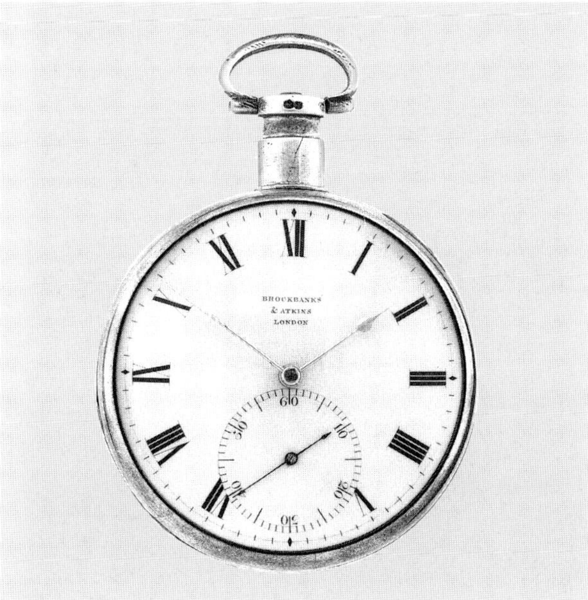

59

59

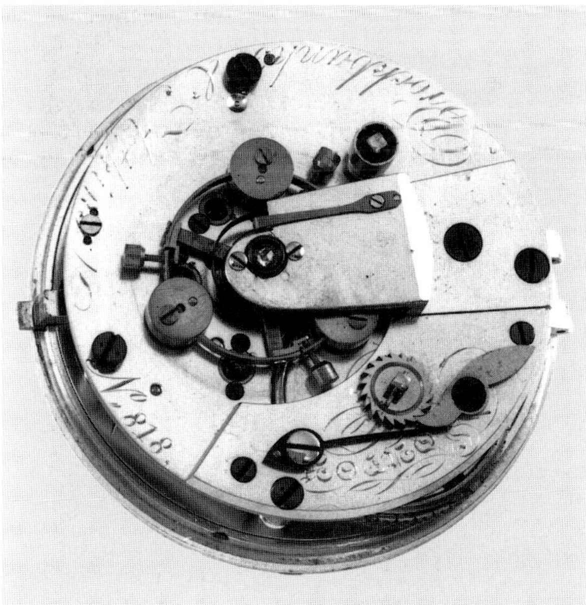

57 *Goldenes Taschenchronometer mit Chronograph, sign.* Ulysse Breting, Locle, No. 24375. *18-kt-Goldgehäuse. Emailzifferblatt. Kronenaufzug. Goldräder. Chronometer-Hemmung nach F. Berthoud. Große Kompensationsunruh und Breguet-Spirale. Ca. 1880. Photo: Meister Uhren, Zürich*

DM 18 000,–

58 *Goldenes Taschenchronometer mit Peto-Cross-Hemmung, sign.* Brockbanks London No. 46. *18-kt-Gehäuse. Hallmarks von 1798. Emailzifferblatt. Birnenförmige Goldzeiger. Feuerverg. Vollplatinenwerk mit Schnecke/Kette und Gegengesperr. Bimetallische Kompensationsunruh. Zylindrische Unruhfeder. Diamant-Deckstein. Saphirlager in verschraubten Chatons. Ø 59 mm. Um 1798.*

DM 28 000,–

59 *Silbernes Taschenchronometer, sign.* Brockbanks + Atkins London No 818. *Silbergehäuse. Hallmark von 1816. Emailzifferblatt, gold. Birnenzeiger. Feuerverg. Werk mit Schnecke/Kette und Gegengesperr. Chronometerhemmung mit Feder, Stahlhemmungsrad. 4fach gelagerte 3armige bimetallische Kompensationsunruh. Freischwingende, zylindrische Unruhfeder. Diamantdeckstein. 3 Rubin-Chatons. Ø 63 mm. Ca. 1816.*

DM 10 000,–

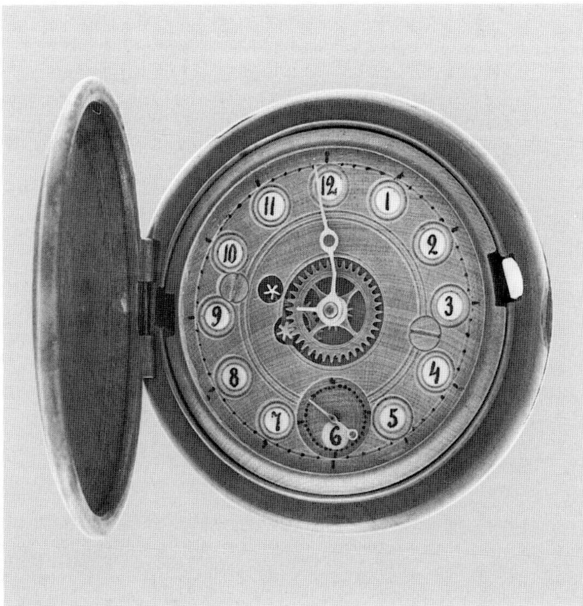

60

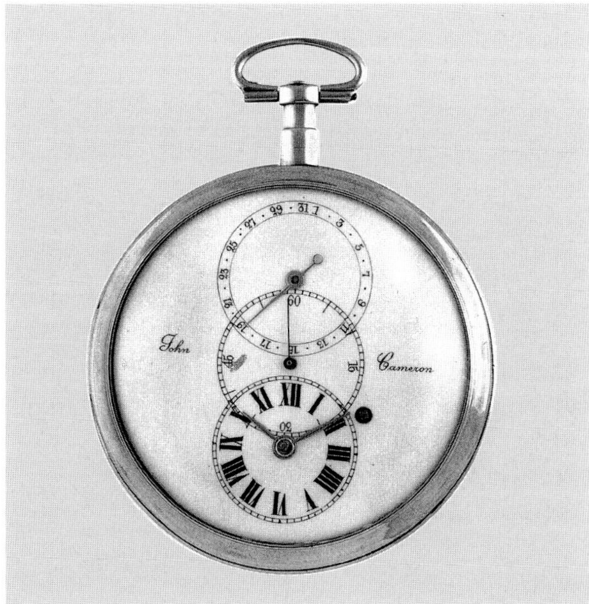

61

60

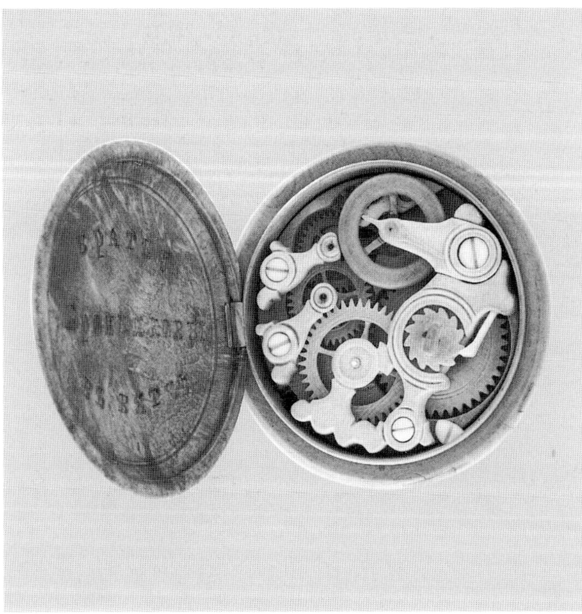

62

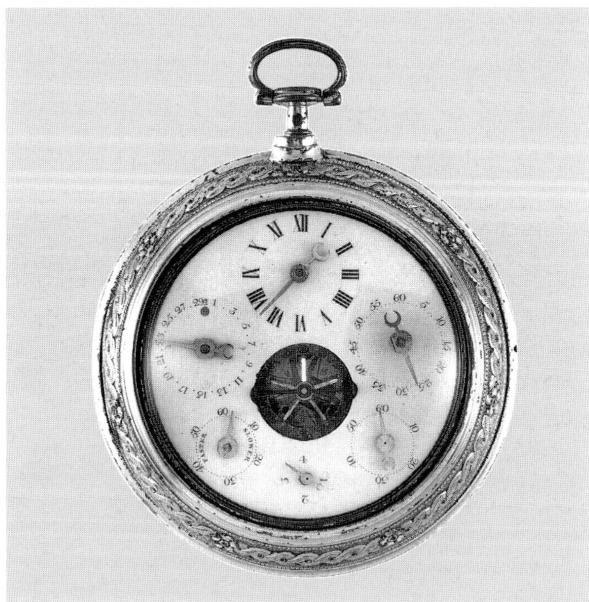

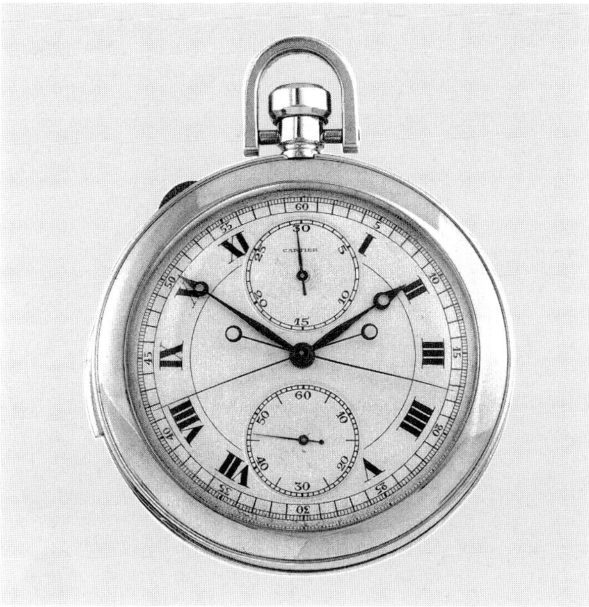

63

64

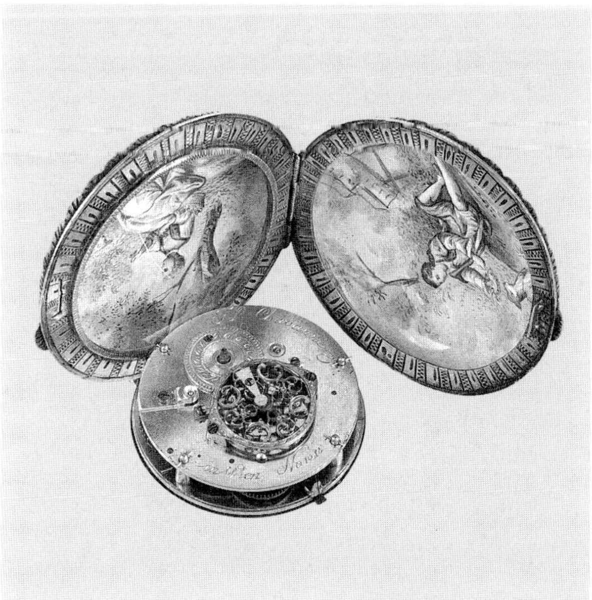

60 *Hölzerne Taschenuhr mit kyrillischer Signatur* Gebr. Bronnikoff Wjatka. *Birkenwurzel-Gehäuse. Holzzifferblatt mit Beinkartuschen. Sichtbares Zeigerwerk. Palmholz-Brückenwerk. Schrauben und Federn aus Bein. Sautroghemmung. Knebelaufzug. Ø 50 mm. 1850.*

DM 8000,–

61 *Goldene Taschenuhr mit 3-Skalen-Zifferblatt und früher Zylinderhemmung. Zifferblatt sign.* John Cameron, *auf Staubschutz und Werk sign.* Du Bois et Fils. *18-kt-Gehäuse. Emailzifferblatt. Feuerverg. Werk mit Schnecke/ Kette. Messingzylinderrad. Ovale Unruhbrücke mit Rubinrose. Ø 57 mm. Um 1790.*

DM 5000,–

62 *Email-Spindeltaschenuhr mit astronomischen Angaben, sign.* Wm. Carpenter, London. *Glattes Innengehäuse und graviertes Außengehäuse mit Emailbild, Emailzifferblatt, Mondalter, Mondphase sowie springender $^1/_4$-Sekunde, sichtbarer Unruh. Feuerverg. Spindelwerk unter Staubdeckel. Ø 70 mm. Um 1790.*

DM 10000,–

63 *Goldtaschenuhr mit Minutenrepetition, Doppelstopper und Zähler, sign.* Cartier Paris. *18-kt-Gehäuse. Silberzifferblatt, gebläute Stahlzeiger. Vernickeltes Brückenwerk mit Ankerhemmung, sign.* European Watch & Clock Co Swiss, *Anker und Ankerrad 4fach gelagert. Kompensationsunruh mit Breguet-Spirale. 8 Adjustierungen. Ø 55 mm. Um 1920.*

DM 25000,–

64 *Wiener Email-Spindel-Taschenuhr, sign.* F. L. Chavanne in Wien. *Kupferemailgehäuse. Beidseitig Emailmalerei. Emailzifferblatt. Feuerverg. Werk mit Schnecke/Kette. Ovale Spindelbrücke. Ø 59 mm. Um 1840.*

DM 2000,–

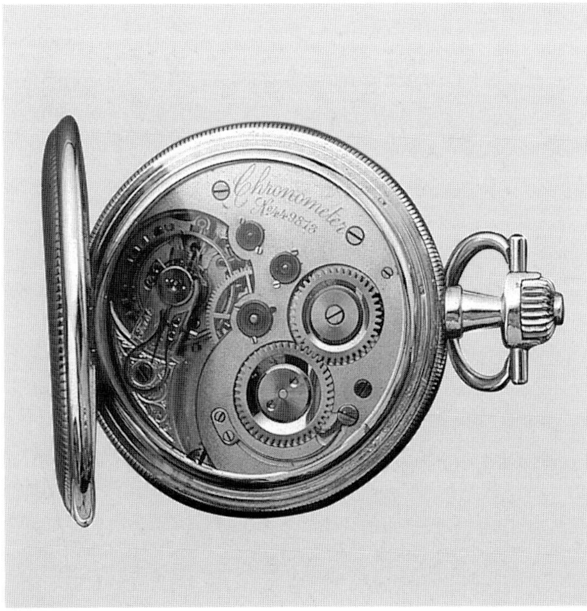

65

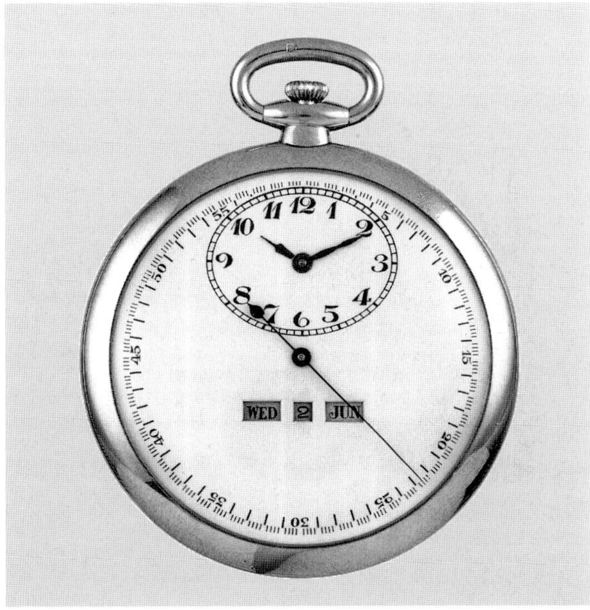

66

67

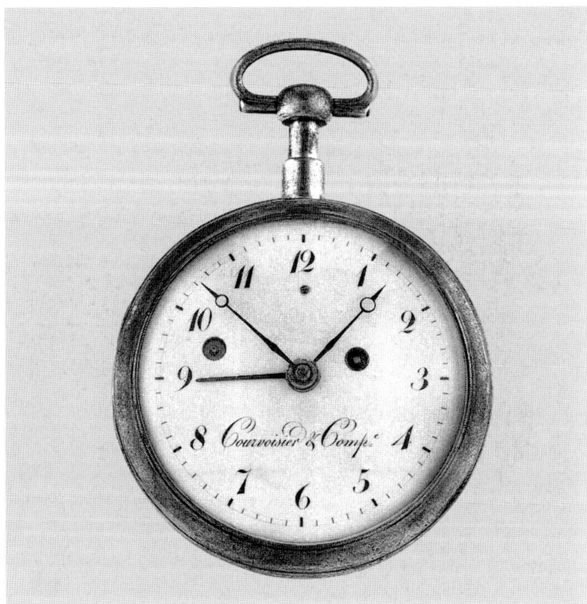

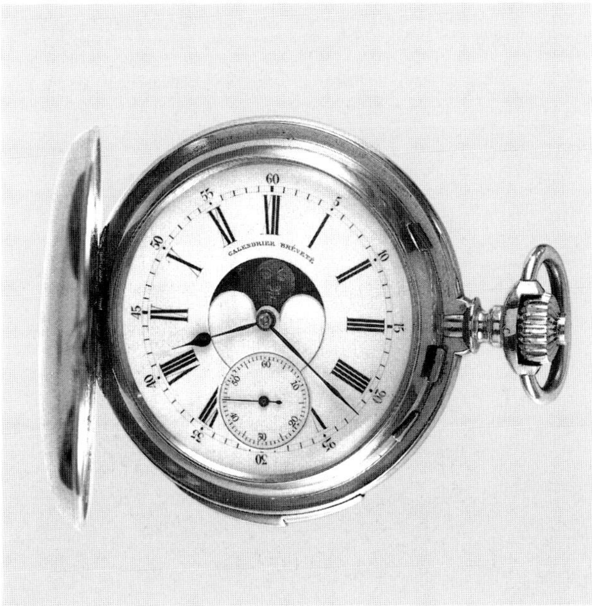

68

68

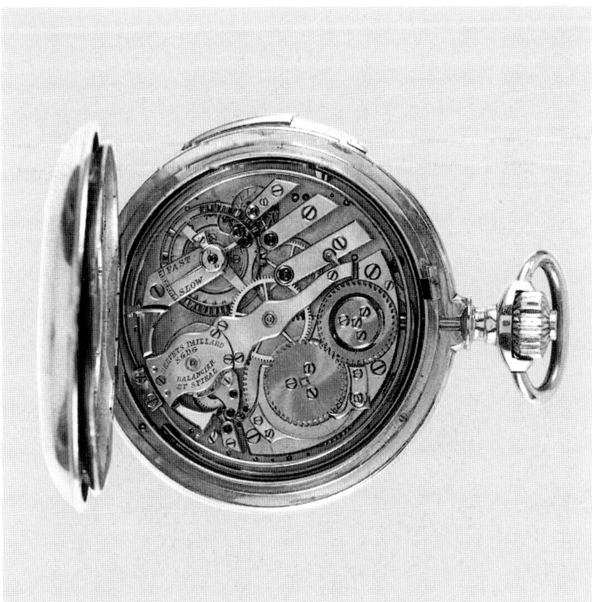

65 *Goldene Taschenuhr mit Chronometerhemmung, bezeichnet* CHRONOMETER. *14-kt-Rotgoldgehäuse. Metallzifferbl., verg. gebläute Stahlzeiger. Verg. $^{3}/_{4}$-Platinenwerk. 3 verschr. Goldchatons. Bimetall. Kompensationsunruh. Gebläute zylindr. Spirale mit doppelter Endkurve. Chronometerhemmung mit Wippe. Schweiz. Um 1910.*

DM 2000,–

66 *Platintaschenuhr mit Zentralsekunde und Kalendarium, sign.* VAN CLEEF & ARPELS. *Gehäuse mit Wappen. Silberzifferblatt. Fenster für Datum, Tag und Monat. Blaue Stahlzeiger. Feines lapediertes Neusilber-Ankerwerk. 18 Rubine. 8 Adjustierungen. Ø 45 mm. Um 1920.*

DM 16000,–

67 *Silberne Spindel-Taschenuhr mit Viertelrepetition und Wecker, sign.* COURVOISIER & COMP LA CHAUX DE FONDS. *Emailzifferblatt. Blaue Lochformzeiger. Feuerverg. Werk mit Schnecke/ Kette und Staubschutz, ovale Spindelbrücke. Gehäuseglocke. Ø 58 mm. Um 1800.*

DM 1800,–

68 *Goldsavonnette mit doppelseitigem Kalender und Viertelrepetition, sign.* LEON COUTURAT (PARIS), RUE DE RIVOLI. *18-kt-Gehäuse mit Monogramm. Emailzifferblatt. Mondphase. Unter rückseitigem Sprungdeckel Skalen für Wochentag und Datum mit Fenster für Monat. Neusilber-Präzisionsankerwerk mit Palladium-Kompensationsunruh und Breguet-Spirale. Ø 53 mm. 1890.*

DM 6000,–

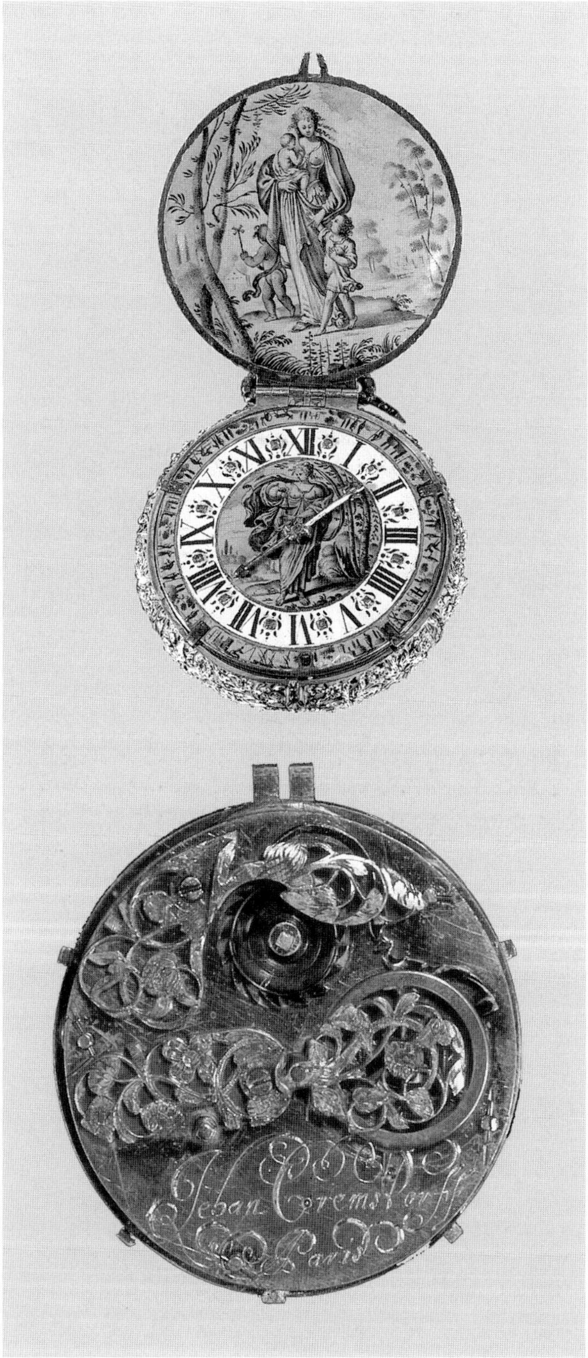

◁70

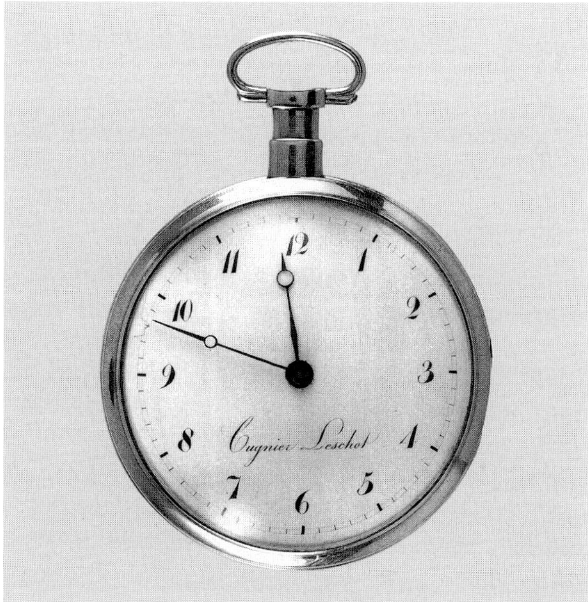

71

71

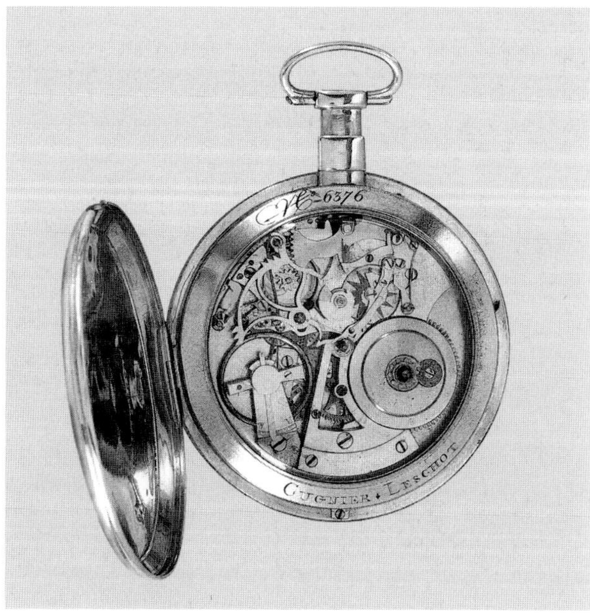

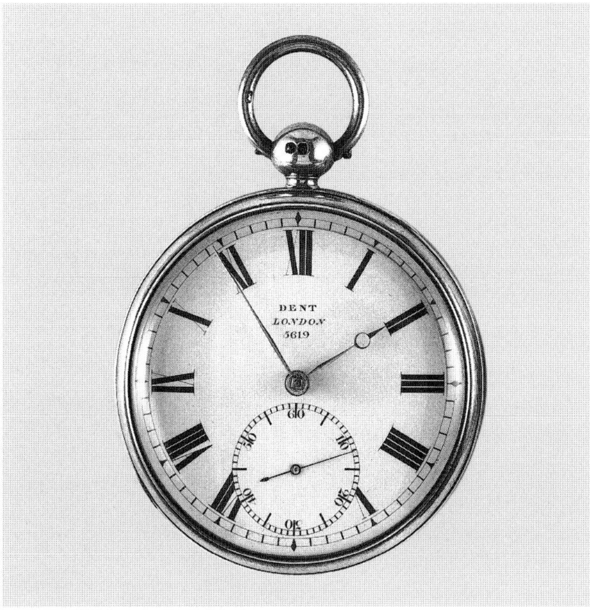

73

69 *Goldemailuhr, sign.* Cramer Francfort No. 183. *S. Farbteil, S. 118.*

70 *Goldemailuhr, sign.* Jehan Cremsdorf a Paris. *Gehäuse mit Zellenschmelz und Emailmalerei, in der Art der Schule von Blois verziert. Vollplatinenwerk mit ovalem Unruhkloben, mit Schnecke/Kette (früher Darmsaite). Spindelhemmung umgebaut auf Spirale und Messingunruh. Ø 60 mm. Ca. 1650. Photo: Christie's, London*

DM 1,5 Mio.

71 *Goldtaschenuhr mit Viertelrepetition und Kommahemmung, sign.* Cugnier-Leschot, Paris. *18-kt-Gehäuse. Emailzifferblatt. Stahlzeiger. Verg. Werk mit sichtbarer Schlagwerk-Kadratur unter Glas. Schlag auf 2 Tonfedern. Ø 59 mm. Um 1800.*

DM 5000,–

72 *Genfer Goldemailuhr, sign.* Delai. *S. Farbteil, S. 118.*

73 *Silberner Taschenchronometer, sign.* Dent, London 5619. *Silbergehäuse. Emailzifferblatt. Goldzeiger. Feuerverg. Werk mit Schnecke/Kette und Gegengesperr. Chronometerhemmung mit Feder. Bimetallische Kompensationsunruh mit Schrauben. Freischwingende zylindrische Unruhfeder mit Endkurve. Diamantdeckstein. Ø 56 mm. Um 1840.*

DM 12000,–

73

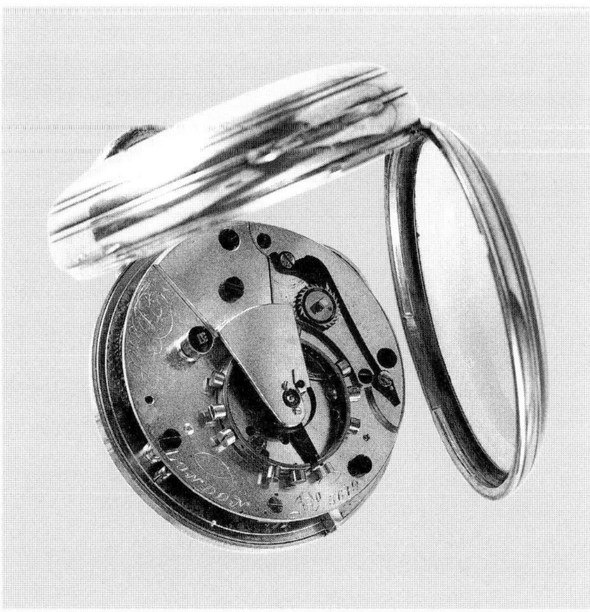

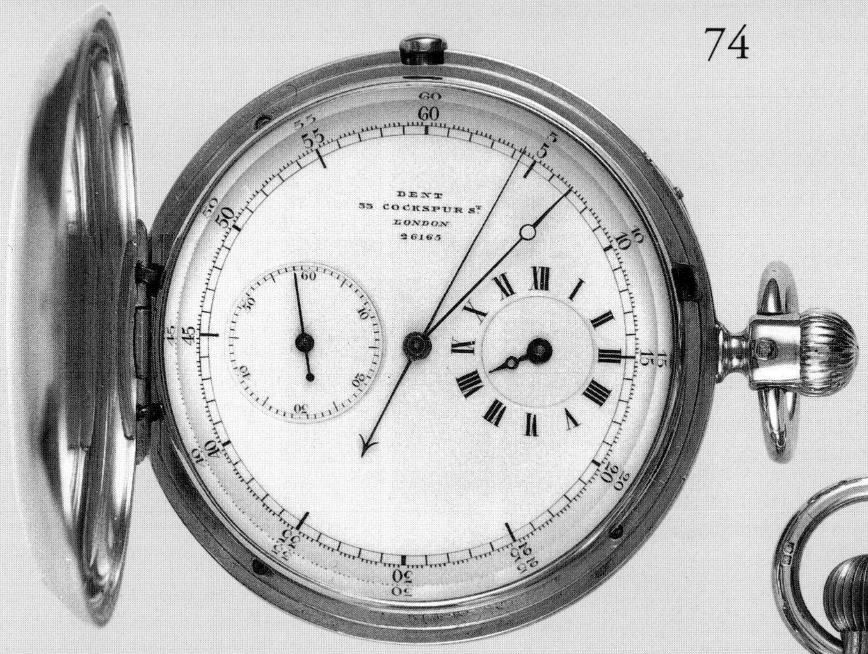
DENT
33 COCKSPUR St
LONDON
26165

74

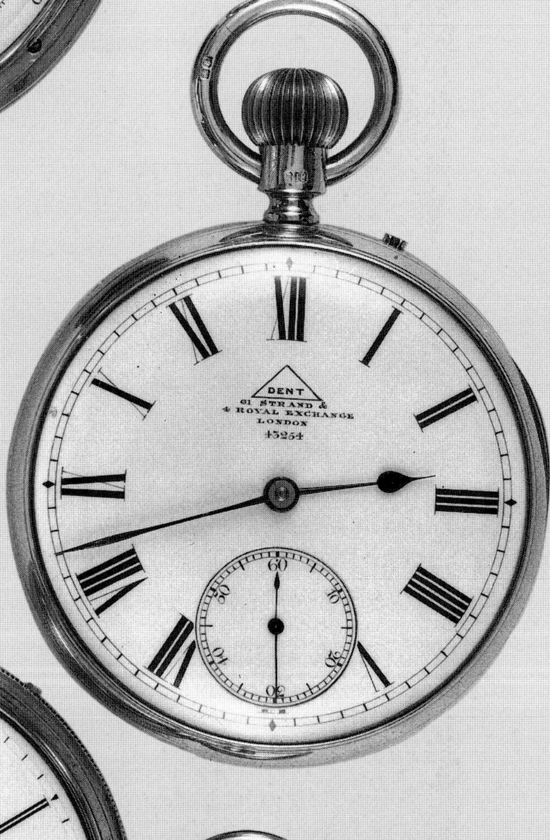
DENT
61 STRAND &
4 ROYAL EXCHANGE
LONDON
43254

75

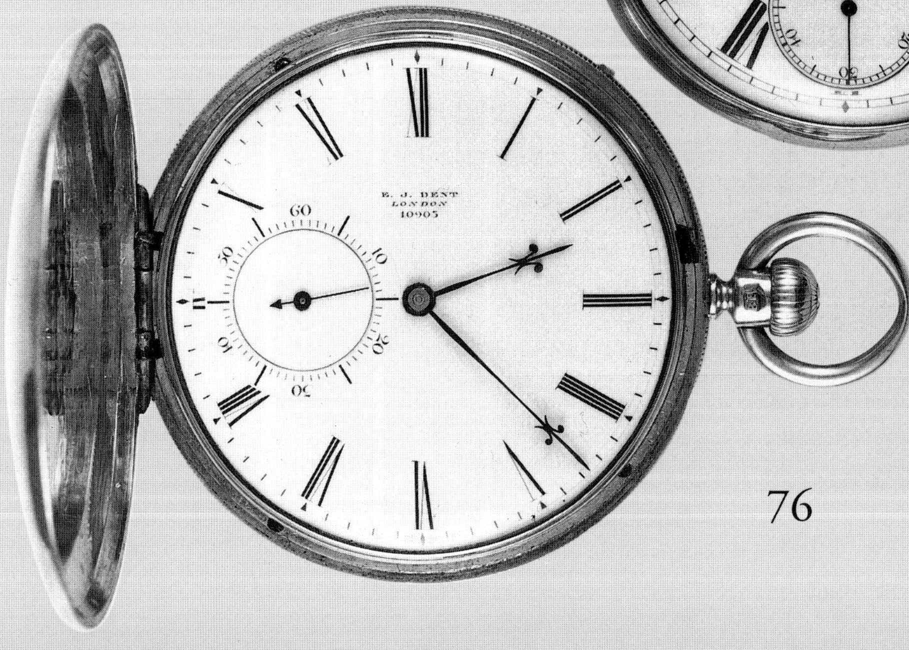
E. J. DENT
LONDON
10903

76

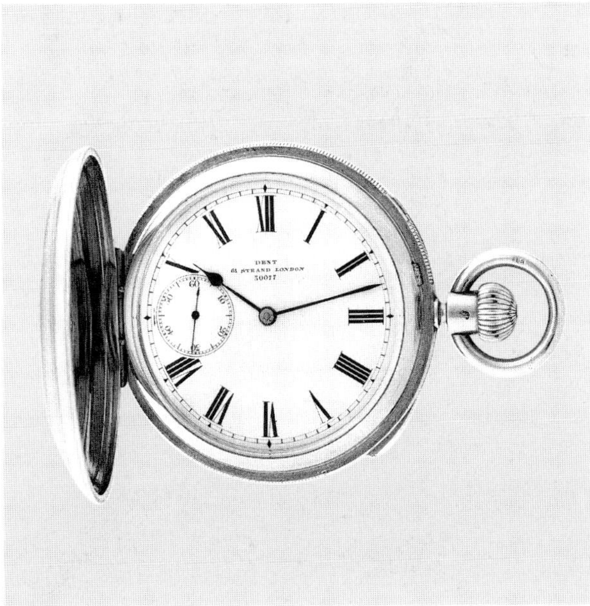

77

77

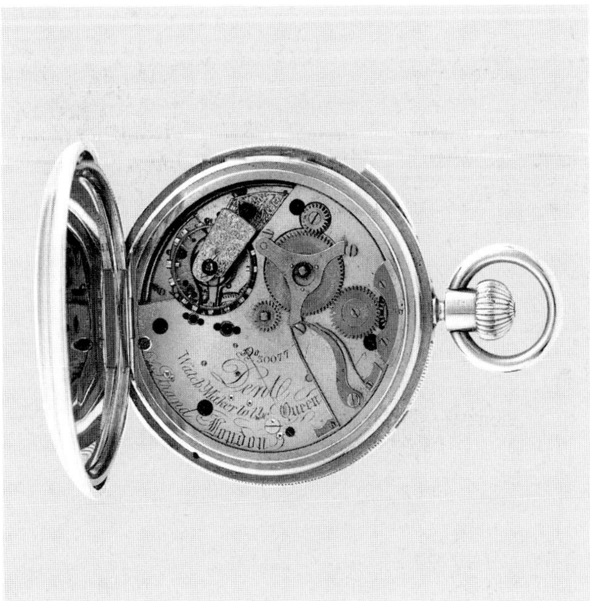

74 *Goldenes Chronoskop, sign.* Dent, 33 Cockspur Street, London. *18-kt-Savonnettegehäuse. Emailzifferblatt. Kleine Sekunde. Stundenskala. Zentralminute, anhaltbare Zentralsekunde. Blaue Stahlzeiger. Verg. 3/4-Platinenwerk. Spitzzahnankerhemmung. Patentierter Aufzug und Zeigerstellung. Chronographenzeiger nur bei geöffnetem Sprungdeckel zu betätigen. Ø 52 mm. Um 1900.*

DM 9000,–

75 *Goldtaschenuhr, sign.* Dent, Strand & Royal Exchange, London. *18-kt-Gehäuse. Emailzifferblatt. Blaue Stahlzeiger. Verg. Vollplatinenwerk mit Spitzzahnankerhemmung. Kompensationsunruh mit Goldschrauben. Ø 48 mm. Um 1886.*

DM 2000,–

76 *Goldsavonnette mit frühem englischen Kronenaufzug, sign.* E. J. Dent, London. *18 kt Gehäuse. Emailzifferblatt. Blaue Stahlzeiger. 4/5-Platinenwerk mit patent. Aufzug. Duplexhemmung. Kompensationsunruh mit Goldschrauben. Ø 51 mm. Ca. 1847.*

DM 4500,–

77 *Goldenes Taschenchronometer mit Viertelrepetition, sign.* Dent, Watchmakers to the Queen 61 Strand London No 30077. *18-kt-Savonnettegehäuse. Emailzifferblatt. Gebläute Stahlzeiger. Verg. 4/5-Platinenwerk mit Schnecke/Kette, Gegengesperr und N. Nielsen-Aufzug. Chronometerhemmung mit Feder. Kompensationsunruh mit Goldschrauben. Freischwingende zylindrische Unruhfeder mit Endkurven. Diamant-Deckstein. 2 Tonfedern. Ø 54 mm. Ca. 1874.*

DM 19000,–

DENT

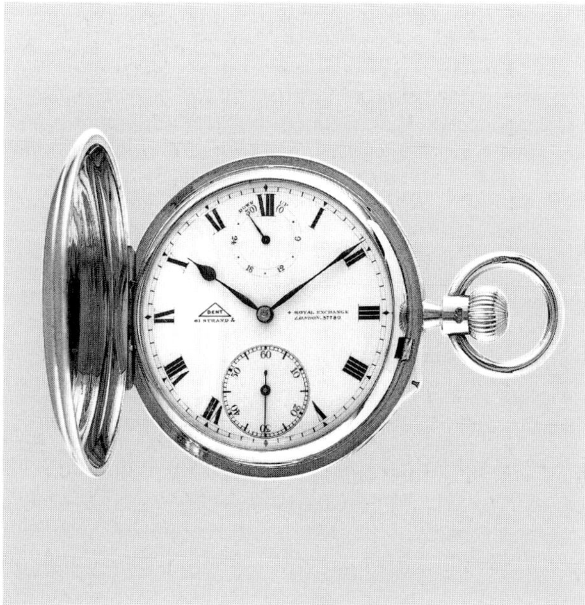

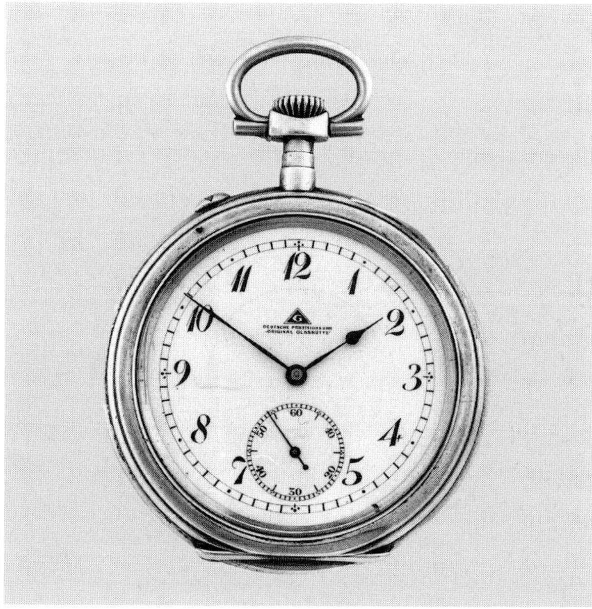

78

79

78

80

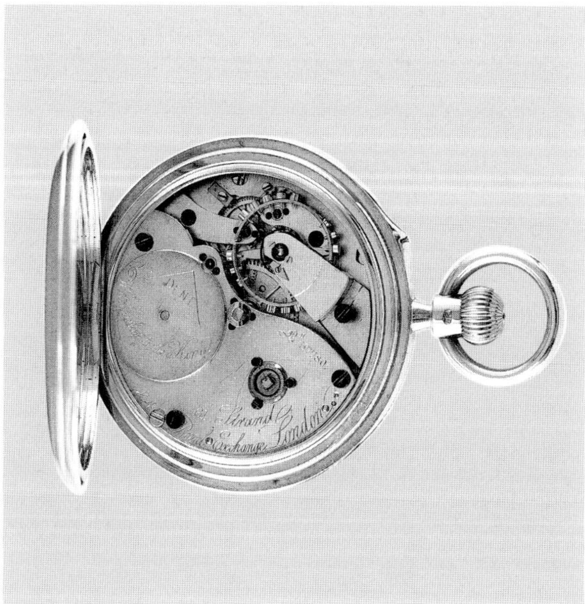

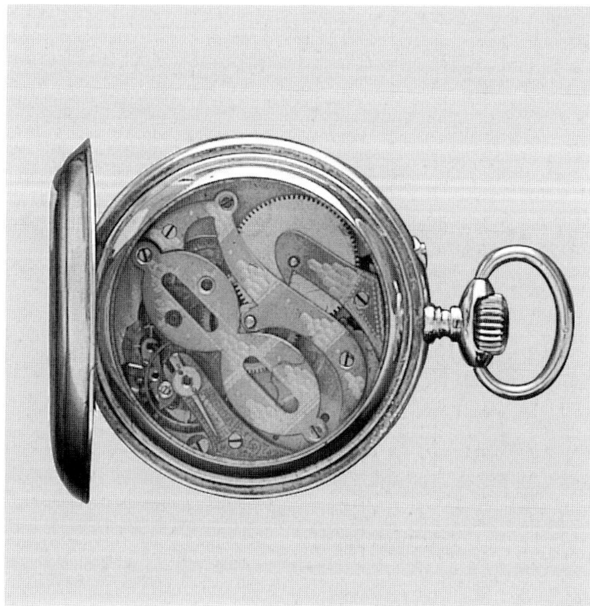

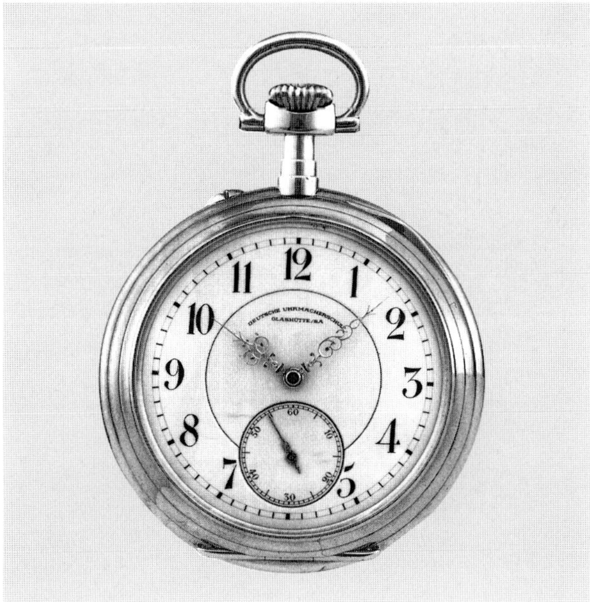

81

81

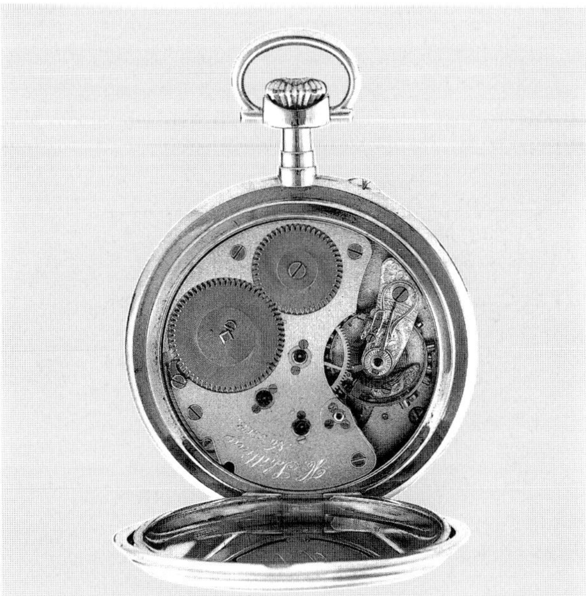

78 *Goldenes Taschenchronometer mit Auf- und-Ab-Werk, sign.* DENT, STRAND & ROYAL EXCHANGE, LONDON. *18-kt-Roségold-Savonnettegehäuse. Emailzifferblatt. Blaue Birnenformzeiger. Verg. Halbplatinenwerk mit erhöhtem Federhaus, Kronenaufzug, Schnecke/Kette. Chronometerhemmung mit Feder. Große Kompensationsunruh mit Goldschrauben. Freischwingende Duo in Uno-Unruhfeder. Diamantdeckstein. Ø 54 mm. 1908.*

DM 12 000,–

79 *Silberne Taschenuhr, sign.* DEUTSCHE PRÄZISIONSUHR ORIGINAL GLASHÜTTE. *Schwarzes brüniertes Eisen-Louis-XVI-Gehäuse mit Goldscharnieren. Emailzifferblatt. Gebläute Stahl-Birnenzeiger. Verg.* $^{2}/_{3}$*-Platinen-Werk mit goldchatoniertem Minutenrad und Ankerhemmung. Goldanker und -ankerrad, Kompensationsunruh mit Breguet-Spirale. Ø 55 mm. Ca. 1918.*

DM 1200,–

80 DEUTSCHE REICHSUHR, *Taschenuhr mit heraldischen Zeichen und Werkdesign mit Bezug auf die 2. Reichsgründung. Silbergehäuse, rückseitig graviert mit Reichsadler, -krone und -wappen. Emailzifferblatt. Ankerwerk unter Glas mit lapedierten Neusilberkloben und -brücken in Form der Zahl »1871«. Ø 52 mm. Ca. 1871.*

DM 1500,–

81 *Goldene Taschenuhr, sign.* DEUTSCHE UHRMACHERSCHULE GLASHÜTTE/SA H. SCHILLING NO. 2203. *18-kt-Roségoldgehäuse. Emailzifferblatt. Louis-XV-Goldzeiger. Vergold.* $^{3}/_{4}$ *Platinenwerk. Goldanker und -ankerrad 4fach gelagert. Nickelstahl-Kompensationsunruh mit Goldschrauben, Breguet-Spirale. Grav. Unruhkloben mit Schwanenhals-Feinregulierung. Ø 56 mm. 1910.*

DM 14 000,–

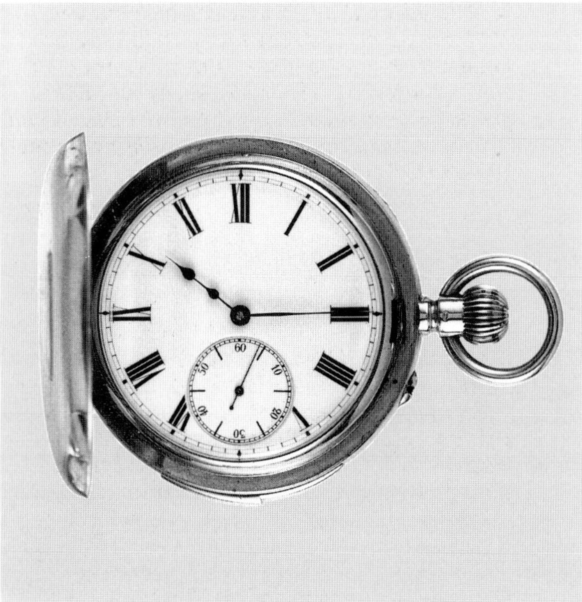

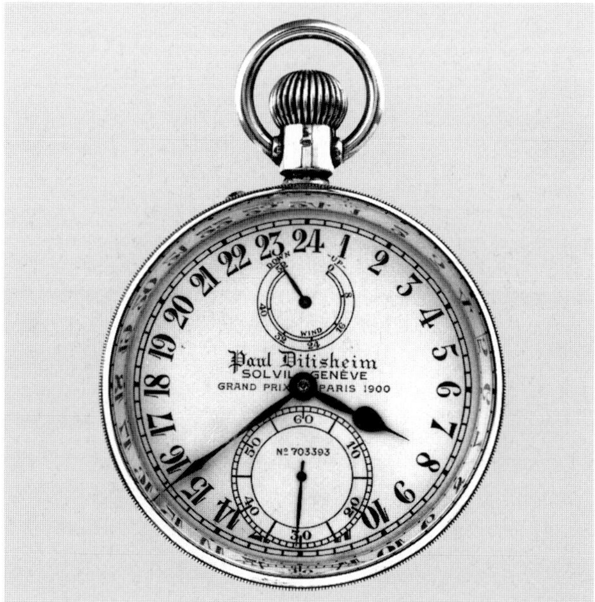

82

83

82

84

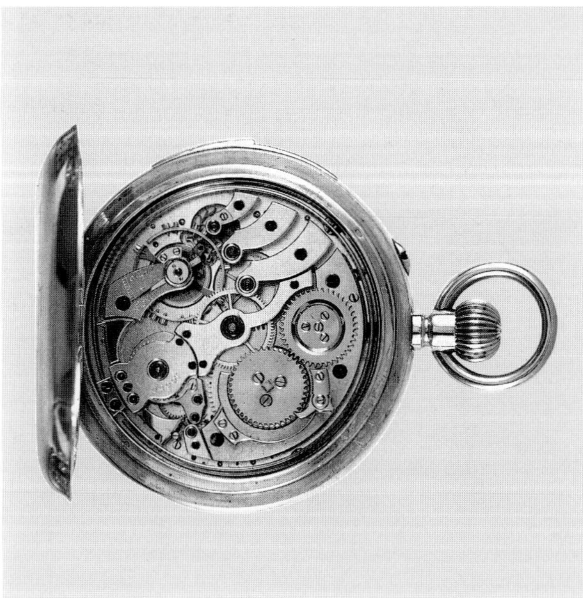

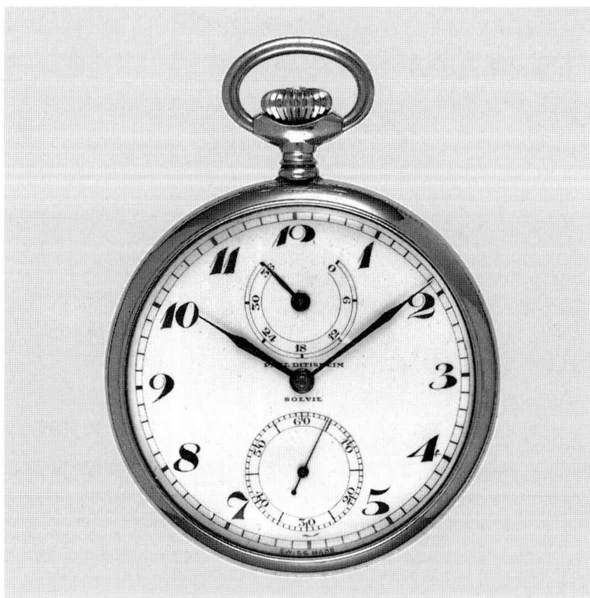

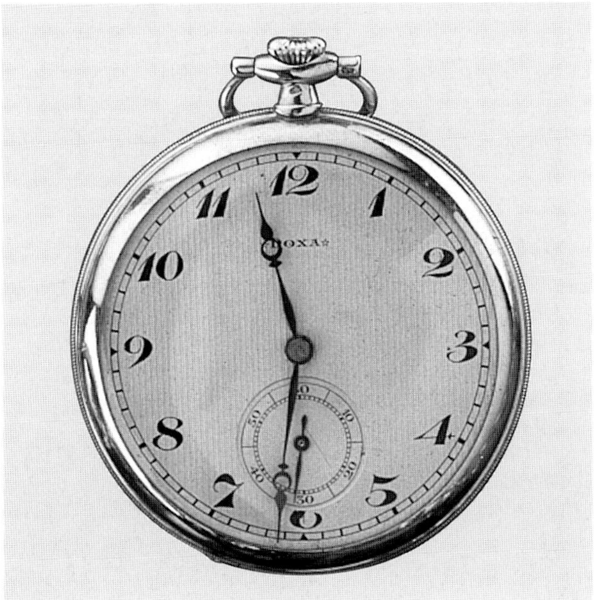

85

86

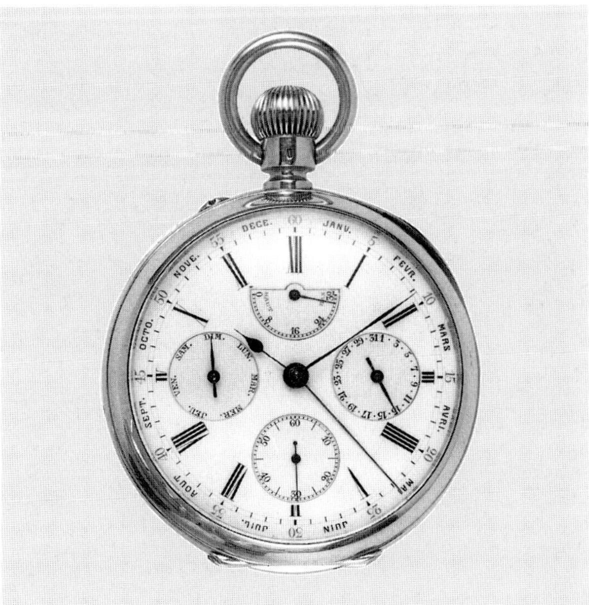

82 *Goldene Halbsavonnette mit Viertelrepetition, sign.* Paul Ditisheim. *18-kt-Gehäuse. Emailzifferblatt. Gebläute, birnenförmige Stahlzeiger. Feuerverg. Schweizer Ankerwerk. Kompensationsunruh mit Breguet-Spirale. Unruh und Ankerrad zwischen Decksteinen gelagert. Feinregulierung. Tonfedern. Ø 56 mm. Nach 1900.*

DM 13 000,–

83 *Silberne Beobachtungsuhr mit 24-Stunden-Indikation und Auf-und-Ab-Werk, sign.* Paul Ditisheim Solvil-Genève, La-Chaux-de-Fonds. *Verschraubtes Sterlingsilber-Gehäuse. Versilb. Zifferblatt. Gebläute Birnenform-Zeiger. Verg. $^{4}/_{5}$-Platinenwerk mit chatonierten weißen Saphiren. Anker und Hemmungsrad 4fach gelagert. Kompensationsunruh. Breguet-Spirale. 9 Adjustierungen. 21 Steine. Ø 60 mm. 1924.*

DM 25 000,–

84 *Taschenuhr mit Auf-und-Ab-Werk, sign.* Paul Ditisheim, Solvil. *Chromgehäuse. Emailzifferblatt. Blaue Stahlzeiger. Lapediertes Neusilber-Ankerwerk mit Feinregulierung. Große Unruh mit Goldschrauben und Ditisheim-Temperaturkompensation. Ø 49 mm. Ca. 1940.*

DM 1500,–

85 *Goldene Taschenuhr, sign.* Doxa. *14-kt-Gehäuse. Monogrammspiegel frei. Matt verg. Zifferblatt. Kompensationsunruh, Ankerhemmung. Gebläute Breguet-Spirale. Ø 50 mm. Um 1930.*

DM 400,–

86 *Goldtaschenuhr mit Auf-und-Ab-Werk und Kalendarium, sign. unter dem Zifferblatt Cartier & Amez* Droz. *18-kt-Gehäuse. Emailzifferblatt. Zentraler Monatszeiger. Blaue Stahlzeiger. Verg. Brückenwerk. Ankerhemmung. Kompensationsunruh. Breguet-Spirale. Ø 51 mm. Ca. 1890.*

DM 12 500,–

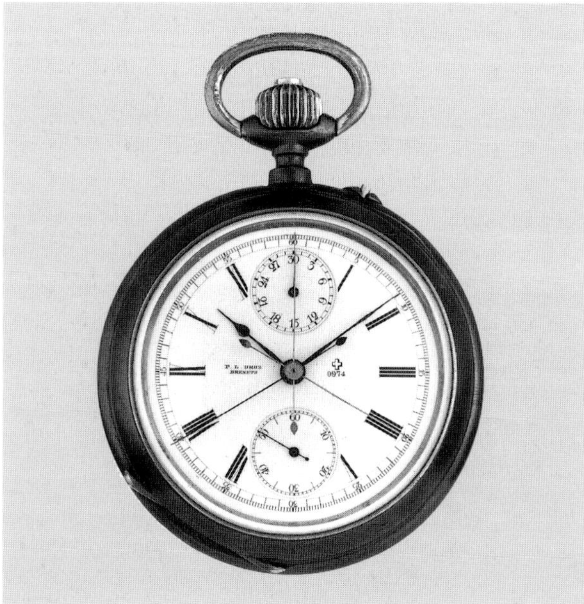

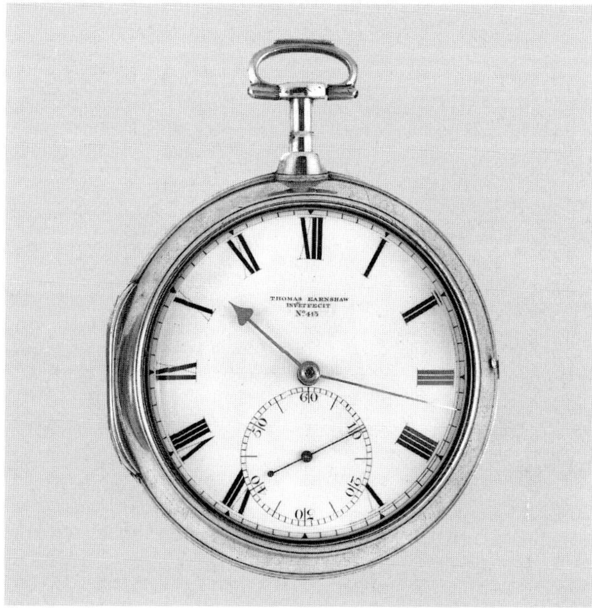

87

89

88

89

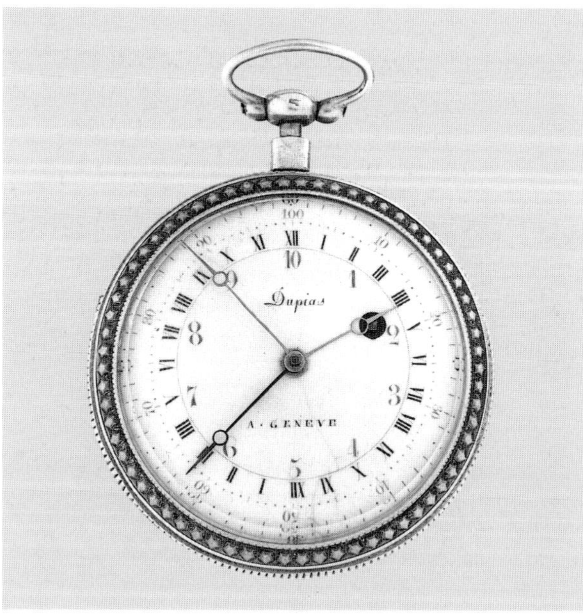

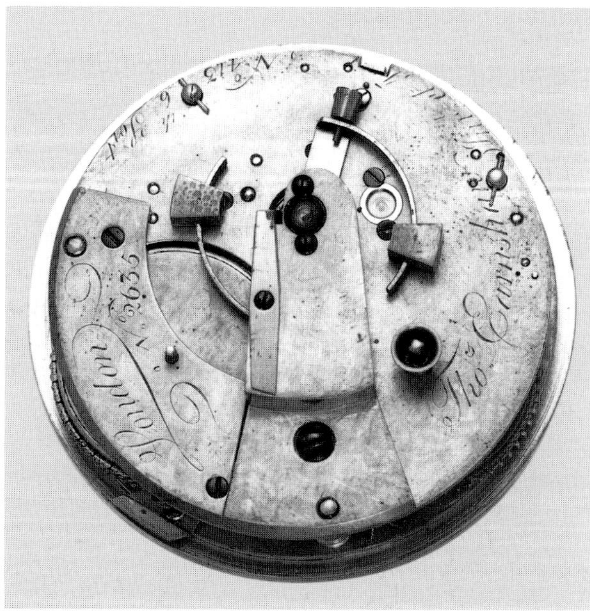

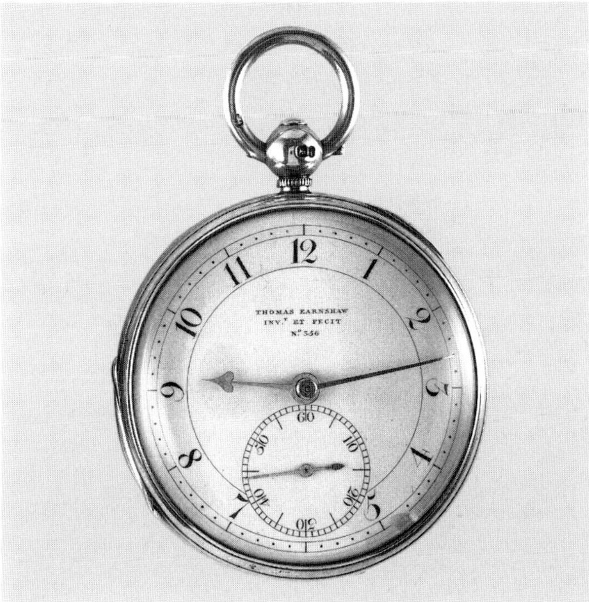

90

90

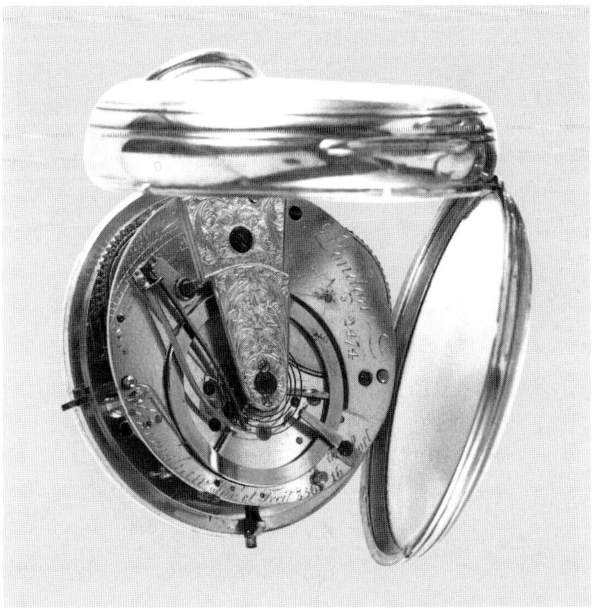

87 *Taschenchronograph mit Schleppzeiger (Rattrapante) nach Schweizer Patent 9974, sign.* P. L. Droz, Brenet. *Brüniertes Stahlgehäuse. Emailzifferblatt. Blaue Birnenform-Zeiger. 3 Zentral-Chronographenzeiger. Vers. $^4/_5$-Platinen-Ankerwerk mit mehrstufigem Säulenrad. Ø 60 mm. Ca. 1900.*

DM 2000,–

88 *Silberne Taschenuhr mit Dezimalstunden-Anzeige (Revolutionszeit) und 24-Stunden-Anzeige, sign.* Dupias à Genève. *Silbergehäuse. 1 Goldzeiger, 1 gebläuter Zeiger. Flaches feuerverg. Werk mit Schnecke/Kette und Spindelhemmung. Ovale Unruhbrücke mit Lyramotiv. Ø 54 mm. Ca. 1800.*

DM 6000,–

89 *Silbernes Taschenchronometer, sign.* Thomas Earnshaw inv. et fecit, No. 413. *Doppeltes Silbergehäuse. Emailzifferblatt. Goldzeiger. Messing-Vollplatinenwerk mit Schnecke/Kette und Gegengesperr. Unruh mit zylindrischer Stahlspirale. Chronometerhemmung nach Earnshaw. Ø 55 mm. Ca. 1799.*

DM 25 000,–

90 *Silbernes Taschenchronometer mit Stoppvorrichtung, sign.* Thomas Earnshaw invt. et Fecit No. 356. *Emailzifferblatt. Goldzeiger. Feuerverg. Werk mit Schnecke/Kette und Gegengesperr. Chronometerhemmung mit Feder. 3schenklige Stahlunruh. Bimetallische Temperaturkompensation am Regulierzeiger. Ø 53 mm. Um 1820.*

DM 25 000,–

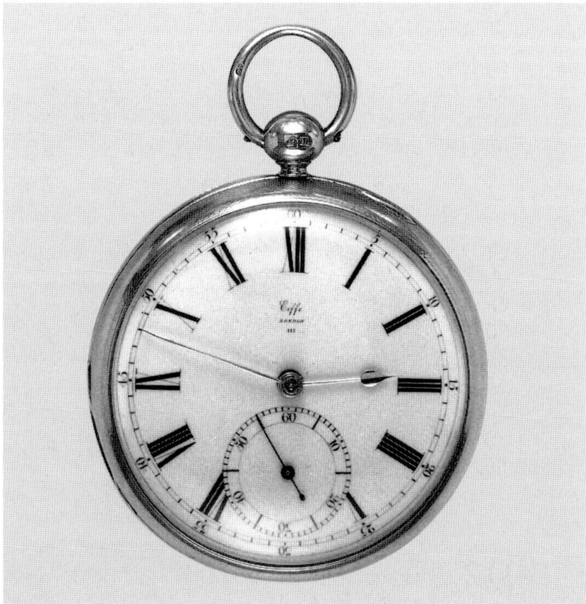

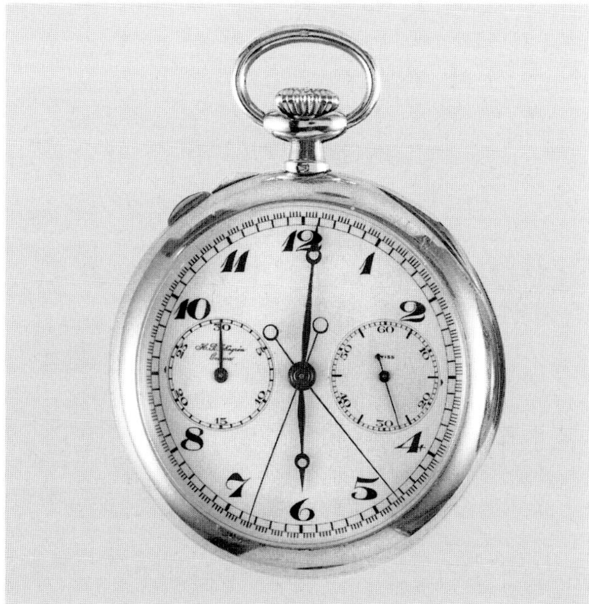

91

92

91

92

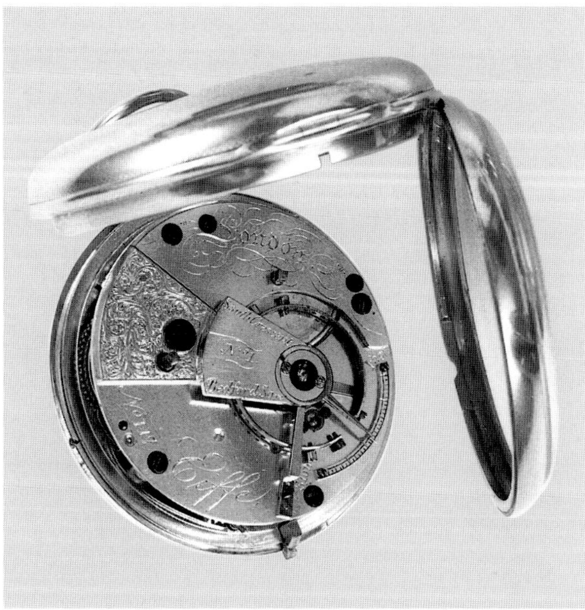

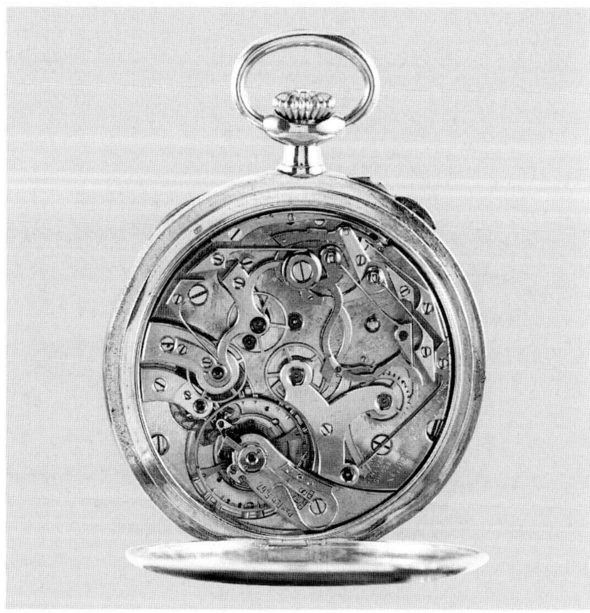

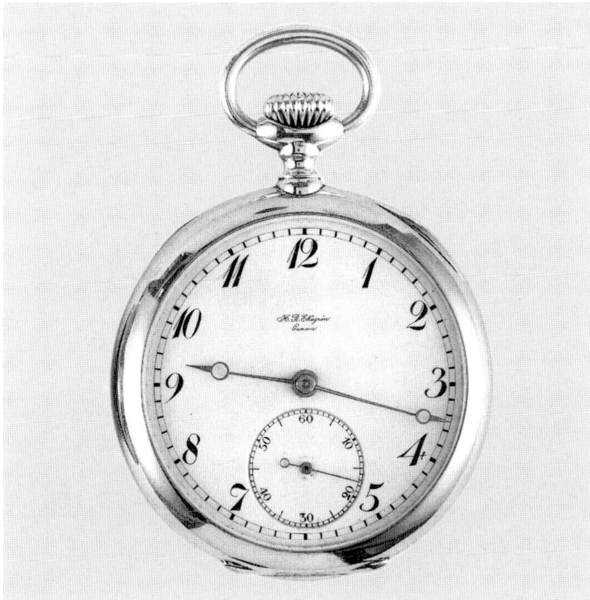

93

93

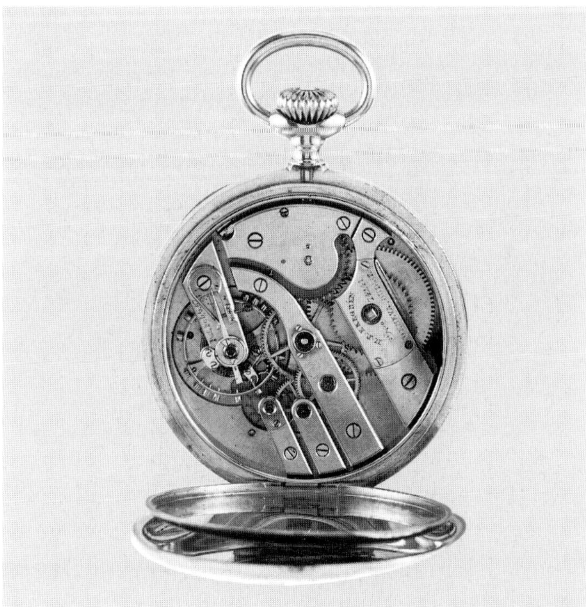

91 *Goldtaschenuhr, sign.* EIFFE, LONDON, NO. 117. *18-kt Gehäuse. Emailzifferblatt. Goldzeiger. Feines feuerverg. Werk mit Schnecke/Kette mit Gegengesperr. Duplexhemmung. Blaue, bimetallische Schraubenunruh. Grav. Unruhkloben mit Diamantdeckstein. Ø 51 mm. Ca. 1835.*

DM 7000,–

92 *Goldener Taschenchronograph mit Schleppzeiger (Rattrapante), sign.* H. R. EKEGRÉN, GENÈVE/SCHWEIZ. *18-kt-Gehäuse. Emailzifferblatt. 30-Minuten-Zähler bei der »9«, kleine Sekunde bei der »3«. Violette Stahlzeiger. $^3/_4$-Platinen-Nickelwerk, Kompensationsunruh, Breguet-Spirale und Feinregulierung. Anker und Ankerrad zwischen Decksteinen gelagert. 31 Rubine. 8 Adjustments. Ø 51 mm. Ca. 1890.*

DM 6000,–

93 *Goldtaschenuhr, sign.* H. R. EKEGRÉN, GENÈVE. *18-kt-Gehäuse. Emailzifferblatt. Goldzeiger. Neusilber-Ankerwerk und Kompensationsunruh. Breguet-Spirale und Feinregulierung. Aufzug mit Schrägverzahnung. Ø 49 mm. Um 1900.*

DM 1800,–

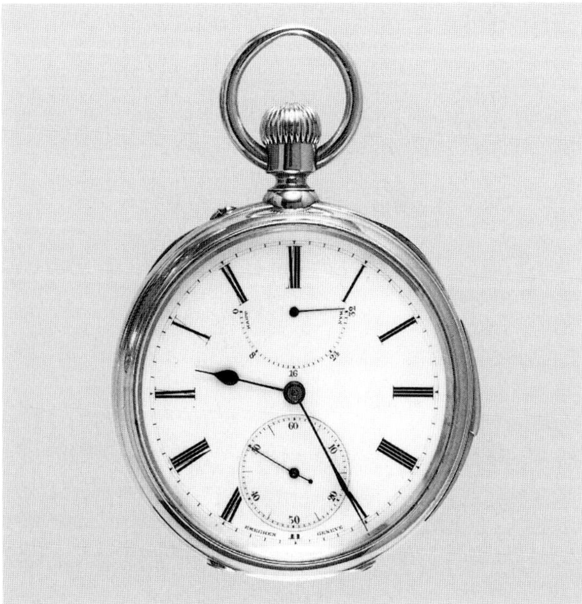

94

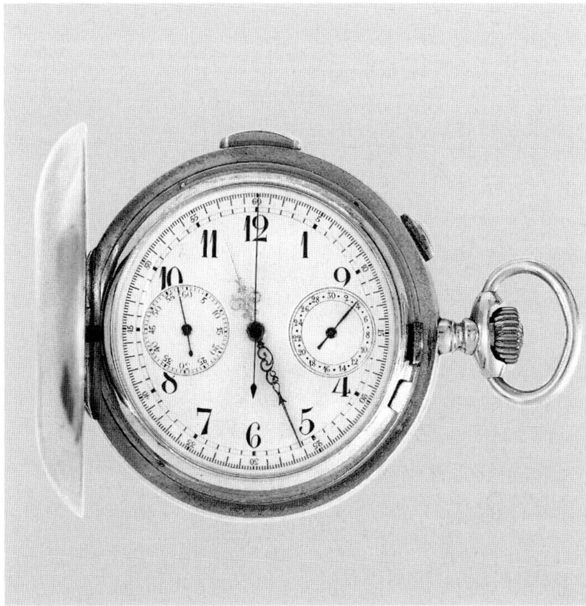

97

94

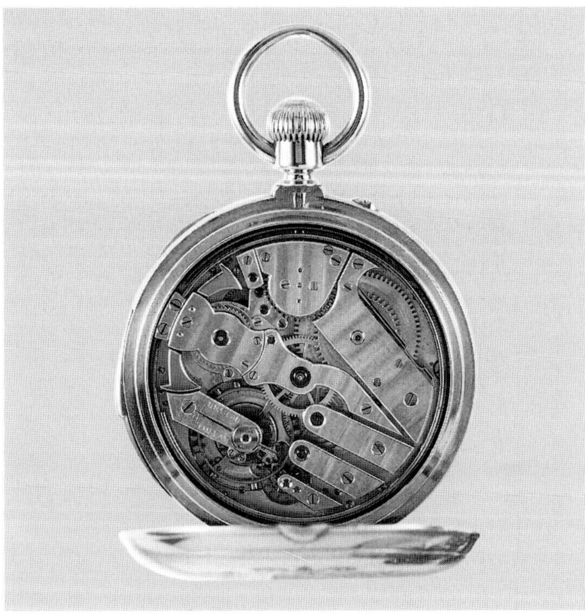

97

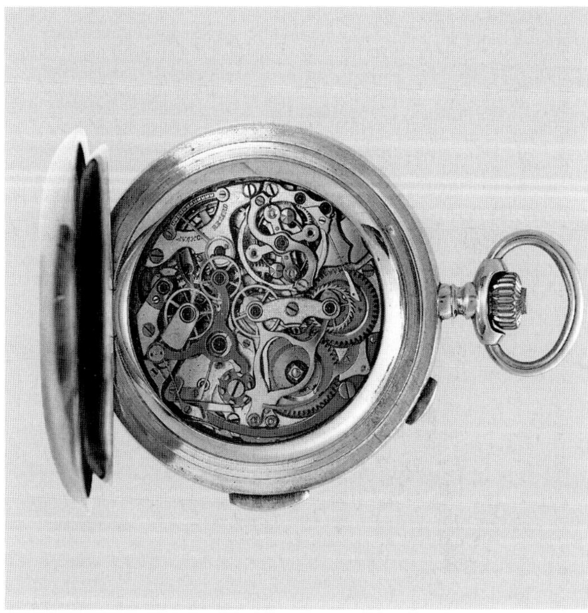

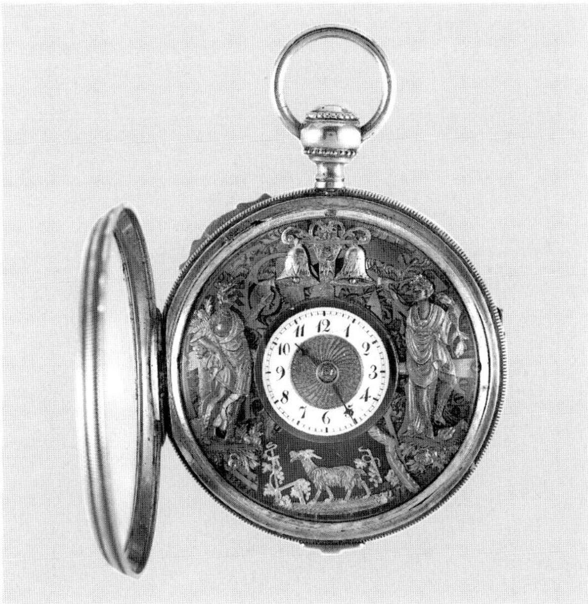

98

98

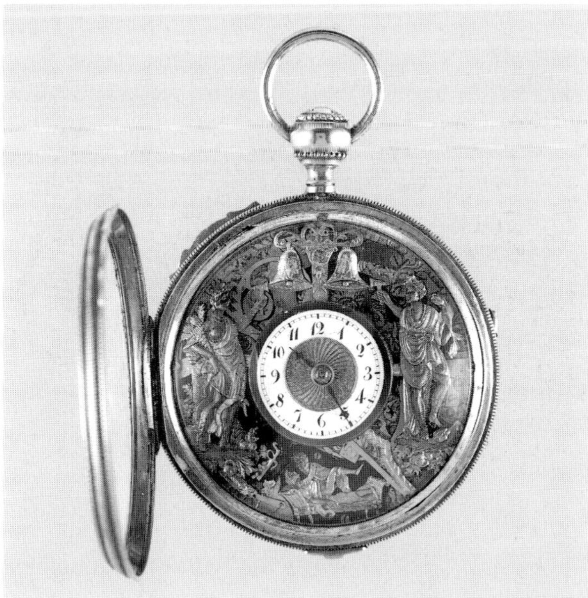

94 *Goldene Taschenuhr mit Viertelrepetition und Auf-und-Ab-Werk, sign.* H. R. Ekegrén, Genève. *18-kt-Gehäuse. Emailzifferblatt. Halbkreisförmige Skala für Gangreserve. Blaue Zeiger. Feines lapediertes Neusilber-Brückenwerk. Gleichgewichtsanker und Ankerrad 4fach gelagert. Kompensationsunruh mit Goldschrauben und Breguet-Spirale. 2 Tonfedern. Ø 61 mm. Ca. 1900.*

DM 15 000,–

95 *Goldene Taschenuhr mit frühem Ankergang, sign.* Josiah Emery No. 908.
S. Farbteil, S. 119

96 *Goldenes Taschenchronometer mit Stoppvorrichtung und mit Viertelrepetition, sign.* Josiah Emery Charing Cross London 875.
S. Farbteil, S. 120

97 *Goldener Taschenchronograph mit Minutenrepetition, sign.* A. Eppner & Co., Breslau. *14-kt-Savonnettegehäuse. Emailzifferblatt. 30-Minuten-Zähler bei der »3«, Schweizer Ankerwerk mit Kompensationsunruh und Breguet-Spirale unter Glas. Schlag auf 2 Tonfedern. Ø 56 mm. Um 1900.*

DM 5000,–

98 *Figurenautomat mit Viertelrepetition, beweglicher Szene und verdecktem erotischem Automat (insgesamt 4 Automaten), sign.* Frères Esquivillon + Dechoudens. *Verg. Silbergehäuse, die Frontseite zeigt in mehrfarbigem Gold in Repoussétechnik 2 die Glocken schlagende Figuren. Im unteren Teil Automat mit Ziege im Weingarten, darunter verdeckt und erst durch Betätigung eines Schiebers sichtbar: bewegliche erotische Szene. Feuerverg. Spindelwerk mit Schnecke/Kette. 2 Tonfedern. Schlagabruf und Betätigung der Automaten durch Niederdrücken des Pendants. Ø 58 mm. Um 1820.*

DM 12 000,–

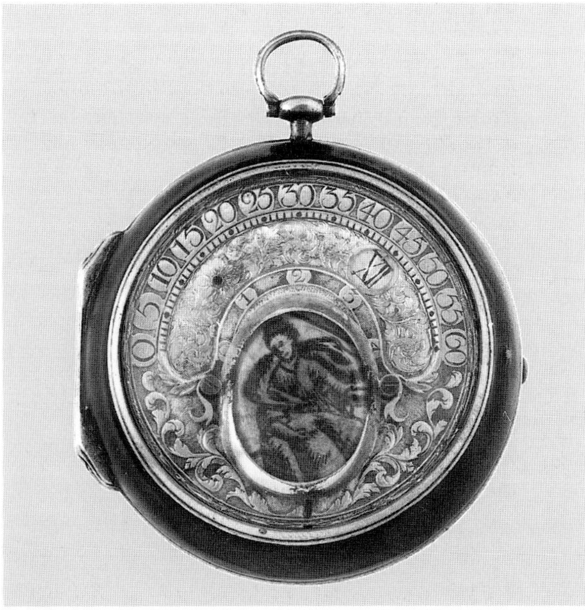

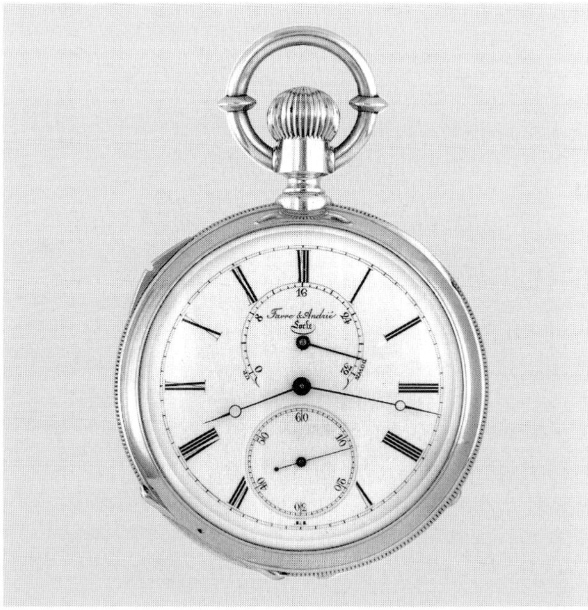

99

100

99

100

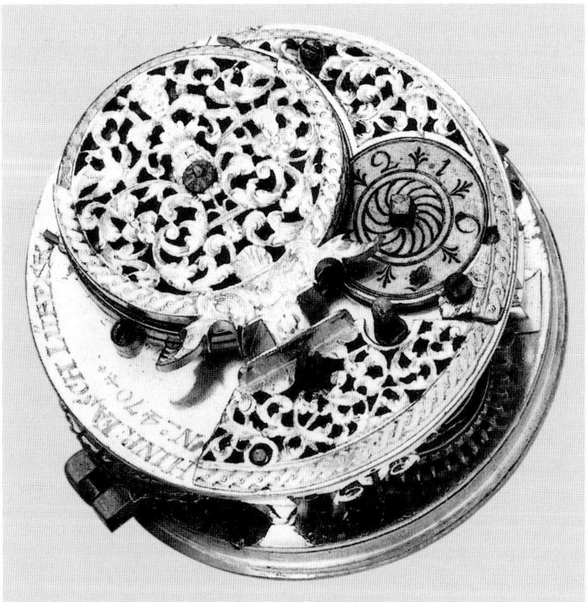

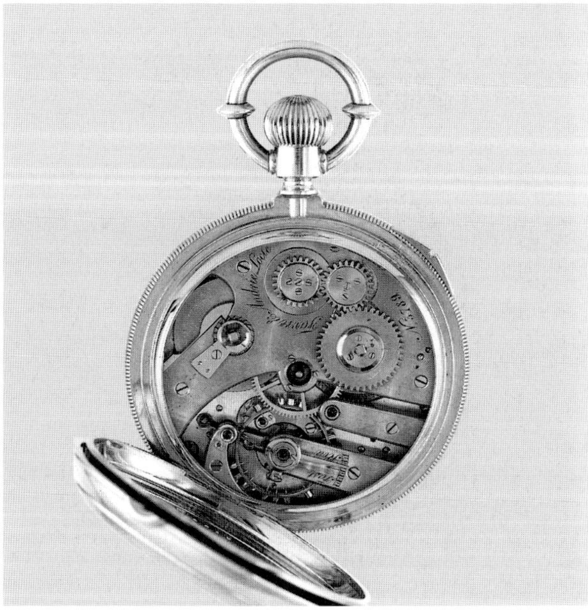

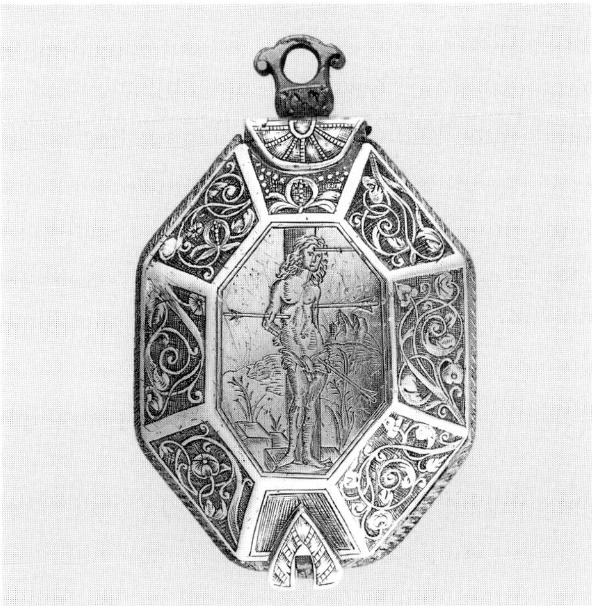

101

101

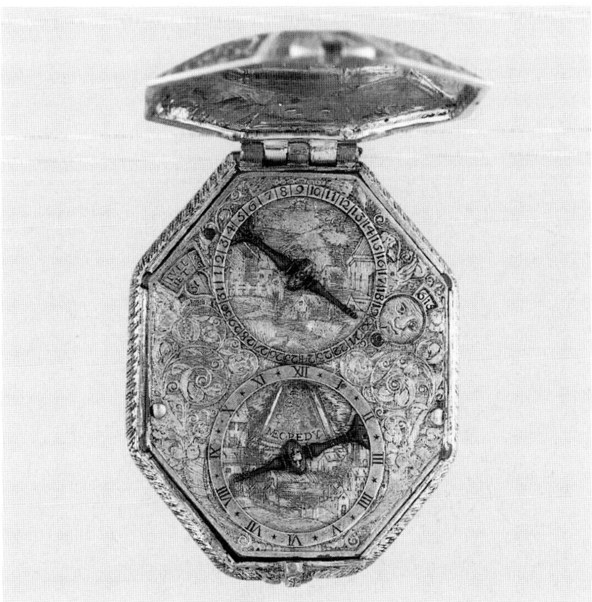

99 *Spindel-Taschenuhr mit wandernden Stundenzahlen, sign.* HINR(ICH) FASCH LÜBECK NO. 470. *Lack-Metallgehäuse. Silber-Zifferblatt. In halbkreisförmigem Ausschnitt wandernde feuerverg. Scheibe für röm. Stundenziffer, durch deren Position die Minuten angezeigt werden. Feuerverg. Werk mit ägypt. Pfeilern. Schnecke/Kette. Großer Unruhkloben mit asym. Fuß. Ø 58 mm. Um 1710.*

DM 11000,–

100 *Goldenes Taschenchronometer mit Auf- und-Ab-Werk, sign.* FAVRE + ANDRIÉ LOCLE. *18-kt-Gehäuse. Emailzifferblatt. Violette Zeiger. Lapediertes Halbplatinen-Präzisionswerk unter Glas mit Goldchatons und Goldrädern. Aufzug über Schnecke/Kette. Chronometerhemmung mit Wippe. Ø 52 mm. Ca. 1880.*

DM 13000,–

101 *Silber/Messingspindeluhr mit astronomischen Angaben, sign.* M. FENIE. *8eckiges Messinggehäuse mit silbernen Montierungen. Silbernes Zifferblatt. Oben Monatstage, unten Stunden. Fenster für Mondphase, Tagesstern, Monatsangabe, Messingformwerk mit Schnecke und Darmsaite. 73 x 46 mm. Ca. 1610.*

DM 80000,–

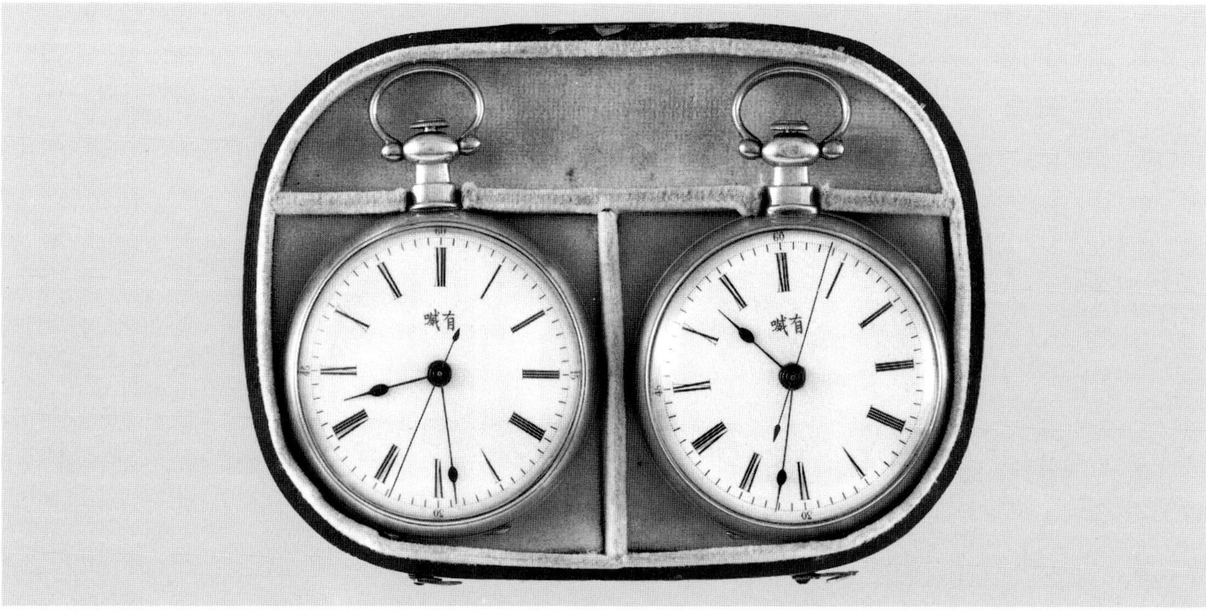

102

103

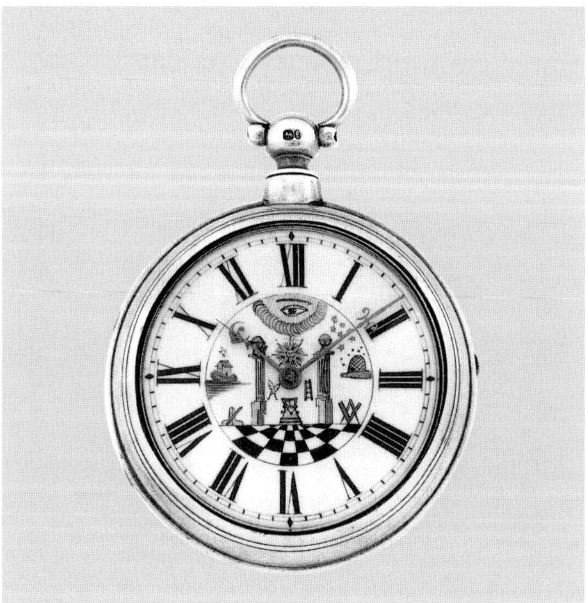

104

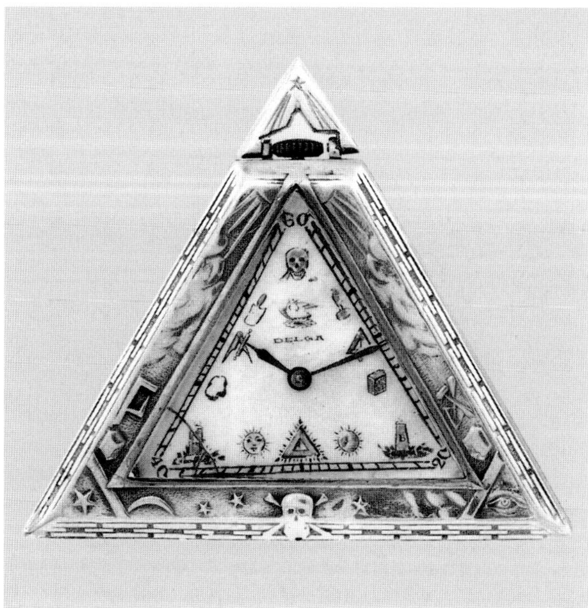

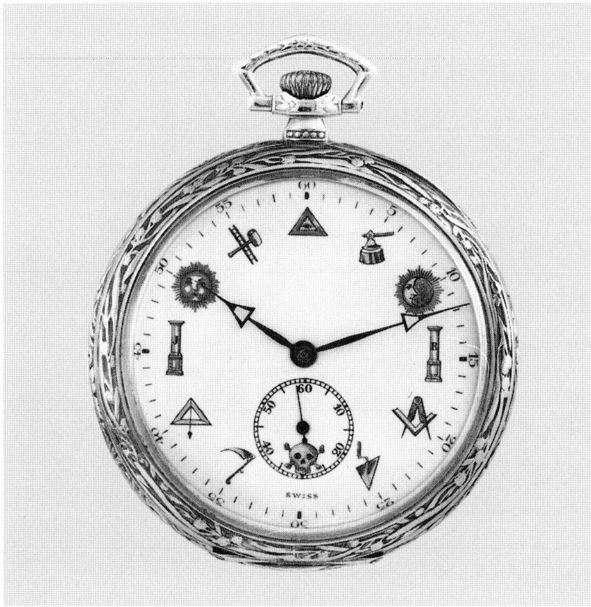

105

105

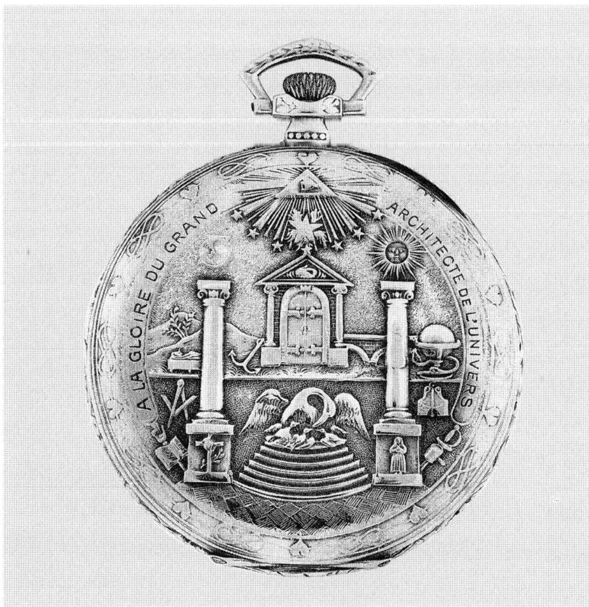

102 *1 Paar silberne Taschenuhren mit Zentralsekunde für den chinesischen Markt gefertigt, Typ* FLEURIER *in originalem rotem Lederetui. Glattes Silbergehäuse mit Sprungdeckel. Emailzifferblatt. Rote chin. Signatur. Blaue Stahlzeiger. Werk unter Glas, ziseliert und feuerverg. Ankerhemmung. Fliegende Federhäuser mit Stellung. Ø 55 mm. Um 1840.*

DM 3600,–

103 *Silberne Spindel-Taschenuhr mit* FREIMAURER-*Motiven, sign. A. Craighead Inverury. Doppeltes Gehäuse. Emailzifferblatt, im Zentrum Freimaurer-Sujet in polychromer Malerei. Verg. Lilienzeiger. Verg. Werk mit Schnecke/Kette, Spindelhemmung. Ø 55 mm. Ca. 1834.*

DM 800,–

104 FREIMAURER-*Formuhr, sign. Delga. Dreieckiges Sterlingsilbergehäuse, allseitig reliefiert mit Freimaurer-Emblemen. Perlmuttzifferblatt mit Freimaurerzeichen. Versilb. $10^1/_2$'''-Ankerwerk. 3 Adjust. 15 Rubine 48 x 55 mm. 1920.*

DM 1500,–

105 *Goldene* FREIMAURERUHR. *14-kt-Gehäuse mit Freimaurer-Symbolik in Relief und Umschrift. Emailzifferblatt mit Freimaurer-»Stunden«-Zeichen in mehrfarbiger Emailmalerei. Gebläute Pyramidzeiger. Versilb. Schweizer Ankerwerk. 2 Adjust. 15 Rubine. Ø 52 mm. 1920.*

DM 2800,–

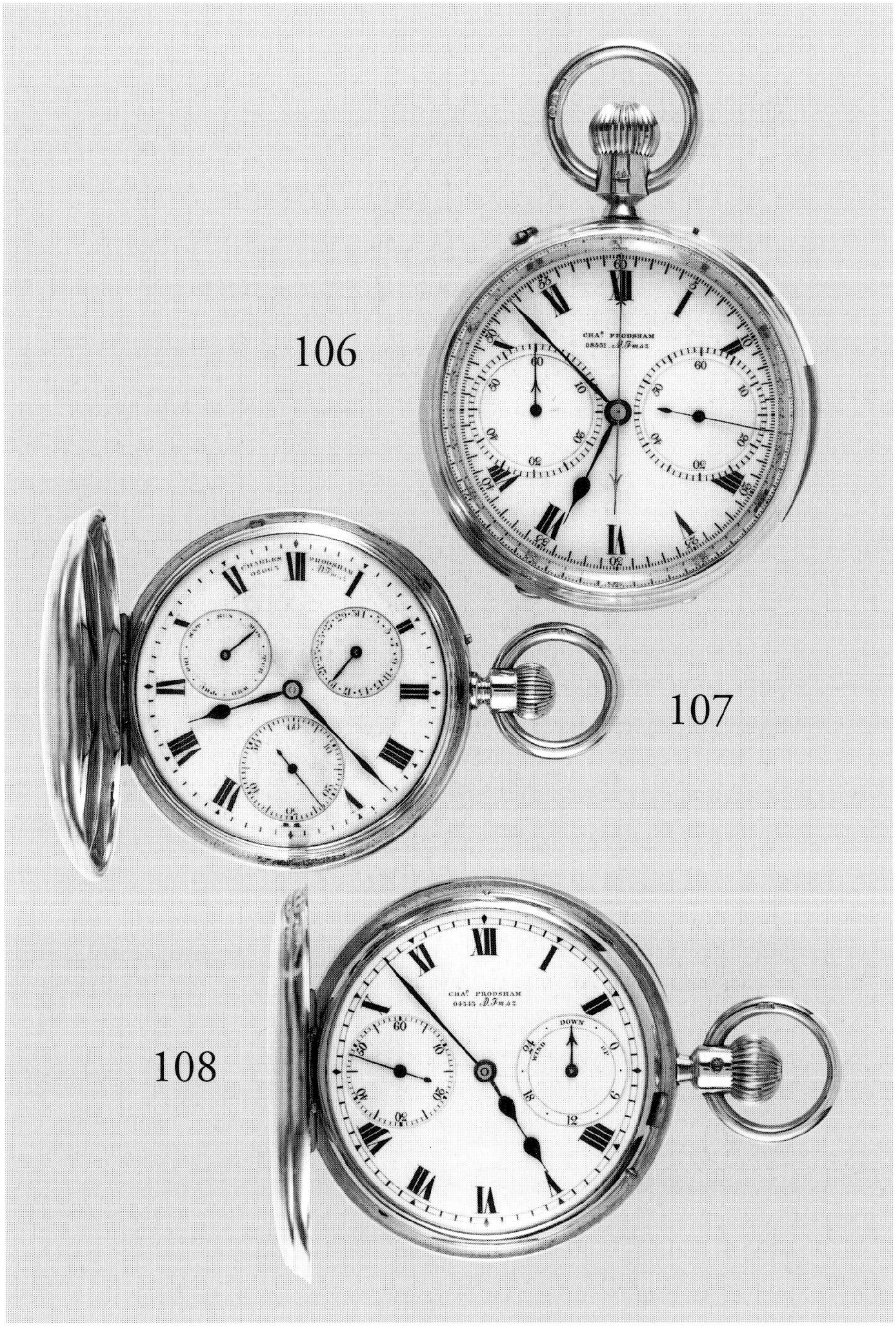

106 *Goldener Taschenchronograph mit Schleppzeiger (Rattrapante) und Minutenrepetition, sign.* Chas. Frodsham, New Bond Street, London. *18-kt-Gehäuse. Emailzifferblatt. Kleine Sekunde bei der »3«, 60-Minuten-Zähler bei der »9«. Blaue Birnenform-Stahlzeiger. Verg. $^4/_5$-Platinenwerk. Geschliffene Chronographenhebel mit polierten Kanten. Kompensationsunruh mit Goldschrauben und Breguet-Spirale. Diamantdeckstein. Anker und Spitzzahnankerrad zwischen Decksteinen gelagert. 2 Tonfedern. Ø 53 mm. Um 1896.*

o—⊸ *DM 19000,–*

107 *Goldsavonnette mit Kalender, sign.* Charles Frodsham, 84 Strand, London. *18-kt-Gehäuse. Emailzifferblatt. Blaue Birnenform-Stahlzeiger. Feines verg. $^3/_4$-Platinen-Präzisionswerk mit Spitzzahnankerhemmung. Kompensationsunruh mit Goldschrauben. Breguet-Spirale. Anker und Ankerrad zwischen Decksteinen gelagert, grav. Unruhkloben. Ø 49 mm. Um 1900.*

o—⊸ *DM 8500,–*

108 *Goldene Halbsavonnette mit Auf-und-Ab-Werk, sign.* CHAS. FRODSHAM, 84 STRAND, LONDON. *18-kt-Gehäuse. Emailzifferblatt mit kleiner Sekunde bei der »9«, Skala für Gangreserve (30 Stunden) bei der »3«. Blaue, birnenförmige Stahlzeiger. Verg. 3/4-Platinenwerk. Aufzug mit Schnecke/Kette und Gegengesperr. Durch Krone oder Schlüssel aufzuziehen. Anker und Spitzzahnankerrad zwischen Decksteinen gelagert. Große bimetallische Kompensationsunruh mit Goldschrauben. Freischwingende Breguet-Spirale mit Endkurve. Diamantdeckstein. Ø 52 mm. Um 1907.*

DM 6500,–

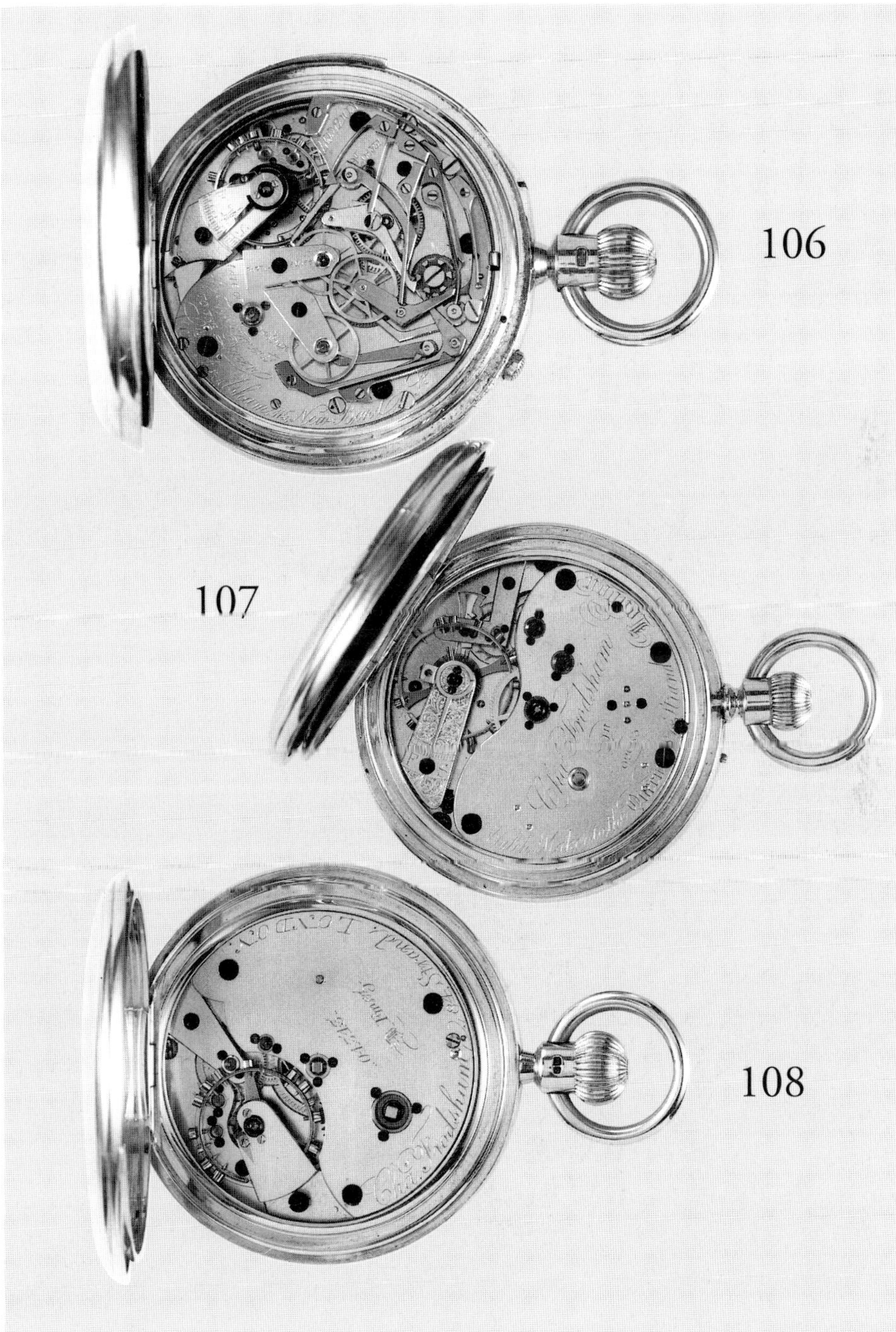

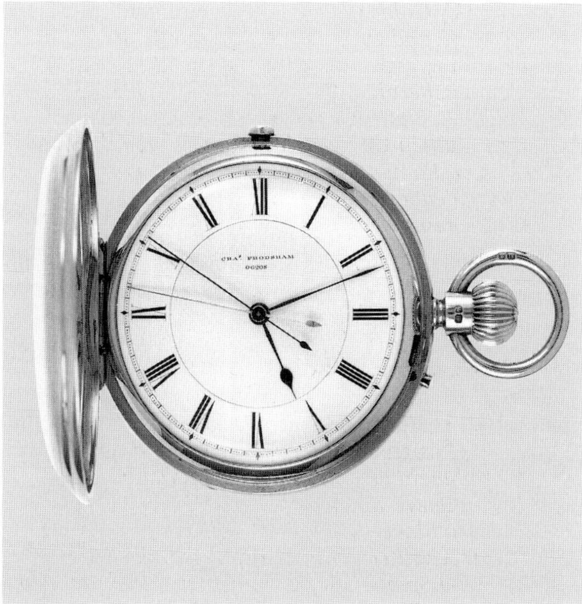

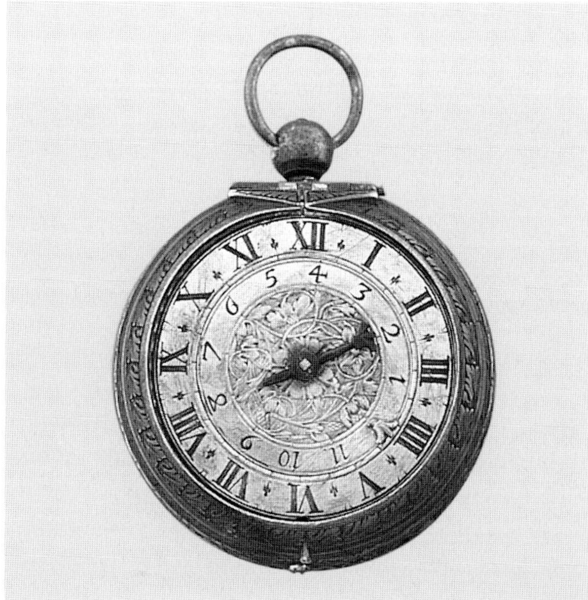

109

112

111

112

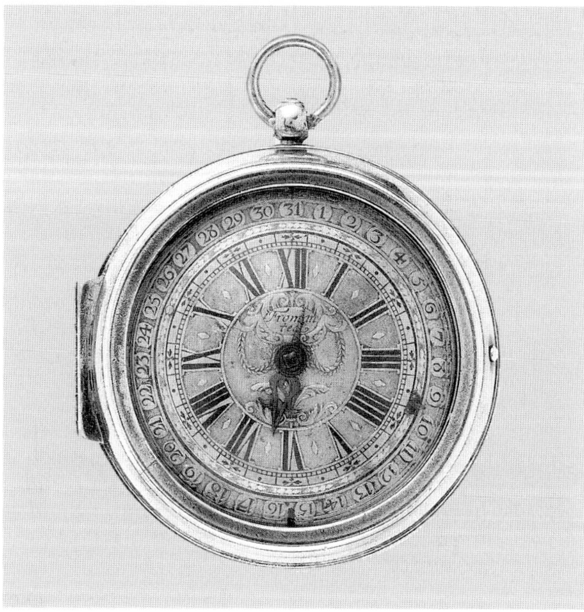

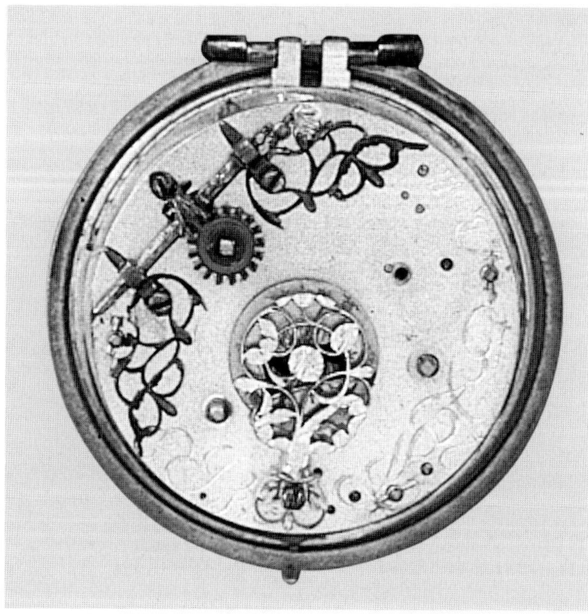

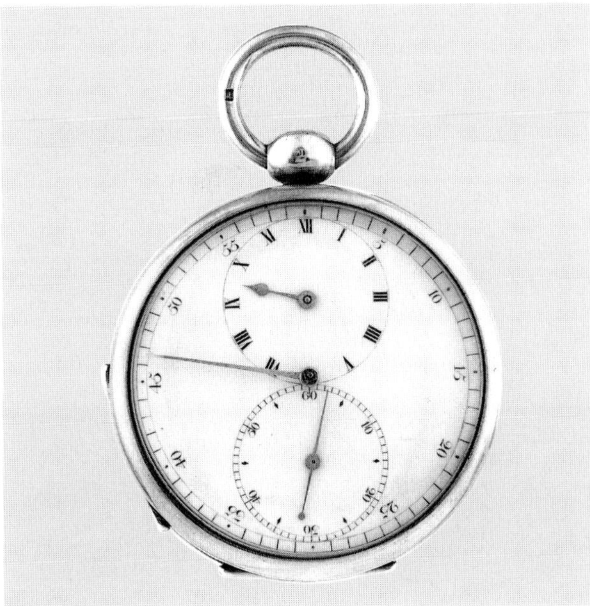

114

114

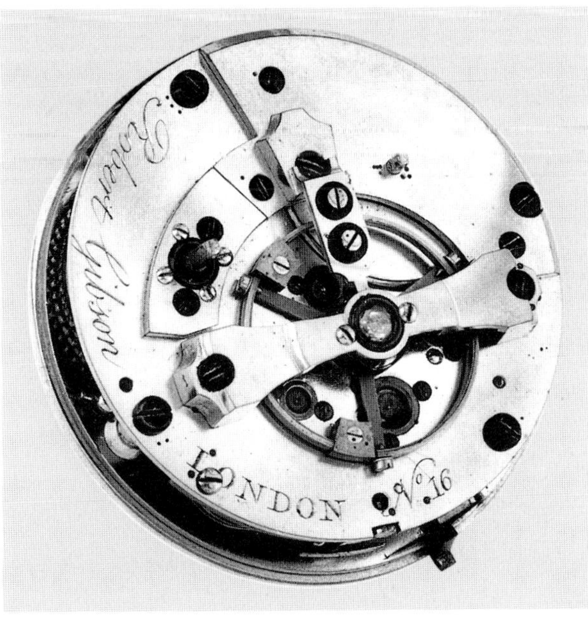

109 *Goldsavonnette mit zentraler Sekunde und zusätzlicher besonderer Stoppvorrichtung, sign.* CHAS. FRODSHAM. *18-kt-Gehäuse. Emailzifferblatt. Birnenförmiger Stahlzeiger. Verg. ²/₃-Platinenwerk mit Rubinlagern in verschraubten Chatons. Engl. Spitzzahnankerhemmung. Kompensationsunruh. Freischwingende Spiralfeder mit doppelter Endkurve. Diamantdeckstein. Ø 54 mm. Um 1900.*

DM 9500,–

110 *Goldenes Einminuten-Tourbillon mit Auf-und-Ab-Werk, sign.* CHAS. FRODSHAM LONDON FMSZ. *S. Farbteil, S. 120*

111 *Silberne Spindel-Taschenuhr mit Datum, sign.* FROMANTEEL. *Silbergehäuse mit drehbarem Pendant und Ring-Bügel. Silb. Champlevé-Zifferblatt. Verg. Ring mit Datumszeiger. Blauer Stahlzeiger. Feuerverg. Werk mit Schnecke/Kette, tulpenförmige Werkspfeiler. Großer Spindelkloben mit floralen Motiven und asymm. Fuß. Ø 53 mm. Um 1700.*

DM 13500,–

112 *Einzeigrige Silbertaschenuhr mit Wecker, sign.* JOSSE GAMOT À BEUILLE. *Gehäuse graviert und durchbrochen. Silberzifferblatt. Gravierte Weckerscheibe. Gebläuter Zeiger. Verg. Werk mit Baluster-Pfeilern, Schnecke, Spindelhemmung. Radunrast und Unruhkloben mit Schraube. Gehäuseglocke. Ø 42 mm. Um 1660.*

DM 18000,–

113 *Goldemail-Spindel-Taschenuhr, sign.* GAUDY *(Sebastian Gaudy, Genf 1739–1824). S. Farbteil, S. 118*

114 *Taschenchronometer mit Regulator-Zifferblatt, sign.* ROBERT GIBSON LONDON. *Silbergehäuse. Emailzifferblatt. Goldzeiger. Verg. Werk mit Schnecke/Kette und Gegengesperr. Große verschraubte Saphir-Chatons. Chronometerhemmung mit Feder. 3schenklige, bimetallische Kompensationsunruh mit Gewichten. Freischwingende zylindrische Unruhfeder mit Endkurven. Unruhbrücke mit Diamantdeckstein. Ø 56 mm. Ca. 1937.*

DM 7000,–

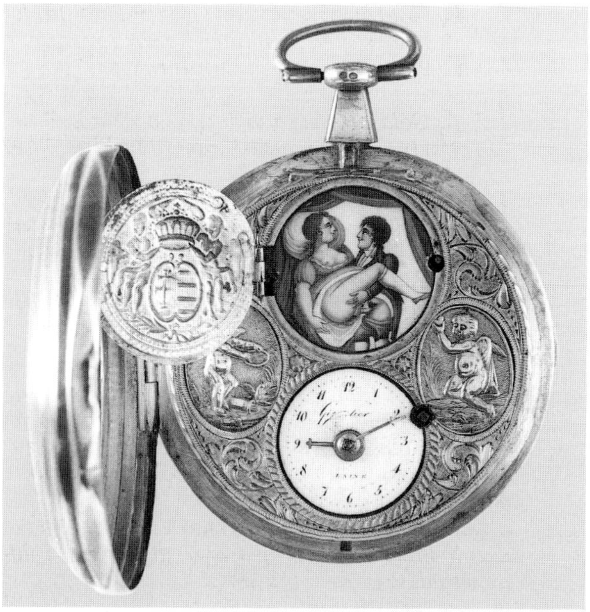

117

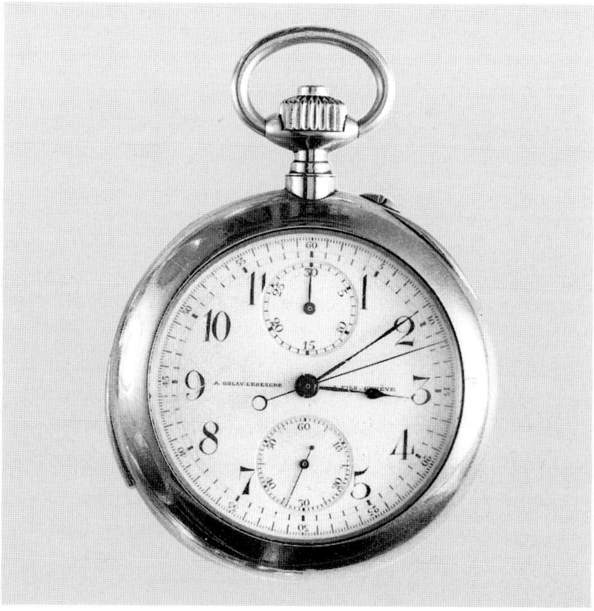

119

118

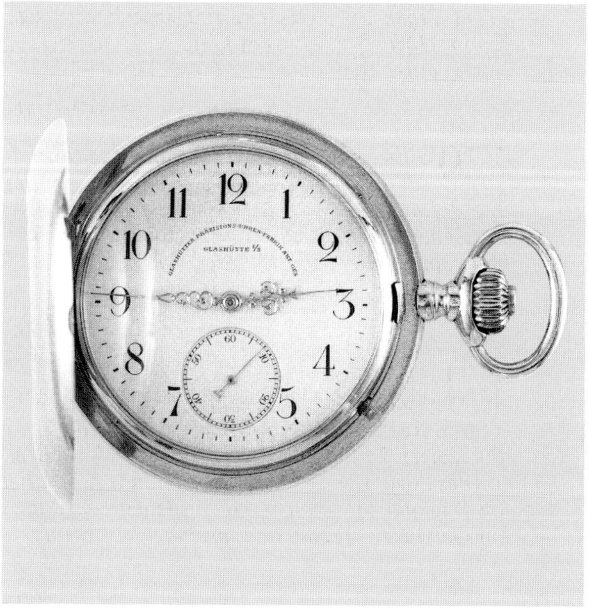

120

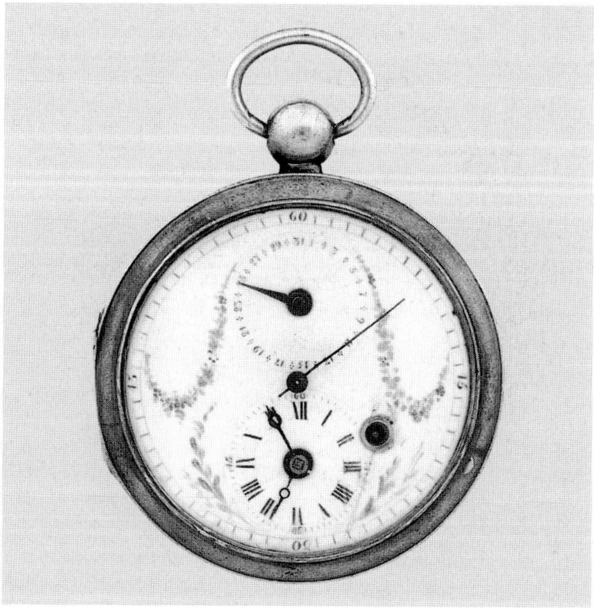

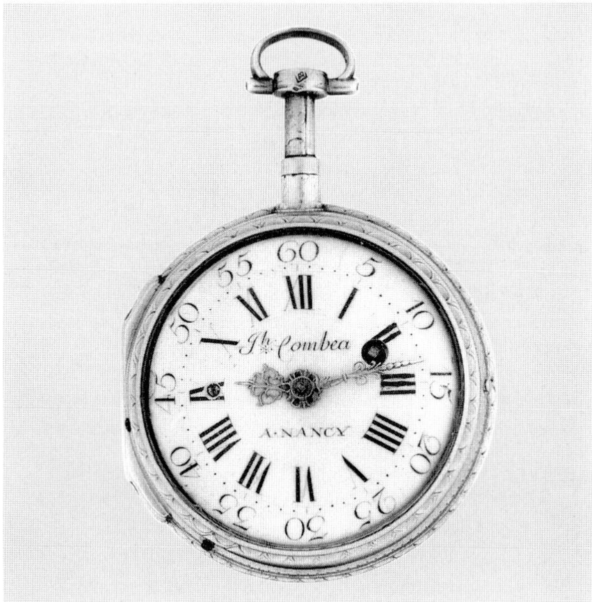

121

121

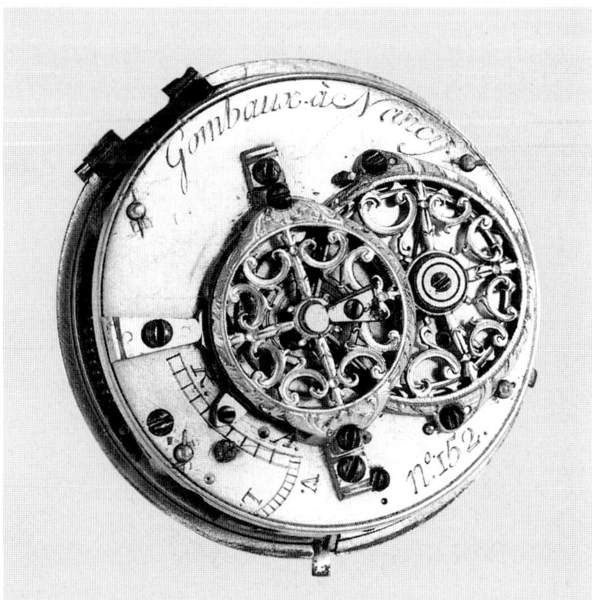

115 *Goldene Savonnette-Taschenuhr, 3-Brükken-Werk, Einminuten-Tourbillon, sign.* GIRARD PERREGAUX, LOCLE. *S. Farbteil, S. 121*

116 *Gold. Anhängeührchen, sign.* GIRARD PERREGAUX, CHAUX-DE-FONDS. *S. Farbteil, S. 127*

117 *Silberne Spindel-Taschenuhr mit erotischer Szene, sign.* GIRARDIER L'AINÉ (GENF). *Frontseite feuerverg. und ziseliert. Seitlich ovale silberne Medaillons, unten kleines Emailzifferblatt. Unter Silberplatte erotische Szene in polychromer Emailmalerei. Ovale Spindelbrücke. Ø 58 mm. Um 1790.*

DM 3800,–

118 *Goldsavonnette, sign.* GLASHÜTTER PRÄZISIONSUHRENFABRIK, AKT. GES., GLASHÜTTE IN SACHSEN. *14-kt-Gehäuse. Form Royal. Goldzeiger. Präzisionsankerwerk mit Kompensationsunruh. Breguet-Spirale und Feinregulierung. Goldankerrad. Ø 54 mm. Ca. 1905.*

DM 4000,

119 *Goldener Taschenchronograph mit 5-Minutenrepetition, sign.* A. GOLAY-LERESCHE & FILS GENÈVE. *18-kt-Gehäuse. Emailzifferblatt. 30-Minuten-Zähler bei der »12«. Violette Stahlzeiger. Präzisionsankerwerk mit Feinregulierung, Komp.-Unruh und Breguet-Spirale. 36 Rubine. Schlag auf 2 Tonfedern. Ø 52 mm. Um 1900.*

DM 10 500,–

120 *Silberne Spindel-Taschenuhr mit Zentralsekunde, Datumsanzeige und dezentraler Stunde/Minute, sign.* J. GOLLING REGENSBURG. *Silber-Gehäuse. Emailzifferblatt. Gebläute Zeiger. Verg. Spindelwerk mit Schnecke/Kette, ovaler Unruhbrücke. Ø 52 mm. 1820.*

DM 800,–

121 *Gold. Taschenuhr, Zylinderhemmung, Viertelrepetition, sign.* JH. GOMBAUX À NANCY. *Roségold-Gehäuse. Emailzifferblatt. Goldzeiger. Feuerverg. Werk mit Schnecke/Kette. Großes 26zähniges feuerverg. Hemmungsrad über der Rückplatine unter filigraner Brücke. Schlag auf Gehäusewand oder Taubschlag. Ø 42 mm. 1770.*

DM 10 000,–

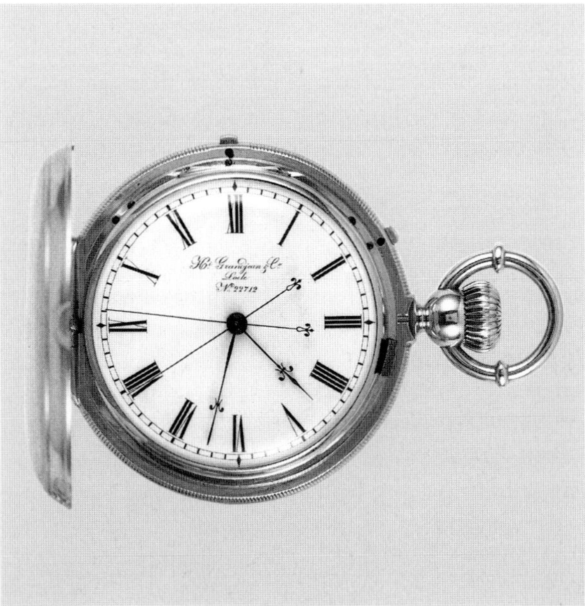

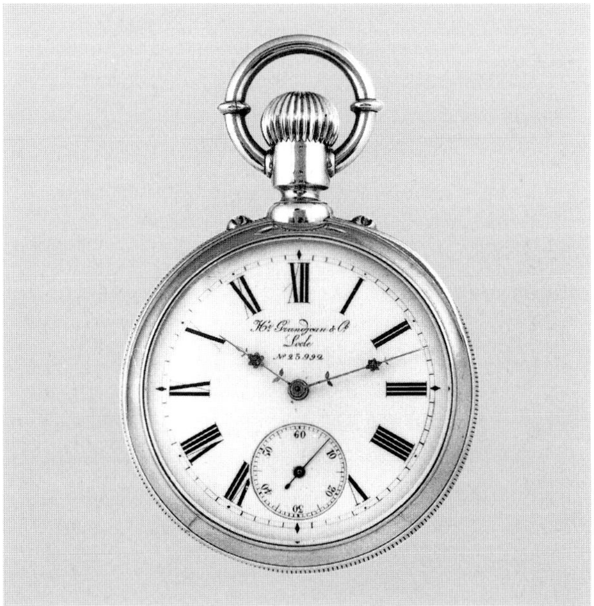

123

124

123

124

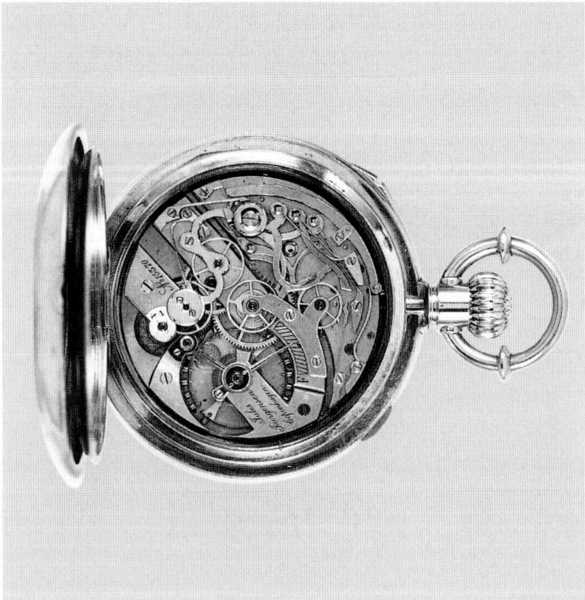

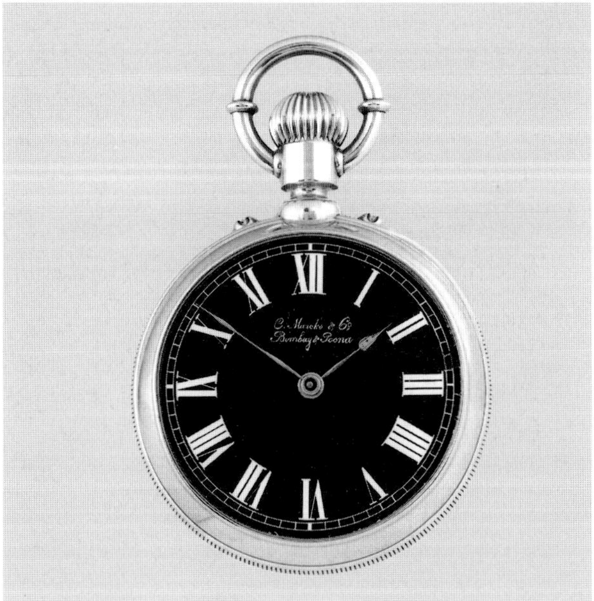

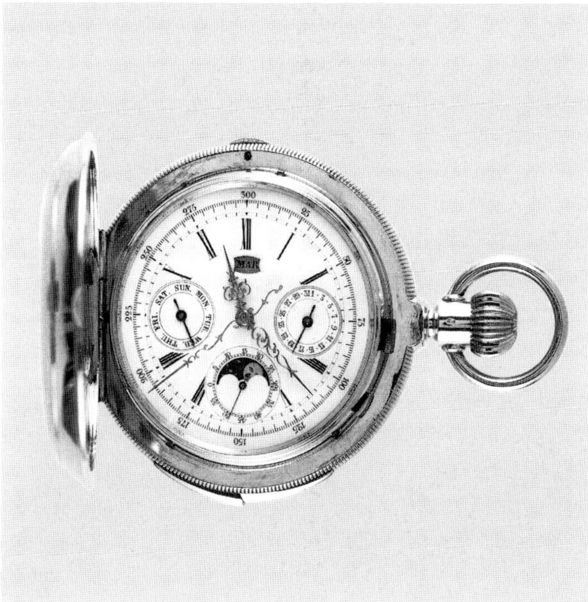

125

125

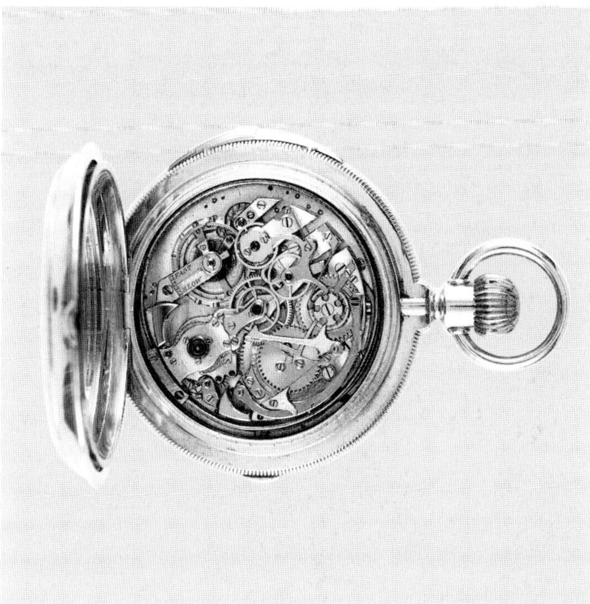

122 *Spindel-Taschenuhr mit Repoussé-Außengehäuse, Champlevé-Zifferblatt und Datum, sign.* Graham London.
S. Farbteil, S. 122

123 *Goldsavonnette mit springender, unabhängiger, anhaltbarer Zentralsekunde und Schleppsekunde, sign.* H. Grandjean & Co., Locle. *18-kt-Gehäuse. Emailzifferblatt. Stahlzeiger. Neusilberwerk unter Glas. 2 Federhäuser. Doppelaufzug durch Krone. Gleichgewichtsanker und Ankerrad 4fach gelagert. 8 Goldräder. Ø 58 mm. Um 1870.*

DM 10500,–

124 *Doppelseitige goldene Taschenuhr für 2-Zonenzeiten, sign.* Grandjean + Co., Locle/C. Marcks + Co. Bombay + Poona. *Emailzifferblatt. Goldzeiger. Rückseitig schwarzes Emailzifferblatt. Neusilberbrückenwerk mit Reguliervorrichtung am rückseitigen Zifferblattrand. Ankerhemmung. Ø 49 mm. Ca. 1880.*

DM 7500,–

125 *Goldsavonnette mit Kalender, Chronograph und Minutenrepetition, sign.* L. C. Grandjean, Locle. *18-kt-Gehäuse. Emailzifferblatt. Skalen für Datum und Wochentag. Fenster für Monat. Louis-XV-Zeiger. Lapediertes Neusilber-Ankerwerk. Sign.* Le Coultre + Co., *Kompensationsunruh mit Goldschrauben, Breguet-Spirale. Chronographenteile poliert, teils matt geschliffen mit pol. Kanten, 2 Tonfedern. Ø 58 mm. Um 1890.*

DM 15000,–

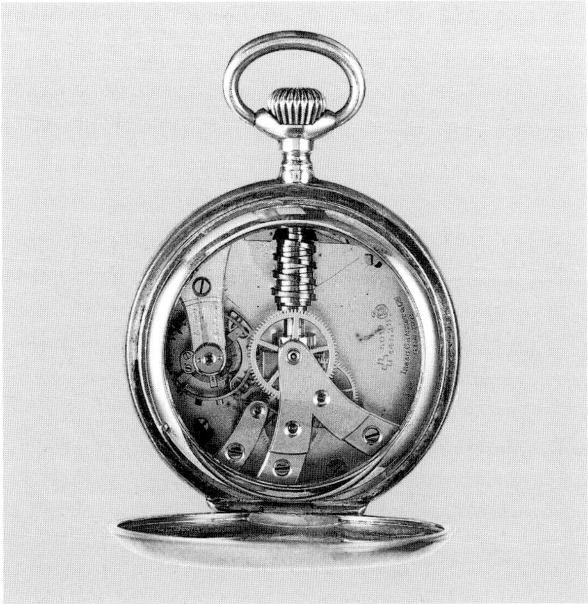

126

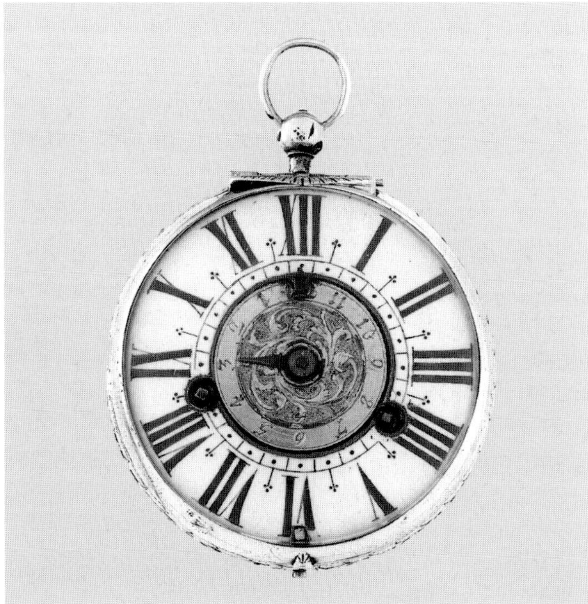

127

128

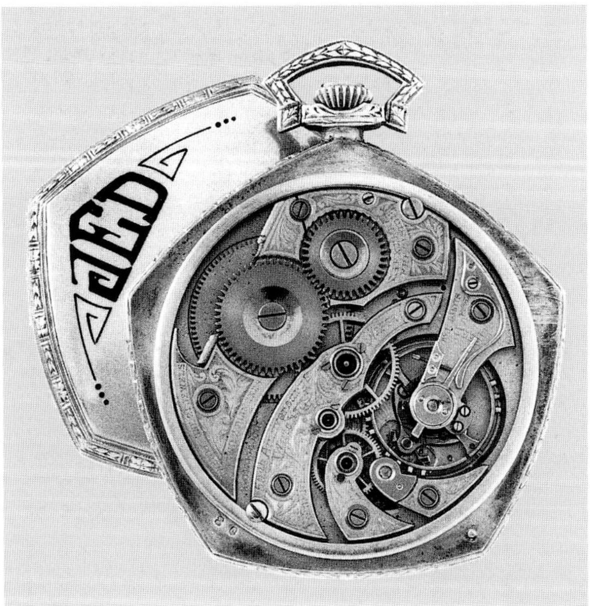

127

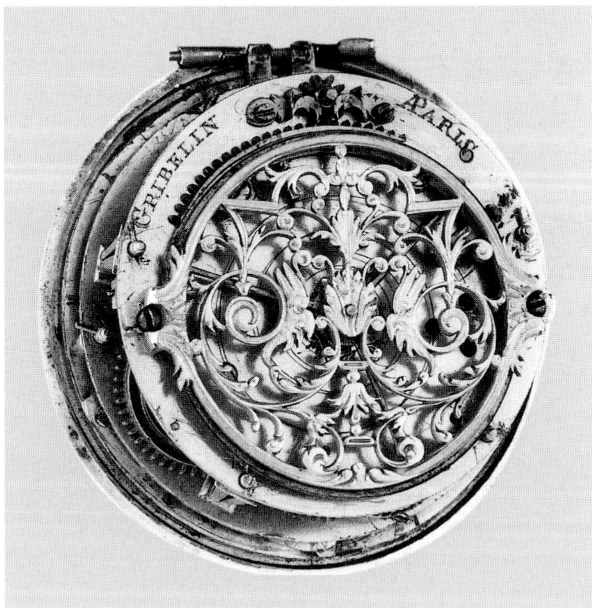

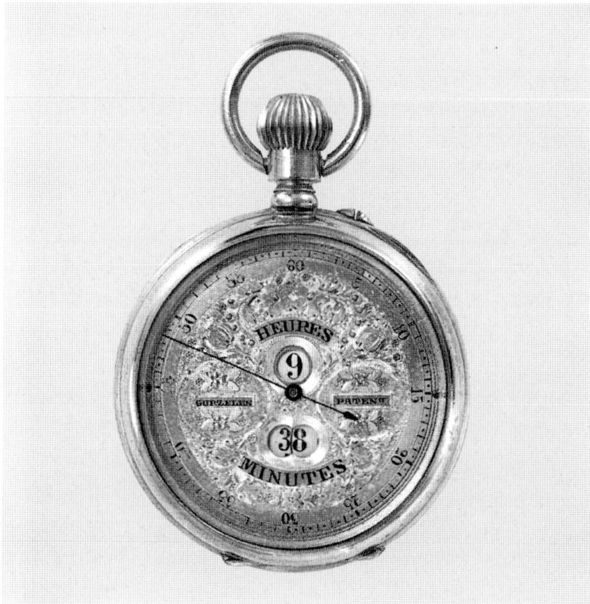

129

130

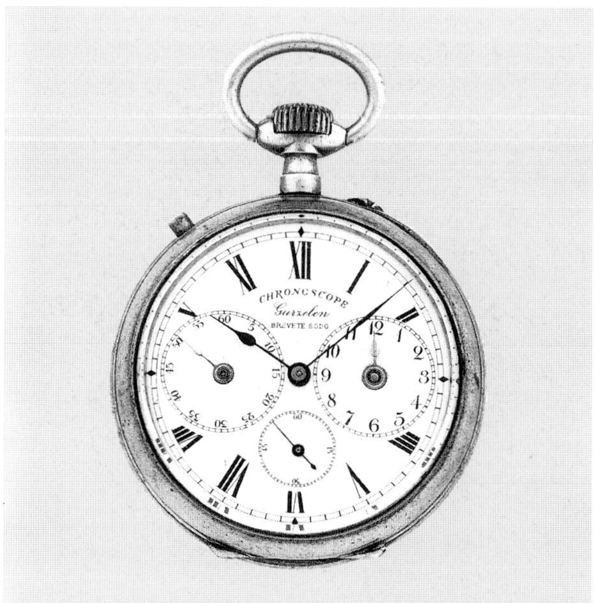

126 *Silberuhr mit Direktaufzug, sign.* Isaac Grasset & Cie., Genève. *Glattes Gehäuse. Emailzifferblatt. Gebläute Stahlzeiger. Verglastes Werk. Aufzug von der Krone über offene Feder. Ankergang mit Kompensationsunruh. Ø 51 mm. Ca. 1890.*

DM 3600,–

127 *Einzeigriges Oignon mit Wecker, sign.* Gribelin à Paris. *Graviertes Silbergehäuse. Emailzifferblatt mit blauen Zahlen. Feuerverg. Weckerscheibe. Eisenzeiger. Feuerverg. Werk mit ägyptischen Pfeilern, Schnecke/ Kette und Spindelhemmung. Große Unruhbrücke. Ø 50 mm. 1700.*

DM 6500,–

128 *Goldene Art Déco Formuhr* Gruen Fifth Anniversary Watch. *14-kt-Gehäuse. Silberzifferblatt. Kleeblattform-Goldzeiger. Roséfarb. massiv gold. Brücken/Ankerwerk mit chatonierten Rubinen. Kompensationsunruh. Breguet-Spirale. Feinregulierung. 21 Rubine. 2 Diamanten. 46x56 mm. 1944.*

DM 7500,–

129 *Silberne Digitaluhr , sign.* Gurzelen. *Patent 19'''. (Vorläufer der heutigen Marke Omega, Biel.) Graviertes Silberzifferblatt, digitale Anzeige der Stunden und Minuten im Fenster (springend), zentrale Sekunde, Zeigerstellung durch Drücker bei der »1« in Verbindung mit der Krone. 1885.*

DM 1200,–

130 *Chronoscope, sign.* Gurzelen. *Metallgehäuse. Emailzifferblatt. Skalen für rückstellbare Minute und Stunde. Gebläute Birnenzeiger. Vernickeltes Schweizer Brückenwerk mit Kompensationsunruh. Ankerhemmung. Ø 53 mm. 1919.*

DM 1200,–

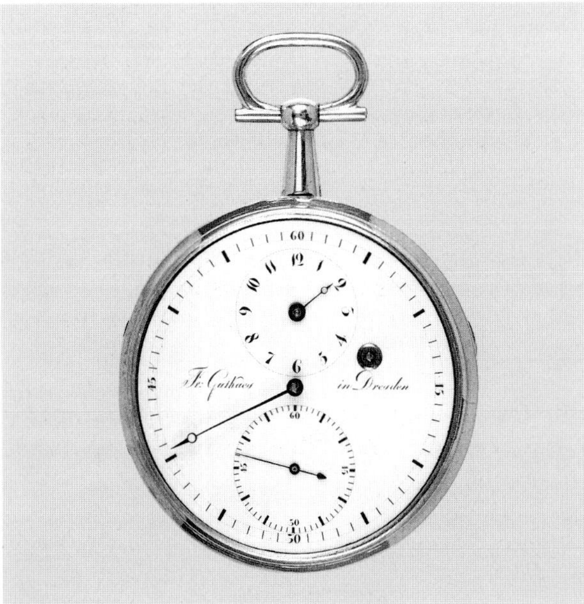

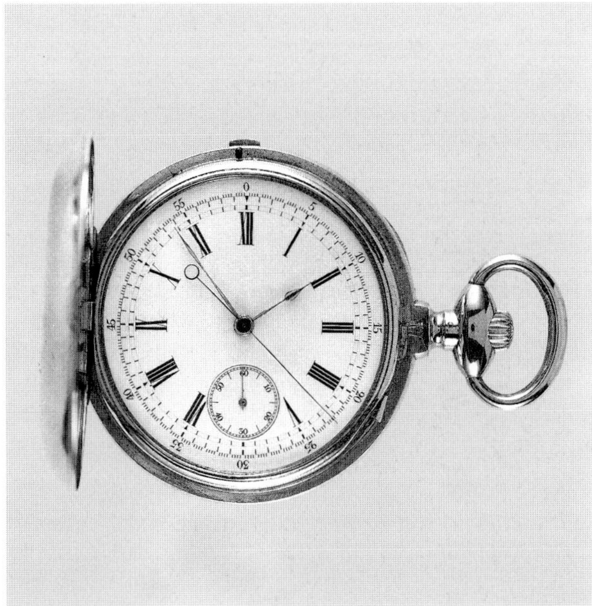

131

132

131

132

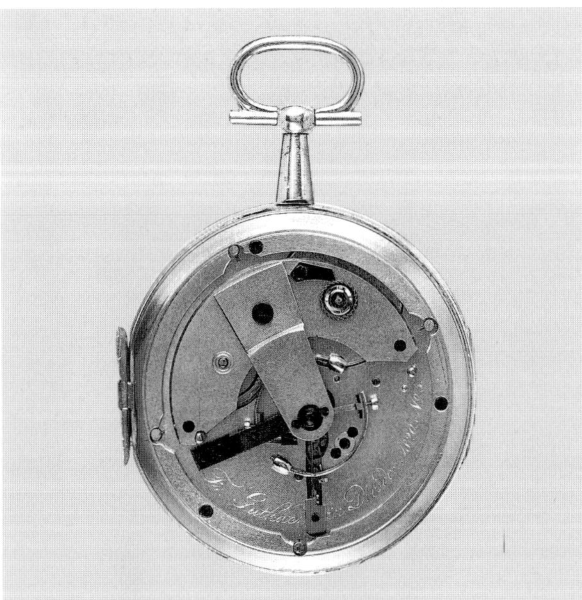

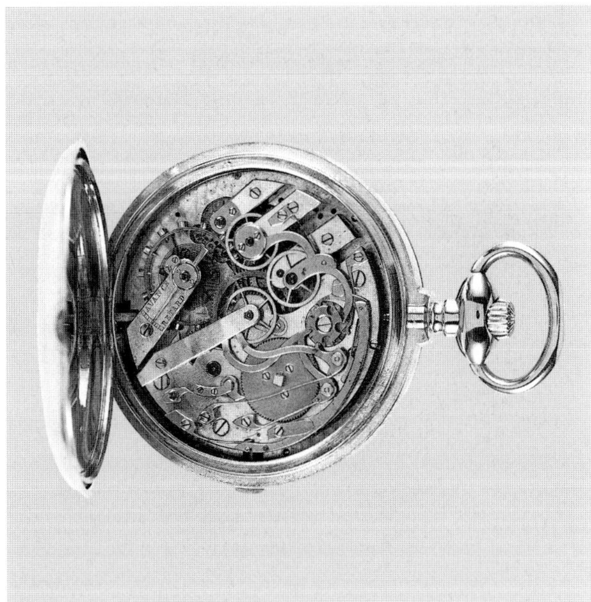

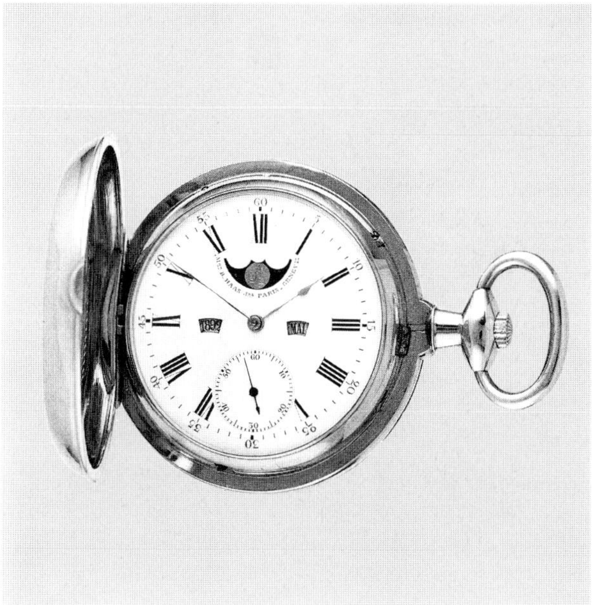

133

133

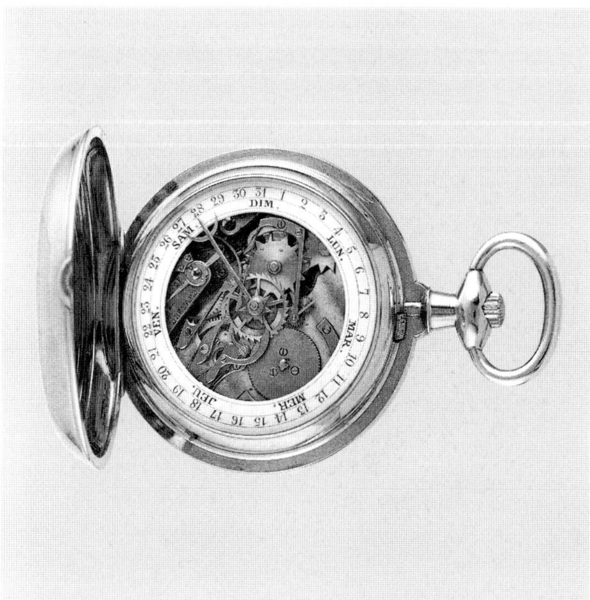

131 *Silbernes Taschenchronometer, sign.* FR. GUTKAES IN DRESDEN, NO. 5. *Silbergehäuse. Email-Regulatorzifferblatt. Gebläute Stahlzeiger. Feuerverg. Werk mit Schnecke/ Kette und Gegengesperr. Chronometerhemmung mit Feder nach Arnold. 2schenklige Messing-Stahl-Kompensationsunruh. Zylindrische Stahlspirale. Rubindecksteine. Ø 62 mm. 1820.*

DM 120 000,–

132 *Goldene Savonnette mit Deckelaufzug und Chronograph, sign.* B. HAAS JNE. + CIE., GENÈVE-PARIS.*Goldgehäuse. Emailzifferblatt. Neusilber-Halbplatinenwerk mit Ankerhemmung. Kompensationsunruh mit Goldschrauben, Breguet-Spirale. Chronographenräder aus Gold. Stahlteile mattiert. Aufzug erfolgt durch Öffnen und Schließen des Sprungdeckels. Ø 51 mm. Um 1870.*

DM 13 000,–

133 *Doppelseitige Goldsavonnette mit ewigem Kalender und automatischem Aufzug, sign. Mon. B.* HAAS JNE, *Paris-Genève. 18-kt-Gehäuse. Emailzifferblatt. Fenster für Monats- und Jahresangabe (1886–1895). Rückseitig Emailzifferring für Tag und Datum. Im Zentrum lapediertes Neusilberwerk mit Gleichgewichtsanker. Der automatische Aufzug erfolgt durch Öffnen und Schließen des vorderen Sprungdeckels. Ø 53 mm. Ca. 1880.*

DM 29 000,–

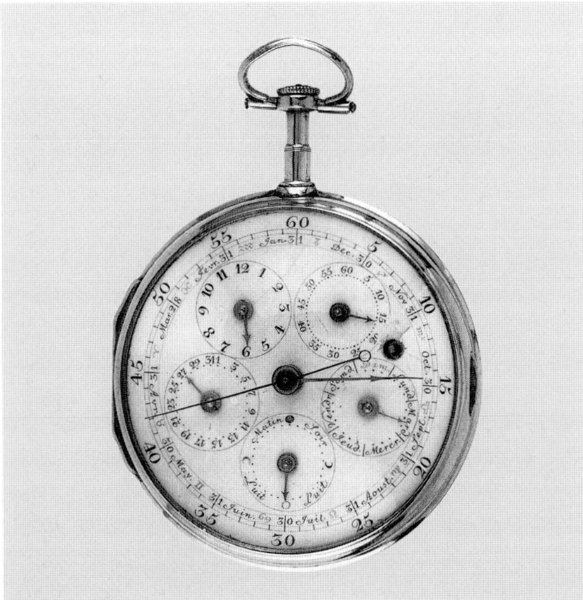

134

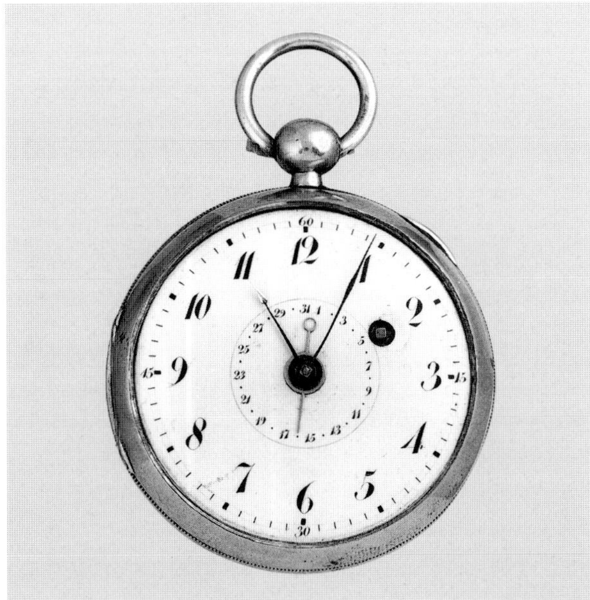

135

136

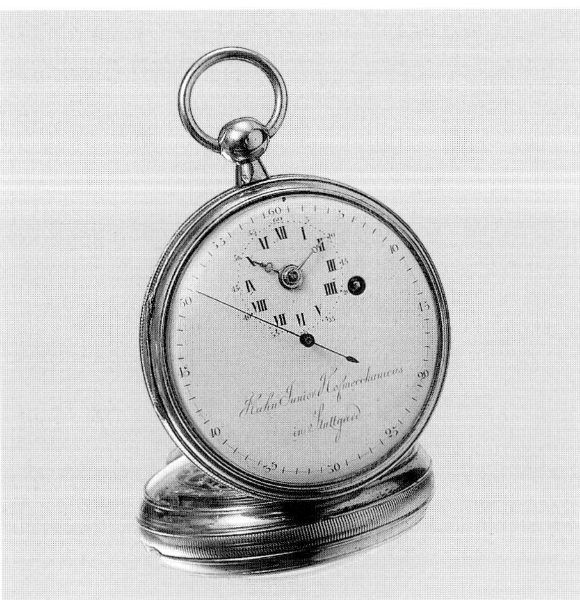

135

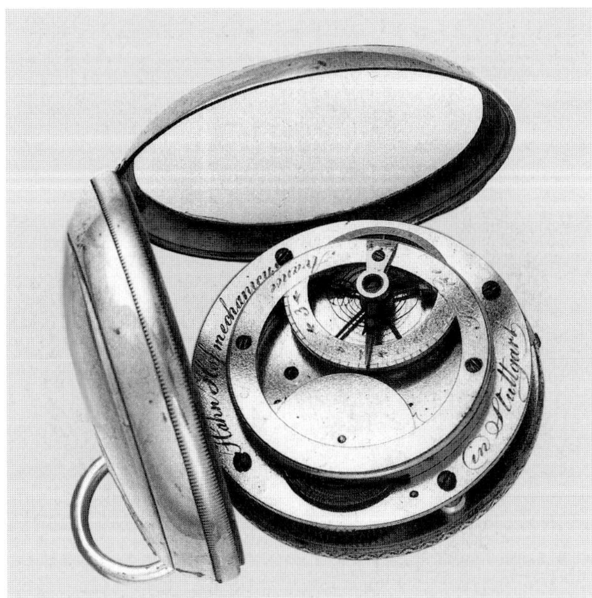

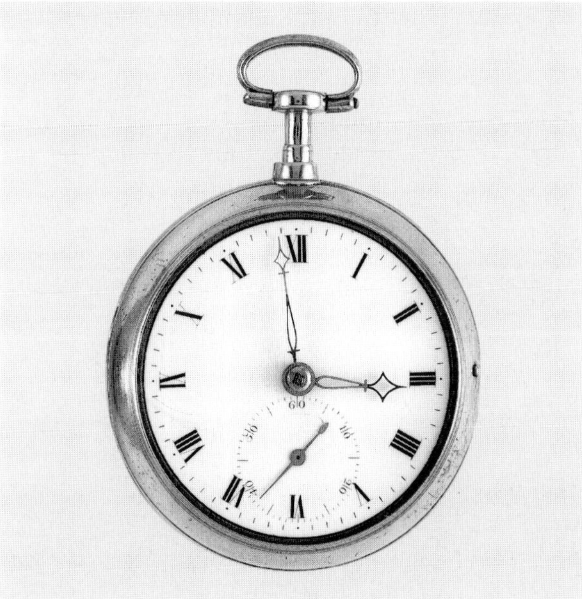

137

137

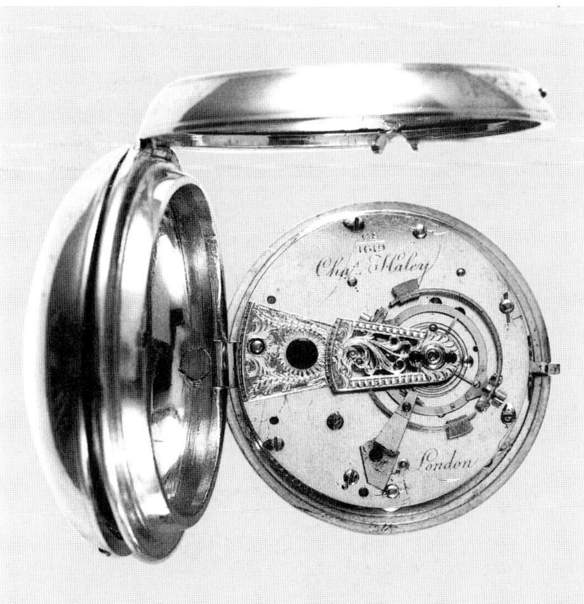

134 *Goldene Taschenuhr mit Kalender und Zentralsekunde, sign.* G. F. HAHN À ECHTERDINGEN. *Rotgoldgehäuse. Emailzifferblatt mit großen Skalen f. Sek. und Monate mit roten Tierkreissymbolen, kl. Skalen für Minuten, Stunden, Datum, Wochentag und f. Tageszeiten. Goldzeiger. Feuerverg. Werk in Hahn'scher Bauweise mit Zylinderhemmung und großer, filigran durchbrochener Unruhbrücke mit Rubindeckstein. Ø 60 mm. Um 1790.*

DM 18000,–

135 *Silberne Taschenuhr mit Datum, sign.* HAHN HOFMECHANICUS IN STUTTGART. *Silbergehäuse. Emailzifferblatt. Zentrales Datum. Stahl/Gold-Zeiger. Feuerverg. Werk in Hahn'scher Bauart. Zylinderhemmung. Goldhemmungsrad. Ø 49 mm. Ca. 1815.*

DM 4000,–

136 *Taschenuhr mit springender und anhaltbarer Zentralsekunde, sign.* HAHN JUNIOR HOFMECHANICUS IN STUTTGART. *Vernickeltes Messinggehäuse. Emailzifferblatt. Goldzeiger. Feuerverg. Werk. Großes Federhaus. Zylinderhemmung mit 10zähnigem Messingrad und 5schenkliger 41-mm-Ø-Messingunruh. Unruhbrücke mit Rankenwerk, Delphinen und Initialen C-hristian G-ottfried, J-unior und H-ahn in Filigranschrift. Ø 57 mm. Ca. 1800.*

DM 8500,–

137 *Taschenchronometer mit Peto-Cross-Chronometerhemmung, sign.* CHARLES HALEY, LONDON. *Verg. Gehäuse. Emailzifferblatt. Goldzeiger. Feuerverg. Werk mit Schnecke/ Kette und Gegengesperr. Chronometerhemmung mit Feder. 4schenklige Stahlunruh mit bimetallischem Unruhreif. Durchbrochener Unruhkloben mit Diamantdeckstein. Ø 51 mm. Um 1790.*

DM 14000,–

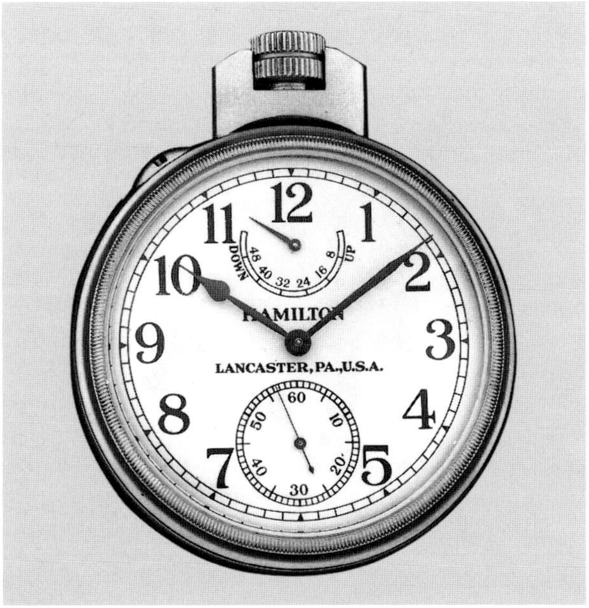

138

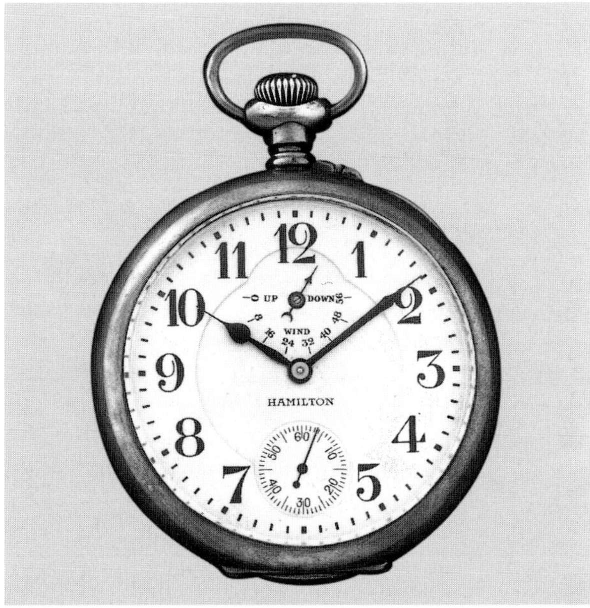

139

138

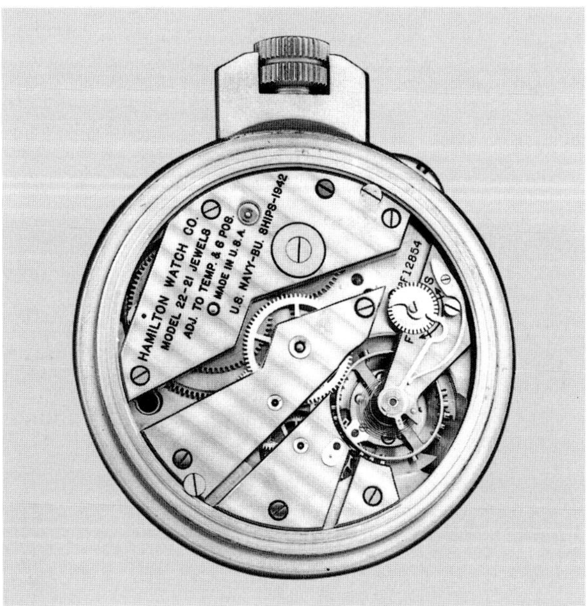

139

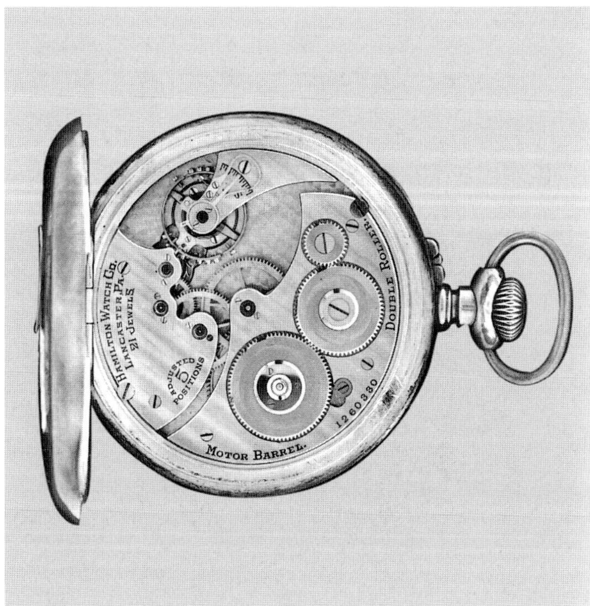

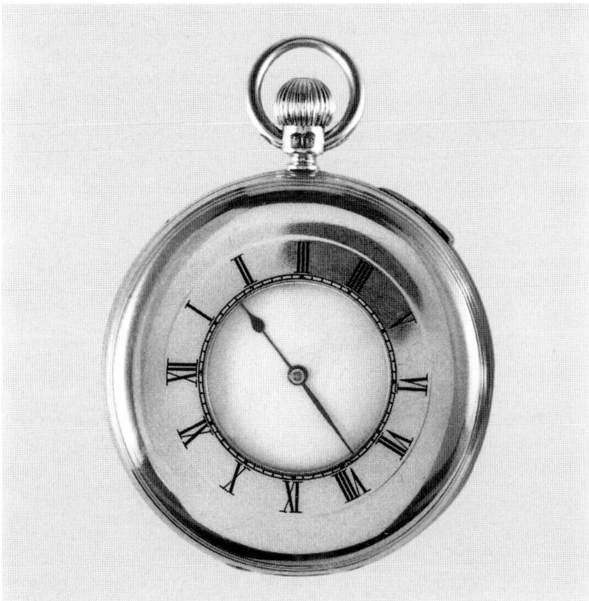

140

138 *Beobachtungsuhr der U. S. Army mit Auf- und-Ab-Werk, sign.* HAMILTON LANCASTER. *Verschraubtes, grau mattiertes Gehäuse. Sicherheits-Zeigerstellung. Weißes Zifferblatt. Birnen-Zeiger. Vernick. Präzisionsankerwerk mit selbstkompensierender Unruh, Palladium/Breguet-Spirale und Feinregulierung mittels Kurvenscheibe. Temperatur- und 6 Lagen reguliert, 21 Rub. 1944.*

DM 1800,–

139 *Silberne Beobachtungsuhr, sign.* HAMILTON WATCH CO. USA. *Glattes Sterlinggehäuse mit Gravur US Navy No. 5119. Versilb. Zifferblatt. Vernickeltes Brückenankerwerk mit Streifendekor. 21 Rub. Teilweise in verschr. Goldchatons. Schweizer Ankergang. Monometallische Unruh mit 16 Goldschrauben. Spirale mit Endkurve. Schwanenhals-Feinregulierung. Um 1925.*

DM 3500,–

140 *Goldtaschenuhr mit Duplexhemmung und Viertelrepetition, sign.* C. F. HANCOCK, LONDON. *Werk von Nicole Nielsen. 18-kt-Halbsavonnettegehäuse. Blaue Stahlzeiger. 4/5-Platinenwerk mit frühem englischem Kronenaufzug von Nicole Nielsen. Kompensationsunruh mit Goldregulierschrauben. Schlag auf 2 Tonfedern. Ø 49 mm. Um 1850.*

DM 8500,–

140

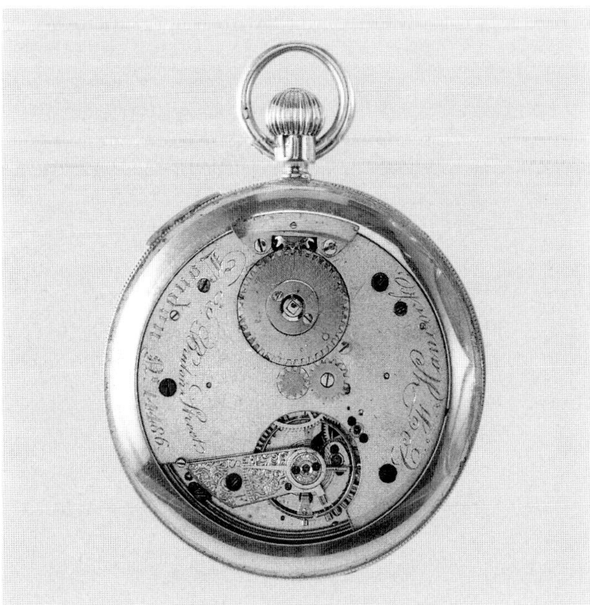

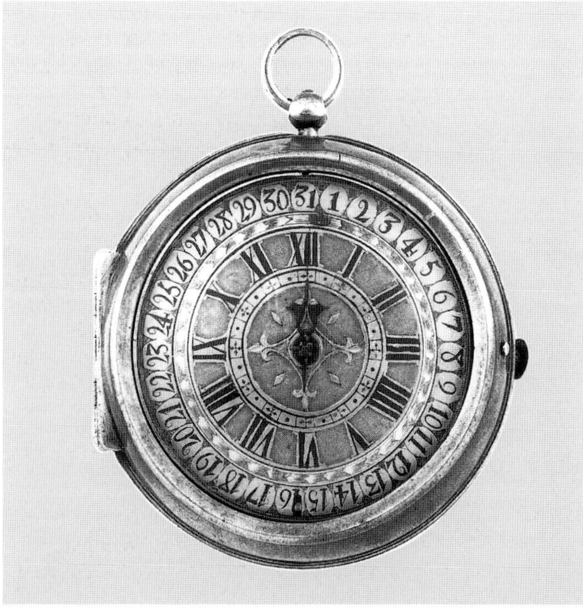

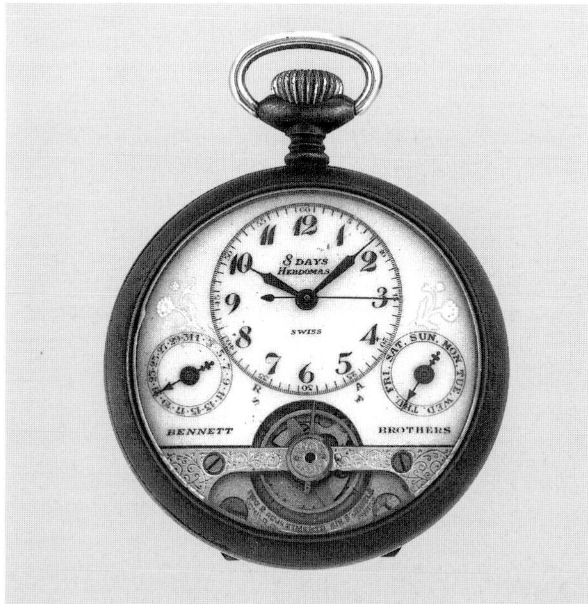

141

142

141

142

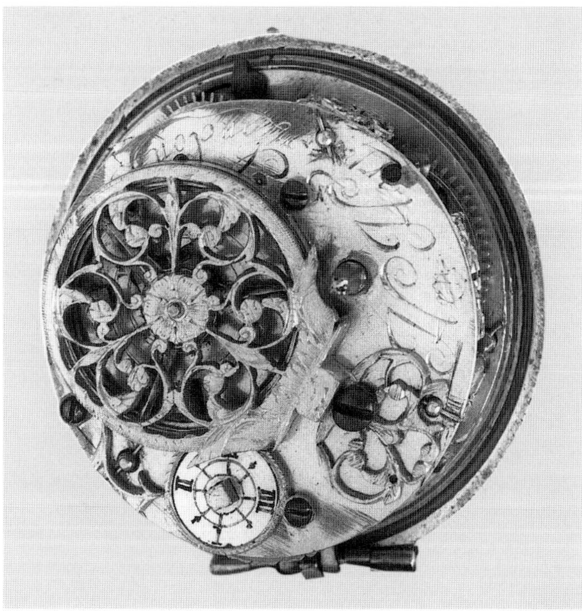

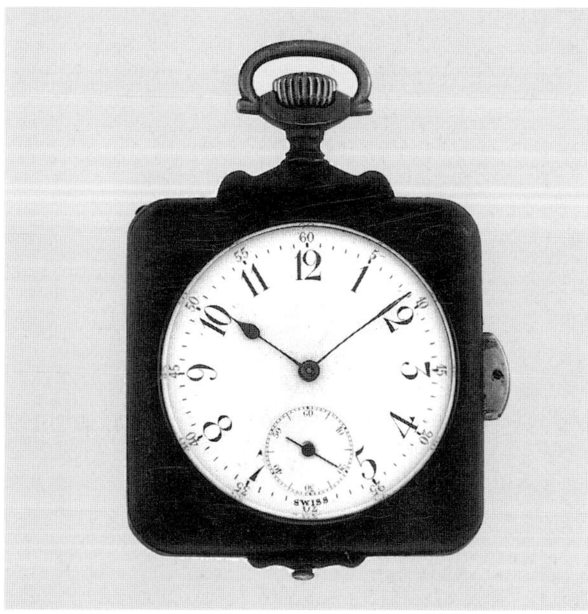

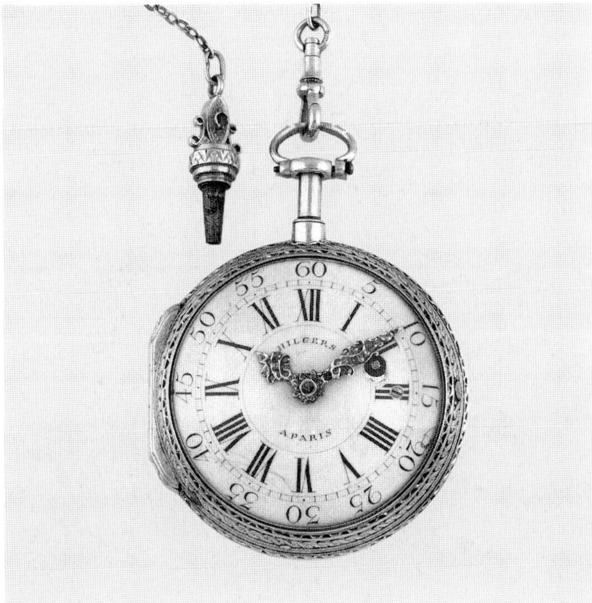

144

145

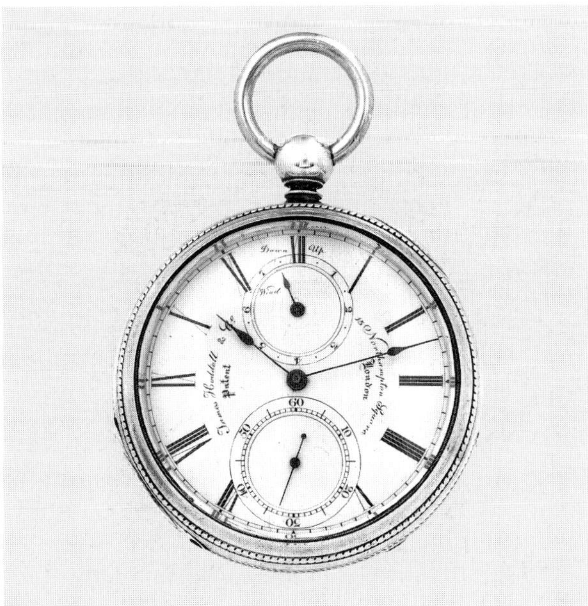

141 *Einzeigrige Spindel-Taschenuhr mit Datum, sign.* HEN(RY) HARPER LONDON. *Doppeltes Silbergehäuse. Datum-Außenskala, dazwischen verg. Ring mit Datumzeiger. Gebläuter Tulpen Zeiger. Feuerverg. Werk mit Schnecke/Kette. Unruhkloben mit durchbrochen gearbeitetem Fuß. Ø 53 mm. Ca. 1680.*

DM 9500,–

142 *Zwei Taschenuhren mit 8-Tage-Werk und sichtbarer Unruh. 1.* HEBDOMAS, *Verkäufersignatur* BENNETT BROTH. *Brün. Stahlgeh. Emailzifferblatt. Zentralsek. Datum. Wochentag. 2.* HEBDOMAS, *viereckiges brun. Stahlgeh. Emailzifferblatt. Ca. 1915.*

Je ca. DM 750,–

143 *Goldtaschenuhr mit beidseitigen Zifferblättern. Rückseite Datum, Wochentag, Monat, sign.* ANDRE HESSEN, HORLOGER DE S. A. R. MONSIEUR. *S. Farbteil, S. 122*

144 *Goldene Spindel-Taschenuhr mit Viertelrepetition (Gehäuseschläger), sign.* HILGERS A PARIS. *18-kt-Gehäuse. Emailzifferblatt. Silberzeiger. Feuerverg. Werk mit Schnecke/Kette. Ovale Unruhbrücke. Mit Goldschlüssel an Goldkette. Ø 47 mm. Um 1770.*

DM 3500,–

145 *Silberne 8-Tage-Taschenuhr mit Auf-und-Ab-Werk, sign.* JAMES HODDEL + CO. LONDON. *2-Federhaus-Antrieb über Schnecke und Kette, Silbergehäuse. Emailzifferblatt. Birnenzeiger. Verg. 4/5-Platinenwerk. Spitzzahnankerhemmung. Ø 52 mm. Ca. 1870.*

DM 2200,–

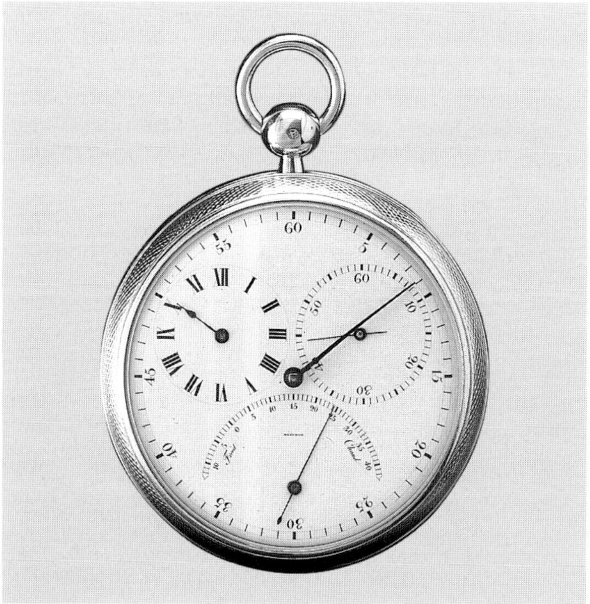

146

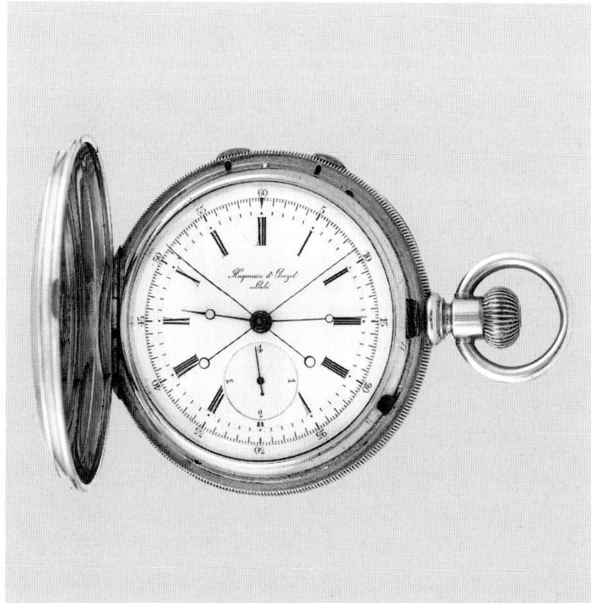

147

146

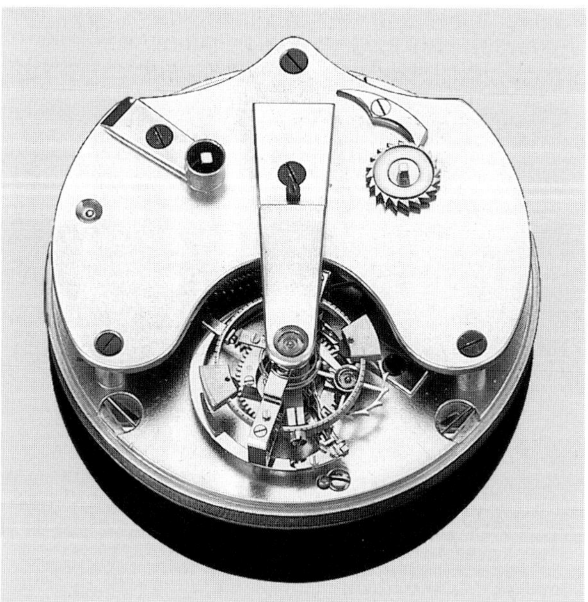

147

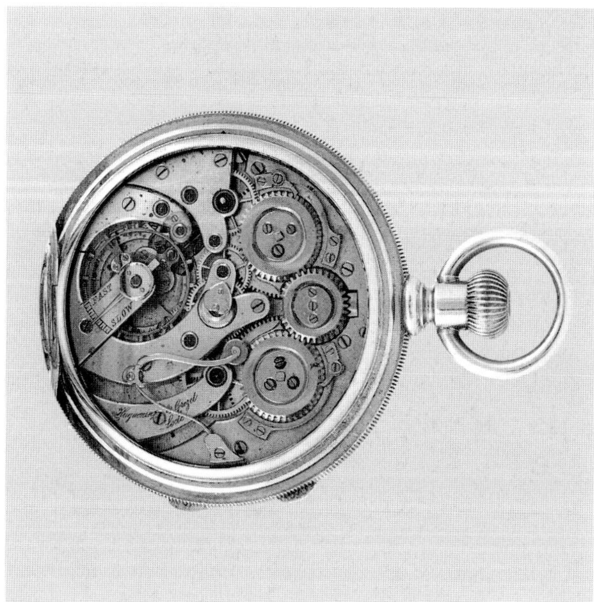

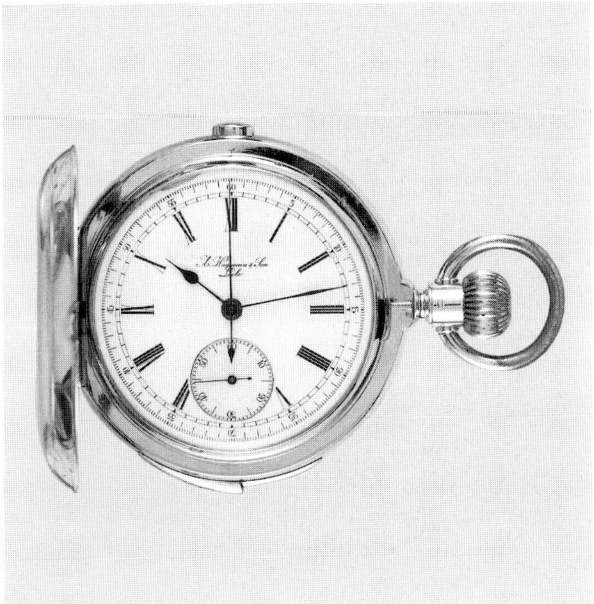

148

148

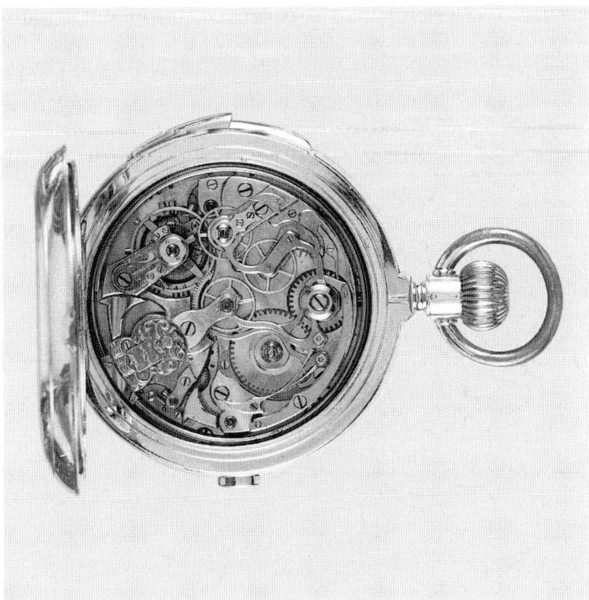

146 *Goldenes Einminuten-Chronometer-Tourbillon mit Thermometer, sign.* FRÉDÉRIC HOURIET NO. 67. *18-kt-Goldgehäuse. Emailzifferblatt. Fahrenheit-Thermometer-Skala bei »6«. Feuerverg. $^3/_4$-Platinenwerk 22''', Goldräder, Kette/Schnecke m. Gegengesperr. Chronometerhemmung mit Feder und Unruh nach Earnshaw. Gold-Hemmungsrad. Platinregulierschrauben. Kugelförmige freischwingende Goldspirale. 1-Minuten-Drehgestell – 2armiger, polierter Stahlkäfig. Ø 60 mm. Ca. 1825.*

DM 180000,–

147 *Goldsavonnette mit Schleppzeiger und springender Viertelsekunde (Seconde Foudroyante), sign.* HUGUENIN GREZET LOCLE. *18-kt-Gehäuse. Emailzifferblatt. Skala für springende Viertelsekunde. Violette Zeiger. Verglastes Neusilber-Präzisionswerk mit zweitem Federhaus. Doppelaufzug. Ankerhemmung. Ankerrad 4fach gelagert. Kompensationsunruh mit Breguet-Spirale. Ø 57 mm. 1880.*

DM 6000,–

148 *Goldener Taschenchronograph mit Minutenrepetition, sign.* A. HUGUENIN + SON, LOCLE. *18 kt Gehäuse. Emailzifferblatt. Blaue Stahlzeiger. Lapediertes Halbplatinen-Neusilber-Werk mit Kompensationsunruh, Breguet-Spirale und Feinregulierung. Ankerhemmung. 2 Tonfedern. Ø 52 mm. Um 1900.*

DM 6500,–

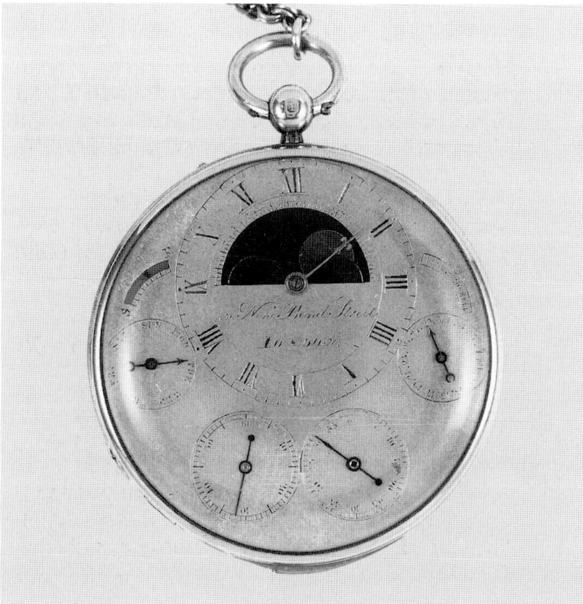

149

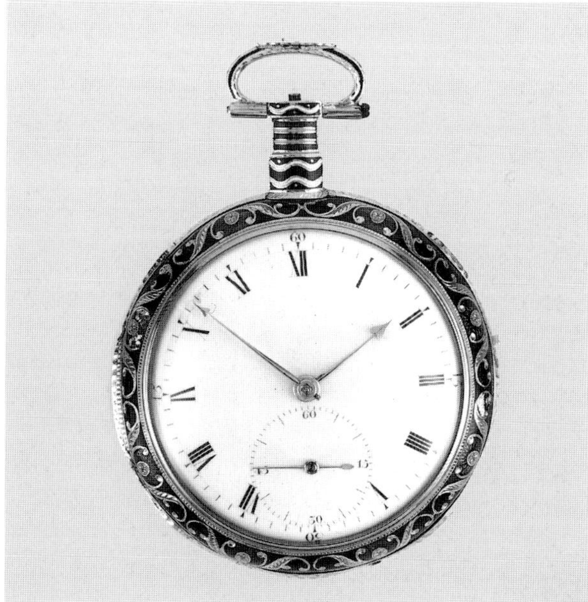

151

150

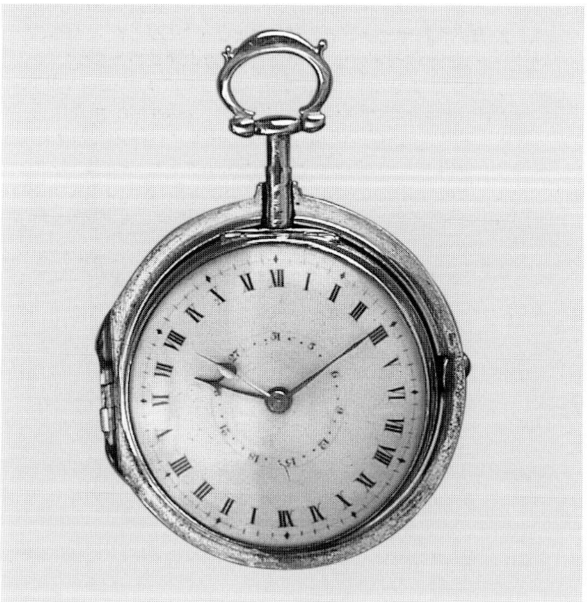

151

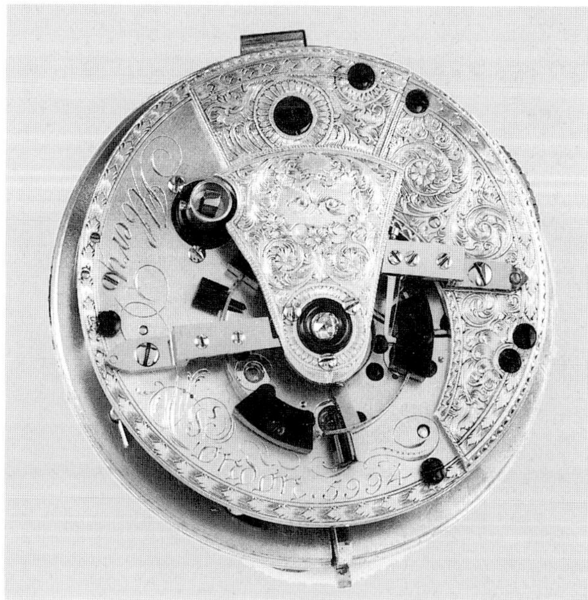

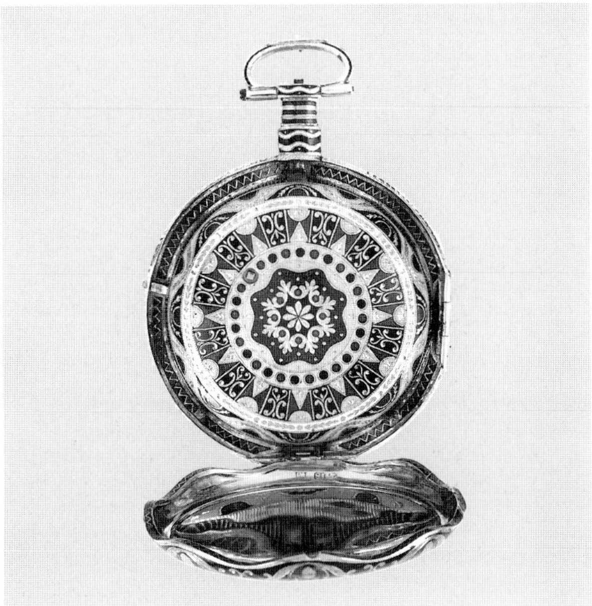

151

151

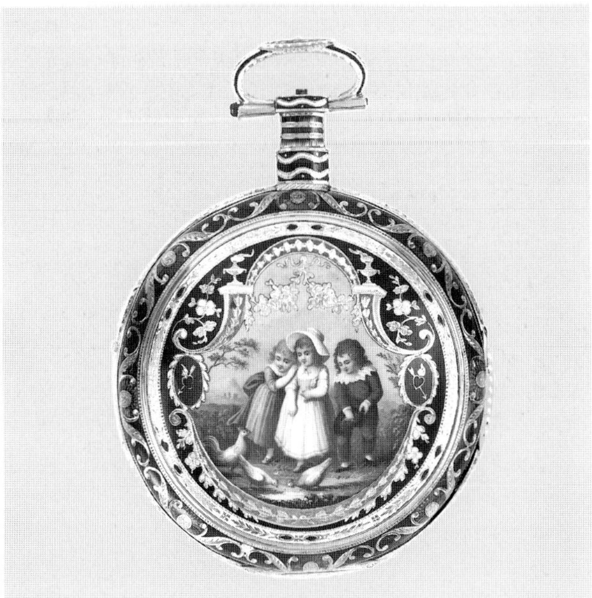

149 *Flache Goldtaschenuhr mit Kalender und Viertelrepetition, Verkäufersignatur* HUNT & ROSKELL, LONDON. *Gefertigt von Sylvain Mairet. 18-kt-Gehäuse mit Platin-Mittelteil. Mattiertes Silberzifferblatt. Stundenskala, mit Mondphase und Mondalter. Kleine Skalen für Sekunden, Monate, Tag und Datum. Halbkreisförmige Regulierskala. Gold-Stundenzeiger. Verg. Brückenwerk. Ankergang nach J. Leroux. Kompensationsunruh mit Breguet-Spirale. Anker und Ankerrad mit Rubindecksteinen. 1 Tonfeder. Ø 43 mm. Ca. 1824.*

DM 62000,–

150 *Goldene Zylinderuhr mit 24-Stunden-Indikation und Kalender, sign.* THOMAS HUNTER LIVERPOOL. *18-kt-Gehäuse. Verg. Übergehäuse. Emailzifferblatt. Gold. Birnenzeiger. Feuerverg. Werk mit engl. Zylinderhemmung. Stahlunruh. Flachspirale. Diamantdeckstein. Ø 57 mm. Ca. 1786.*

DM 1700,–

151 *Goldemail-Taschenuhr mit Chronometerhemmung nach Peto, sign.* ILBERY, LONDON. *18-kt-Goldgehäuse von Jean Morisset, London. Rückdeckel mit 2 Farben Gold Kartusche. Emailzifferblatt. Goldzeiger in Herzform. Feuerverg. Werk mit Schnecke/Kette und Gegengesperr. Chronometergangrad in Stahl. Bimetallische 3schenklige Kompensationsunruh mit sektorförmigen Gewichten und 3 Stahl-Regulierschrauben. Zylindr. Unruhfeder, gravierter Unruhkloben mit Diamantdeckstein. Saphirlager in verschraubten Chatons. Ø 63 mm. Ca. 1801.*

DM 80000,–

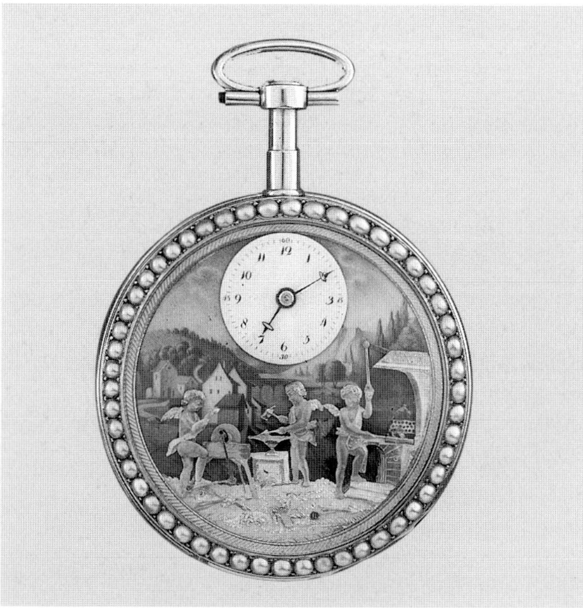

152

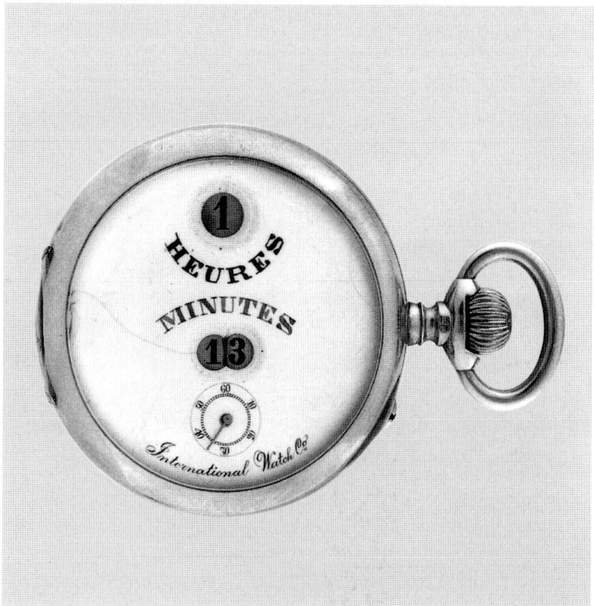

154

154

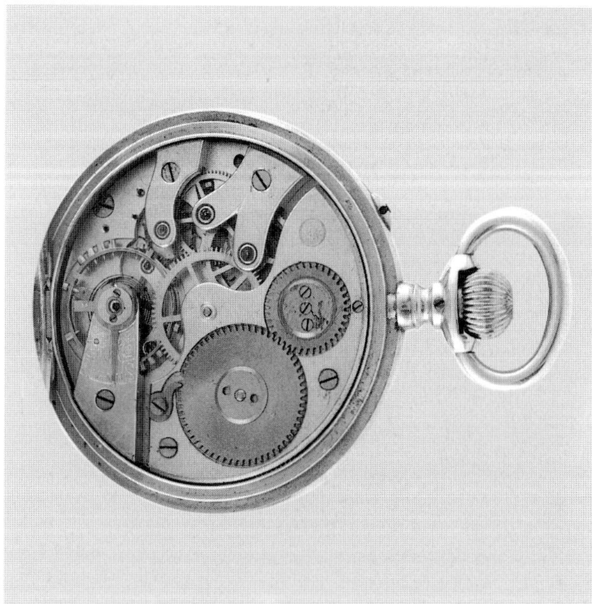

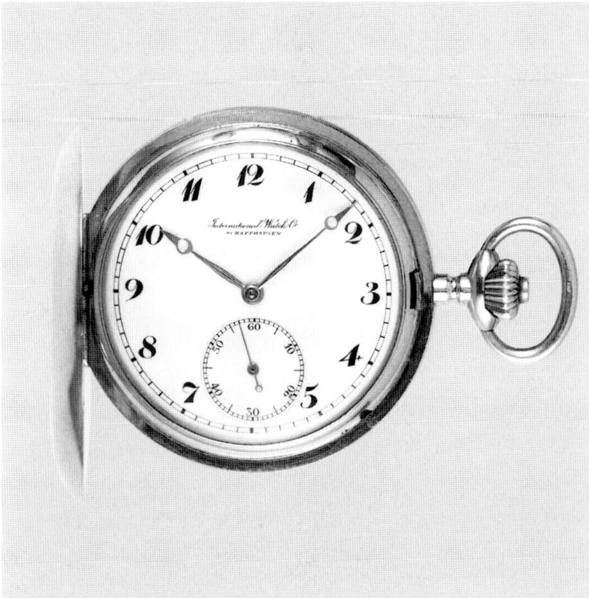

162

162

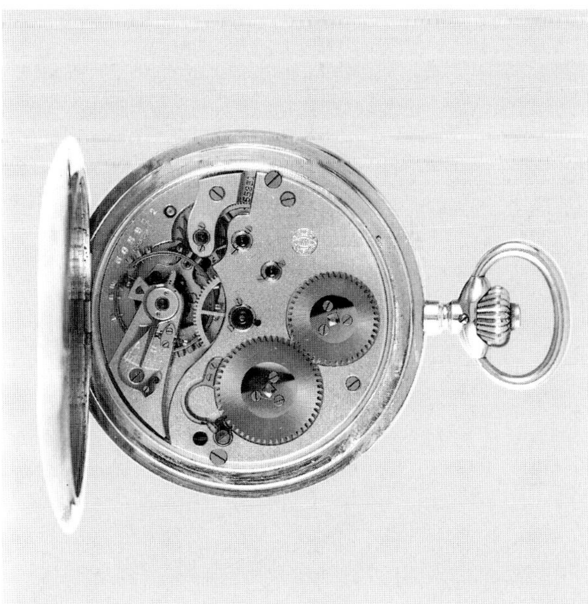

152 *Goldemail-Figurenautomat, sign.* ILBERY LONDON. *Roségold-Gehäuse. Rückseitig kobaltblaues transluzides Email auf guill. Fond. Schmiedeszene mit 3 Amoretten. Kleines Emailzifferblatt. Gebläute Stahlzeiger. Verg. Klobenwerk mit Zylinderhemmung (Messing-Zylinderrad). Zwei fliegend gelagerte Federhäuser mit Stellungen. Auslösung des Automaten durch Hebel am Gehäuserand. Ø 56 mm. Ca. 1800.*

DM 38000,–

153 *Goldemail-Taschenuhr mit Zentralsek., sign.* ILBERY LONDON NO. 6060.
S. Farbteil, S. 122

154 *Goldene Taschenuhr mit springenden Zahlen, sign.* INTERNATIONAL WATCH CO. *18-kt-Roségold-Gehäuse. Emailzifferblatt mit kl. Sek., Fenster für Stunden und Minuten. Verg. Ankerwerk –* KAL. 42 PALLWEBER III *– mit Kompensationsunruh. Ø 49 mm. 1888.*

DM 3200,–

155–161 INTERNATIONAL WATCH CO.
S. Farbteil, S. 124/125.

162 *Goldsavonnette, sign.* INTERNATIONAL WATCH CO. SCHAFFHAUSEN. *14-kt-Gehäuse. Emailzifferblatt. Goldzeiger. Verg. 2/3-Platinen-Präzisionsankerwerk mit Kompensationsunruh. Breguet Spirale. Feinregulierung. Ø 52 mm. Ca. 1925.*

DM 3300,–

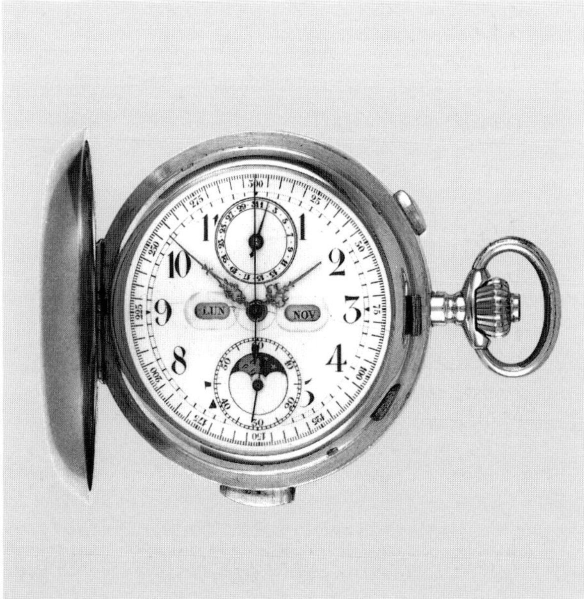

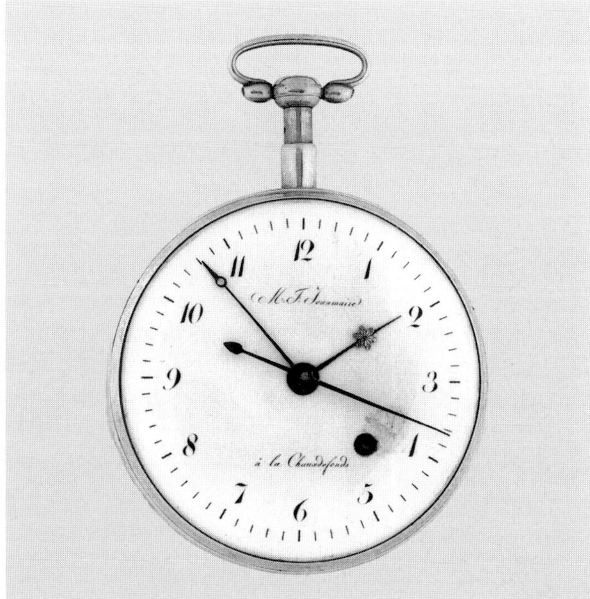

163

165

164

165

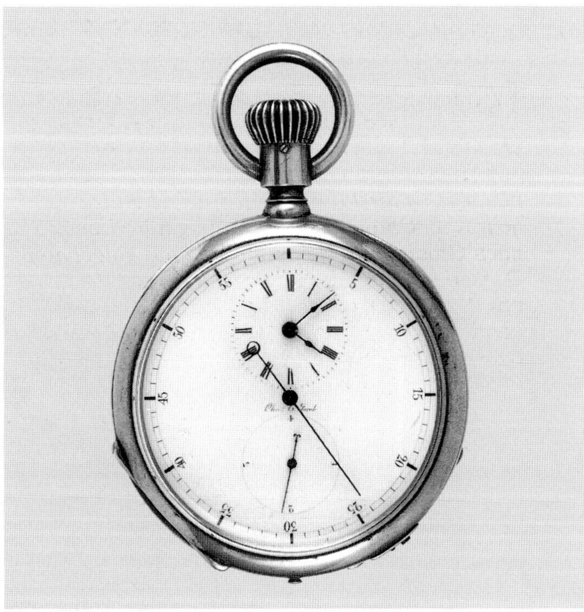

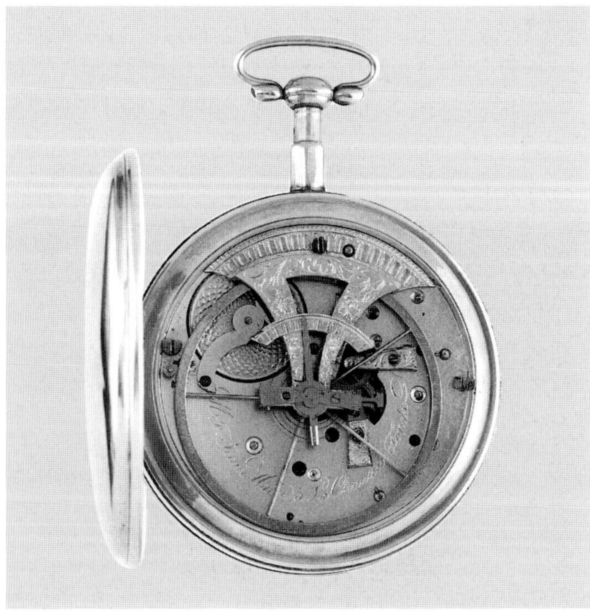

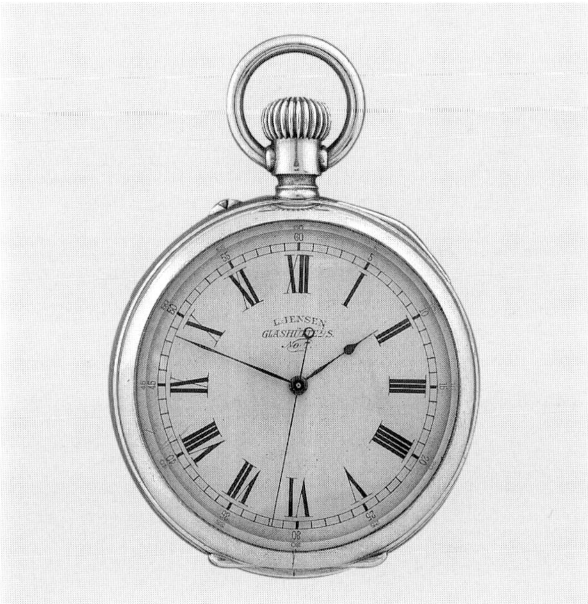

166

166

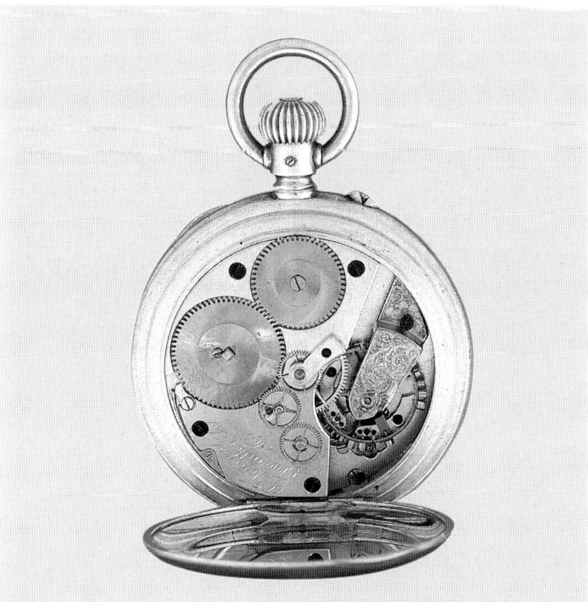

163 *Goldsavonnette mit Minutenrepetition, Kalender und Chronograph, sign.* INVICTA. *18-kt-Gehäuse. Emailzifferblatt. Verg. Schweizer Ankerwerk unter Glas. 2 Tonfedern. Seitl. Repetitionsdrücker. Ø 55 mm. Um 1910.*

DM 8000,–

164 *Silberne Taschenuhr mit freier Ankerhemmung, Zentralsekunde, springender Viertelsekunde (Seconde Foudroyante) und Stoppvorrichtung, sign.* CHS. E. JACOT CHAUX-DE-FOND. *Silbergehäuse. Emailzifferblatt. Verg. 2/3-Platinenwerk. Kleines ungeschenkeltes Stahl-Hemmungsrad mit 2 Kurvenform-»Zähnen«. Stahl-Gleichgewichtsanker mit 2 Stiften. Ø 55 mm. Ca. 1874.*

DM 7500,–

165 *Goldene Taschenuhr mit Pouzait-Hemmung, springender Zentralsekunde und Viertelrepetition, sign.* M. T. JEANMAIRE À LA CHAUX-DE-FONDS. *18-kt-Rotgold-Gehäuse. Emailzifferblatt. Stahlzeiger. Feuerverg. Werk mit Schnecke/Kette. Große 5schenklige Unruh. Skelettierter Unruhkloben. 2 Tonfedern. Ø 54 mm. Ca. 1800.*

DM 7500,–

166 *Silbernes Taschenchronometer mit Zentralsekunde, sign.* L. JENSEN GLASHÜTTE I/S. NO. 7. *Silbergehäuse mit Goldscharnieren. Silberzifferblatt. Gebläute Zeiger. Verg. 2/3-Platinenwerk. Indirekte Sek. mit Halbsekunden-Schritten. Chronometerhemmung mit Wippe nach Grossmann, Hemmungsrad mit goldchaton. Deckstein. Große bimetallische Kompensationsunruh mit Goldschrauben. Freischwingende gebläute zylindrische Unruhfeder mit Endkurven. Grav. Unruhkloben mit Diamantdeckstein. Ø 62 mm. 1910.*

DM 32000,–

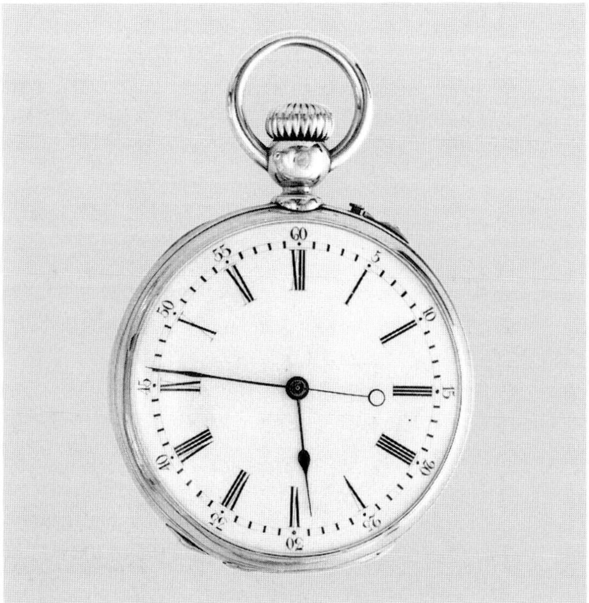

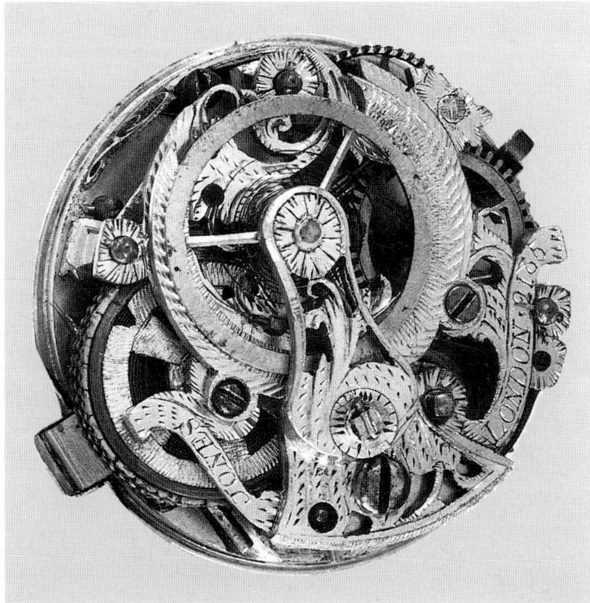

167

168

167

169

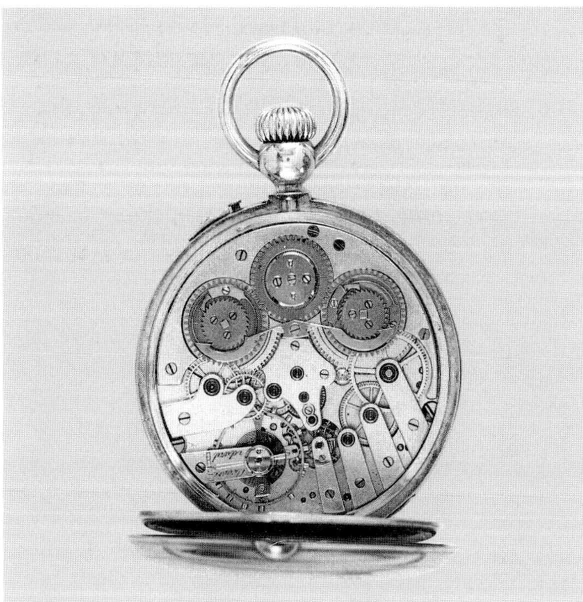

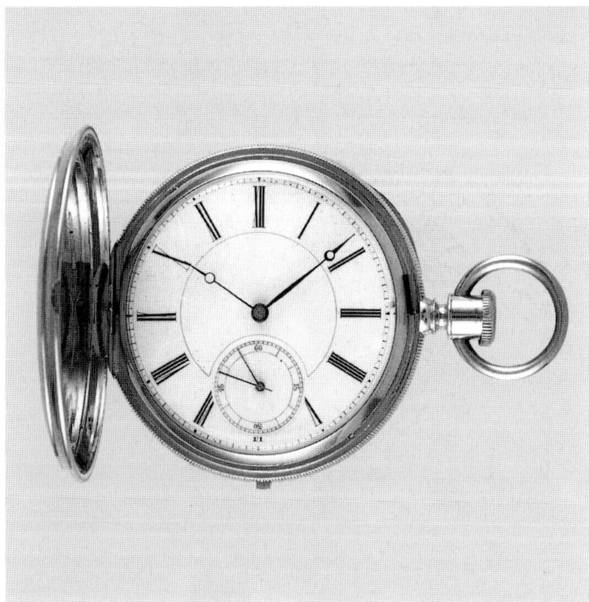

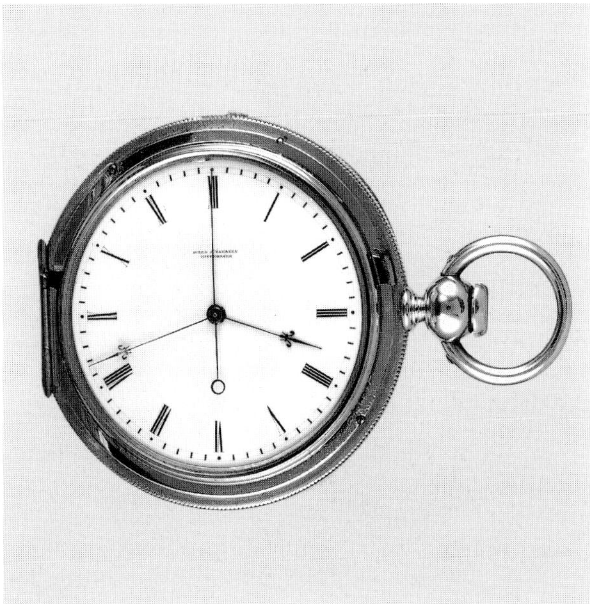

170

170

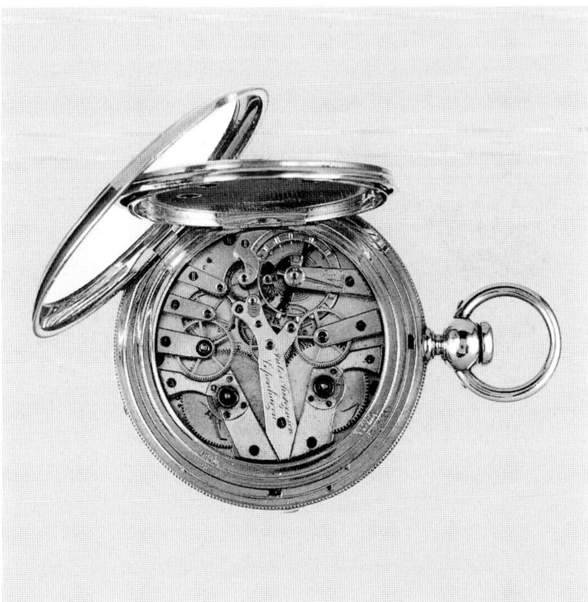

167 *Goldtaschenuhr mit springender, unabhängiger Zentralsekunde, sign.* JEQUIER & REYMOND NEUCHÂTEL. *18-kt-Gehäuse. Emailzifferblatt. Blaue Stahlzeiger. Verg. Schweizer Ankerwerk mit zweiseitigem Aufzug. Kompensationsunruh. Breguet-Spirale. 33 Rubine. Ø 40 mm. Um 1870.*

DM 2600,-

168 *Skelettierte Spindeluhr, sign.* JONES, LONDON. *Graviertes Pinchbeck-Gehäuse. Emailzifferblatt. Poker- und Beetle-Zeiger. Verg., skelettiertes und graviertes Werk mit Schnecke/Kette. Ø 47 mm. Um 1790.*

DM 2800,-

169 *Goldsavonnette mit anhaltbarer kl. Sekunde, sign.* JULES JÜRGENSEN, COPENHAGEN. *Späteres 18-kt-Gehäuse. Emailzifferblatt, kl. Sekunde kombiniert mit stoppbarer Sekunde. Brückenwerk. Kompensationsunruh. Gleichgewichtsanker u. Ankerrad 4fach gelagert, langer Rückerzeiger mit Skala auf der Minutenradbrücke, Schlüsselaufzug. Ø 55 mm. 1865.*

DM 8500,-

170 *Goldene Taschenuhr in Savonnettegehäuse mit springender Sekunde, sign.* JULES JÜRGENSEN, COPENHAGEN, *5258. 18-kt-Gehäuse mit 4 Deckeln. Emailzifferblatt mit römischen Zahlen, Stahlzeiger, vergoldetes Werk mit 2 Federhäusern. Schlüsselaufzug, Anker und Ankerrad mit Decksteinen. Goldchatons, Kompensationsunruh. Breguet-Spirale. Ø 57 mm. Ca. 1858.*

DM 9500,-

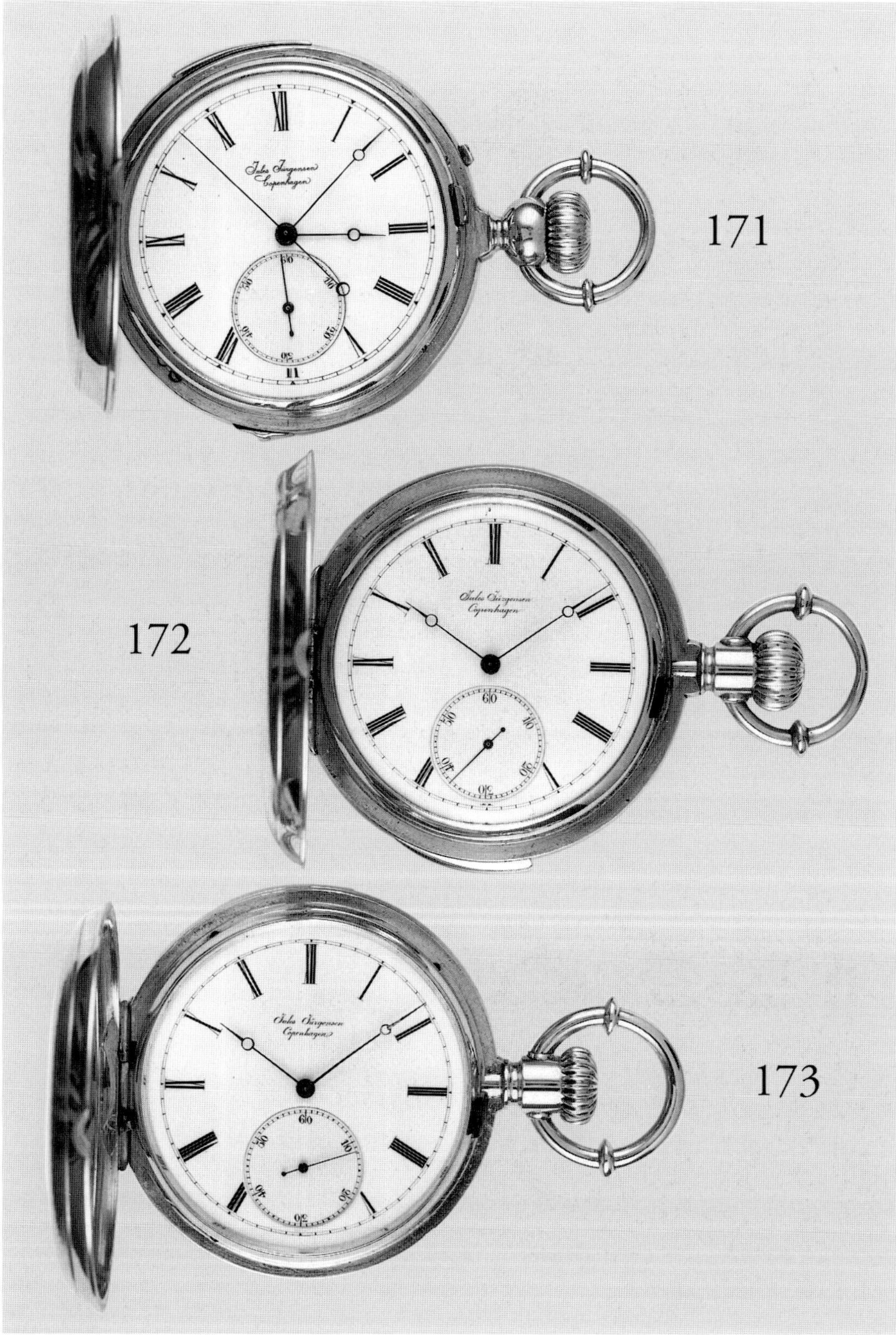

171 *Goldsavonnette mit unabhängiger, springender und anhaltbarer Zentralsekunde und Viertelrepetition, sign.* JULES JÜRGENSEN, COPENHAGEN. *18-kt-Gehäuse. Emailzifferblatt. Violette Stahlzeiger. Vernickeltes Werk unter Glas. Zweites Federhaus. Doppelaufzug. Gleichgewichtsanker und Ankerrad zwischen Decksteinen gelagert. 10 Goldräder, 41 Rubine. 2 Tonfedern. Ø 53 mm. Ca. 1875.*

DM 26 000,–

172 *Goldsavonnette, sign.* JULES JÜRGENSEN, COPENHAGEN. *18-kt-Gehäuse. Emailzifferblatt. Violette Stahlzeiger. Präzisions-Brückenwerk. Gleichgewichtsanker und Ankerrad zwischen Decksteinen gelagert. Breguet-Spirale. Ø 45 mm. Ca. 1876.*

DM 6500,–

173 *Goldsavonnette mit 5-Minutenrepetition, sign.* Jules Jürgensen, Copenhagen. *18-kt-Gehäuse. Emailzifferblatt. Blaue Stahlzeiger. Neusilberwerk unter Glas. Gleichgewichtsanker und Ankerrad zwischen Decksteinen gelagert. Kompensationsunruh mit Goldschrauben. Breguet-Spirale. 31 Rubine. 2 Tonfedern. Zeigerstellung: durch Neigen des Bügels zum Zifferblatt mittels Krone möglich; Original-Holz-Etui mit Zertifikat. Ø 53 mm. Ca. 1880.*

o—o— *DM 13000,–*

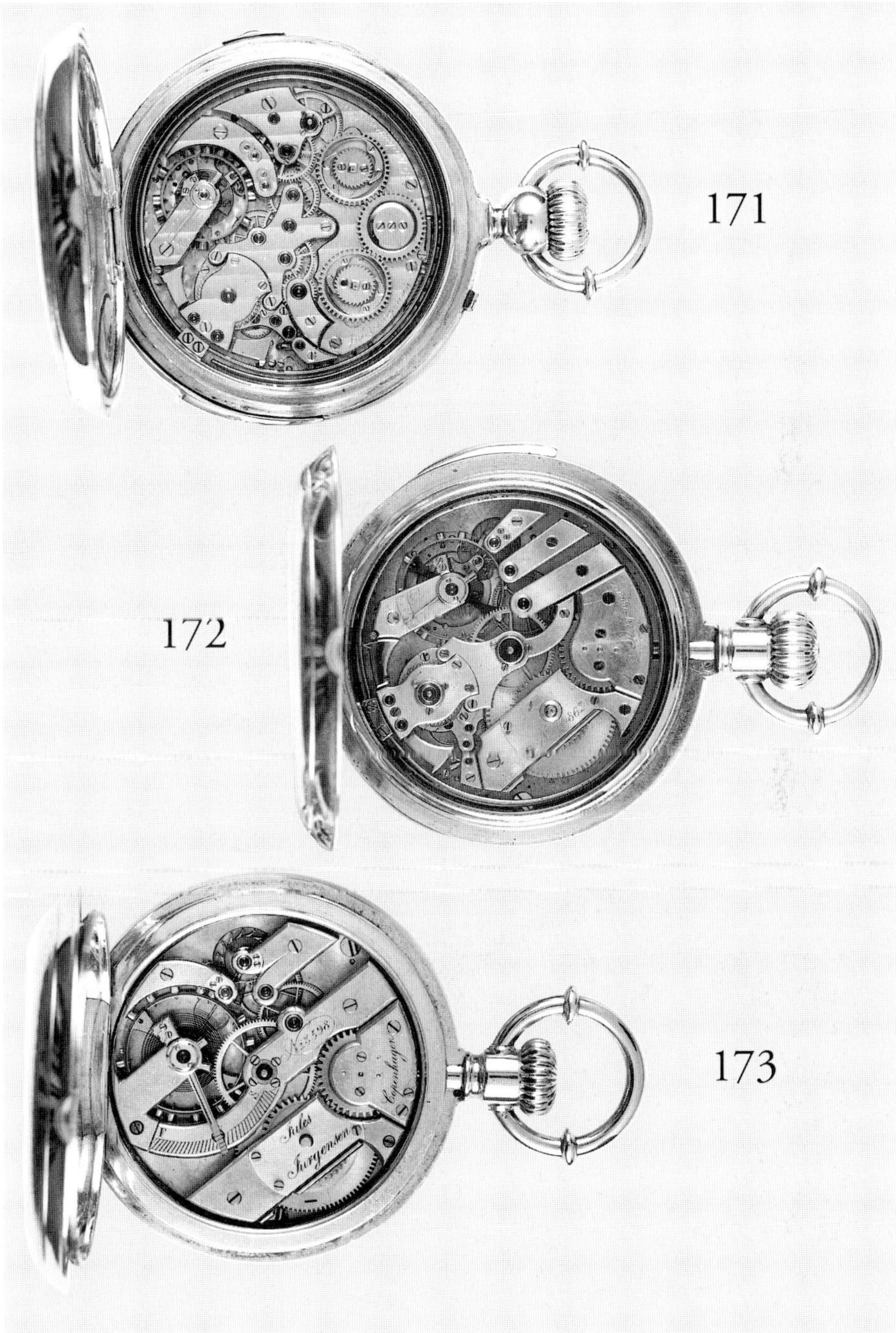

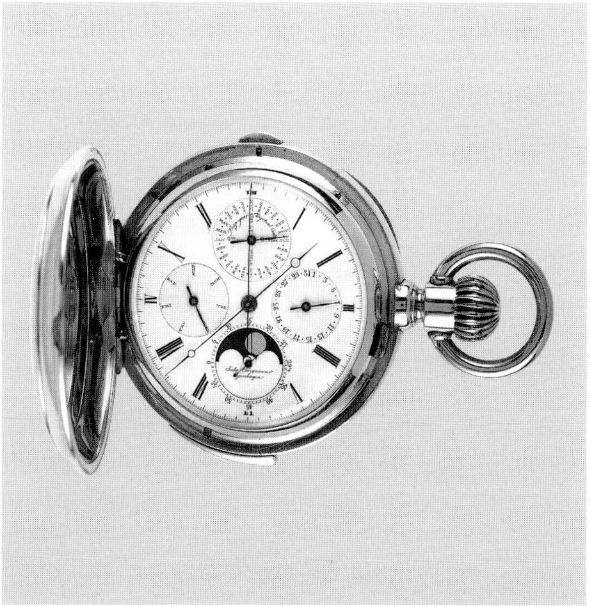

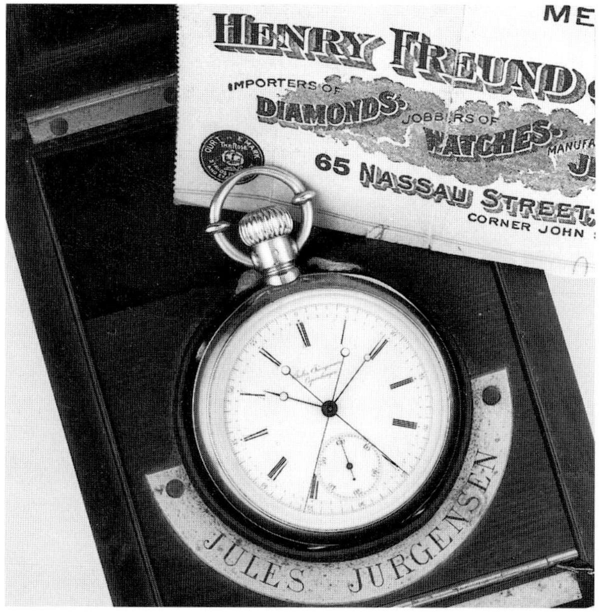

174

175

174

175

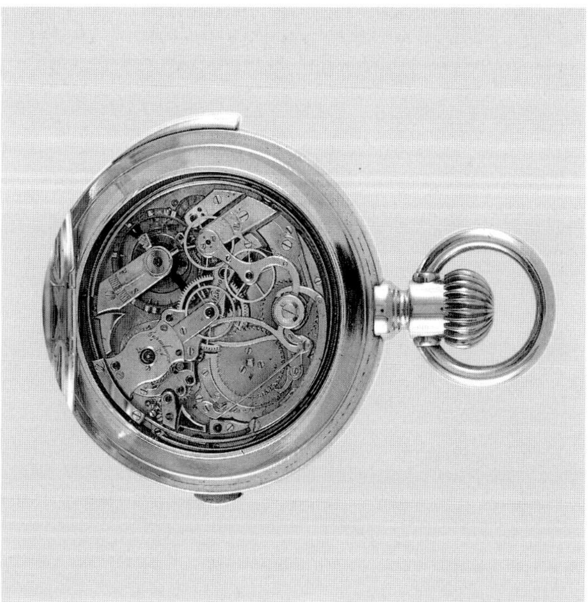

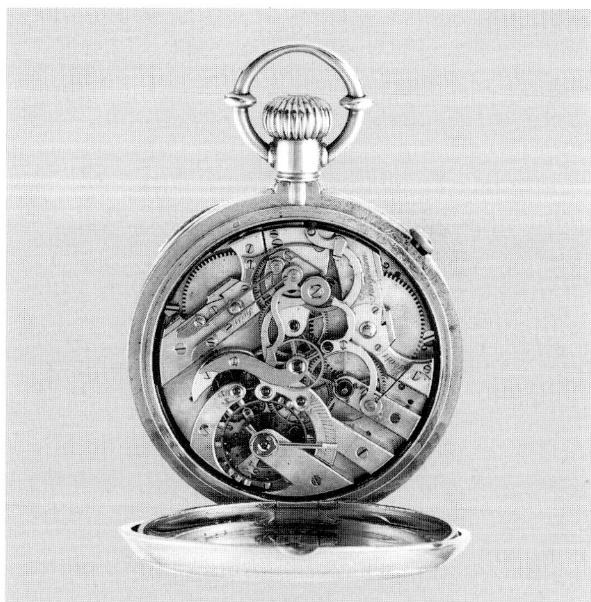

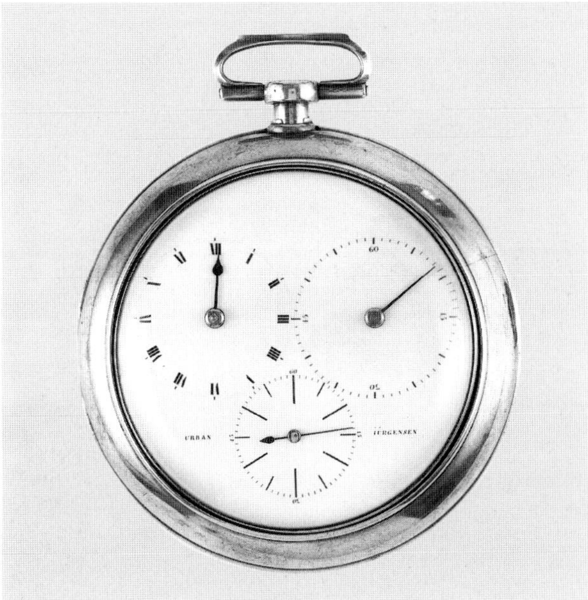

176

176

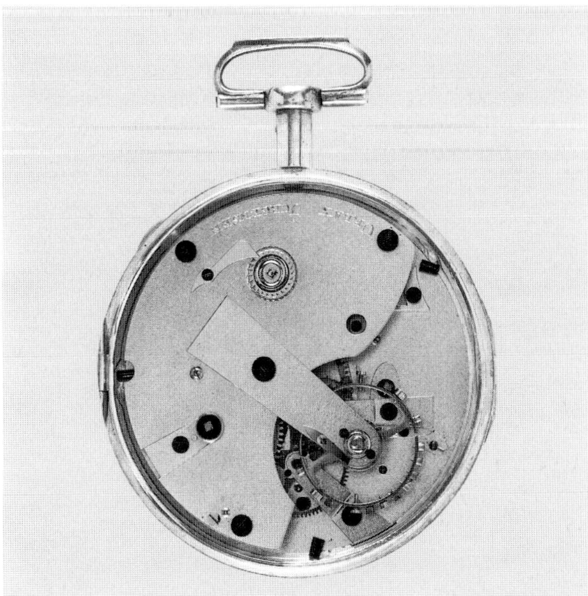

174 *Goldsavonnette mit ewigem Kalender, Minutenrepetition und Chronograph, sign.* Jules Jürgensen, Copenhagen. *18-kt-Gehäuse. Emailzifferblatt. Stahlzeiger. Neusilberwerk. Kompensationsunruh mit Goldschrauben. Breguet-Spirale. Regulierzeiger. Anker und Ankerrad zwischen Decksteinen gelagert. Polierte Chronographenhebel. 2 Tonfedern. Ø 58 mm. 1874.*

DM 58 000,–

175 *Goldsavonnette mit Chronograph, sign.* Jules Jürgensen, Copenhagen. *18-kt-Gehäuse. Emailzifferblatt. Violette Zeiger. Neusilber-Brückenwerk. Langer Anker und Ankerrad 4fach gelagert. Kompensationsunruh mit Goldschrauben. Ø 54 mm. 1880.*

DM 15 500,–

176 *Silberne Deckuhr, sign.* Urban Jürgensen, Kopenhagen. *Doppeltes Silbergehäuse. Mahagoni-Marine-Chronometergehäuse mit kardanischer Aufhängung. Emailzifferblatt mit exzentrischem Stundenring bei der »9«, Minutenring bei der »3«, Sekunde bei der »6«. Stahlzeiger. Verg. $^{2}/_{3}$-Platinenwerk mit separater Unruhbrücke. Antrieb mit Schnecke/Kette mit Gegengesperr. 2armige bimetallische Kompensationsunruh mit Diamantdeckstein. Zylindrische goldene Unruhfeder mit Endkurven. Ca. 1815.*

DM 75 000,–

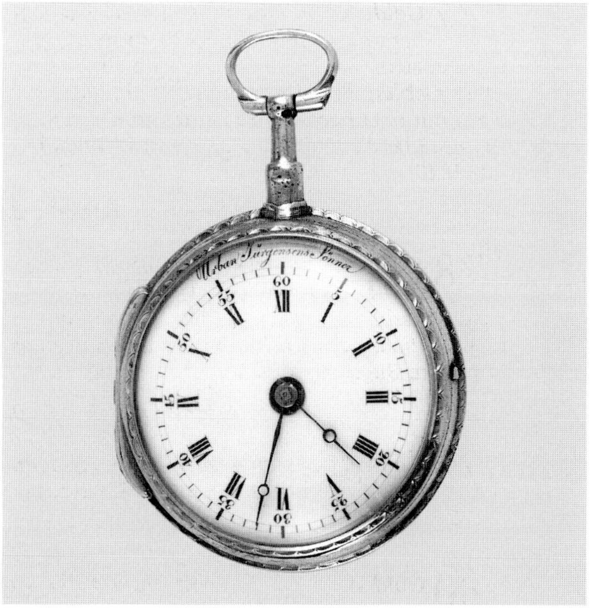

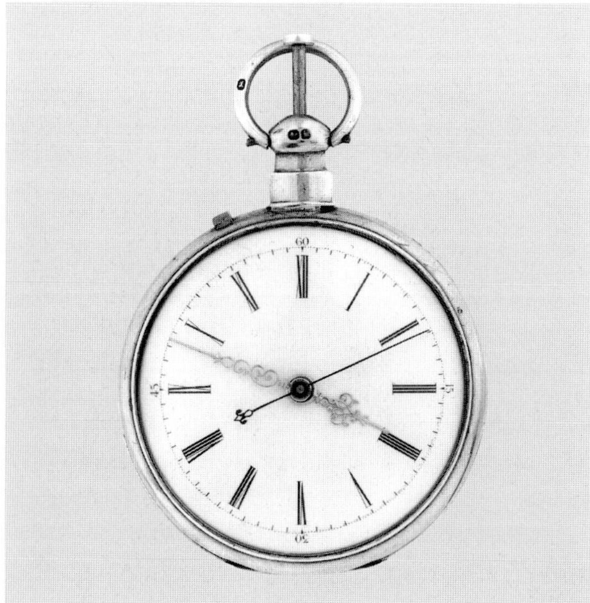

177

178

177

178

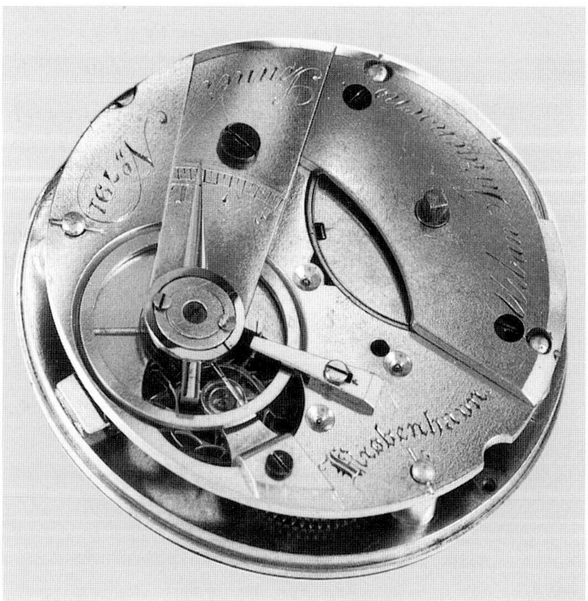

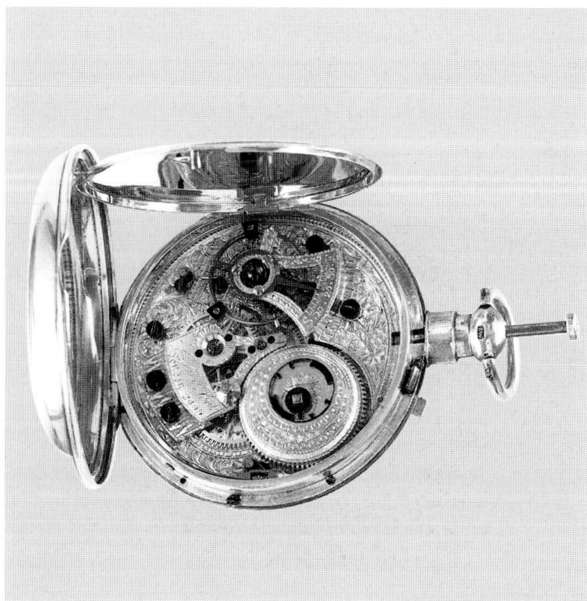

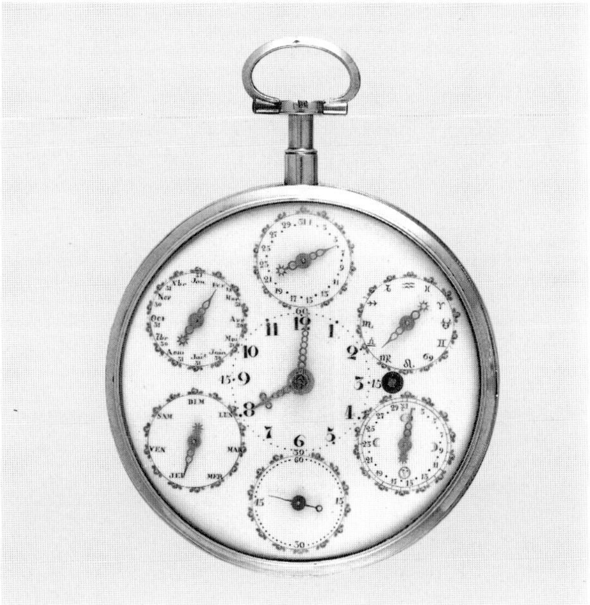

180

182

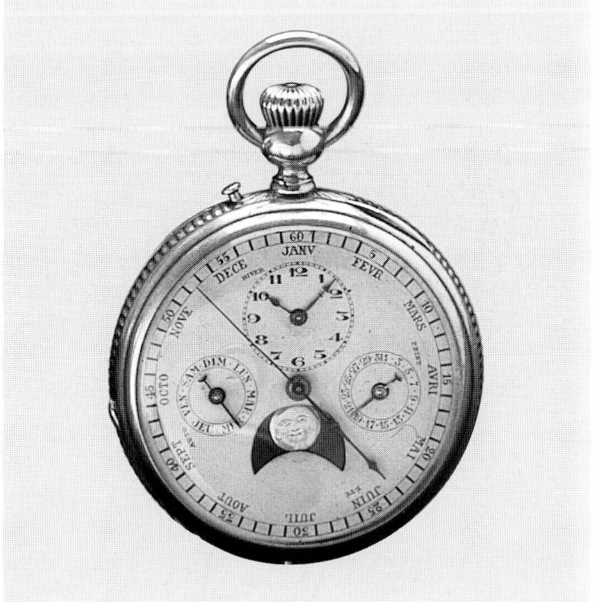

177 *Goldtaschenuhr mit Doppelrad-Duplexhemmung, sign.* Urban Jürgensen Sönner, Kiobenhavn. *18-kt-Gehäuse. Emailzifferblatt. Gebläute Stahlzeiger. Verg. Vollplatinenwerk mit obenliegender Messingunruh. Hemmungsräder aus Stahl und Messing. Ø 48 mm. Ca. 1820.*

DM 10000,–

178 *Silbertaschenuhr mit Pumpaufzug und Zentralsekunde, sign.* L. Just, London. *Emailzifferblatt. Verg. Werk. Duplexhemmung. Das Aufziehen erfolgt durch Herausziehen eines Stiftes im Bügelknopf. Ø 56 mm. Um 1825.*

DM 8800,–

179 *Goldene doppelseitige »Quatre-Couleur«-Gold-*Kalender*-Taschenuhr.* *S. Farbteil, S. 125*

180 *Goldene Spindel-*Kalenderuhr *mit astronomischen Indikationen. 18-kt-Gehäuse. Emailzifferblatt. Stundenskala umrahmt von Skalen für Datum, Wochentag, Monat, Mondalter, Tierkreiszeichen und kleine Sekunde. Goldzeiger. Feuerverg. Werk mit Schnecke/Kette. Ovale Spindelbrücke. Frankreich. Ø 60 mm. Um 1790.*

DM 8500,–

181 *Goldene Taschenuhr mit* Kalender *und Anzeige des Sonnenauf- und -untergangs.* *S. Farbteil, S. 126*

182 *Silberne Taschenuhr mit 2 Federhäusern und springender Sekunde,* Kalender *und Mondphase. Silbergehäuse. Matt versilb. Zifferblatt. Neusilber-Brückenwerk unter Glas. Ankerhemmung. Schraubenunruh mit Breguet-Spirale. Rubin-Deckstein. Ø 64 mm. Ca. 1890.*

DM 4200,–

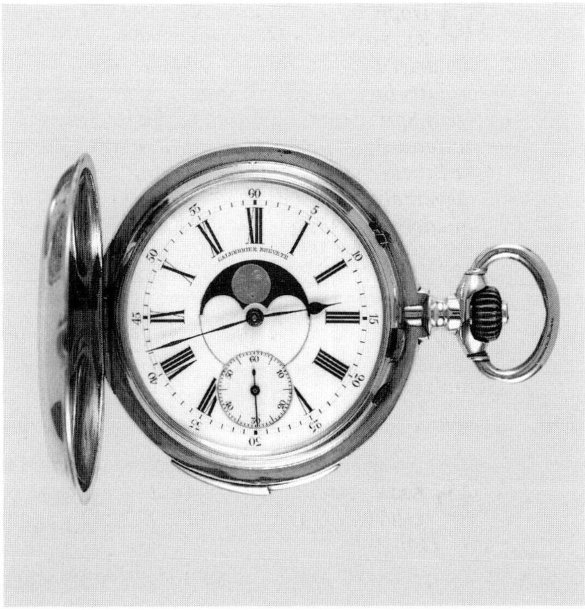

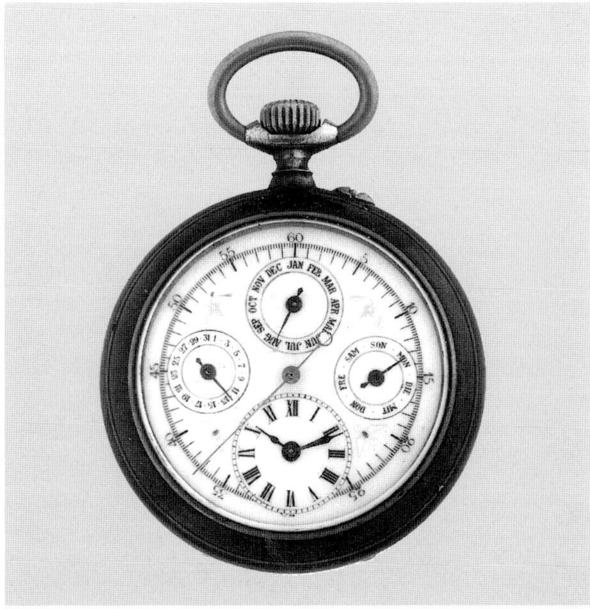

183

184

183

185

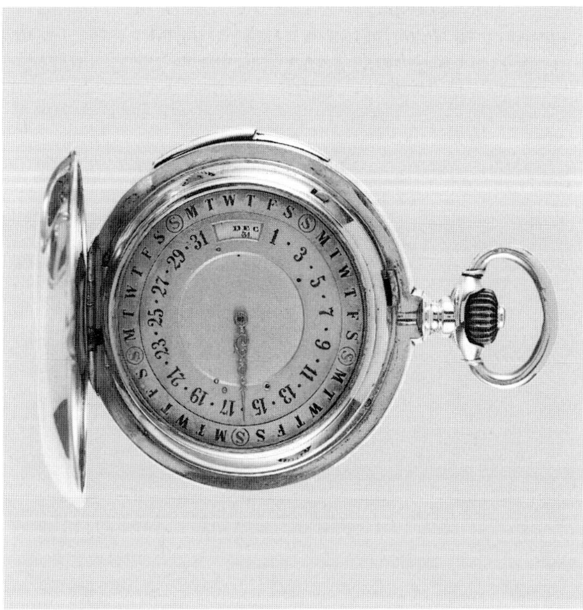

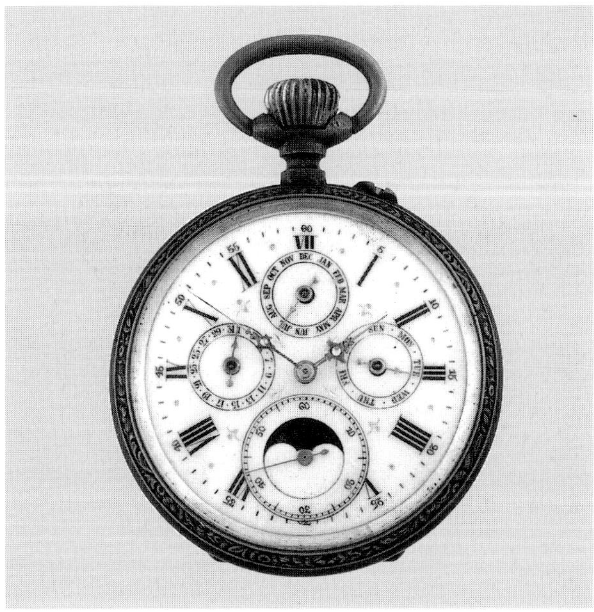

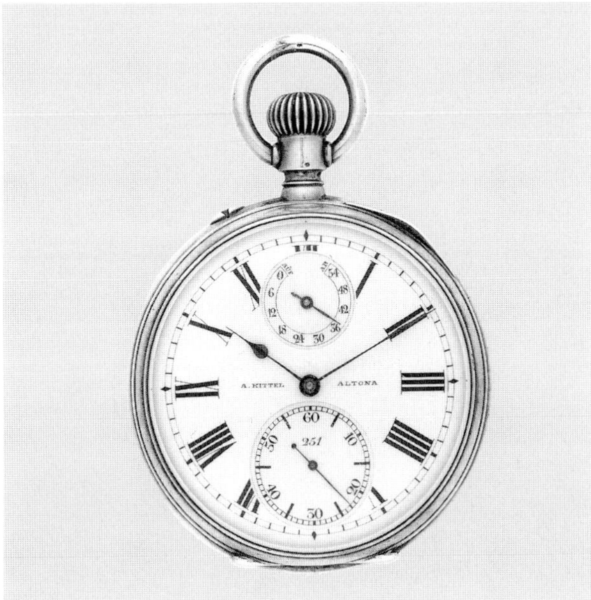

186

186

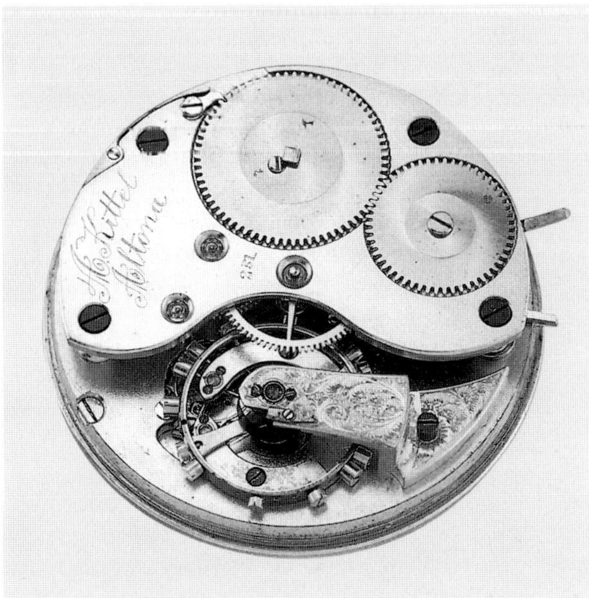

183 *Doppelseitige Goldsavonnette mit* KALENDER *und Viertelrepetition, sign. »Calendrier Breveté«. 18-kt-Gehäuse. Emailzifferblatt. Blaue Birnenform-Zeiger. Unter rückseitigem Sprungdeckel Skalen für Tag und Datum mit Fenster für Monat. Schweizer Neusilber-Brückenwerk mit Ankerhemmung und schrägverzahntem Aufzug. Gleichgewichtsanker. 2 Tonfedern. Ø 51 mm. Ca. 1890.*

DM 6500,–

184 KALENDERUHR *in brüniertem Stahlgehäuse. Email-Regulatorblatt mit zentraler Sekunde. Ankerhemmung. Um 1910.*

DM 500,–

185 KALENDERUHR *mit brüniertem Stahlgehäuse. Emailzifferblatt. Ankerhemmung. Um 1910.*

DM 300,–

186 *Silbernes Taschenchronometer, sign.* A. KITTEL, ALTONA. *Silbergehäuse. Emailzifferblatt. Gebläute Zeiger. $^{2}/_{3}$-Platine, verg. Hemmungsrad und Wippe nach Louis Berthoud, 4fach gelagert. Kompensationsunruh mit Goldschrauben. Freischwingende zylindrische Unruhfeder mit Endkurven. Gravierter Unruhkloben mit Diamantdeckstein. Ø 59 mm. Um 1900.*

DM 18000,–

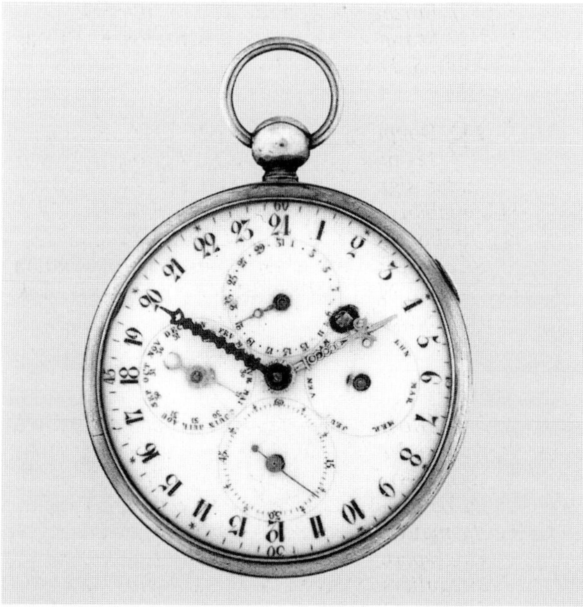

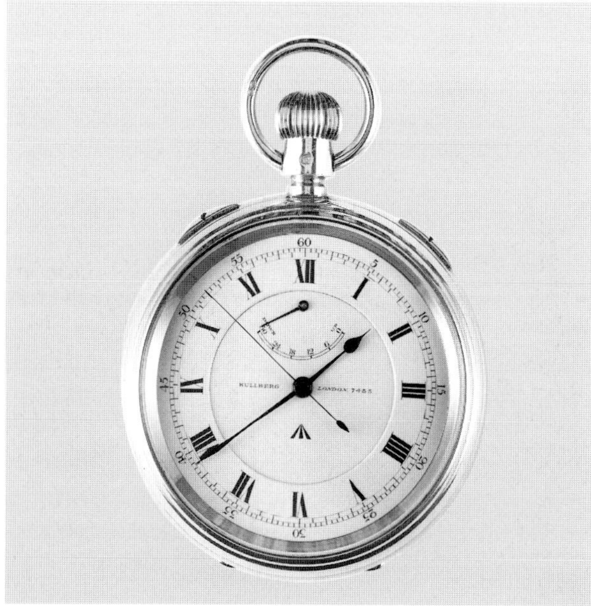

188

189

188

189

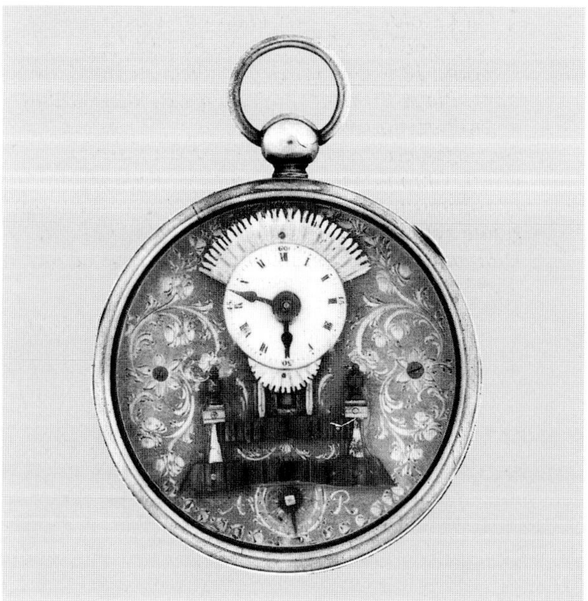

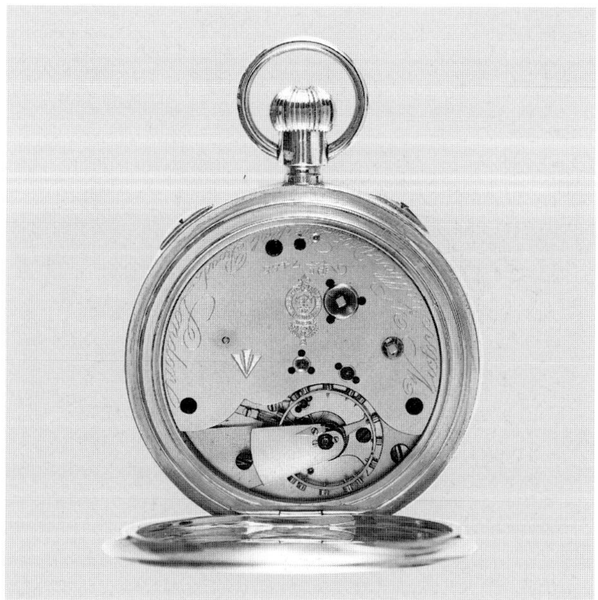

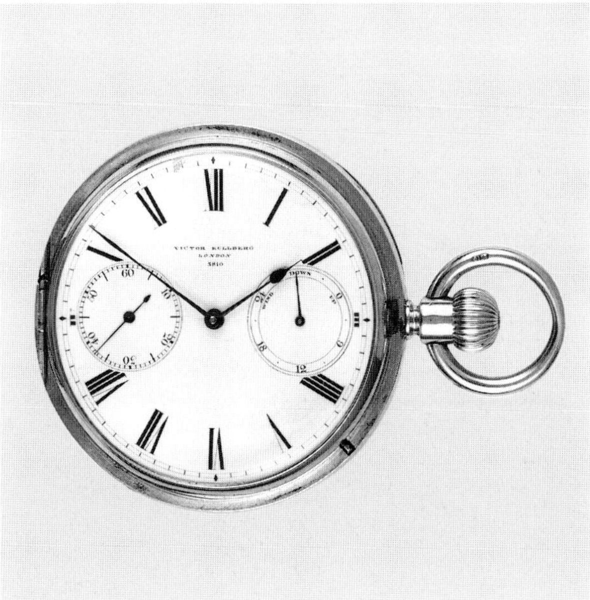

190

190

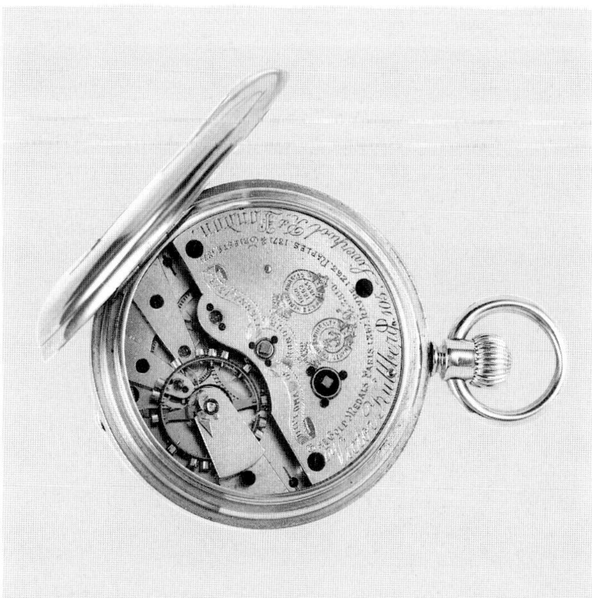

187 *Einzeigrige Spindel-Taschenuhr mit Stunden-Selbstschlag, sign.* JOSEPH KNIBB, LONDON. *S. Farbteil, S. 126*

188 *Doppelseitige Spindel-Taschenuhr mit 12- und 24-Stunden-Indikation und Kalender, sign.* JOHANN GEORG KRES, AUGSBURG. *Silbergehäuse floral grav. Silberne Frontscheibe mit kl. bombierten Emailzifferblatt. Rückseitig Emailzifferblatt mit 24-Stunden-Ring und Skalen für Datum, Monat, Tag und Sek. Feuerverg. Werk mit Schnecke/Kette. Um 1790.*

DM 8500,–

189 *Silbernes Taschenchronometer mit Auf- und-Ab-Werk, sign.* VICTOR KULLBERG, LONDON, NO. 7455. *Silbergehäuse. Emailzifferblatt. Zentralsekunde. Blaue Stahlzeiger. Verg. 3/4-Platinenwerk mit Schnecke/Kette und Gegengesperr. Große Kompensationsunruh mit Goldregulierschrauben und freischwingender zylindrischer Unruhfeder. Diamantdeckstein. Chronometerhemmung mit Feder. Ø 60 mm. Um 1870.*

DM 20000,–

190 *Goldenes Taschenchronometer mit Auf- und-Ab-Werk, sign.* VICTOR KULLBERG, LONDON. *18-kt-Savonnettegehäuse. Emailzifferblatt. Blaue Birnenform-Stahlzeiger. Verg. 2/3-Platinen-Präzisionswerk mit Schnecke/Kette und Gegengesperr. Goldene Räder, in Rubinen gelagert. Chronometerhemmung mit Feder. Kompensationsunruh mit Goldschrauben. Freischwingende zylindrische Unruhfeder mit Endkurven. Diamantdeckstein. Aufzug mittels Krone oder Schlüssel. Ø 54 mm. 1877.*

DM 18000,–

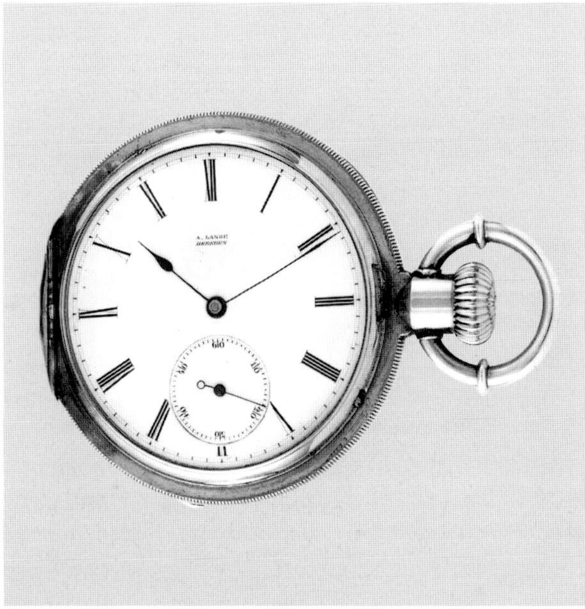

191

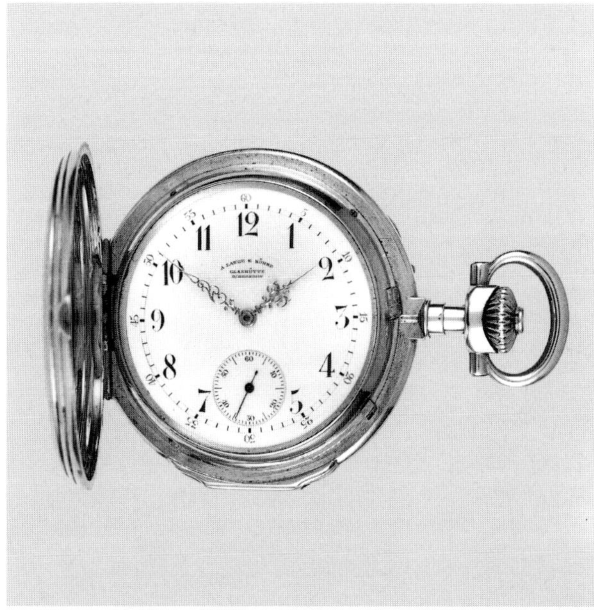

195

193

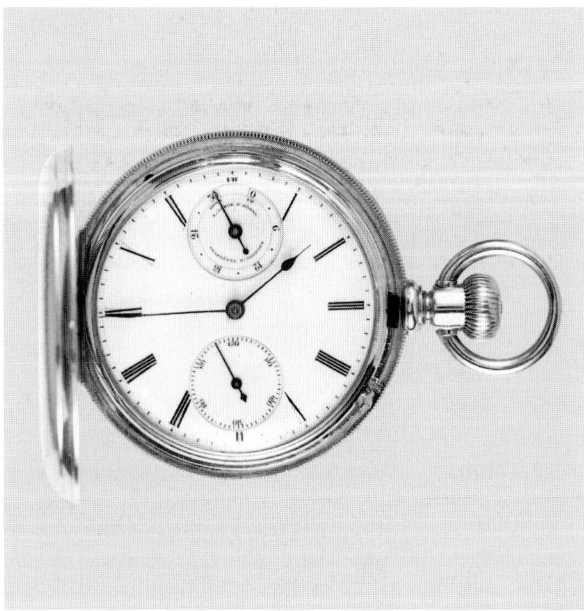

195

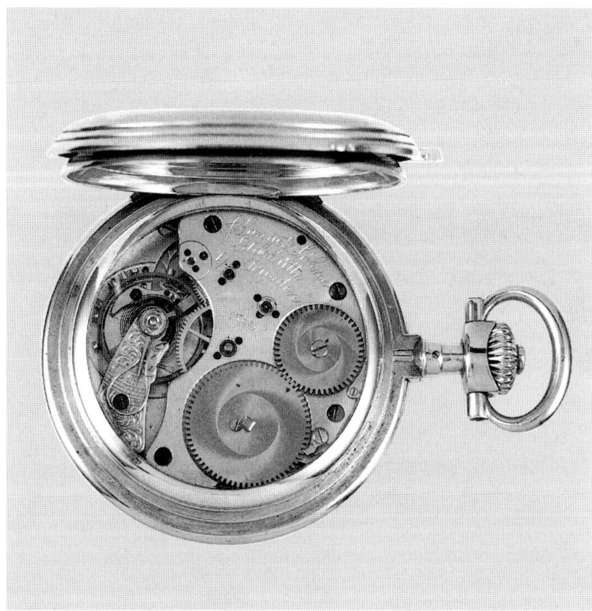

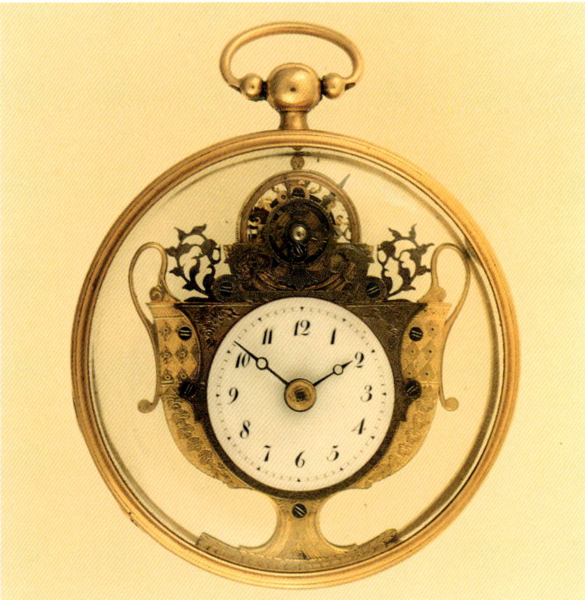

5

5

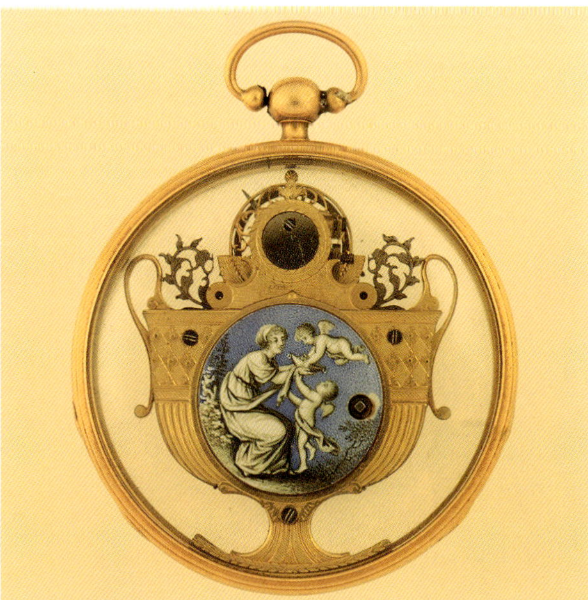

191 *Goldsavonnette, sign.* A. LANGE, DRESDEN. *Guill. 18-kt-Gehäuse. Saturnring-Goldbügel. Emailzifferblatt. Gebläute Birnenformzeiger. Verg. 3/4-Platinenwerk. Goldanker und -ankerrad 4fach gelagert. Kompensationsunruh mit Goldschrauben. Breguet-Spirale. Diamantdeckstein. Ø 53 mm. 1875.*

DM 8000,–

192 *Goldsavonnette mit Minutenrepetition. Datum- und Wochentaganzeige, sign.* A. LANGE & SÖHNE, GLASHÜTTE B/DRESDEN, 13398. *S. Farbteil, S. 126*

193 *Goldsavonnette mit Auf-und-Ab-Werk, sign.* A. LANGE + SÖHNE, GLASHÜTTE BEI DRESDEN. *18-kt-Gehäuse. Emailzifferblatt. Skala für Gangreserve (30 Stunden) bei der »12«, blaue Birnenform-Stahlzeiger. Lapediertes Neusilber-Präzisionswerk mit Goldchatons und Goldanker. Kompensationsunruh mit Goldschrauben. Breguet-Spirale. Diamantdeckstein. Ø 52 mm. 1879.*

DM 24 000,–

194 *Goldenes Perlen-Anhängeührchen mit Brosche, sign.* A. LANGE + SÖHNE, GLASHÜTTE B. DRESDEN. *S. Farbteil, S. 127*

195 *Goldsavonnette, sign.* A. LANGE & SÖHNE, GLASHÜTTE B. DRESDEN. *18-kt-Gehäuse. Emailzifferblatt. Louis-XV-Goldzeiger. Verg. 3/4-Platinen-IA-Werk unter Glas. Goldchatons. Goldanker und -ankerrad. Große Kompensationsunruh mit Goldschrauben. Breguet-Spirale. Schwanenhals-Feinregulierung und Diamantdeckstein. Ø 58 mm. Um 1890.*

DM 13 000,–

5 *Goldene skelettierte Spindel-Taschenuhr mit seltenem Werkdesign in Form einer Amphore,* ANONYM. *Rückseitig Emailmedaillon – Mädchen mit Putten – in feiner Grisaille-Malerei auf lavendelblauem Fond, bombierte Gläser. Emailzifferblatt. Ziseliertes und graviertes Werk mit Schnecke/Kette. Ø 52 mm. 1810.*

DM 16 000,–

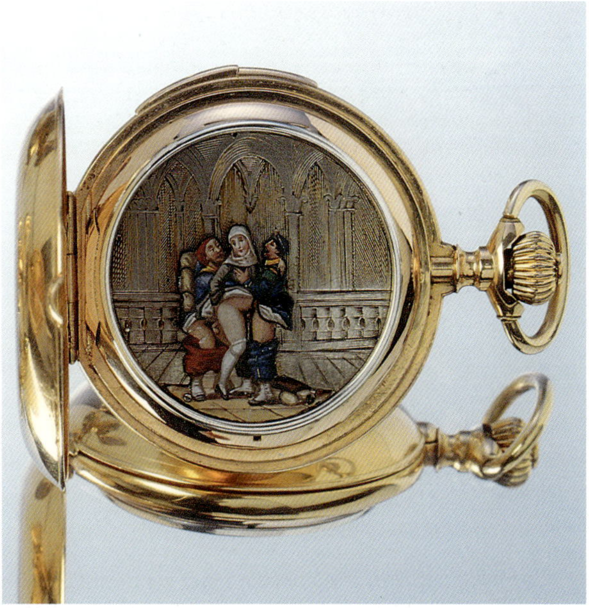

11

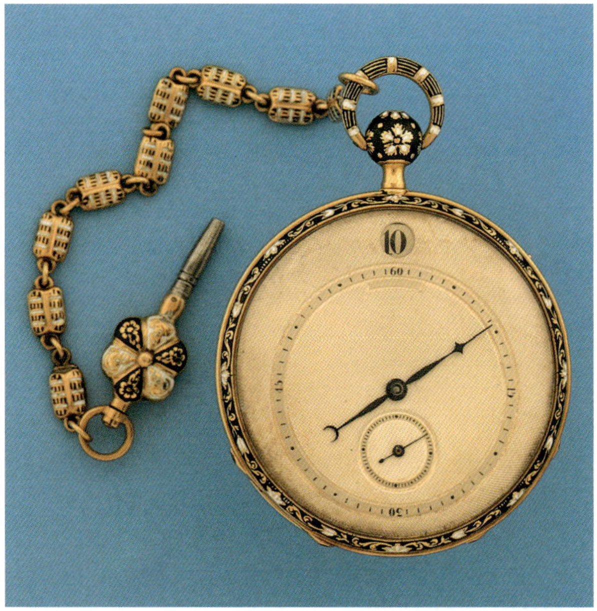

27

36

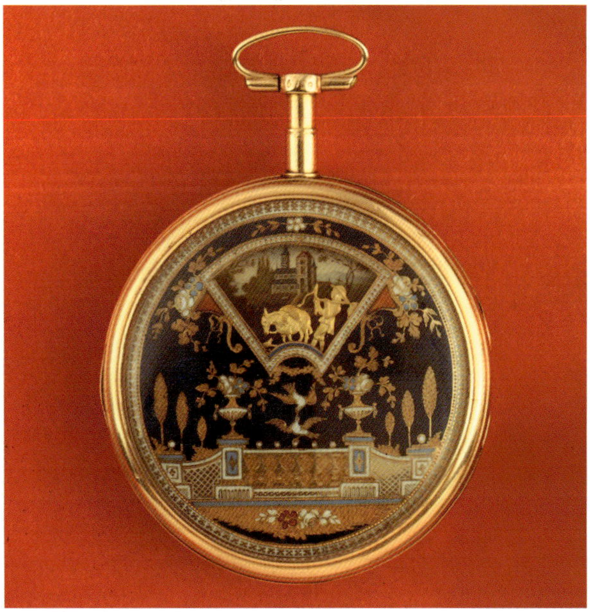

27

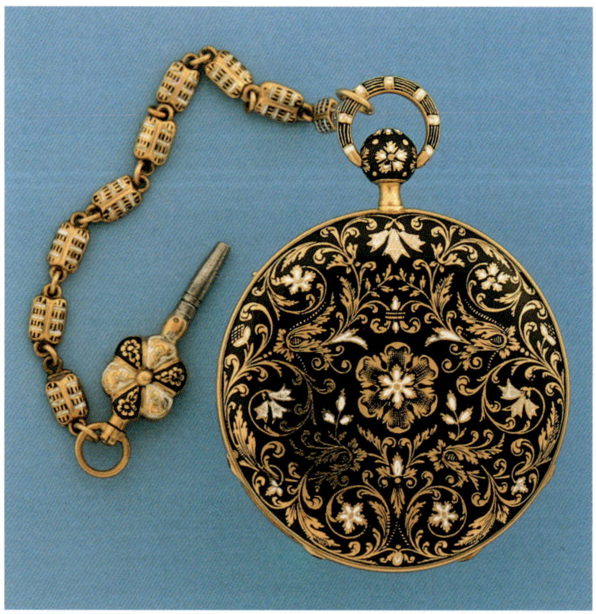

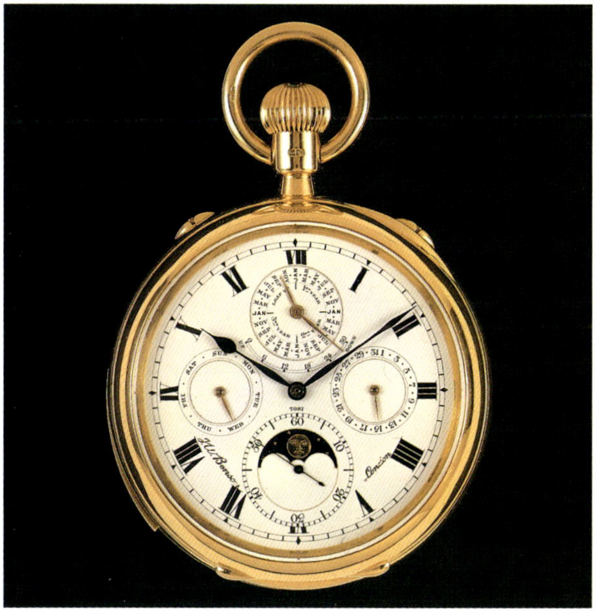

29

29

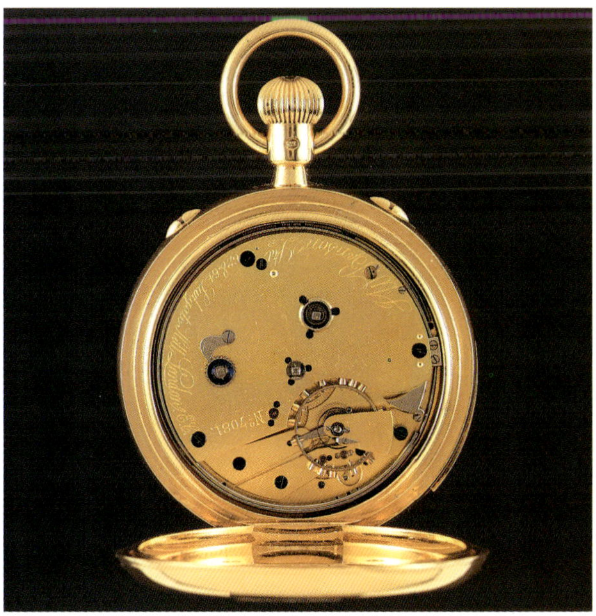

11 *Goldsavonnette mit erotischem Automat und Viertelrepetition,* ANONYM. *18-kt-Gehäuse, auf der Cuvette bewegliche Szene mit 3 Personen in polychromer Emailmalerei und Interieur in Silber-Repoussé-Technik. Emailzifferblatt. Schweizer Neusilber-Brückenwerk. Kompensationsunruh. Breguet-Spirale. Ankerhemmung. 2 Tonfedern. Ø 53 mm. Ca. 1895.*

DM 12 000,–

27 *Goldemail-Taschenuhr mit springender Stunde. Viertelrepetition. Sign.* JN. JO. BAUTTE À GENÈVE. *Schwarzes und weißes Email. Guilloch. Silberzifferblatt mit dezentraler Minute und vertiefter Sekunde. Oben Fenster für Stunde. Gebläute Zeiger. Verg. Klobenwerk mit fliegendem Federhaus. 2 facettierte Tonfedern. Ø 54 mm. 1820.*

DM 5800,–

29 *Goldener Ankerchronometer mit ewigem Kalender, Auf-und-Ab-Werk und Minutenrepetition. Auf Zifferblatt und Werk sign.* J. W. BENSON, LONDON *(Werk von V. Kullberg). Glattes 18-kt-Gehäuse mit drehbarem Bügelhals. Fünfteilige Scharniere. Gehäuse von F. Thoms. Kronenaufzug nach Patent von V. Kullberg. Emailzifferblatt. Konzentrische Skala für Gangreserve. Birnenform-Stahlzeiger und Goldzeiger. Zifferblatt von Willis. Vergoldetes ¾-Platinenwerk mit Aufzug über Schnecke, Kette und Gegengesperr. Schneckenrad mit Saphirlager. Spitzzahnankerhemmung. Bimetallische Unruh mit Goldschrauben. Freischwingende, zylindrische Unruhfeder mit Endkurven. Diamant-Deckstein. 2 Tonfedern. Seitlicher Repetitionsschieber. Ø 64 mm. Um 1900.*

DM 60 000,–

36 *Goldemail-Taschenuhr mit Automat, sign.:* BOUVIER FRÈRES, GENF. *Emailzifferblatt mit außermittiger Stundenskala, im oberen Teil Regulierskala. Goldzeiger. Rückseitig Parklandschaft auf kobaltblauem Fond. Sektorförmiges Fenster mit Landschaftsdarstellung, davor wandernde Figuren und Tiere in feiner Repoussé-Technik. Feuerverg. Werk mit Schnecke/Kette und Spindelhemmung. Ø 55 mm. Um 1790.*

DM 32 000,–

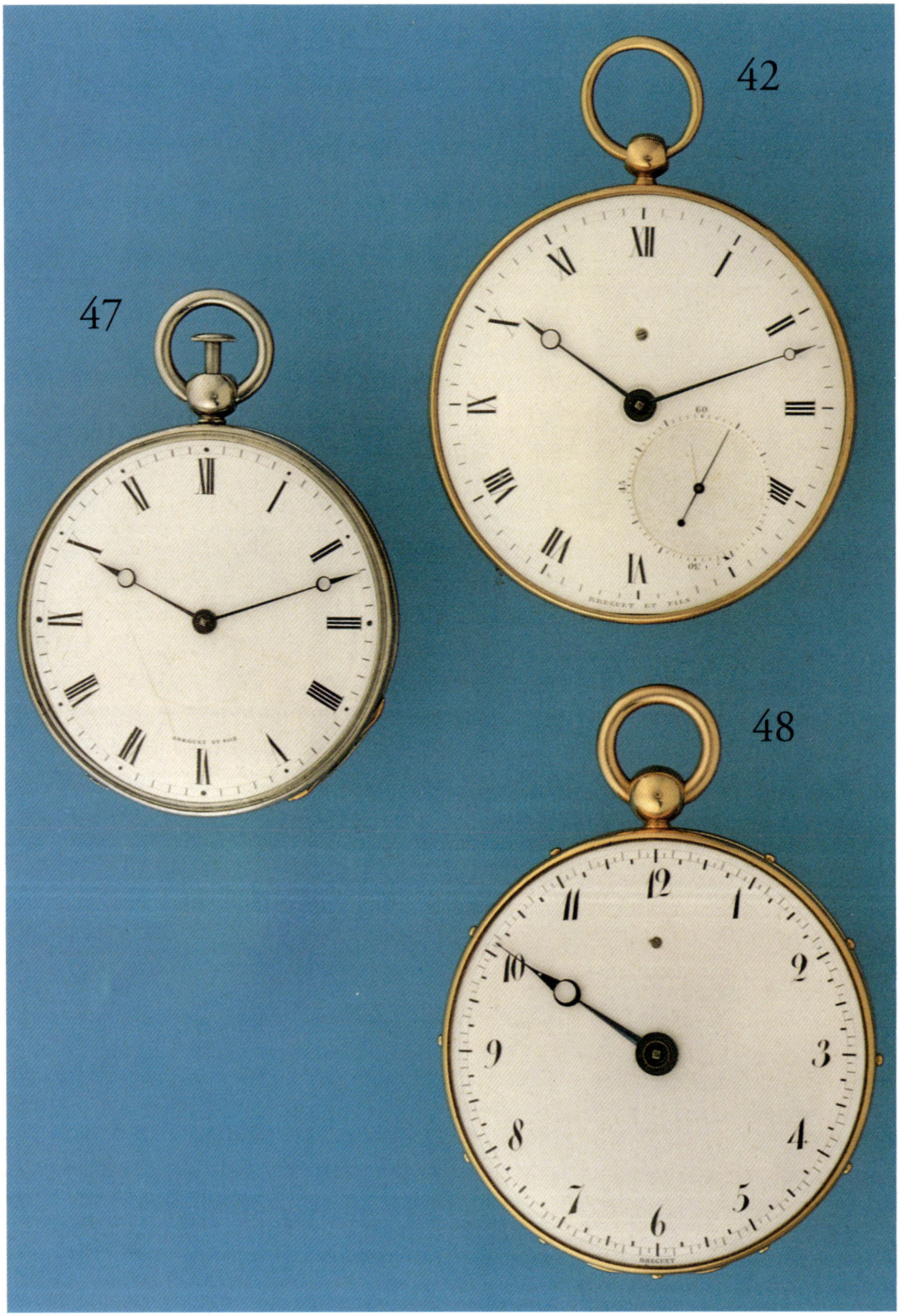

42 *Goldene »Montre Simple« mit Rubinzylinder, sign.* Breguet et Fils, No. 1235. *18-kt-Gehäuse, auf der Innenseite Nummer B 1235 und Gehäusemacher Nr. 307. Emailzifferblatt mit Geheimsignatur unter der »12«. Signiertes, vergoldetes Klobenwerk. Hemmung mit Rubinzylinder, 3schenkliger Unruh, Temperaturkompensation mit Parachute. Ø 60 mm. 1804.*

DM 30 000,–

47 *Platintaschenuhr mit Achtel-Repetition, springender Stunde und Rubin-Zylinder, sign.* Breguet No. 2434. *Guill. Gehäuse mit Goldscharnieren, ovalem Rotgold-Schild mit Signatur. Emailzifferblatt, Signatur »*Breguet *et* Fils*«. Verg. Klobenwerk. Hemmung mit Rubinzylinder, 3armige Unruh. Temperaturkompensation am Regulierzeiger. Parachute. Tonfeder. Versenkbarer Repetitions-Drücker. Mit nummerngleichem roten Lederetui. Ø 55 mm. Ca. 1810.*

DM 42 000,–

48 *Goldene Souscription mit Tastknöpfen, sign.* BREGUET NO. 3166. *18-kt-Gehäuse. Gehäusemacher-Nr. 2162. Emailzifferblatt. Signiertes, verg. Werk mit zentralem Federhaus und 5 symmetrisch angeordneten Kloben. Hemmung mit Rubinzylinder. 3schenklige Unruh. Bimetallische Temperaturkompensation. Parachute. Schlüsselaufzug von der Werk- und Zifferblattseite. Ø 60 mm. 1809.*

DM 18000,–

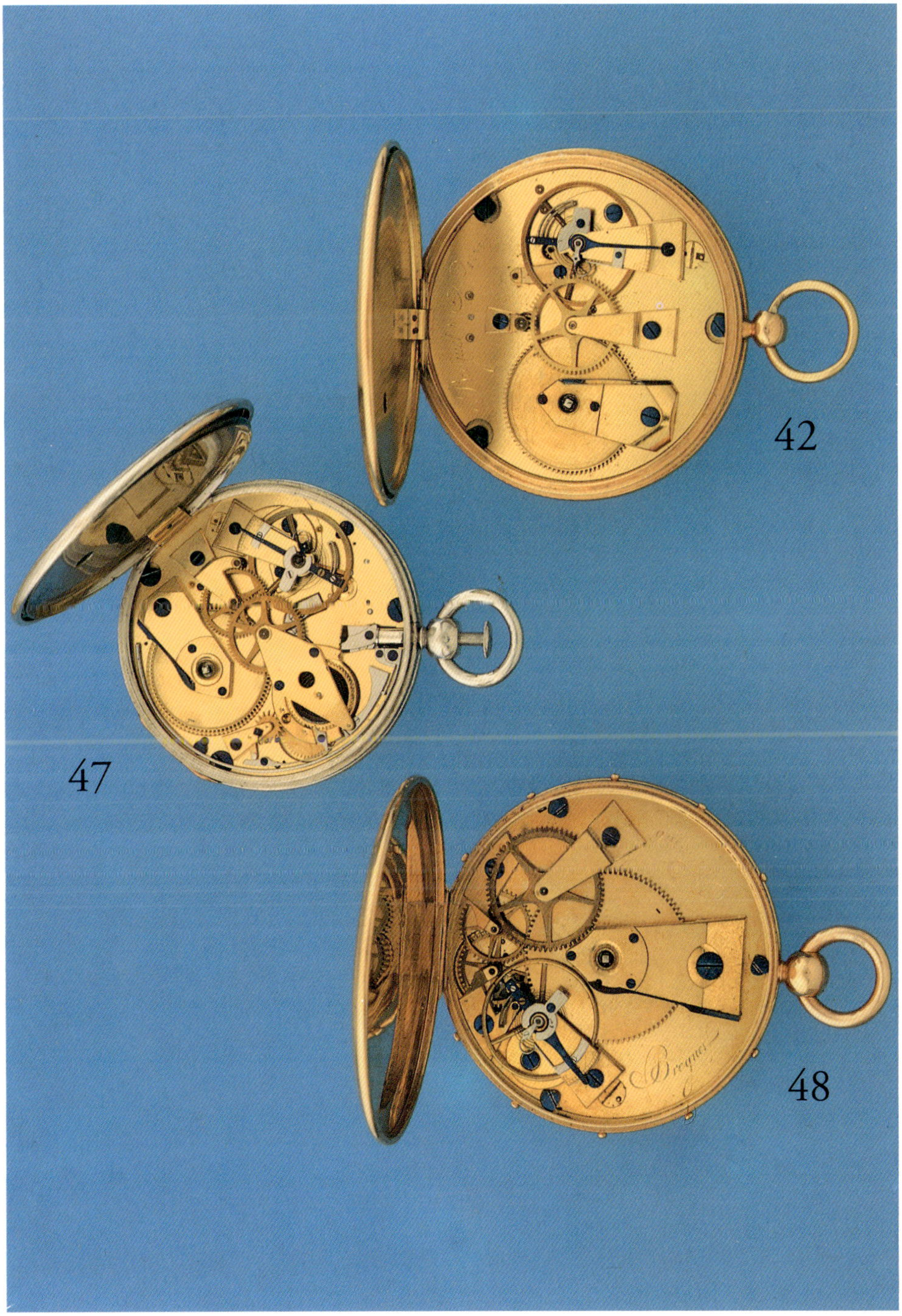

42

47

48

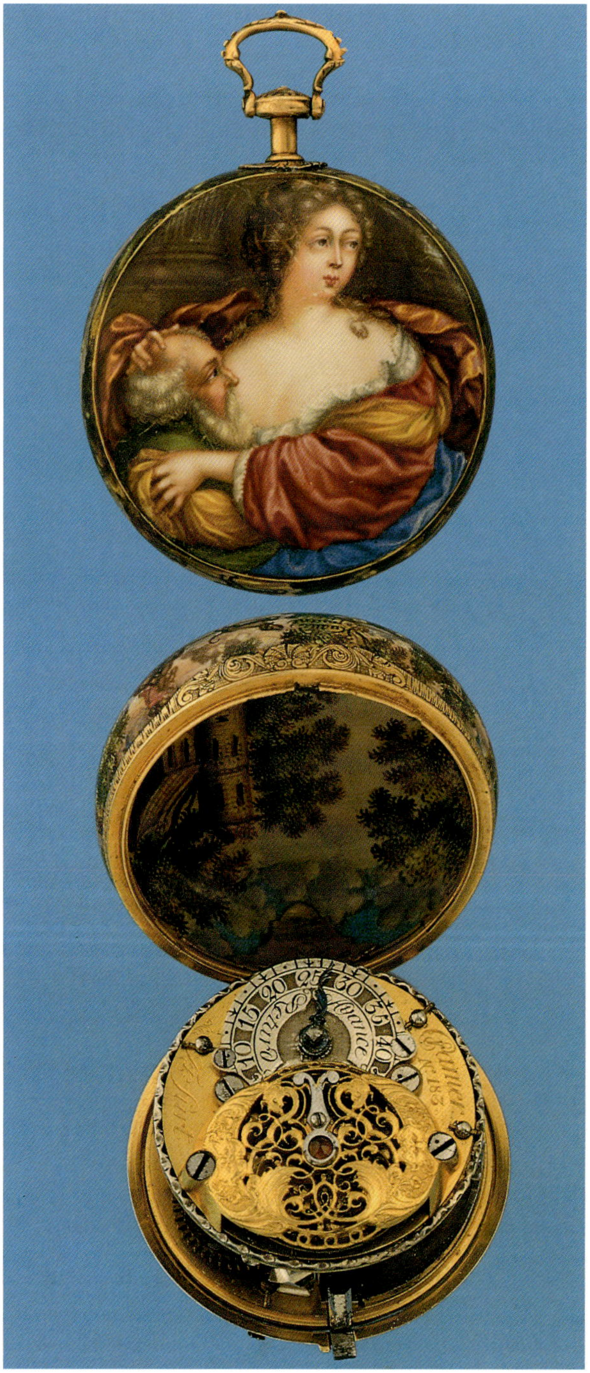

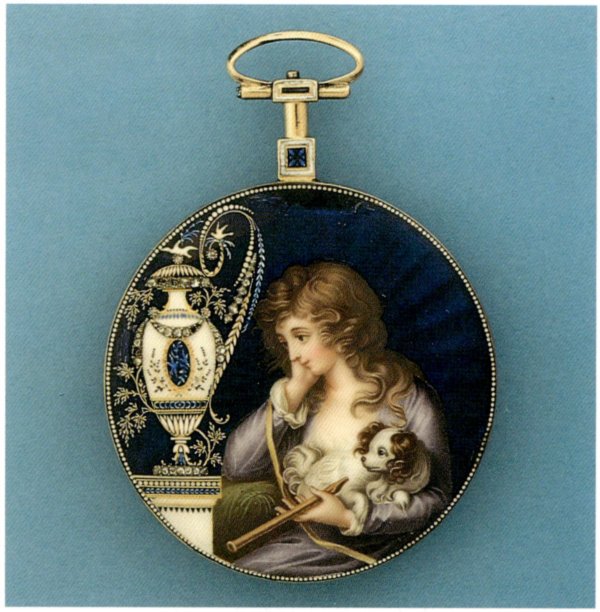

72

69

113

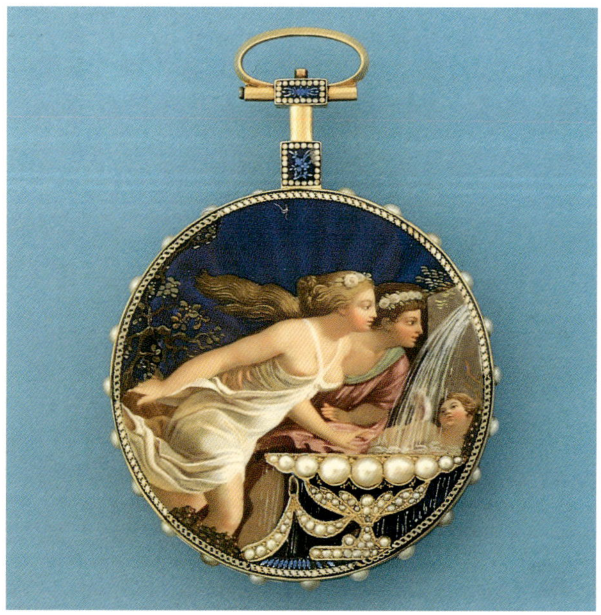

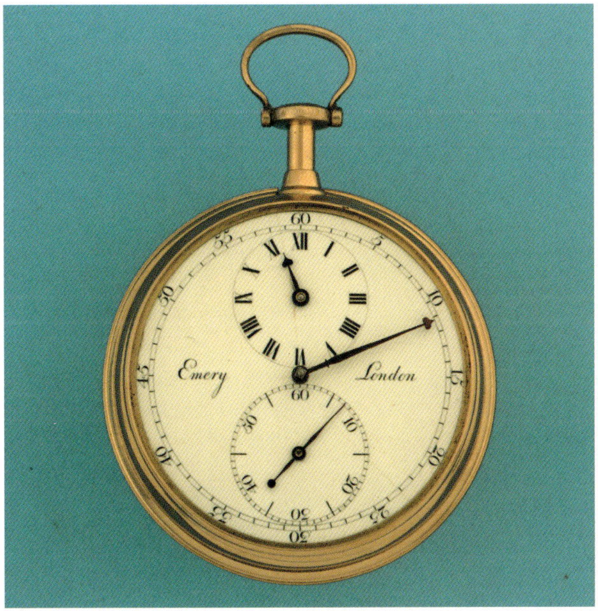

95

95

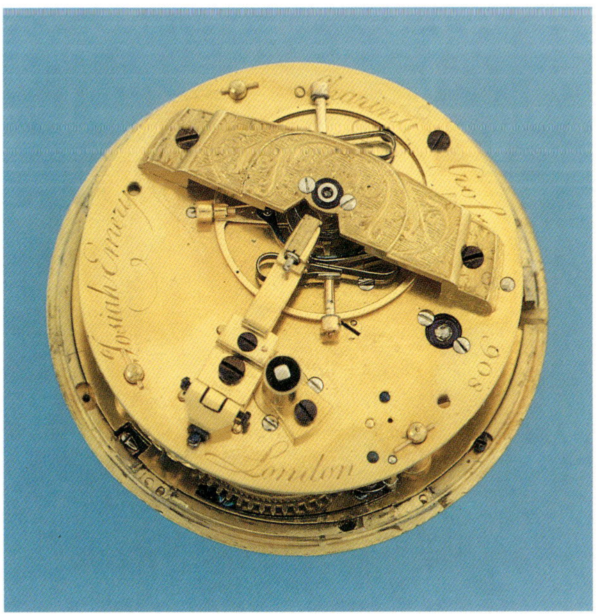

69 *Goldemailuhr, sign.* CRAMER FRANCFORT NO. 183. *Gehäuse sign.* HUAUD LE PUISNÉE. *Das Mittelteil zeigt Landschaftsminiaturen mit Jagdszenen, rückseitig »Charité Romaine« und Schaleninnenseite mit romantischer Seenlandschaft. Emailzifferblatt mit Louis-XV-Goldzeiger. Feuerverg. Werk mit facettierten und polierten quadrat. Stahlpfeilern, mit Schnecke/Kette. Silberne Regulierskala. Ovale Unruhbrücke. Frühe Zylinderhemmung mit Messing-Hemmungrad. Ø 39 mm. 1730.*

DM 45 000,–

72 *Genfer Goldemailuhr, sign.* DELAI. *18-kt-Gehäuse. Emailzifferblatt. Feuerverg. Spindelwerk mit Schnecke/Kette. Ø 53 mm. Um 1780.*

DM 15 000,–

95 *Goldene Taschenuhr mit frühem Ankergang, sign.* JOSIAH EMERY NO. 908. *3teiliges 20-kt-Rotgoldgehäuse (später). Email-Regulator-Zifferblatt. Gebläute Stahlzeiger. Staubschutz. Feuerverg. Vollplatinenwerk mit Schnecke/Kette, verschraubten Chatons mit Diamantdeckstein. Ankerhemmung mit 18zähn. Stahlankerrad. Stahlanker und Ankergabel mit Saphirpaletten. Auslöserollen mit eingelassenen Saphirpaletten. Grav. Unruhbrücke mit Diamantdeckstein. Doppel-S-Bimetallunruh mit Messingreif und 4 Gold-Regulierschrauben. Zylindr. Stahlspirale mit 6 Umgängen. Ca. 1790.*

DM 28 000,–

113 *Goldemail-Spindel-Taschenuhr, sign.* GAUDY *(Sebastian Gaudy, Genf 1739–1824). Kobaltblau emailliertes flaches Gehäuse mit perlbesetztem Mittelteil. Rückseitig zwei Mädchen in polychromer Emailmalerei. Emailzifferblatt. Gebläute Stahlzeiger. Feuerverg. Werk mit Schnecke/Kette. Spindelhemmung. Ø 55 mm. Um 1810.*

DM 18 000,–

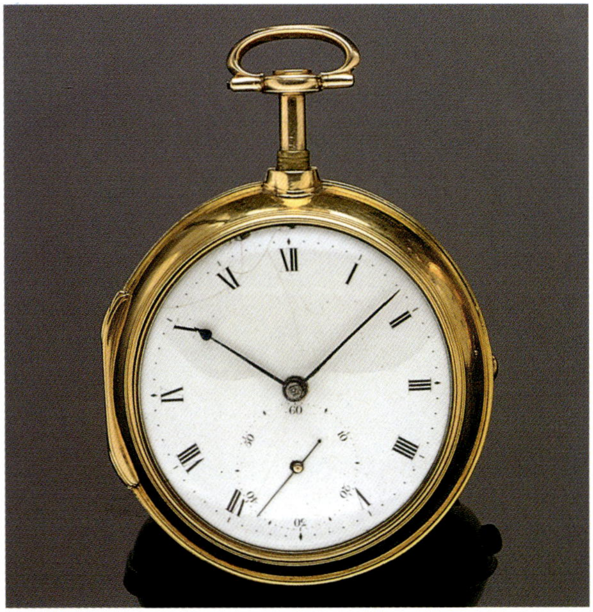

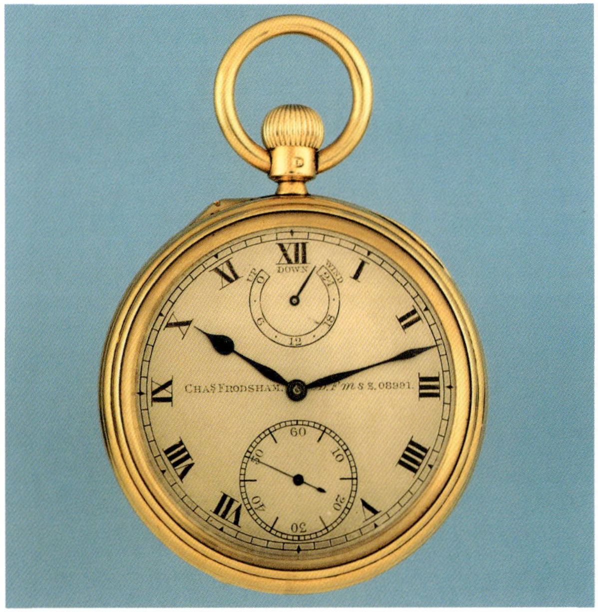

96

110

96

110

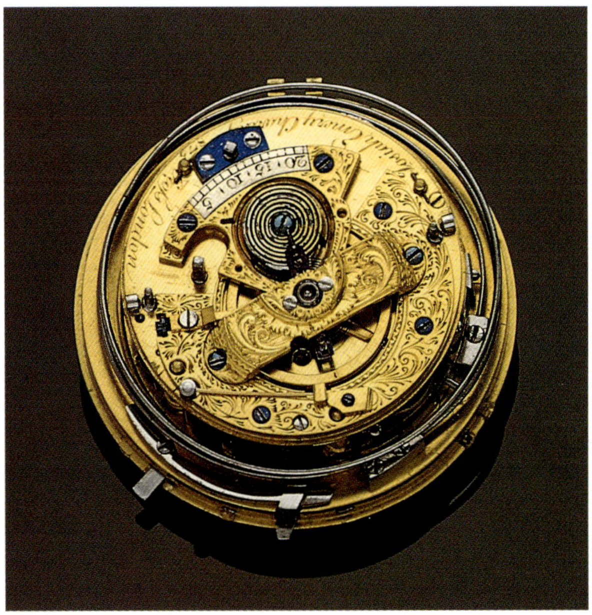

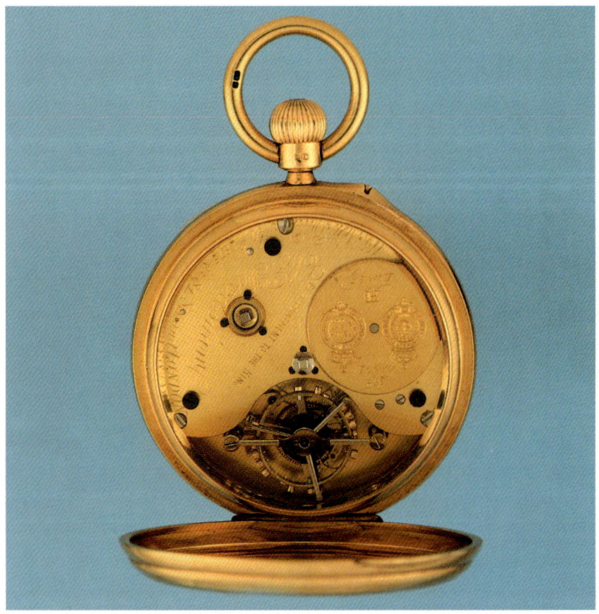

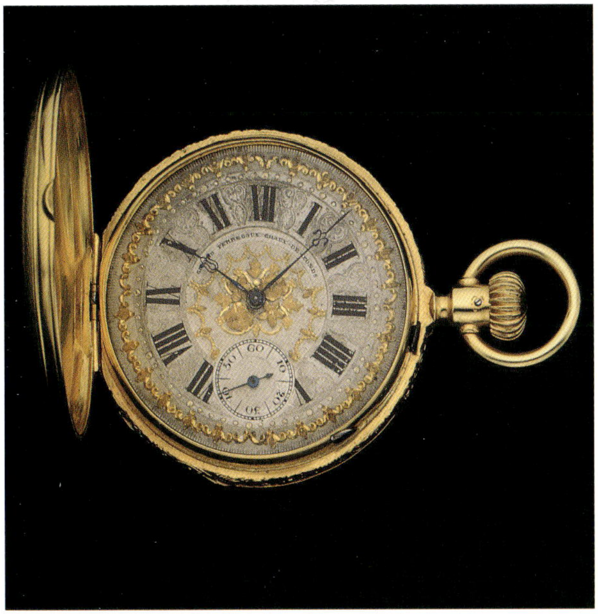

115

115

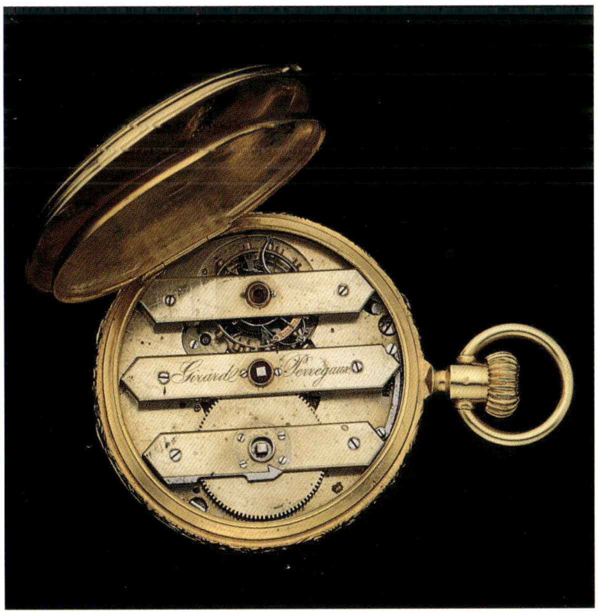

96 *Goldenes Taschenchronometer mit Stoppvorrichtung und Viertelrepetition, sign.* Josiah Emery Charing Cross London 875. *Doppeltes 22-kt-Gehäuse. Emailzifferblatt. Gebläute Birnenform-Zeiger. Staubschutz. Feuerverg. Werk mit Schnecke/Kette und Gegengesperr. Chronometerhemmung mit Feder. Verg. 3armige Unruh mit gebläuter Spirale. Temperatur-Kompensation durch Bimetall-Spiralband über Justiervorrichtung und Regulierzeiger. Diamantdeckstein. 2 Tonfedern. Ø 62 mm. Ca. 1785.*

DM 35 000,–

110 *Goldenes Einminuten-Tourbillon mit Auf-und-Ab-Werk, sign.* Chas. Frodsham London Fmsz. *18-kt-Gehäuse. Silberzifferblatt. Gebläute Birnen-Zeiger. Feuerverg. Werk mit Schnecke/Kette und Gegengesperr. Tourbillon – Typ Nielsen 1 – mit Stahlbrücke und 3armigem Stahl-Drehgestell. Spitzzahnankerhemmung. Nickelstahl. Kompensationsunruh und Goldschrauben. Gebläute freischwingende Unruhfeder mit 2 aufgebogenen Umgängen. Ø 58 mm. Ca. 1904.*

DM 120 000,–

115 *Goldene Savonnette-Taschenuhr mit 3-Brücken-Werk und Einminuten-Tourbillon, sign.* Girard Perregaux, Locle. *18-kt-Gehäuse. Silbernes Zifferblatt mit Goldappliken. Für den südamerikanischen Markt hergestellt. 3-Brücken-Nickelwerk. Einminuten-Tourbillon mit Chronometerhemmung Typ Guinand 2. Ø 52 mm. Ca. 1880.*

DM 100 000,–

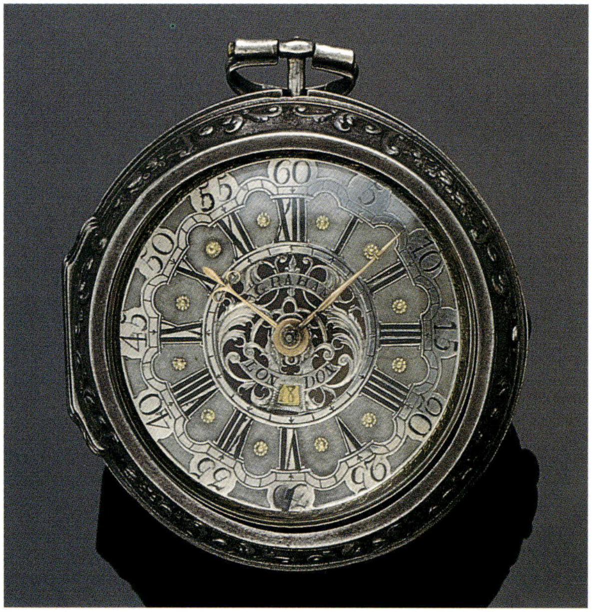

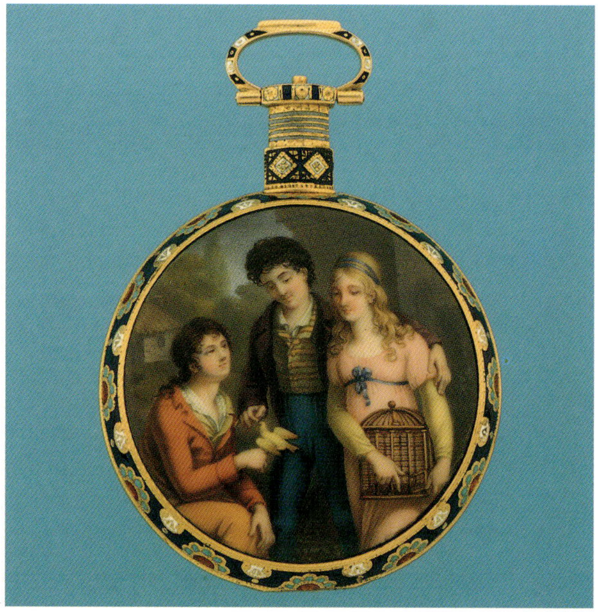

122

153

143

153

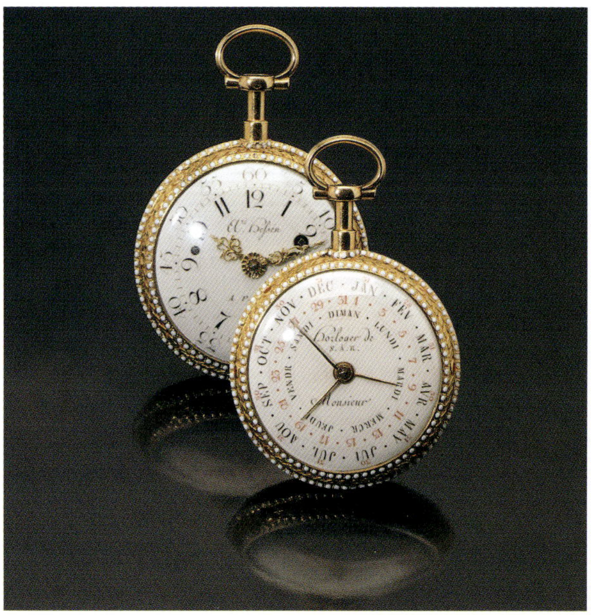

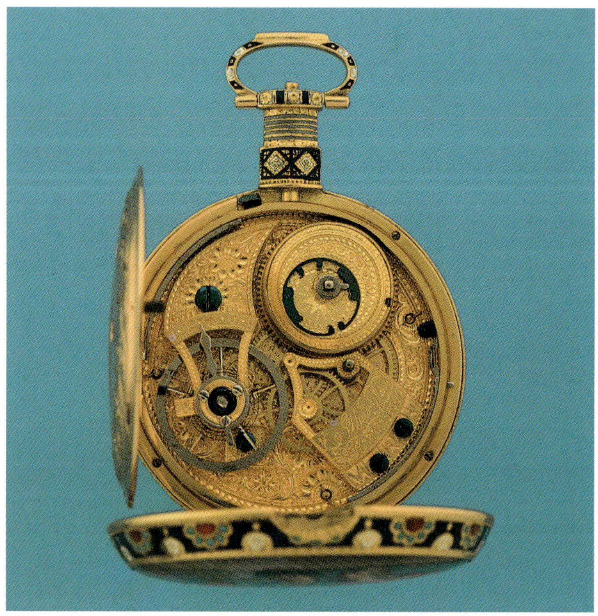

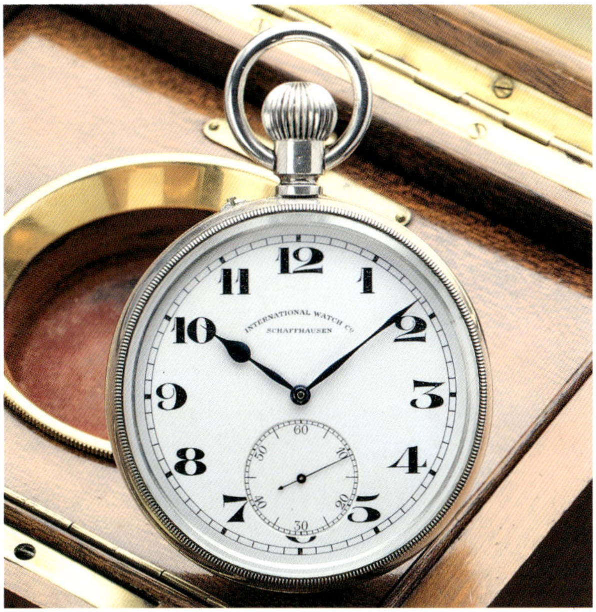

160

161

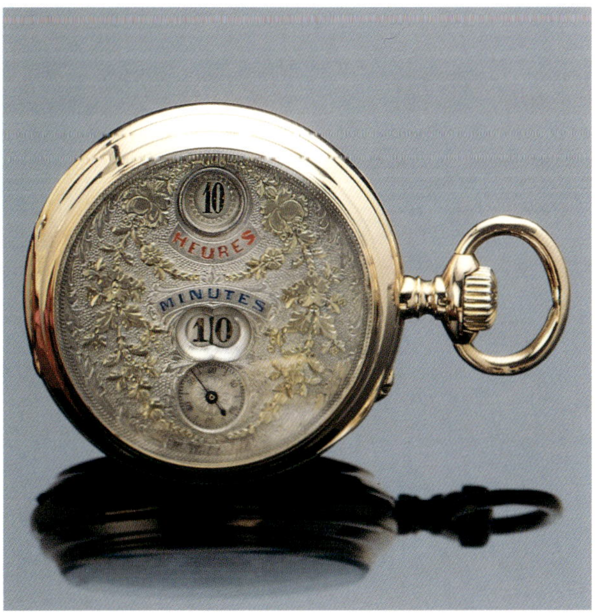

122 *Spindel-Taschenuhr mit Datum, sign.* GRAHAM LONDON. *Silbernes Champlevé-Zifferblatt. Repoussé-Außengehäuse. Zentrum durchbrochen, Datum und Signaturschild. Gold. Poker- und Beetle-Zeiger. Feuerverg. Werk mit Schnecke/Kette. Baluster-Pfeiler. Unruhbrücke mit Rubindeckstein. Ø 56 mm. Ca. 1750.*

DM 3200,–

143 *Goldtaschenuhr mit beidseitigen Zifferblättern, sign.* ANDRE HESSEN, HORLOGER DE S. A. R. MONSIEUR. *Email. Goldgehäuse. Rückseite Datum, Wochentag, Monat. Flaches, feuerverg. Werk mit Zylinderhemmung. Um 1780. Photo Meister Uhren, Zürich*

DM 17 000,–

153 *Goldemail-Taschenuhr mit Zentralsek., sign.* ILBERY LONDON NO. 6060. *(Emailarbeit von Francis Dupont). Goldzeiger. Feuerverg. Werk mit skelettiertem Kloben. Freistehendes Federhaus. Duplex Hemmung mit 5armiger spiegelpolierter Stahlunruh. Diamantdeckstein. Ø 59 mm. Ca. 1815.*

DM 15 500,–

160 *Anker-Chronometer »Heure Exacte«, sign.* INTERNATIONAL WATCH CO SCHAFFHAUSEN. *Silbergehäuse mit Schraub-Lünette und -Boden. Emailzifferblatt. Gebläute Zeiger. Lapediertes vernickeltes 23'''-3/4-Platinenwerk mit Ankerhemmung. Kompensationsunruh mit Goldschrauben. Breguet-Spirale. 18 Rubine. Ø 68 mm. Ca. 1924.*

DM 12 500,–

161 *14-kt-Goldtaschenuhr, sign.* IWC (SCHAFFHAUSEN), NO. 237328. *Guillochiertes Rotgoldgehäuse. Emailzifferblatt, Louis-XV-Zeiger. Vergoldetes 2/3-Platinen-Ankerwerk mit chatonierten Rubinen, Kompensationsunruh, Breguet-Spirale und Feinregulierung. Um 1901.*

DM 2000,–

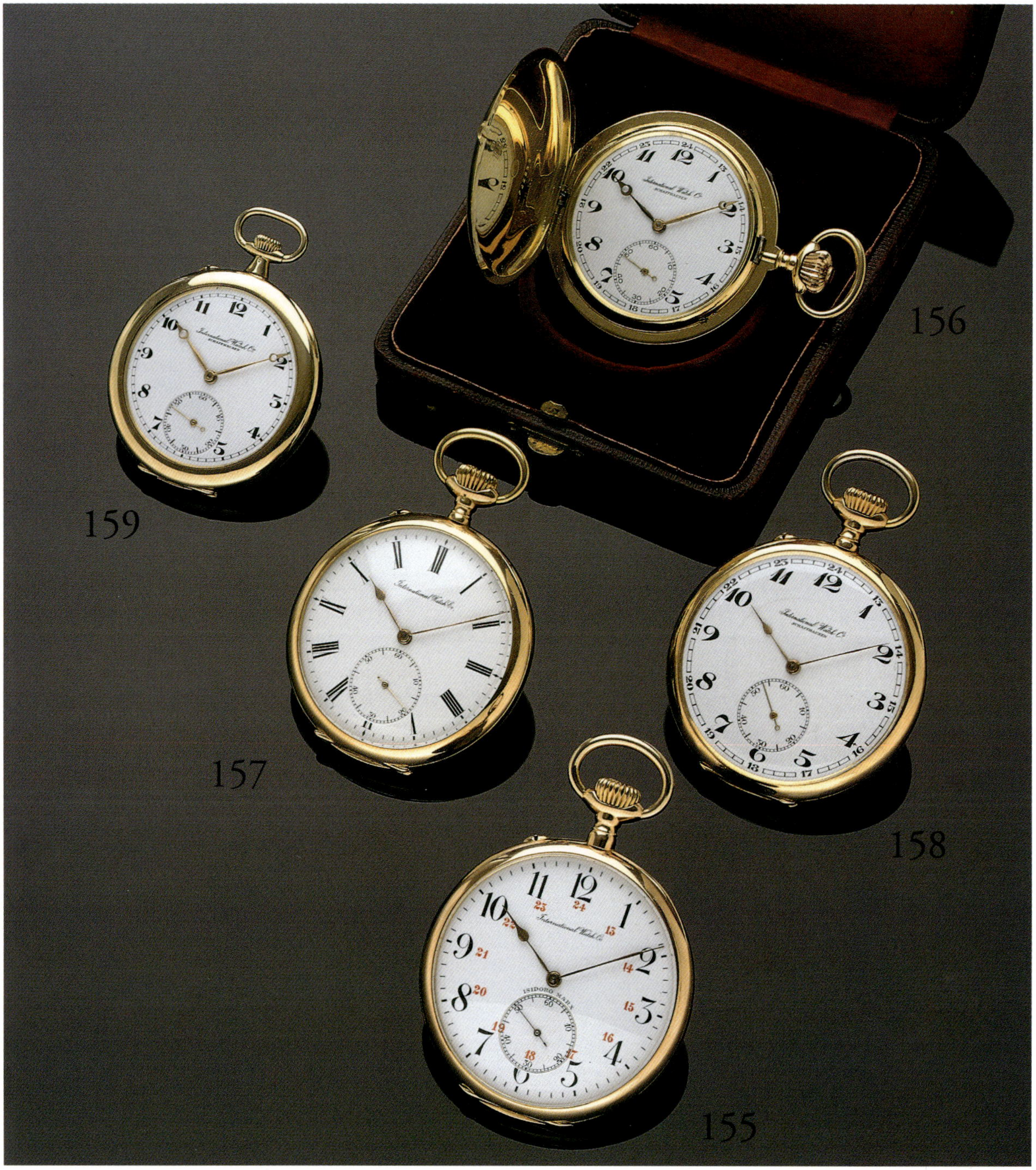
156
159
157
158
155
International Watch Co
ISIDORO MARX

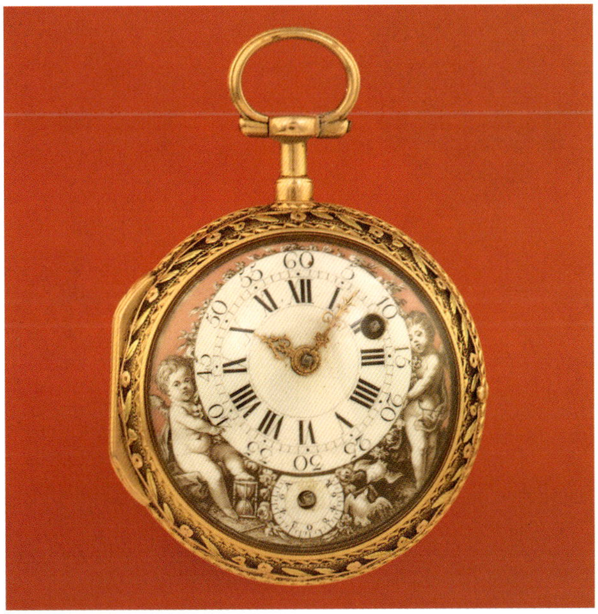

179

179

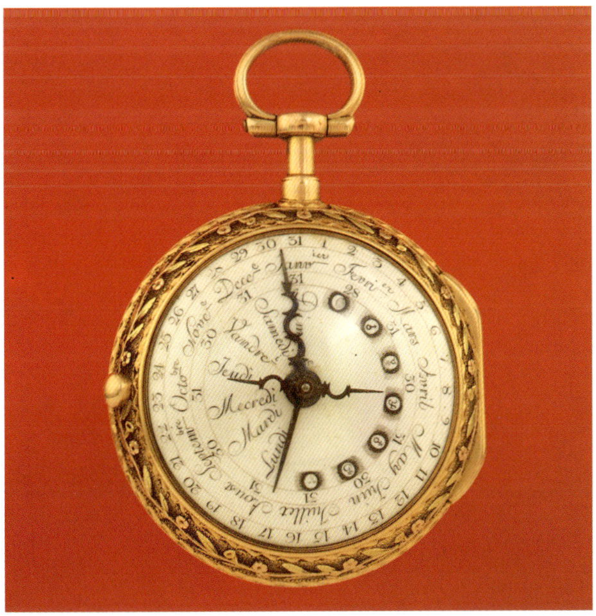

155 *Roségold-Taschenuhr, sign.* INTERNATIONAL WATCH CO SCHAFFHAUSEN. *18-kt-Gehäuse. Emailzifferblatt. Birnenform-Zeiger. Verg. $^2/_3$-Platinenwerk. Kompensationsunruh. Breguet-Spirale mit Kurvenform-Feinregulierung. Ø 54 mm. Ca. 1905.*

DM 2800,–

156 *Goldene Taschenuhr, sign.* INTERNATIONAL WATCH CO. SCHAFFHAUSEN. *Verkäufersign.* ISIDOR MARX LUTETIA (PARIS). *18-kt-Roségold-Gehäuse. Emailzifferblatt. Verg. Brückenwerk mit Ankerhemmung. Kompensationsunruh. Breguet-Spirale. Feinregulierung. Kaliber 65. Ø 55 mm. Ca. 1907.*

DM 2300,–

157 *Roségold-Taschenuhr, sign.* INTERNATIONAL WATCH CO SCHAFFHAUSEN. *14-kt-Gehäuse. Emailzifferblatt. Verg. $^2/_3$-Platinenwerk mit Ankerhemmung. Chatonierte Rubine. Kompensationsunruh. Breguet-Spirale. Feinregulierung. Ø 54 mm. Ca. 1910.*

DM 2700,–

158 *Flache Goldtaschenuhr, sign.* INTERNATIONAL WATCH CO SCHAFFHAUSEN. *14-kt-Gehäuse. Emailzifferblatt. Lochformzeiger. Verg. $^2/_3$-Platinenwerk mit Ankerhemmung. Chatonierte Rubine. Kompensationsunruh. Breguet-Spirale. Feinregulierung. Ø 50 mm. Ca. 1913.*

DM 1800,–

159 *Goldsavonnette, sign.* INTERNATIONAL WATCH CO SCHAFFHAUSEN. *18-kt-Gehäuse. Emailzifferblatt. Lochformzeiger. Verg. Brückenwerk mit Ankerhemmung. Kompensationsunruh. Breguet-Spirale. Feinregulierung. Ø 54 mm. Ca. 1913.*

DM 4200,–

179 *Goldene doppelseitige »Quatre-Couleur«-Gold-*KALENDER*-Taschenuhr. Emailzifferblatt mit feiner Grisaille-Emailmalerei. Kl. Regulierskala. Filigrane Goldzeiger. Rückseite Emailzifferblatt mit Datum, Monat, Monatslänge + Tag mit Tagessymbol. Gebläute Sichelform-Zeiger. Feuerverg. Werk mit Schnecke/Kette. Ca. 1770.*

DM 12000,–

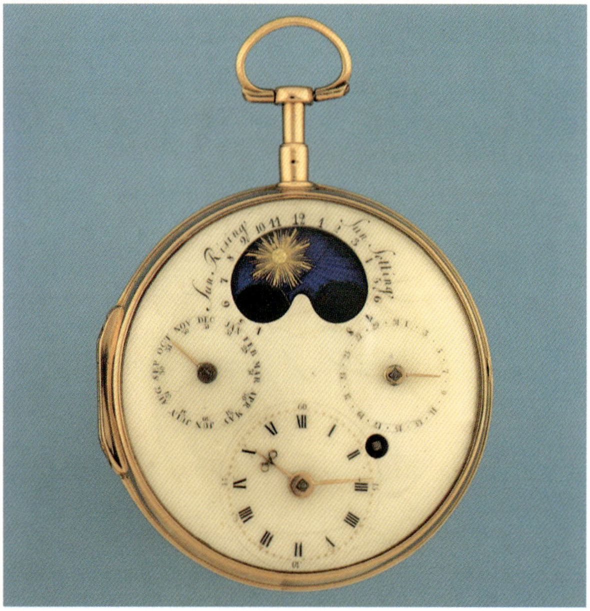

181

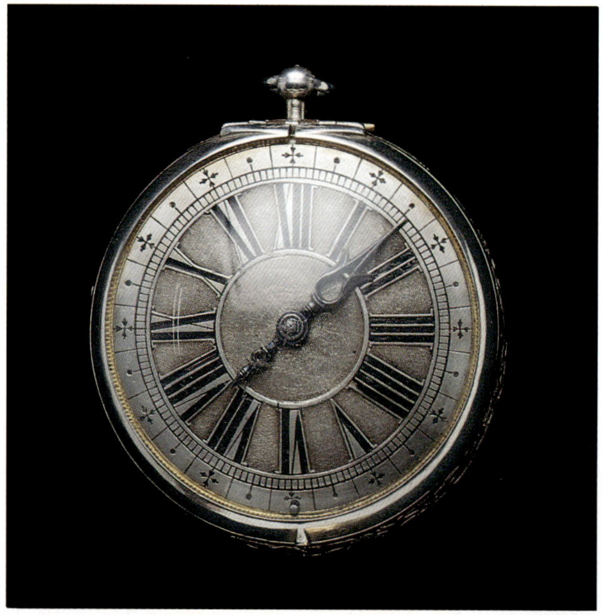

187

192

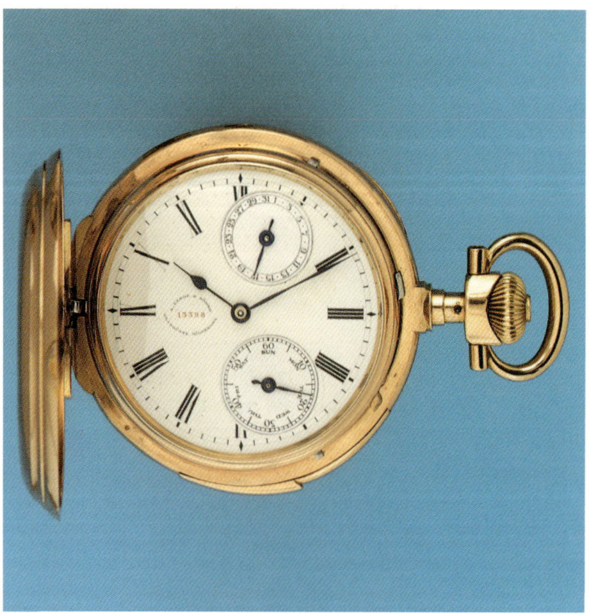

187

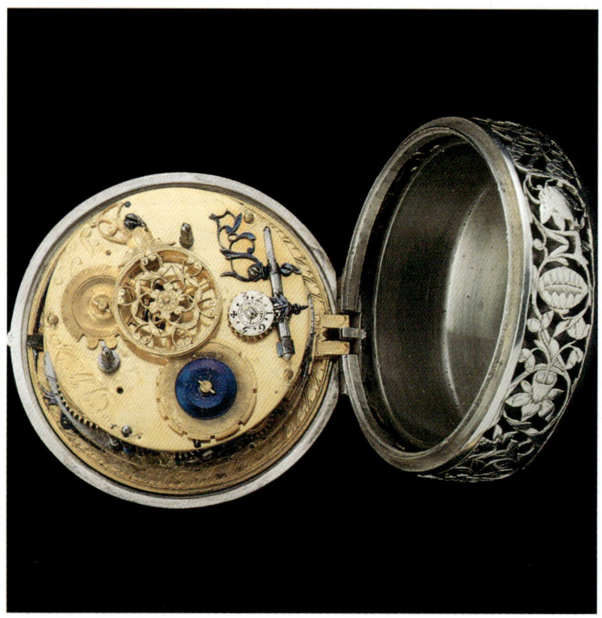

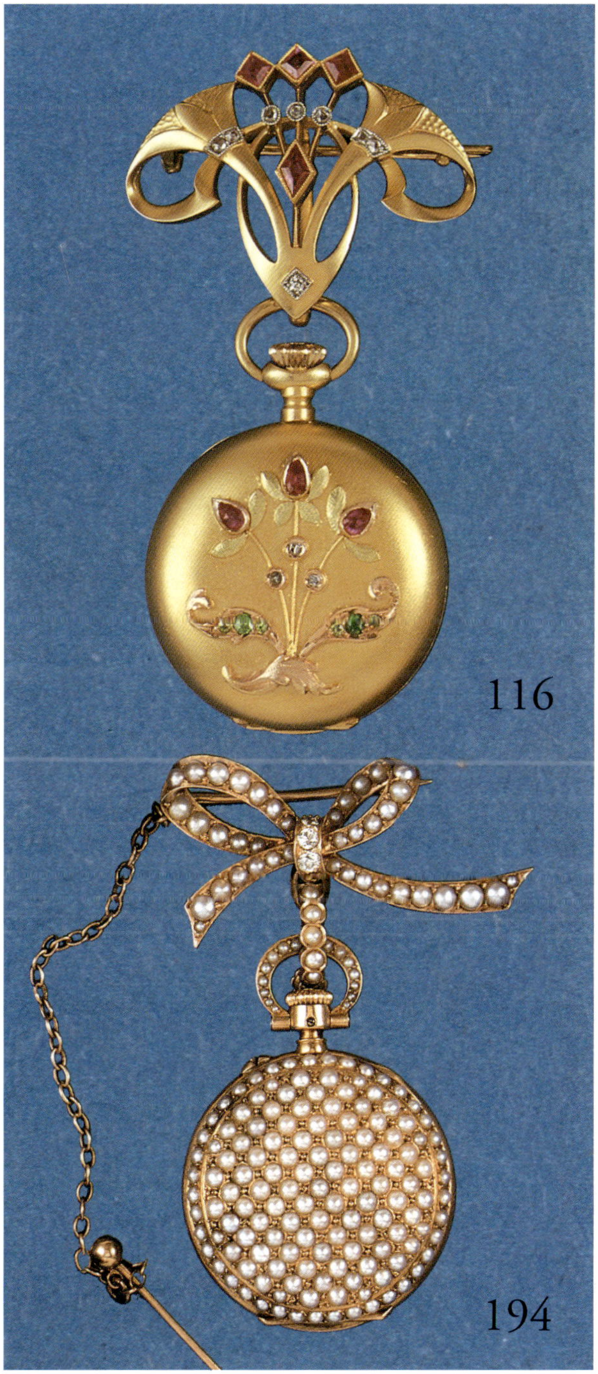

181 *Goldene Taschenuhr mit* KALENDER *und Anzeige des Sonnenauf- und -untergangs. Roségold-Gehäuse. Emailzifferblatt. Im oberen Teil mit sich den verändernden »Tages«-Stunden anpassendem Ausschnitt. Skalen fur Monat/Monatslänge. Datum. Goldzeiger. Feuerverg. Werk mit Schnecke/Kette. Kommahemmung mit Messing-Hemmungsrad. Ø 57 mm. Ca. 1790.*

DM 10000,–

187 *Einzeigrige Spindel-Taschenuhr mit Stunden-Selbstschlag, sign.* JOSEPH KNIBB, LONDON. *Silbergehäuse. Silber-Champlevé-Zifferblatt. Tulpenform-Stahlzeiger. Feuerverg. Werk mit Schnecke/Kette. 3armige Radunrast. Schlag auf Gehäuseglocke. Ø 59 mm. Um 1680.*

DM 25000,–

192 *Goldsavonnette mit Minutenrepetition. Datum- und Wochentaganzeige, sign.* A. LANGE & SÖHNE, GLASHÜTTE B/DRESDEN, 13398. *18-kt-Gehäuse. Emailzifferblatt. Datum-, Wochentag- und Sekundenzeiger. Gebläute Stahlzeiger. Nickelwerk mit Zierschliff. 26 Steine. 5 verschraubte Chatons. Diamantdeckstein. Goldanker und -hemmungsrad. Kompensationsunruh mit Goldschrauben. Breguet-Spirale. Ø 58 mm. Um 1879.*

DM 85000,–

116 *Goldenes Anhängeührchen mit Brosche, sign.* GIRARD PERREGAUX, CHAUX-DE-FONDS. *18-kt-Savonnettegehäuse. Florale Montierungen in mehrfarbigem Gold. Emailzifferblatt. Louis-XV-Zeiger. Verg. Zylinderwerk. Ø 27 mm. Um 1910.*

DM 4200,–

194 *Goldenes Perlen-Anhängeührchen mit Brosche, sign.* A. LANGE + SÖHNE, GLASHÜTTE B. DRESDEN. *18-kt-Gehäuse, mit Halbperlen besetzt. Emailzifferblatt. Louis-XV-Goldzeiger. Verg. $^{3}/_{4}$-Platinenwerk mit Goldanker und -ankerrad. Kompensationsunruh mit Goldschrauben. Breguet-Spirale. Grav. Unruhkloben. Ø 29 mm. Um 1890.*

DM 16000,–

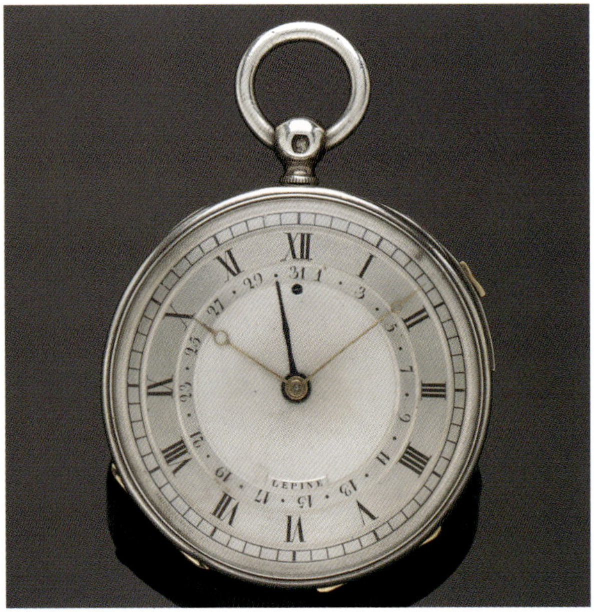

206

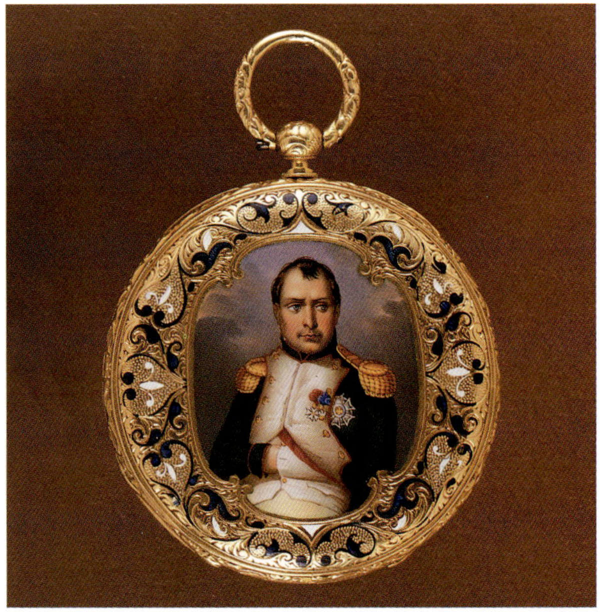

207

206

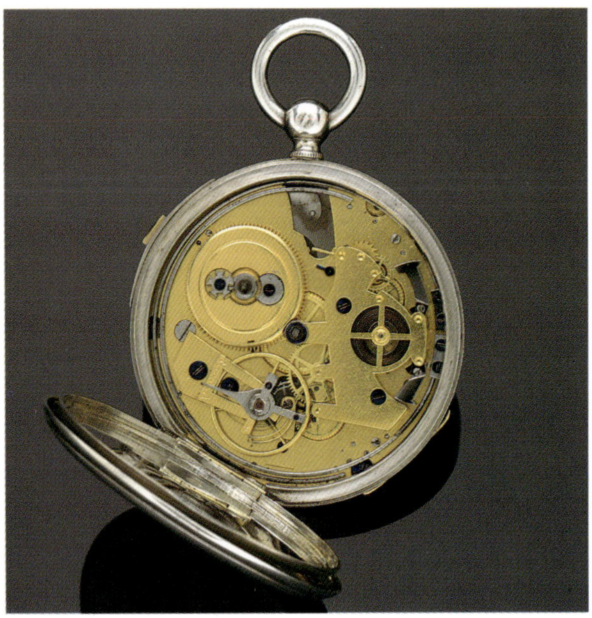

223

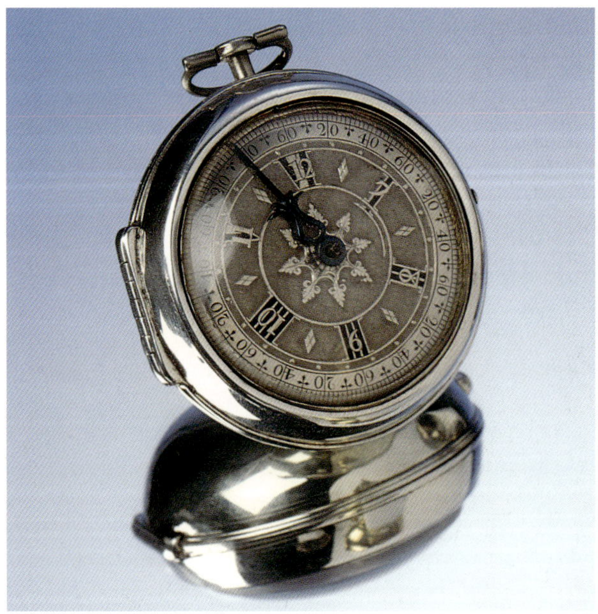

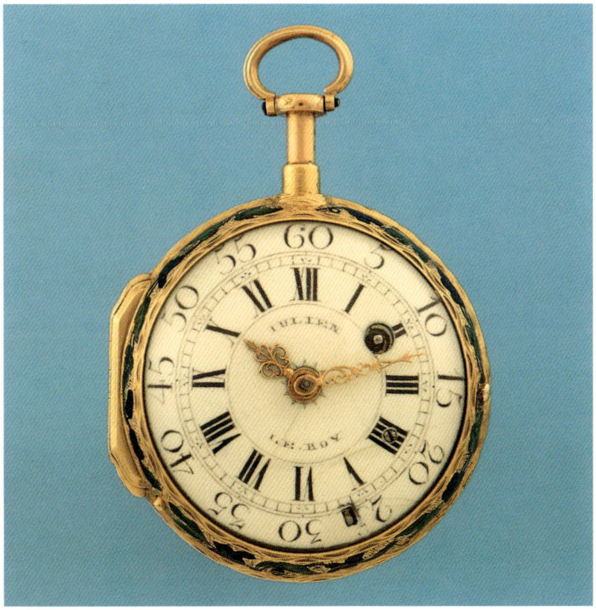

208

208

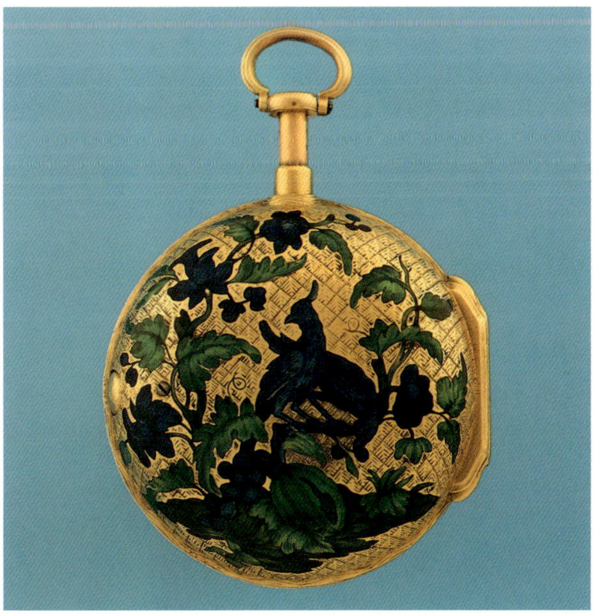

206 *Silberne Taschenuhr mit Viertelrepetition und Datum, sign.* Lépine Paris. *Guill. Silberzifferblatt. Lochform-Goldzeiger. Verg. Werk. Doppelrad-Duplexhemmung. Freistehendes Federhaus mit Stellung. Brücke mit Ausschnitt für Repetitionsfeder. Stahl-Hemmungsräder. Dreiarmige verg. Unruh. Temperatur-Kompensation am Regulierzeiger. 2 Tonfedern. Ø 54 mm. Um 1810.*

DM 8000,–

207 *Flache Goldemail-Taschenuhr, sign.* Lépine à Paris. *Ornamentiertes Goldgehäuse. Rückseitig Medaillon mit Porträt Napoleons I. Emailzifferblatt. Lochform-Goldzeiger. Verg. Brückenwerk mit Ankerhemmung. 15 Rubine. Schlüsselaufzug. Ø 45 mm. Um 1830.*

DM 14 000,–

208 *Goldemail-Spindeluhr mit Viertelrepetition. Gehäuseschlag, sign.* Julien le Roy. *Emailzifferblatt. Goldzeiger. Feuerverg. Werk mit Schnecke/Kette. Durchbrochene Spindelbrücke. Guill. Gehäuse mit grün-blauem emailliertem Blumendekor und Vögeln. Ø 44 mm. Ca. 1752.*

DM 15 000,–

223 *Einzeigrige Spindel-Taschenuhr mit 6-Stunden-Zifferblatt, sign.* Loundes in Pallmall (London). *Doppeltes Silbergehäuse. Außengehäuse mit 7teiligem Scharnier. Champlevé-Silberzifferblatt. Gebläuter Tulpenform-Zeiger. Feuerverg. Werk mit Schnecke/Kette. Großer Unruhkloben. Ø 55 mm. Um 1698.*

DM 7000,–

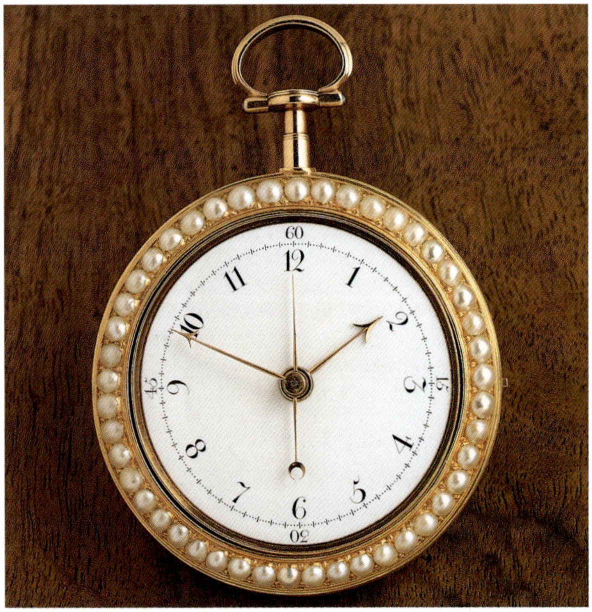

236

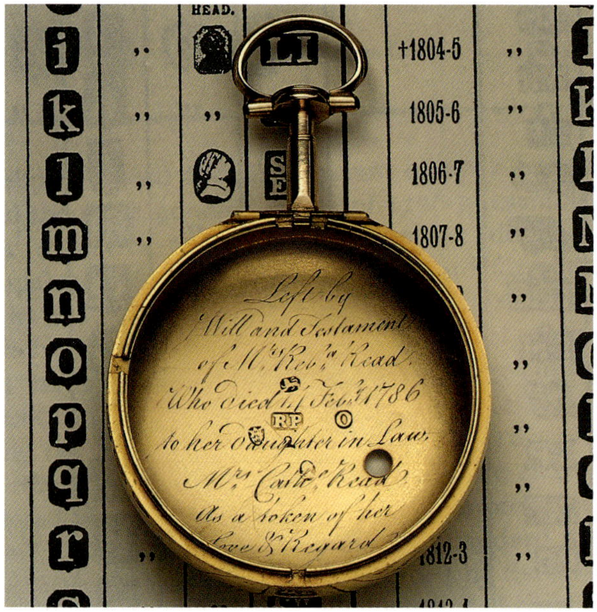

236

236

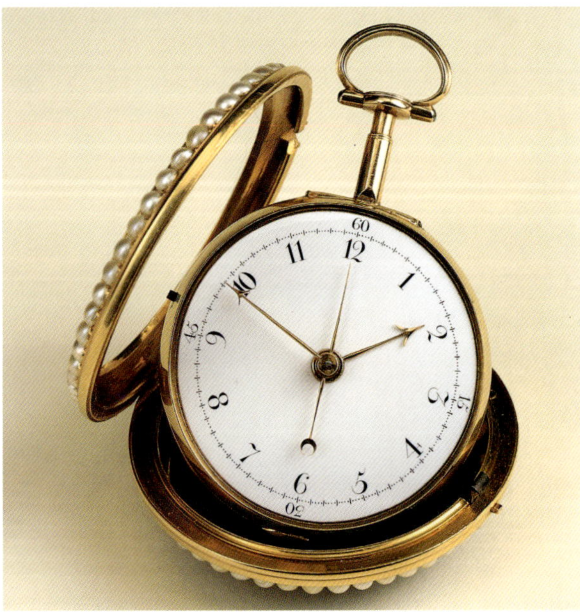

236

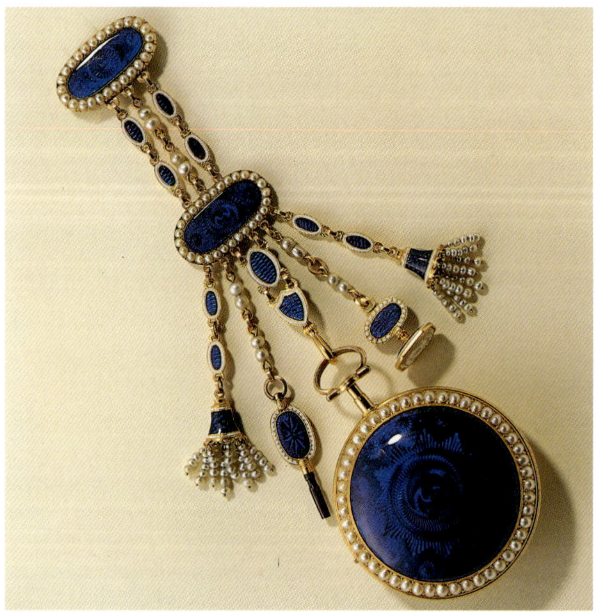

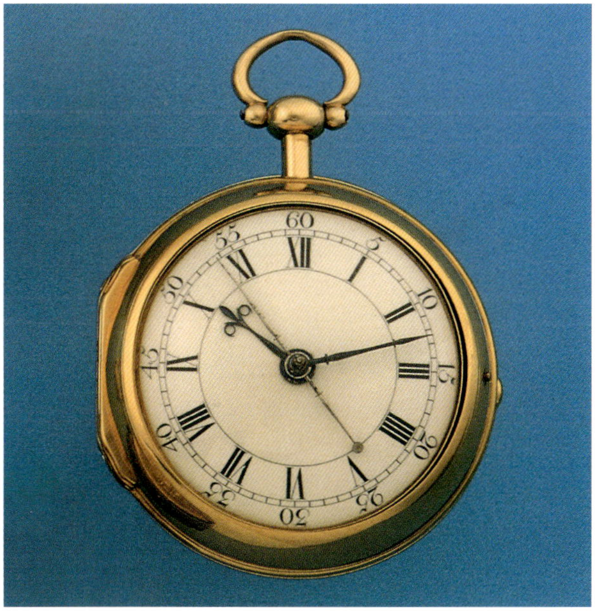

237

237

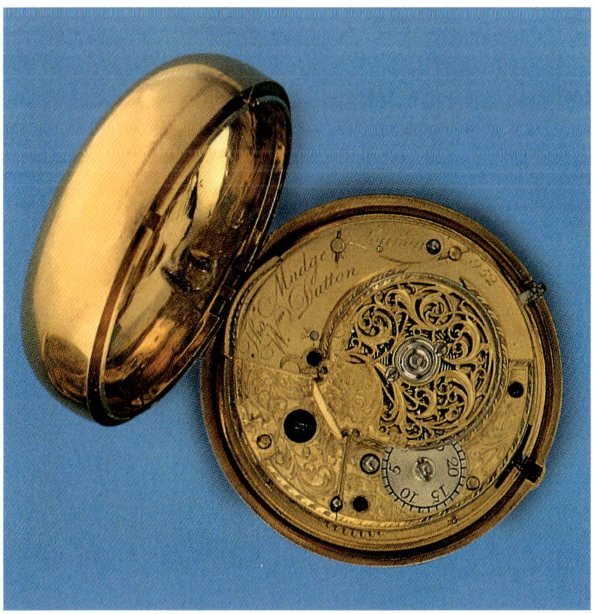

236 *Goldemail-Taschenuhr, sign.* JA. MOUNTAGUE, LONDON. *Doppeltes 18-kt-Gehäuse. Zentralsekunde. Frühe Zylinderhemmung. Châtelaine und Originaletui. 1789. Photo: Meister Uhren, Zürich*

DM 18000,–

237 *Goldtaschenuhr mit Stoppvorrichtung und Zentralsekunde, in doppeltem Gehäuse, sign.* THOS. MUDGE WM. DUTTON LONDON. *Emailzifferblatt. Gebläute Poker- und Beetle-Zeiger. Polierte Zentralsekunde. Feuerverg. Werk mit Schnecke/Kette mit quadratischen Pilaster-Pfeilern. Unruhkloben mit Maske und Diamantdeckstein. Hemmung auf Spitzzahnanker umgebaut. Ø 54 mm. 1772.*

DM 8500,–, obwohl umgebaut

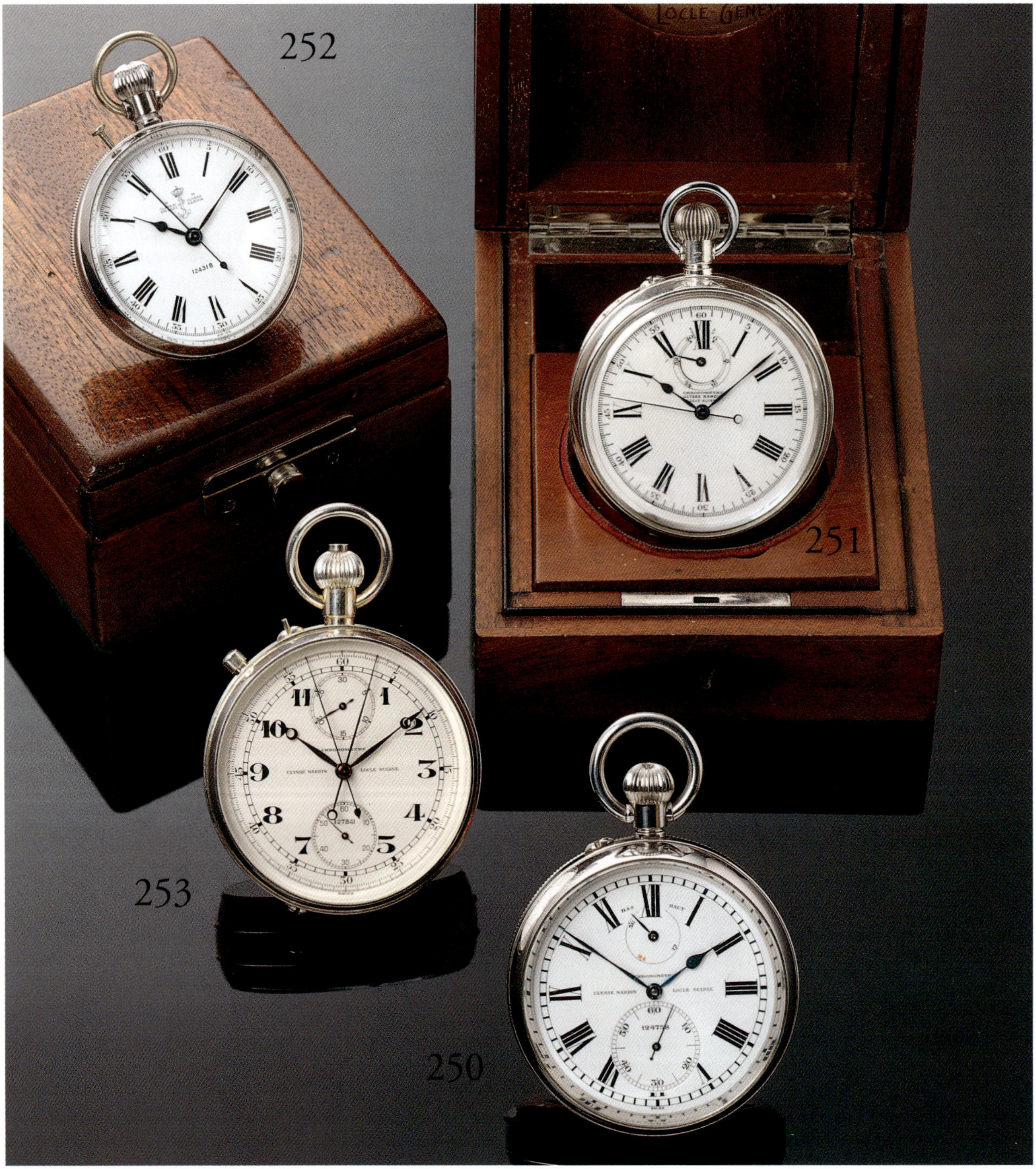
252
251
253
250

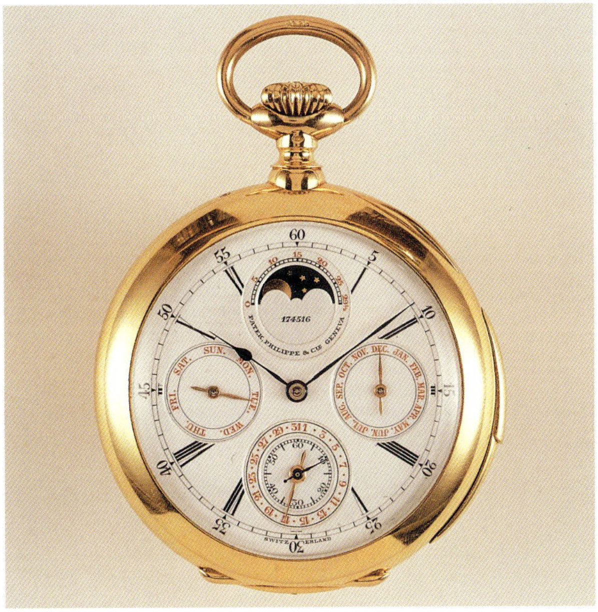

276

276

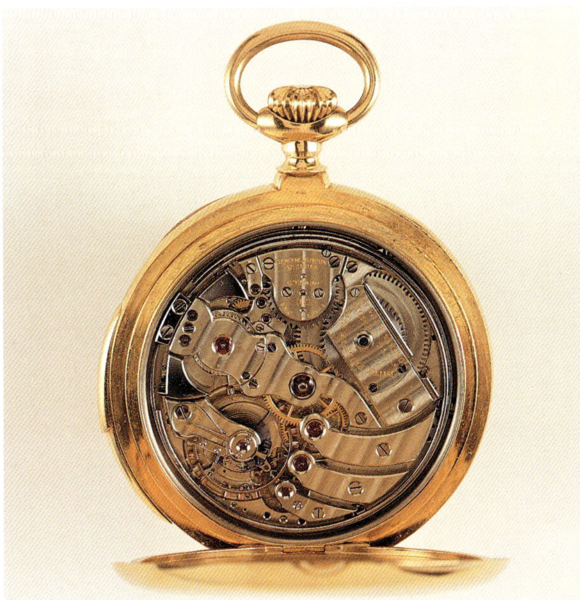

250 *Beobachtungsuhr mit Auf-und-Ab-Werk, sign.* Ulysse Nardin, Locle Swiss. *Stahlgehäuse mit Schraubboden. Emailzifferblatt. 36-St.-Gangreserve. Gebläute Birnenformzeiger. Verg. 22'''-Brückenwerk mit Ankerhemmung. Kompensationsunruh. Breguet-Spirale. Feinregulierung. Ø 64 mm. Ca. 1940.*

DM 4500,–

251 *Beobachtungsuhr mit Zentralsekunde und Auf-und-Ab-Werk, sign.* Ulysse Nardin Locle Swiss. *925. Silbergehäuse. Emailzifferblatt. 40-St.-Gangreserve. Gebläute Birnenformzeiger. Verg. Brückenwerk mit Ankerhemmung. Kompensationsunruh mit Goldschrauben. Breguet-Spirale. Feinregulierung. Ø 63 mm. Um 1940.*

DM 4000,–

252 *Beobachtungsuhr für die Königlich-Niederländische Marine, mit Zentralsekunde, sign.* Ulysse Nardin, Swiss, No. 124318. *Stahlgehäuse mit Schraubboden. Emailzifferblatt. Gebläute Birnenformzeiger. Verg. Brückenwerk mit Ankerhemmung. Kompensationsunruh. Breguet-Spirale. Feinregulierung. Ø 56 mm. Ca. 1943.*

DM 3000,–

253 *Beobachtungschronograph mit Schleppzeiger, sign.* Ulysse Nardin Locle Swiss. *Silbergehäuse mit Kronen- und seitlichem Drücker. Mattversilb. Zifferblatt 5–60. Minuterie, 5tel und 10tel Sekunderie. Violette Lochformzeiger. 22''' vernickeltes $^2/_3$-Platinenwerk mit Ankerhemmung. Kompensationsunruh. Breguet-Spirale. Feinregulierung. Ø 64 mm. Ca. 1950.*

DM 6000,–

276 *Goldtaschenuhr mit ewigem Kalender und Minutenrepetition, sign.* Patek Philippe + Cie., Genève, No. 174516. *18-kt-Gehäuse. Emailzifferblatt. Skalen für Wochentage, Monat und Datum mit kleiner Sekunde. Oben Mondalter (29,5 Tage). Neusilberwerk. Ankerhemmung. Kompensationsunruh mit Goldschrauben. Breguet-Spirale mit Endkurve. Feinregulierung. 31 Rubine. 2 Tonfedern. Ø 55 mm. 1918.*

DM 80000,–

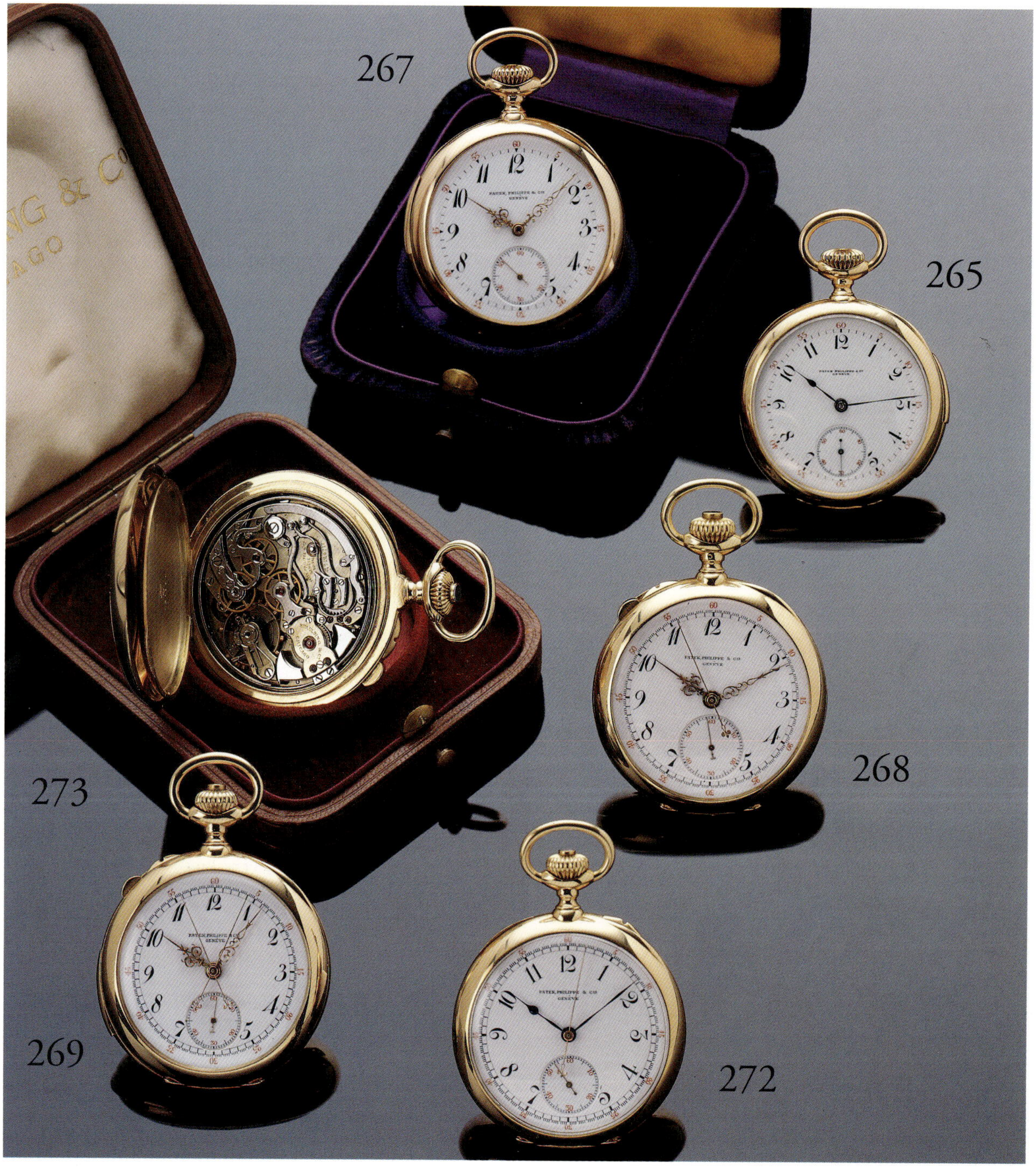
267
265
273
268
269
272

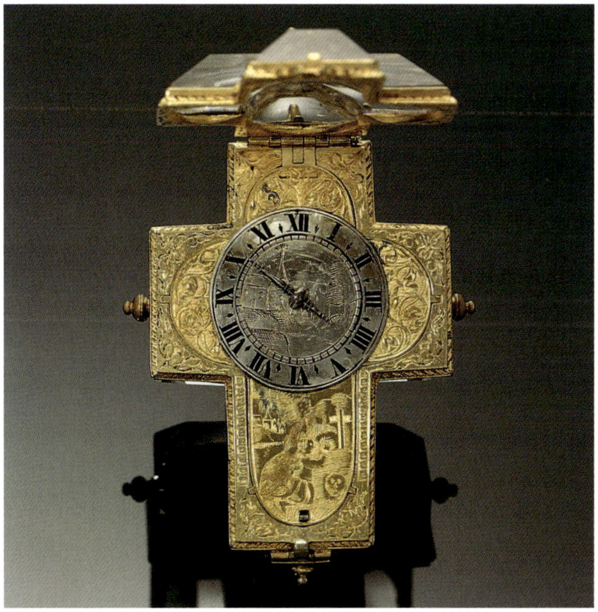

316

316

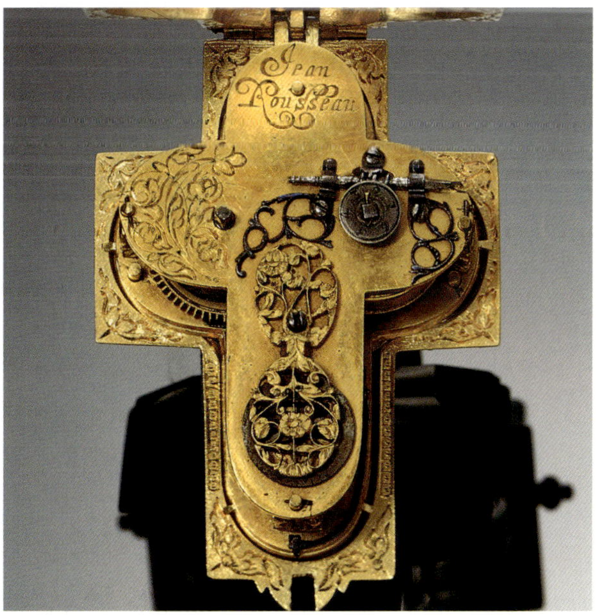

265 *Goldtaschenuhr mit Minutenrepetition, sign.* PATEK PHILIPPE GENÈVE, NO. 80986. *2 Tonfedern. Ø 46 mm. Um 1884.*
***Alle** hier abgebildeten* PATEK PHILIPPE *Taschenuhren haben ein 18-kt-Gehäuse, Brückenwerk, Kompensationsunruh mit Goldschrauben und Breguet-Spirale.*

DM 15 000,–

267 *Goldtaschenuhr mit Minutenrepetition, sign.* PATEK PHILIPPE GENÈVE, NO. 97192. *2 Tonfedern. Ø 49 mm. Um 1894.*

DM 15 000,–

268 *Gold. Schleppzeiger-Chronograph, sign.* PATEK PHILIPPE GENÈVE, NO. 112445. *Ø 49 mm. Um 1900.*

DM 10 000,–

269 *Gold. Schleppzeiger-Chronograph mit Minutenrepetition, sign.* PATEK PHILIPPE GENÈVE, NO. 111825. *2 Tonfedern. Ø 47 mm. Um 1900.*

DM 25 000,–

272 *Gold. Taschenchronograph, sign.* PATEK PHILIPPE GENÈVE, NO. 124988. *Ø 46 mm. Um 1905.*

DM 6500,–

273 *Goldener Taschenchronograph mit Schleppzeiger (Rattrapante) und Minutenrepetition, sign.* PATEK PHILIPPE GENÈVE/ SPAUDLING CHICAGO. *2 Tonfedern. Ø 50 mm. Um 1905.*

DM 28 000,–

316 *Feuerverg. Bergkristall-Kreuzuhr, sign.* JEAN ROUSSEAU, GENF. *Bergkristallgehäuse. Silberzifferblatt. Blauer Stahlzeiger. Verg. Messingwerk in Kreuzform. Stahlunruh noch ohne Feder. Schnecke mit Darmsaite. Spindelhemmung. 59x43 mm. Ca. 1625.*

DM 150 000,–

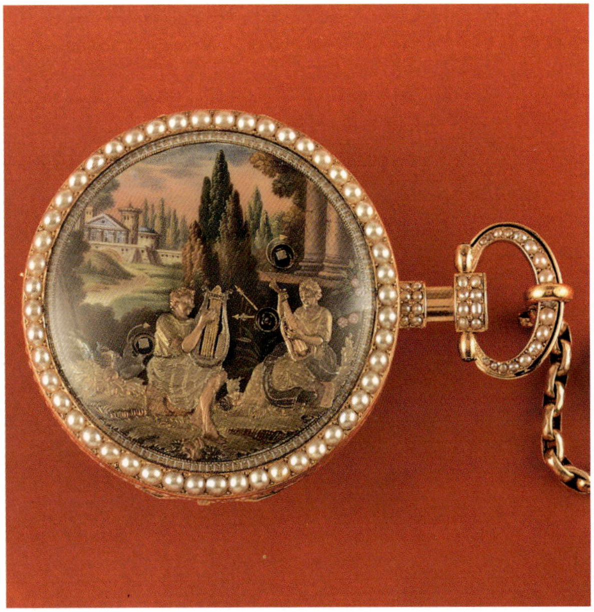

291

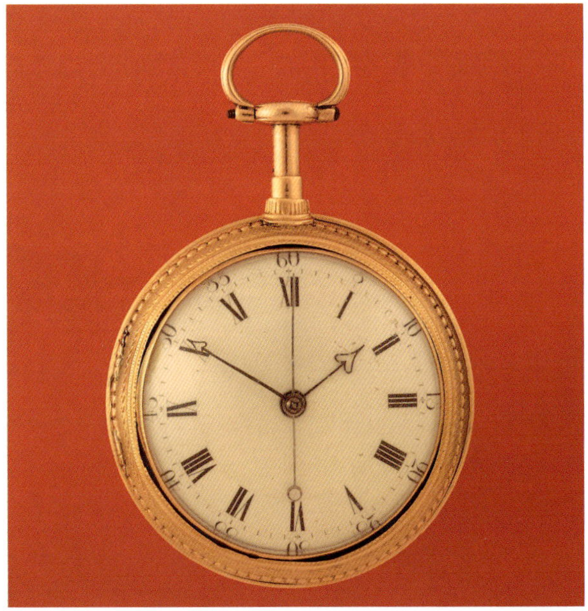

371

363

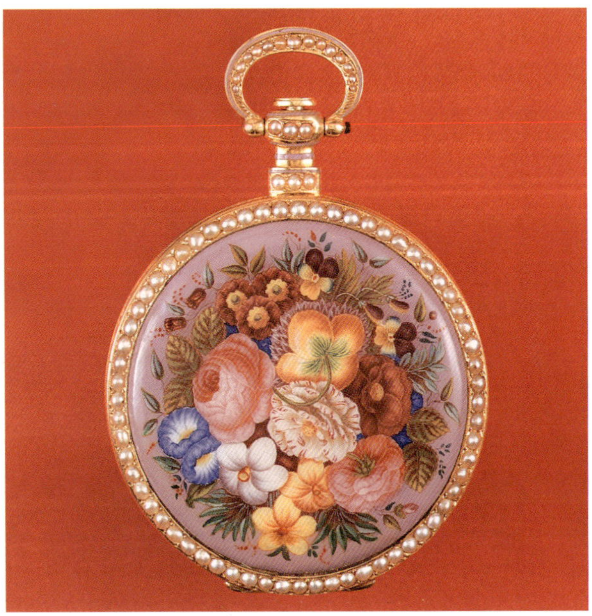

371

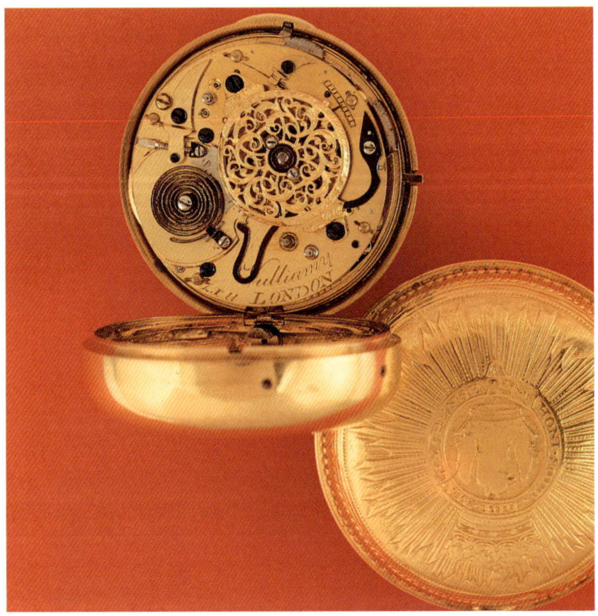

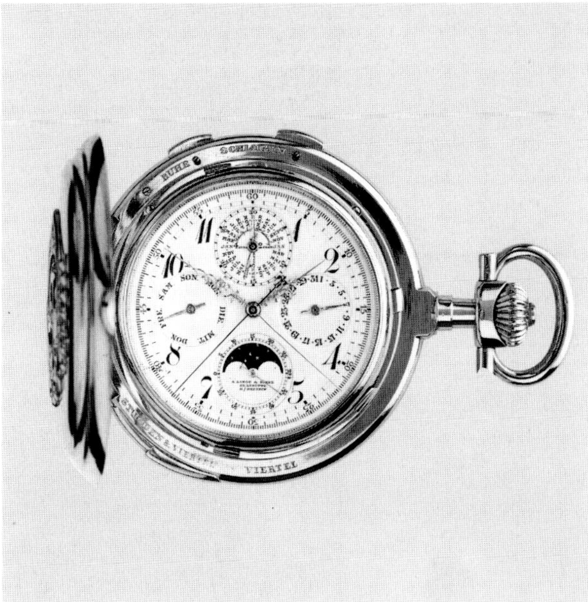

196

196

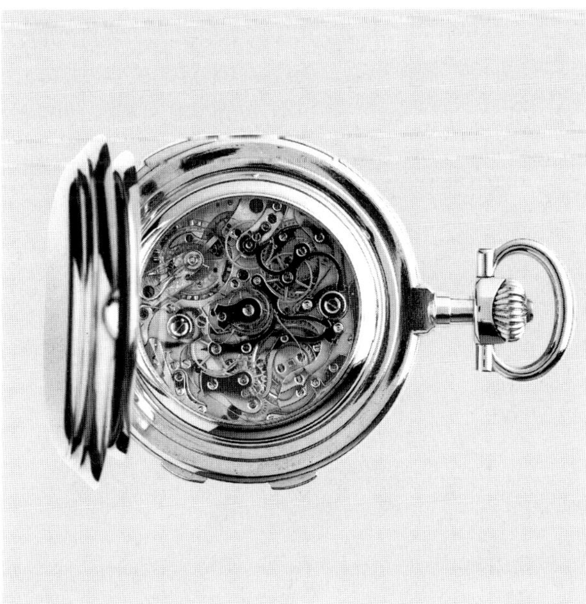

291 *Goldemail-Automat mit Musikwerk und Viertelrepetition, sign.* PIGUET & MEYLAN, GENF. *Rückseitig unter Glas musizierendes Paar in polychromer Emailmalerei. Bei Auslösung des Musikwerks – zur vollen Stunde oder auf Wunsch – bewegen sich die Arme der Musizierenden. Emailzifferblatt. Zentralsekunde. Blaue Stahlzeiger. Verg. Werk, monogrammiert »P. M.« mit Zylinderhemmung. Scheibenmusikwerk. 3 Tonfedern. Ø 54 mm. Um 1820.*

DM 95 000,–

363 *Goldemailuhr mit Zentralsekunde, sign.* VAUCHER, FLEURIER. *18-kt-Gehäuse. Rückseitig Blumenbukett. Emailzifferblatt. Blaue Stahlzeiger. Werk unter Glas. Ankerhemmung mit langarmigem Gleichgewichtsanker. 3schenklige Stahlunruh mit 3 gebläuten »Flügeln«. Schlüsselaufzug. Ø 55 mm. Um 1835.*

DM 18 000,–

371 *Goldtaschenuhr mit Achtelrepetition und anhaltbarer Zentralsekunde, sign.* VULLIAMY NO 2 X U. *20-kt-Gehäuse. Emailzifferblatt. Gebläute Herzform-Zeiger. Feuerverg. Werk mit Schnecke/Kette. Duplexhemmung. 3armige Unruh mit 2 Goldschrauben. Vulliamy Temperaturkompensation am Regulierzeiger mittels bimetallischer »Spiralfeder«. Feingravierte Unruhbrücke mit Diamantdeckstein. Schlag auf Gehäusewandung. Ø 52 mm. Ca. 1800.*

DM 20 000,–

196 *Goldsavonnette »Grande Complication«, sign.* A. LANGE & SÖHNE GLASHÜTTE B. DRESDEN, *mit Minutenrepetition, Viertelstunden-Selbstschlag »Grande Sonnerie« mit Wiederholung der vergangenen Stunde und »Petite Sonnerie«, ewiger Kalender, Mondphase, Chronograph »Rattrapante« mit Minutenzähler. 18-kt-Louis-XV-Rotgoldgehäuse. Emailzifferblatt. Goldene und gebläute Chronographenzeiger. 1A-Nickel-Ankerwerk. Goldanker und -ankerrad. Goldene Chronographenräder. Kompensationsunruh mit gebläuter Spiralfeder. Schwanenhals-Feinregulierung. Ø 62 mm. 1898.*

DM 750 000,–

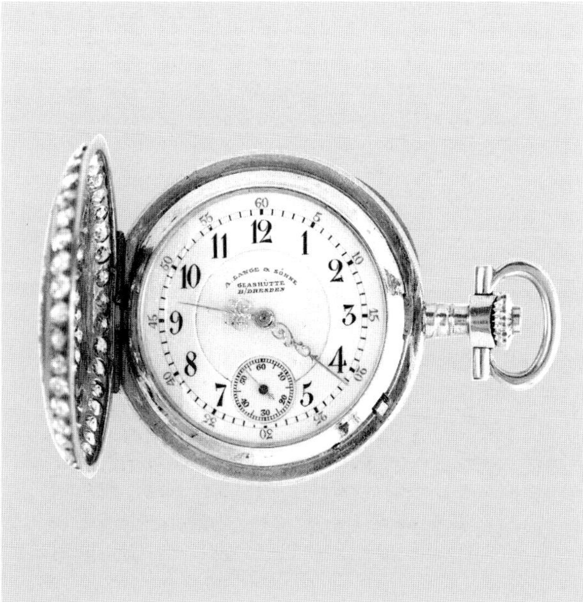

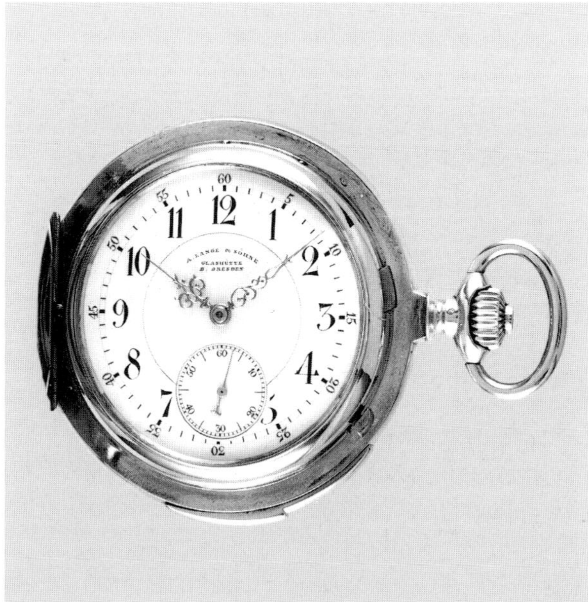

197

198

197

198

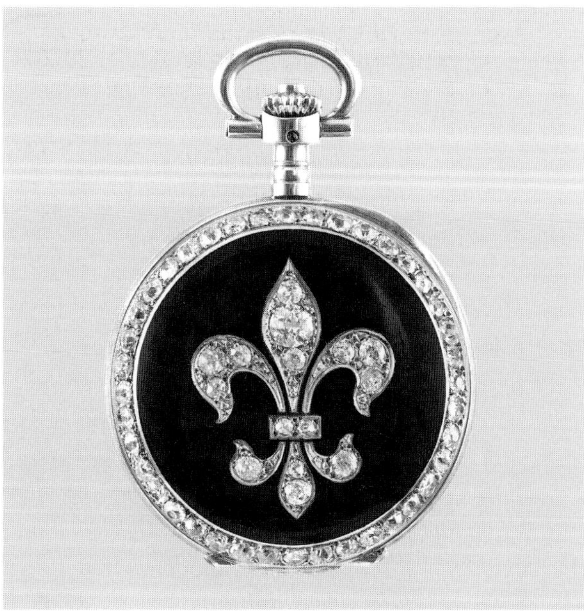

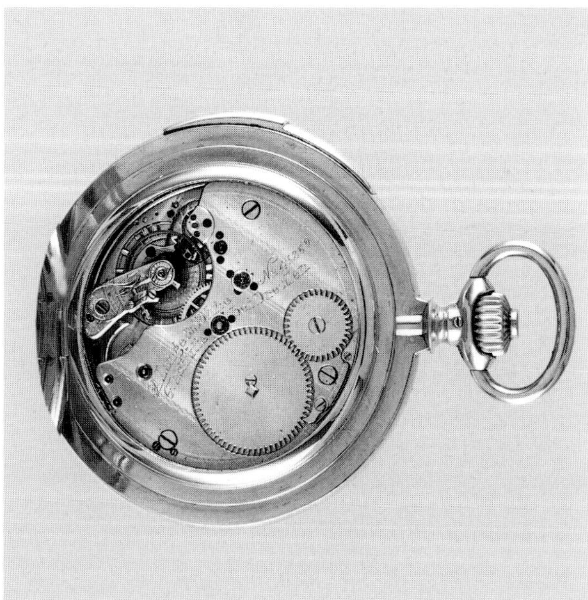

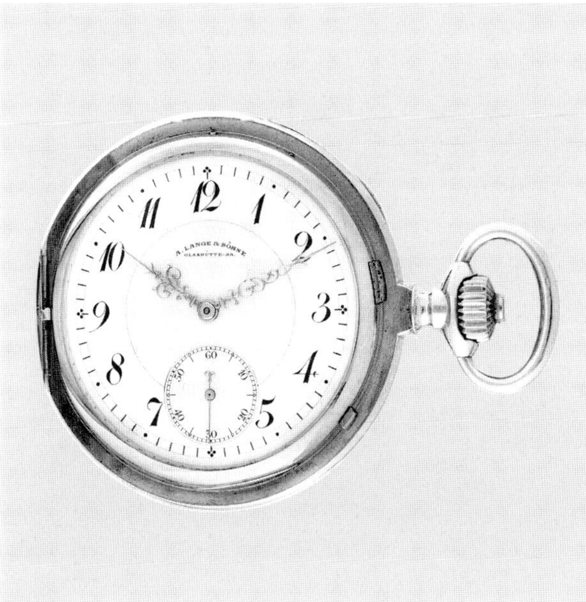

199

199

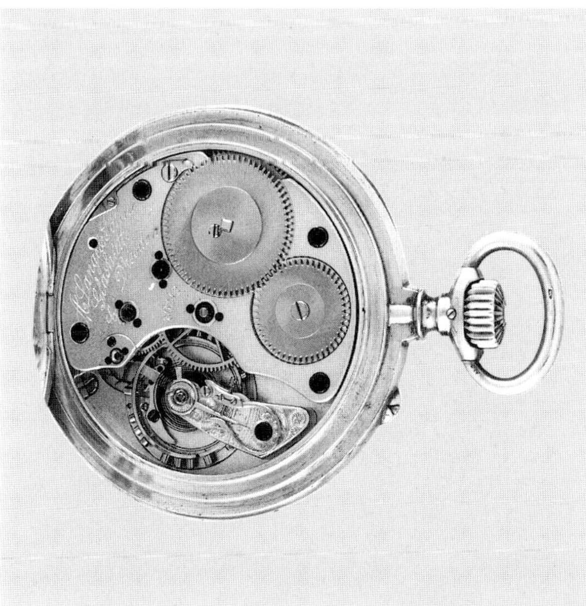

197 *Goldemail-Brillant-Damenschmuckuhr, sign.* A. LANGE & SÖHNE, GLASHÜTTE BEI DRESDEN. *18-kt-Savonnettegehäuse (insges. 148 Altschliffdiamanten von ca. 5,5 ct).. Louis-XVI-Goldzeiger. Ankerwerk mit Kompensationsunruh und Breguet-Spirale. Goldregulierschrauben. Grav. Unruhkloben. Goldanker und Ankerrad. Ø 31 mm. Um 1900.*

DM 18 000,–

198 *Goldsavonnette mit Minutenrepetition, sign.* A. LANGE & SÖHNE, GLASHÜTTE BEI DRESDEN. *18-kt-Rotgold-Gehäuse – Form Lucia. Emailzifferblatt. Louis-XV-Goldzeiger. Lapediertes $^3/_4$-Platinen-Neusilberwerk unter Glas. Goldchatons. Goldanker und -ankerrad. Kompensationsunruh mit Goldschrauben und Breguet-Spirale. Grav. Unruhkloben mit Schwanenhals-Feinregulierung und Diamantdeckstein. Ø 52 mm. 1901.*

DM 55 000,–

199 *Goldenes Ankerchronometer, sign.* A. LANGE & SÖHNE, GLASHÜTTE SA. *18-kt-Roségold-Savonnettegehäuse. Emailzifferblatt. Goldene Louis-XV-Zeiger. $^3/_4$-Platinenwerk unter Glas. Goldchatons. Goldanker und -ankerrad. Große Nickelstahl-Kompensationsunruh mit Goldschrauben. Breguet-Spirale. Schwanenhals-Feinregulierung und Diamantdeckstein. Ø 58 mm. 1909.*

DM 28 000,–

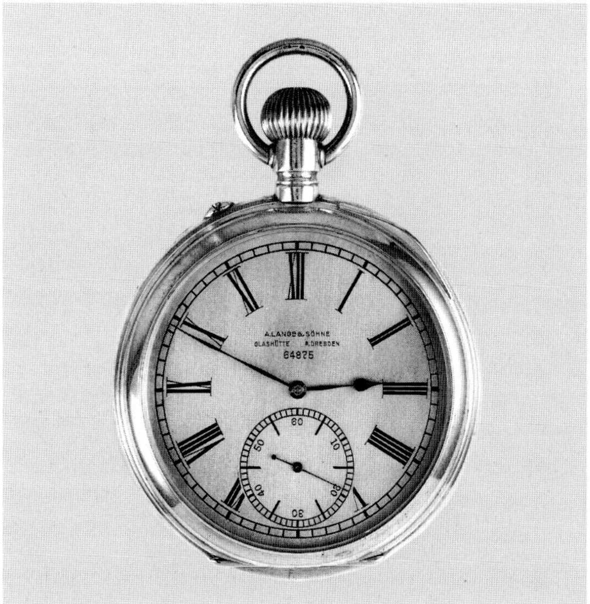

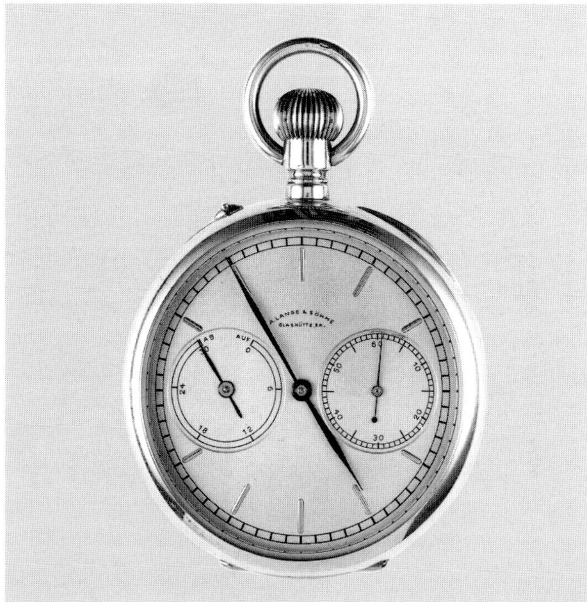

200

201

200

201

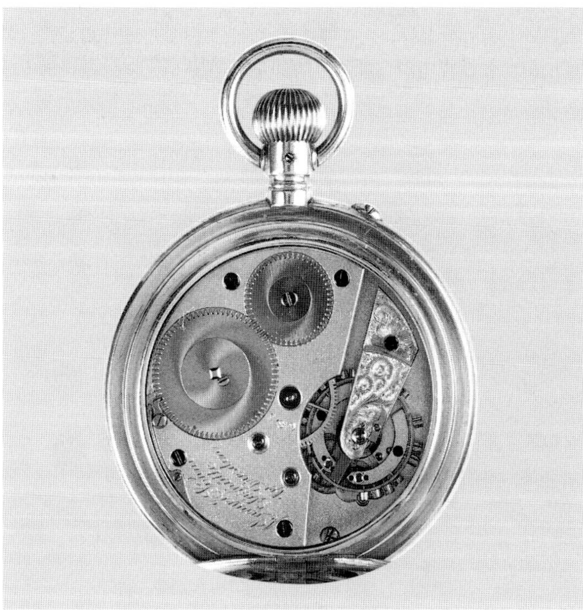

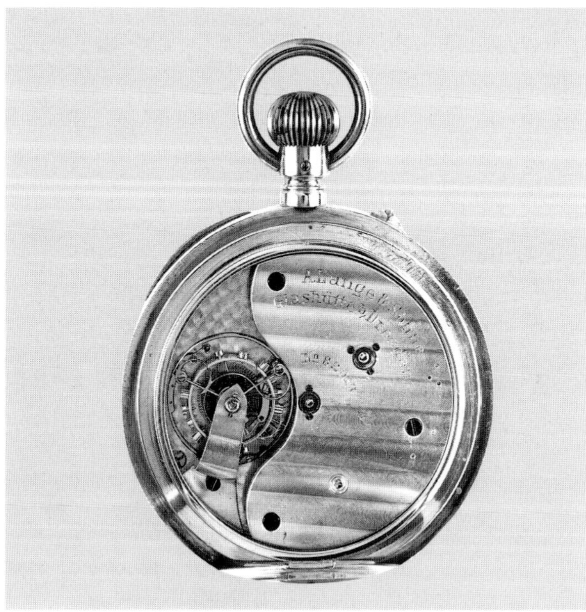

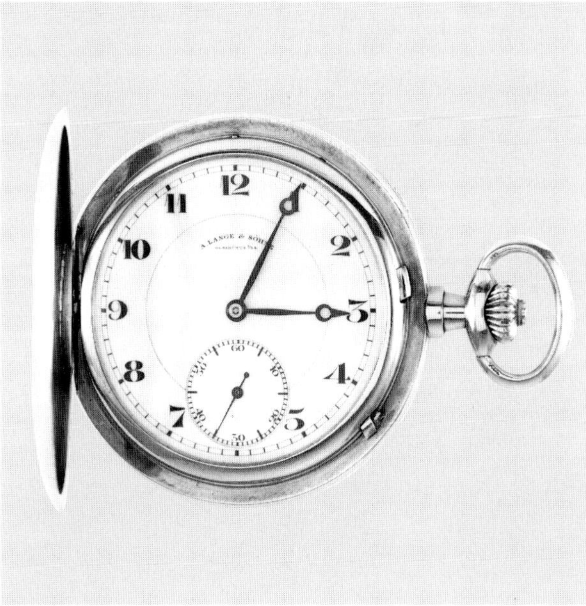

202

202

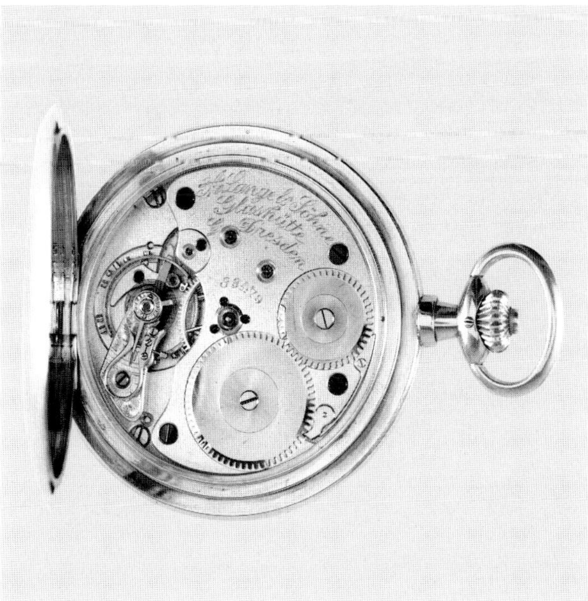

200 *Silbernes Taschenchronometer, sign.* A. Lange & Söhne, Glashütte. *Silbergehäuse mit Goldscharnieren. Silberzifferblatt. Birnenform-Stahlzeiger. Verg.* $^{2}/_{3}$*-Platinenwerk mit gravierter Unruhbrücke. Große Kompensationsunruh mit zylindrischer Stahlspirale und Diamantdeckstein. Goldenes Chronometerrad. Chronometerhemmung mit Wippe. 21 Steine. Ø 58 mm. Um 1915.*

DM 33000,–

201 *Silbernes Einminuten-Tourbillon mit Chronometerhemmung und Auf-und-Ab-Werk, sign.* A. Lange + Söhne, Glashütte b. Dresden. *Silbergehäuse mit Goldscharnieren. Silberzifferblatt. Sekunde bei der »3«. Gangreserve bei der »9«. Blaue Stahlzeiger. Neusilberwerk. 2 verschraubte Gold-Rubin-Lager. Schnecke/Kette mit Gegengesperr. Poliertes Stahl-Drehgestell. Nickelstahl-Kompensationsunruh mit Goldschrauben. Gebläute Stahlspirale mit Innenkurve und aufgebogener Endkurve. Chronometerhemmung mit Feder. Goldchronometerrad. Diamantdeckstein. Ø 58 mm. Um 1920.*

DM 250000,–

202 *Flache Goldsavonnette, sign.* A. Lange & Söhne, Glashütte i. Sa. *14-kt-Gehäuse. Form Imperial. Blaue Breguet-Stahlzeiger,* $^{3}/_{4}$*-Platinenankerwerk mit Kompensationsunruh, Breguet-Spirale. Feinregulierung. Goldanker. Ø 51 mm. Ca. 1926.*

DM 6000,–

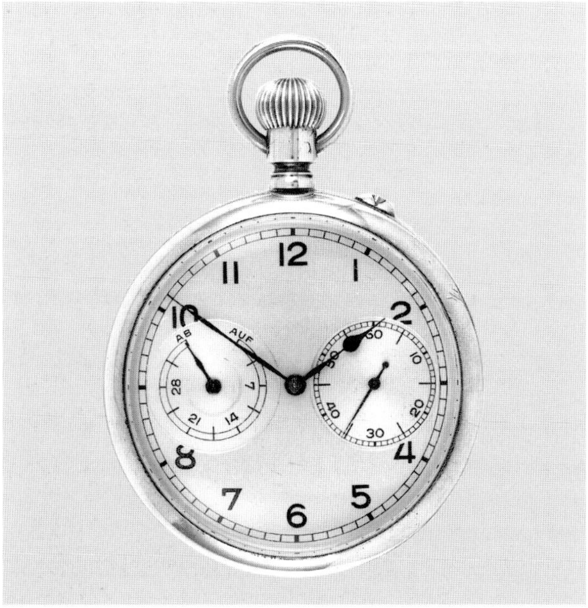

203

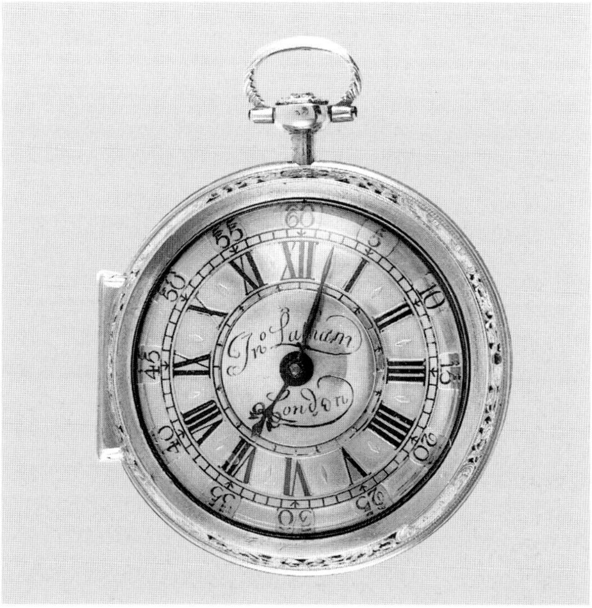

205

204

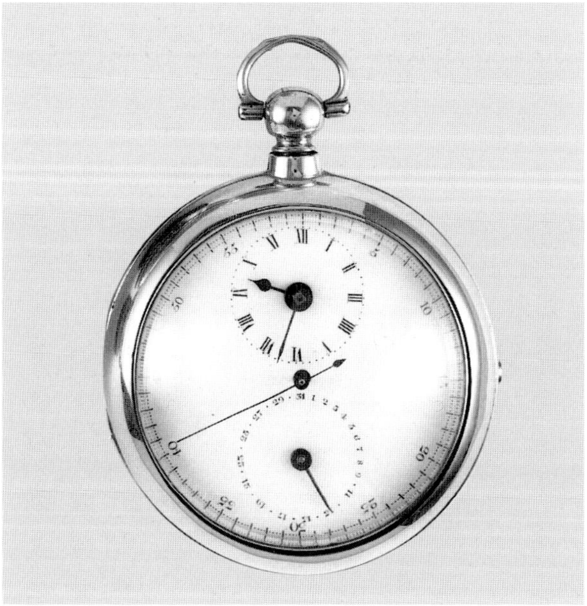

205

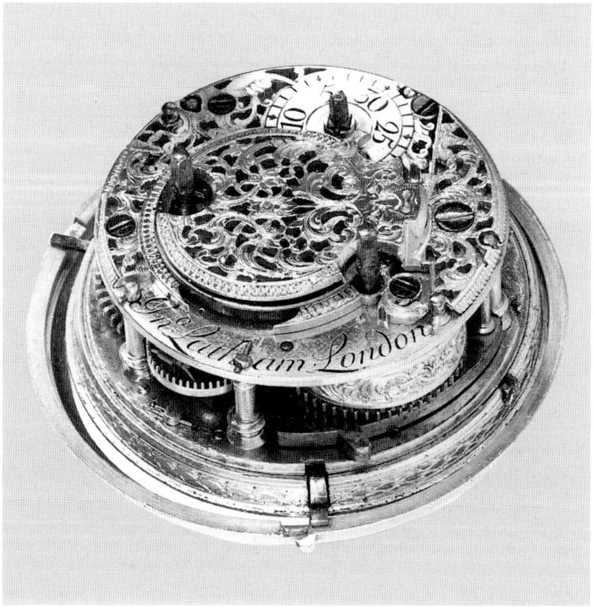

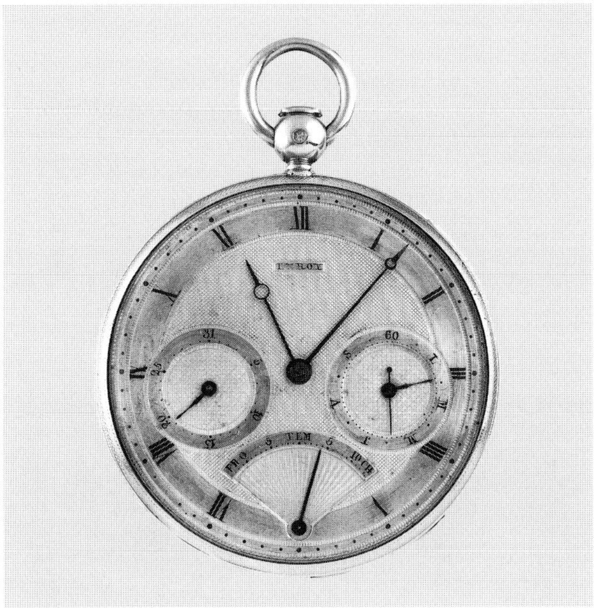

209

209

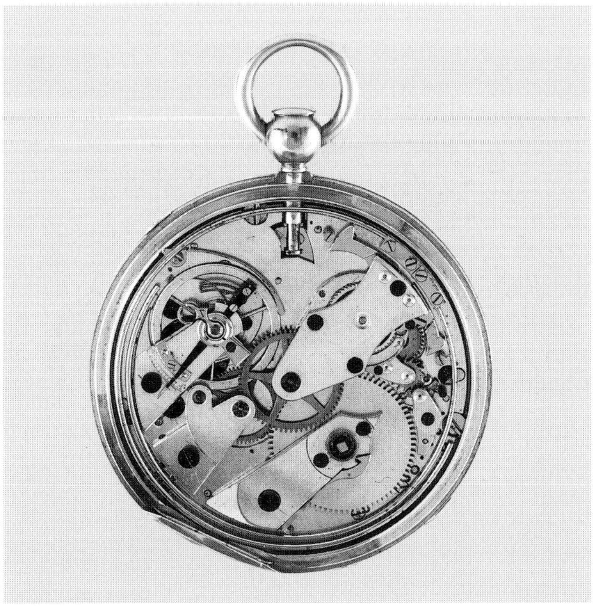

203 *Silberne Beobachtungsuhr mit Auf-und-Ab-Werk, sign.* A. LANGE + SÖHNE, GLASHÜTTE I. SA. *Silbergehäuse. Vers. Zifferblatt. Sekunde bei der »3«. Gangreserve (35 Stunden) bei der »9«. Blaue Birnenform-Zeiger. Verg.* $^2/_3$*-Platinen. Ankerwerk mit Kompensationsunruh, Breguet-Spirale und Feinregulierung. Ø 59 mm. Um 1940.*

DM 3500,–

204 *Vergoldete Spindel-Taschenuhr mit Zentralsekunde, Datum und Stoppvorrichtung, sign.* THO. LASALLE, LONDON. *Doppeltes, verg. Silbergehäuse. Emailzifferblatt. Blaue Stahlzeiger. Feuerverg. verziertes Werk mit Schnecke/Kette. Großer Diamantdeckstein. Ø 55 mm. 1779.*

DM 1500,–

205 *Goldene Spindel-Taschenuhr mit Selbstschlag, sign.* IN. LATHAM LONDON. *Doppeltes Goldgehäuse. Goldenes Champlevé-Zifferblatt. Poker- und Beetle-Stahlzeiger. Feuerverg. Werk mit Schnecke/Kette. Federvorspannung mittels Schneckenschraube. Stundenschlag auf Gehäuseglocke. Ø 55 mm. Um 1720.*

DM 18 000,–

206 *Silberne Taschenuhr mit Viertelrepetition und Datum, sign.* LÉPINE PARIS. *S. Farbteil, S. 128*

207 *Flache Goldemail-Taschenuhr, sign.* LÉPINE À PARIS. *S. Farbteil, S. 128*

208 *Goldemail-Spindeluhr, sign.* JULIEN LE ROY. *S. Farbteil, S. 129*

209 *Goldene Taschenuhr mit Viertelrepetition, Kalender, Thermometer und Anhaltevorrichtung, sign.* LEROY ET FILS HORLOGERS DU ROI À PARIS. *Guill. 18-kt-Gehäuse. Guill. Silberzifferblatt mit sektorförmiger Skala für Thermometer. Blaue Lochformzeiger. Verg. Klobenwerk mit fliegendem Federhaus. Rubinzylinder. Bimet. Temperaturkomp. Parachute-Stoßsicherung. 2 Tonfedern. Ø 46 mm. Um 1820.*

DM 22 000,–

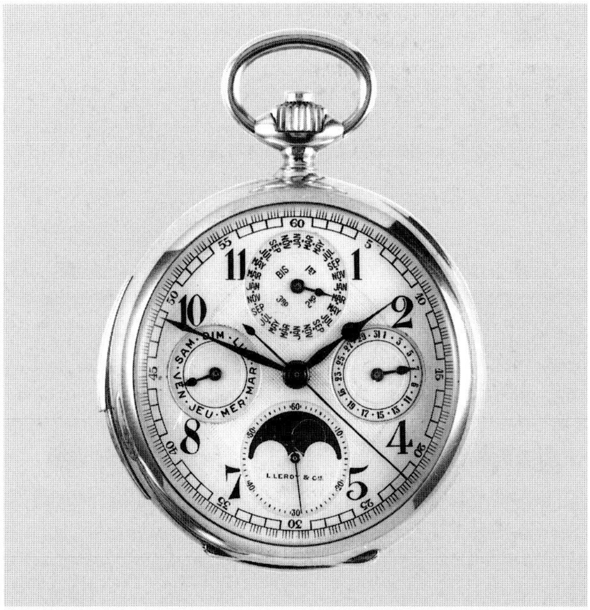

210

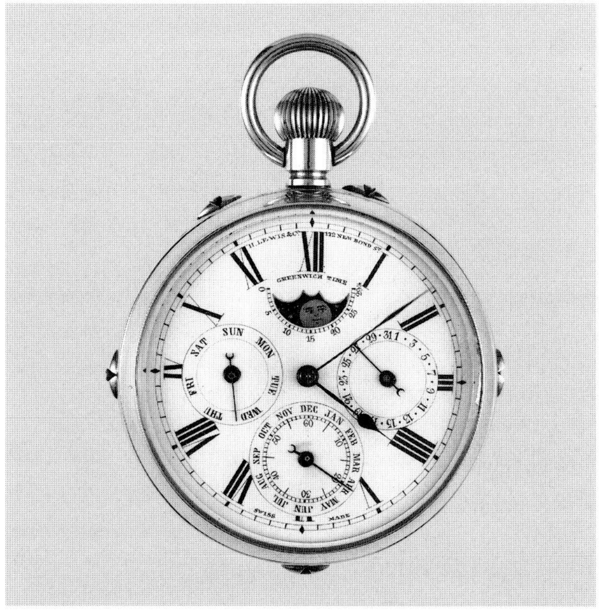

212

211

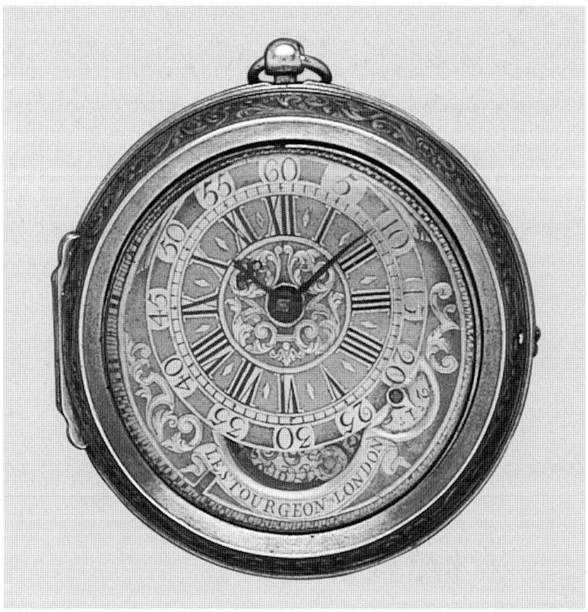

212

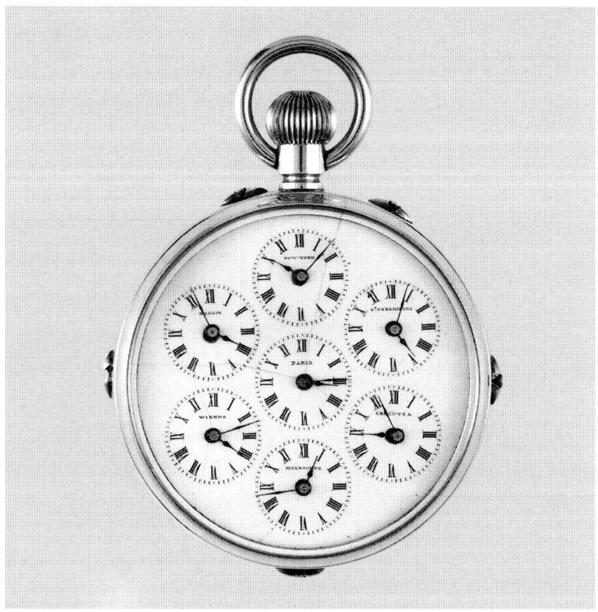

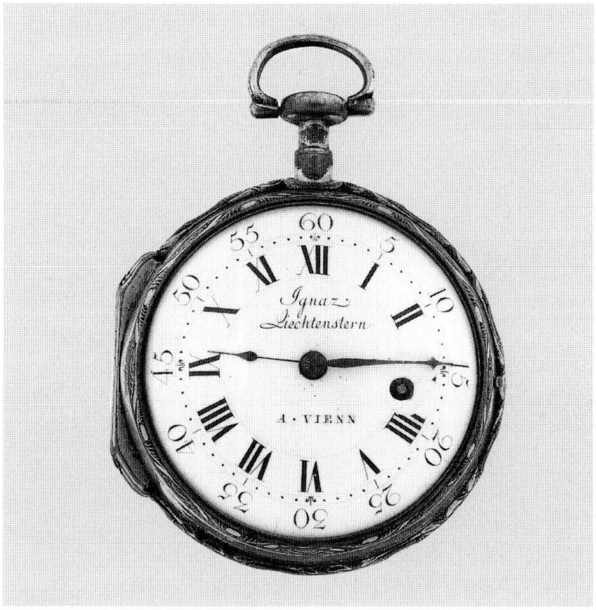

213

214

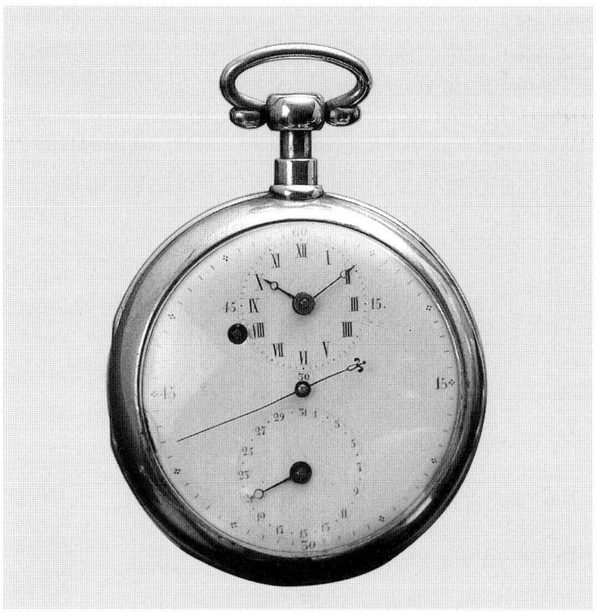

210 *Goldener Taschenchronograph mit ewigem Kalender und Minutenrepetition, sign.* L. Leroy + Cie, Paris. *18-kt-Gehäuse. Guill. Silberzifferblatt. Blaue Birnenform-Stahlzeiger. Verg. Präzisionsankerwerk mit mattierten, geschliffenen und polierten Stahlteilen. Schlag auf 2 Tonfedern. Ø 53 mm. 1930.*

DM 42 000,–

211 *Silberne Spindel-Taschenuhr in doppeltem Gehäuse, sign.* David Lestourgeon, London. *Champlevé-Silberzifferblatt. Darunter Bogenausschnitte für Scheinpendel und Regulierskala. Gebläute Poker- und Beetle-Zeiger. Feuerverg. Werk mit Schnecke/Kette. Werkplatte mit Porträt einer Dame unter Glas. Ø 59 mm. Um 1720.*

DM 8500,–

212 *Doppelseitige Goldtaschenuhr mit Kalender und 7 Zonenzeiten, sign.* H. Lewis + Co., New Bond Str. *18-kt-Gehäuse. Emailzifferblätter. Blaue Birnenform-Stahlzeiger. Ankerwerk. Ø 56 mm. Um 1900.*

DM 16 000,–

213 *Spindeluhr, sign.* Ignaz Lichtenstern à Vienne. *Gehäuse mit großem Seitenscharnier. Emailzifferblatt. Feuerverg. Werk mit Schnecke/Kette. Große ovale Spindelbrücke. Ø 57 mm. 1775.*

DM 1200,–

214 *Silbertaschenuhr mit Zentralsekunde, Anhaltevorrichtung und Datum, sign.* Bt. Liebherr à Landshut. *Glattes Gehäuse. Emailzifferblatt. Gebläute Zeiger. Feuerverg. Werk mit Antrieb Schnecke/Kette. Doppelrad-Duplexhemmung. 3armige Messingunruh. Große Unruhbrücke mit Initialen IEP. Ø 56 mm. Ca. 1830.*

DM 4500,–

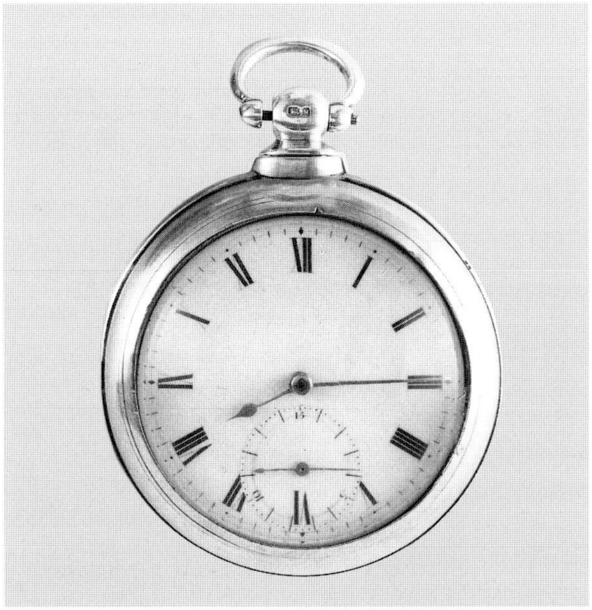

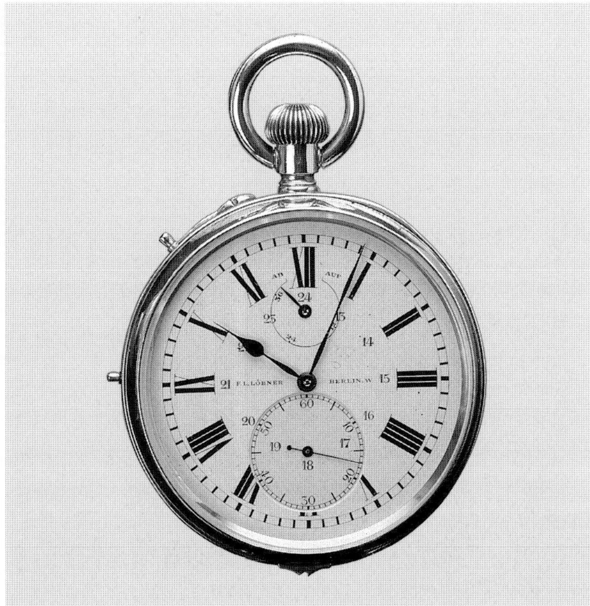

215

216

215

217

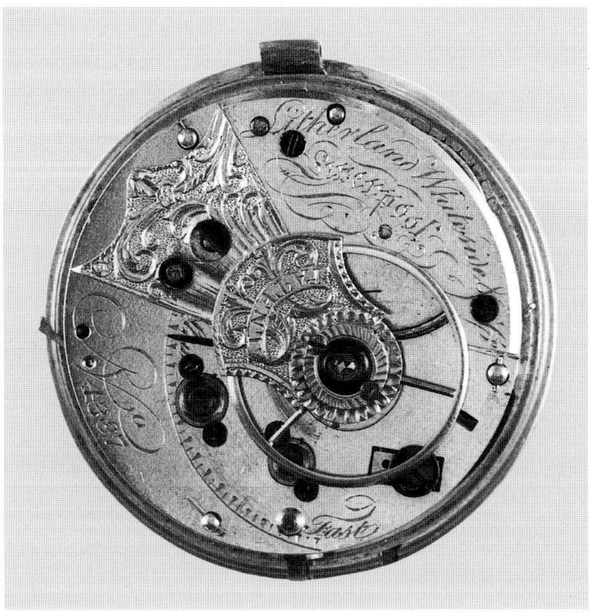

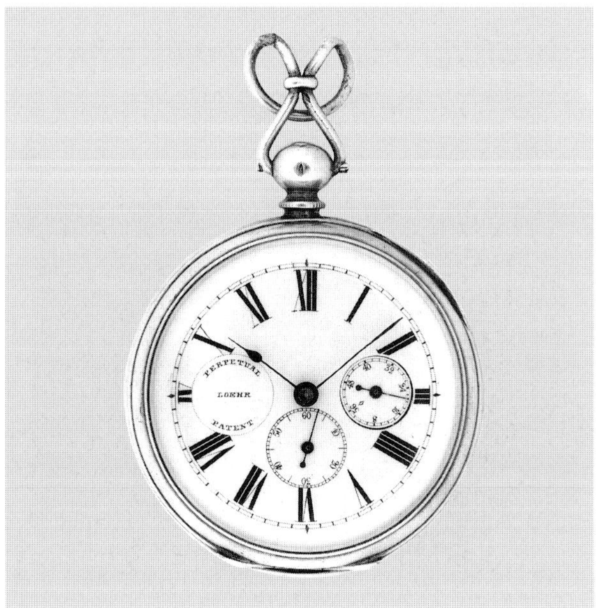

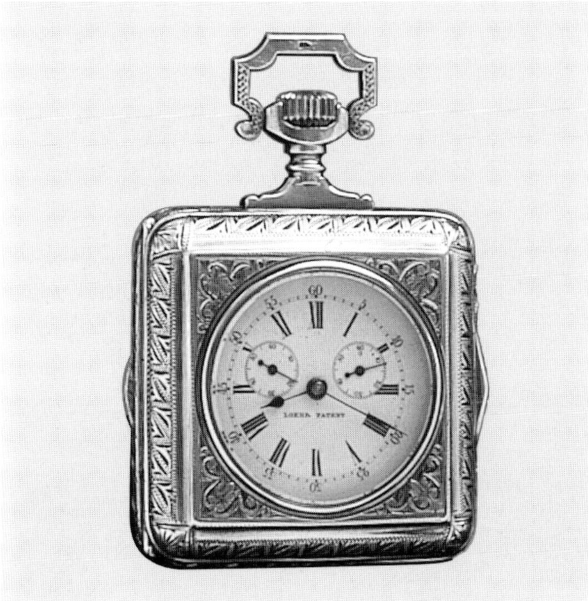

218

218

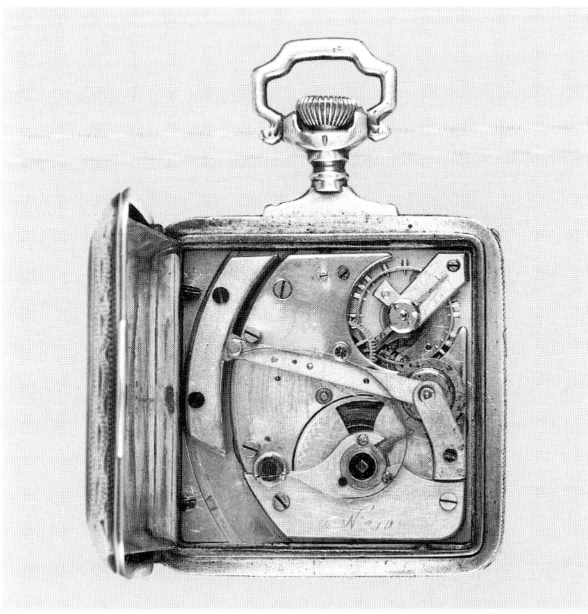

215 *Taschenuhr mit Rechenankerhemmung, sign.* LITHERLAND WHITESIDE + CO. LIVERPOOL. *Doppeltes Silbergehäuse. Emailzifferblatt. Goldzeiger. Feuerverg. Werk mit großen Saphirlagern. Schnecke/Kette und Gegengesperr. Großes Hemmungsrad. Große 3schenklige Goldunruh. Diamantdeckstein. Ø 56 mm. Ca. 1810.*

DM 1400,–

216 *Chronometeruhr mit Sekundenkontakt und Auf- und-Ab-Werk, Werk von Ulysse Nardin, sign.* F. L. LÖBNER BERLIN. *Silbergehäuse. Emailzifferblatt. Gebläute Birnenform-Zeiger. Verg. 23'''-Brückenwerk mit 4fach gelagertem Ankerrad. Kompensationsunruh mit Gold- und Platinschrauben, Breguet-Spirale. Mahagoni-Kästchen. Ø 70 mm. 1935.*

DM 6500,–

217 *Silbertaschenuhr mit automatischem Aufzug, sign.* LOEHR PATENT PERPETUAL. *Silbergehause mit Spezialbügel. Emailzifferblatt. Blaue Birnenform-Zeiger. Verg. ¾-Platinenwerk mit Pendelgewicht-Aufzug nach dem Pedometer-Prinzip. Zylinderhemmung. Ø 47 mm. Um 1880.*

DM 2500,–

218 *Selbstaufzug-Taschenuhr mit Hahn/Landeron-Kaliber in dekorativem Formgehäuse, sign.* LOEHR PATENT PERPETUAL. *Quadratisches Silbergehäuse. Rundes Emailzifferblatt unter 2facher Verglasung. Gebläute Birnenform-Zeiger. Zeigerstellung bei »1«. Quadratisches, lapediertes Neusilberwerk mit Ankerhemmung und Kompensationsunruh. Aufzug durch Schwinggewicht oder mit Schlüssel. 48 x 68 mm. Um 1890.*

DM 2300,–

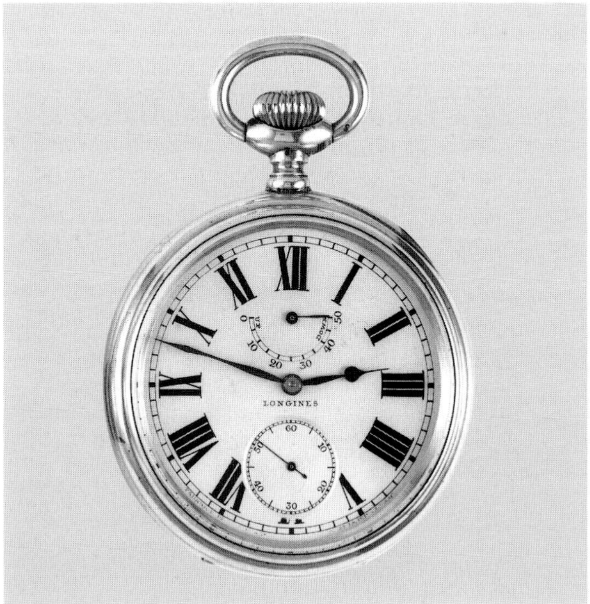

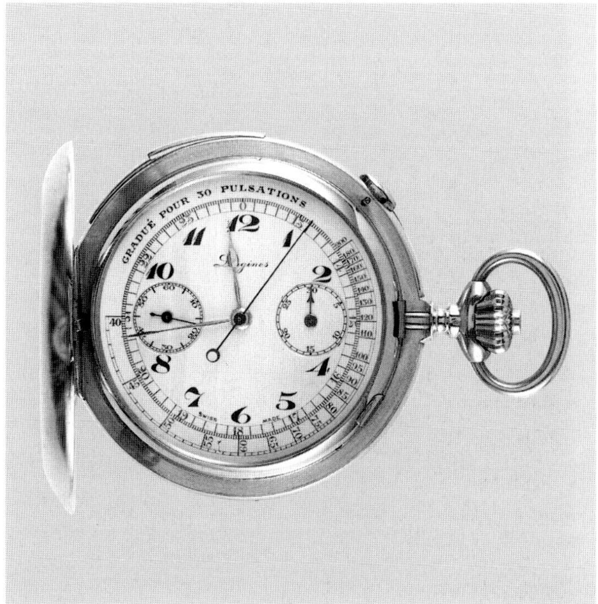

219

220

219

220

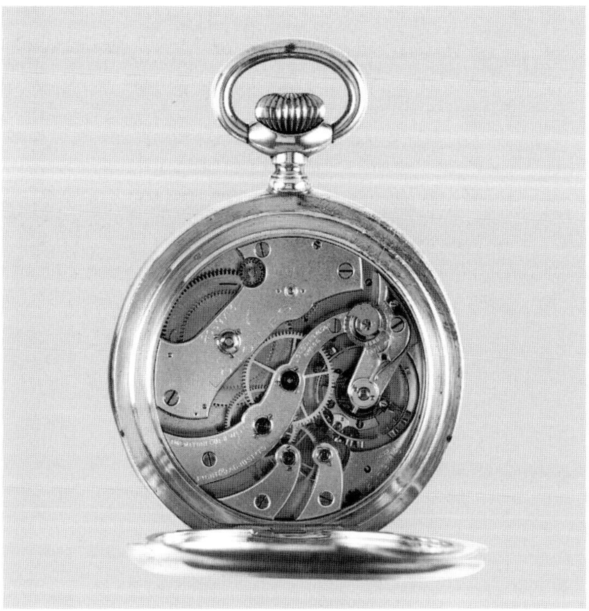

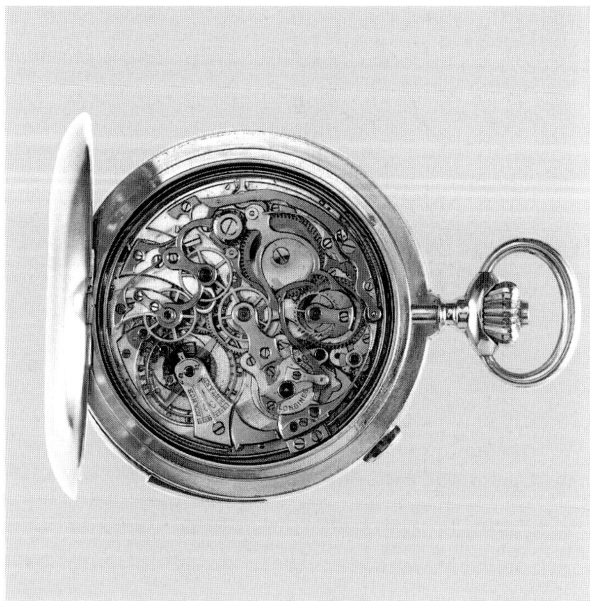

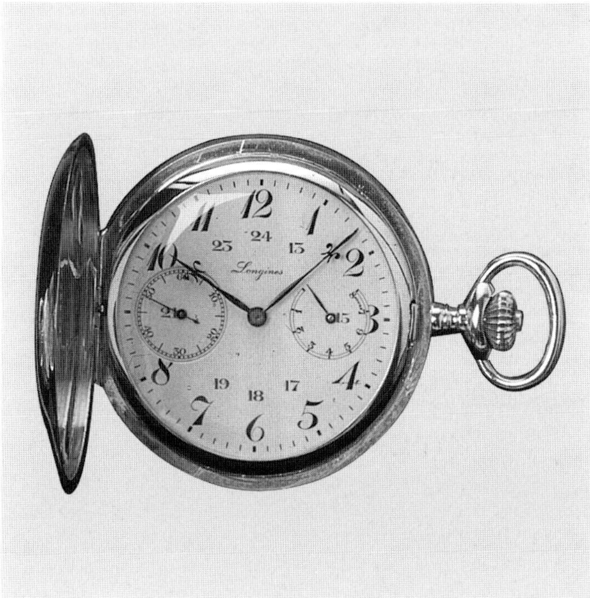

221

222

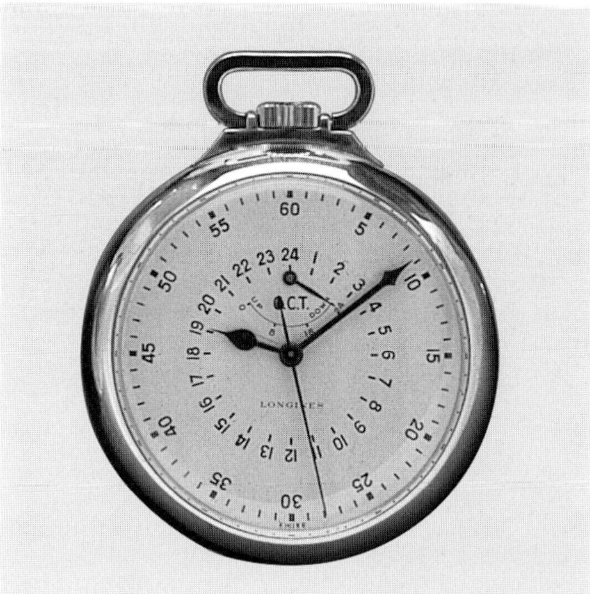

219 *Beobachtungsuhr mit Auf-und-Ab-Werk, sign.* LONGINES. *Sterlingsilbergehäuse. Versilb. Zifferblatt. Skala für Gangreserve (50 Stunden) bei der »12«. Violette Birnenform-Stahlzeiger. Verg. Präzisionswerk. Anker und Ankerrad 4fach gelagert. Große Kompensationsunruh. Breguet-Spirale. Schneckenförmige Feinregulierung. Ø 68 mm.*

DM 6400,–

220 *Goldsavonnette mit Minutenrepetition und Chronograph, sign.* LONGINES. *18-kt-Gehäuse. Emailzifferblatt. Kleine Sekunde bei der »9«. 30-Minuten-Zähler bei der »3«. Vernickeltes Ankerwerk mit Kompensationsunruh und Breguet-Spirale. 35 Rubine. 2 Tonfedern. Ø 54 mm. Um 1910.*

DM 6500,–

221 *Goldsavonnette mit 8-Tage-Werk, sign.* LONGINES. *Glattes 18-kt-Gehäuse. Emailzifferblatt mit Breguet-Zeiger. Auf- und Ab-Anzeige bei »3«. Gebläute Lilien-Zeiger. Verg. Ankerwerk. 19 Steine. Großes Federhaus. Zusätzliches Beisatzrad. Kompensationsunruh. Breguet-Spirale und Exzenter-Regulierung. Kal. 19.41. Ø 51 mm. Ca. 1915.*

DM 5500,–

222 *Beobachtungsuhr mit Zentralsekunde, 24-Stunden-Indikation und Auf und Ab Werk, sign.* LONGINES G. C. T. *Stahlgehäuse. Matt. Silberzifferblatt. Skala für Gangreserve (24Std.). Gebläute Mixed-Form-Zeiger. Vernickeltes* $^2/_3$*-Platinenwerk mit Streifenschliff. 21 Steine. Glucydur-Unruh. Nivarox Breguet-Spirale. Feinregulierung durch Kurvenscheibe. Ø 54 mm. Um 1940.*

DM 1700,–

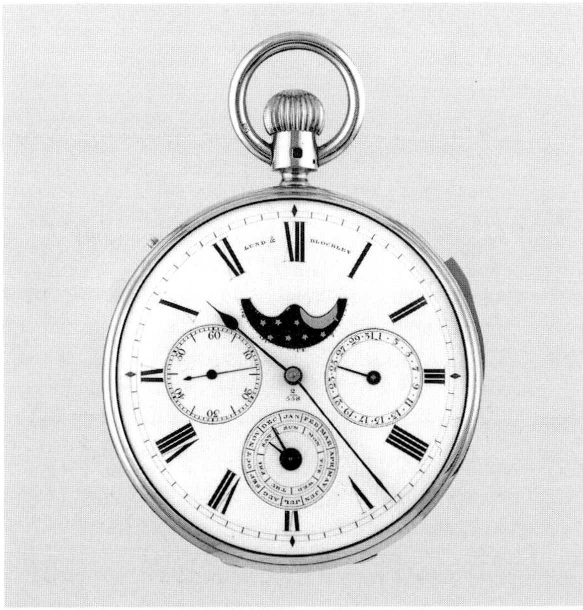

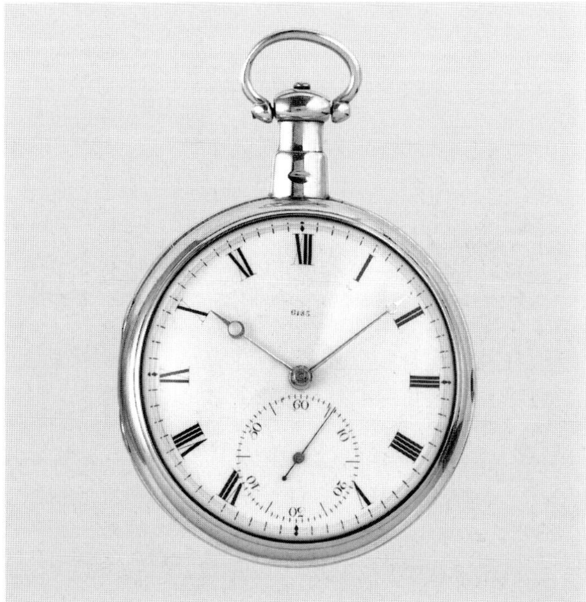

224

225

224

225

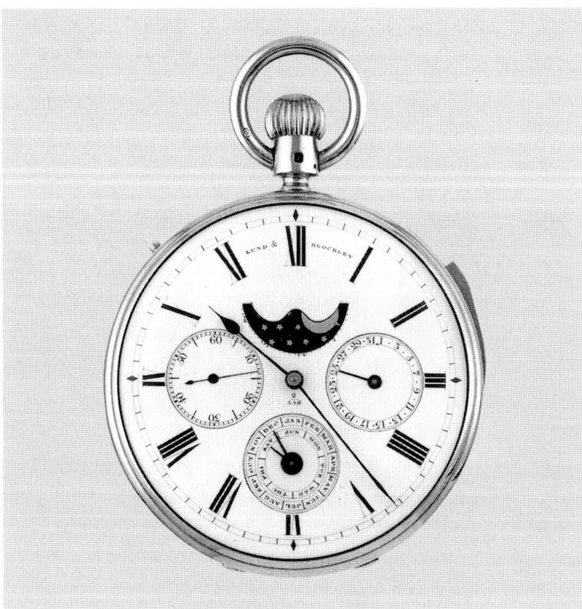

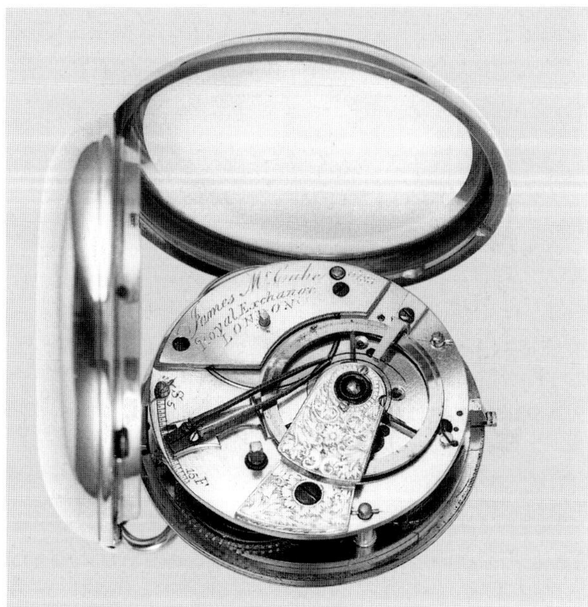

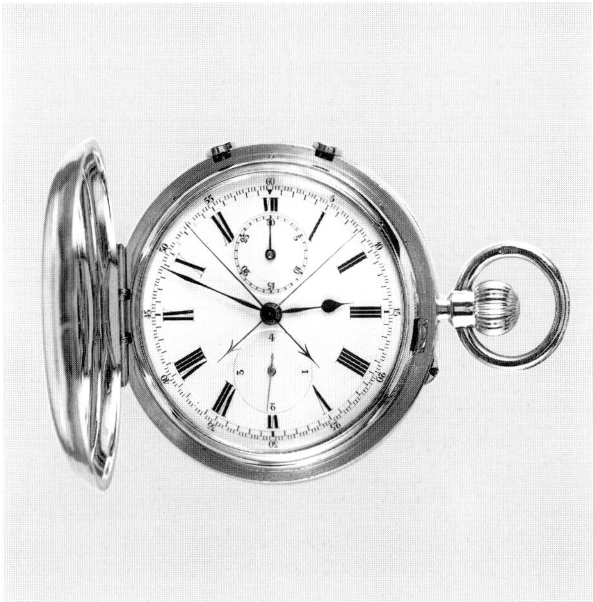

226

226

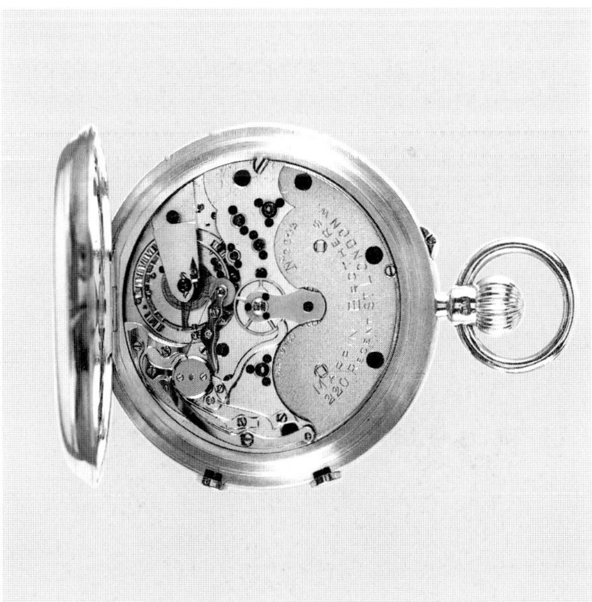

223 *Einzeigrige Spindel-Taschenuhr mit 6-Stunden-Zifferblatt, sign.* LOUNDES IN PALLMALL (LONDON). *S. Farbteil, S. 128*

224 *Goldene Taschenuhr mit ewigem Kalender und Minutenrepetition, sign.* LUND + BLOCKLEY PALL MALL, LONDON. *18-kt-Gehäuse. Emailzifferblatt. Blaue Birnenform-Stahlzeiger. Verg. Vollplatinenwerk mit Ausschnitt für Kompensationsunruh. Spiegelpol. Schlagwerkskadratur auf der Werkplatte. Diamantdeckstein. 2 Tonfedern. Ø 60 mm. Ca. 1868.*

DM 55 000,–

225 *Goldenes englisches Taschenchronometer, sign.* JAMES MC. CABE ROYAL EXCHANGE, LONDON. *18-kt-Gehäuse. Emailzifferblatt. Breguet-Goldzeiger. Verg. Vollplatinenwerk mit Schnecke/Kette und Gegengesperr. Stahlunruh mit Stahlspirale mit bimetallischer Kompensationsvorrichtung (sugar tongue). Chronometerhemmung mit Feder nach Earnshaw. Gravierter Unruhkloben mit Diamantdeckstein. Ø 55 mm. Ca. 1790*

DM 15 000,–

226 *Taschenchronograph mit Rattrapante und »springender« Sekunde (Seconde Foudroyante), sign.* MAPPIN BROTHERS, 220 REGENT STREET, LONDON. *18-kt-Gehäuse. Emailzifferblatt. Im unteren Teil »springende« $^1/_4$-Sekunde, im oberen Teil 30-Minuten-Zähler. Blaue Birnenform-Stahlzeiger und Goldzeiger. Verg. $^3/_4$-Platinenwerk. Zwei Federhäuser. Saphir-Chatons. Bimetallische Chronometerunruh mit Goldschrauben. Freischwingende Spiralfeder mit 2 aufgebogenen Umgängen. Diamant-Deckstein. Chronographendrücker nur bei geöffnetem Sprungdeckel zu betätigen. Ø 54 mm. Um 1888.*

DM 22 000,–

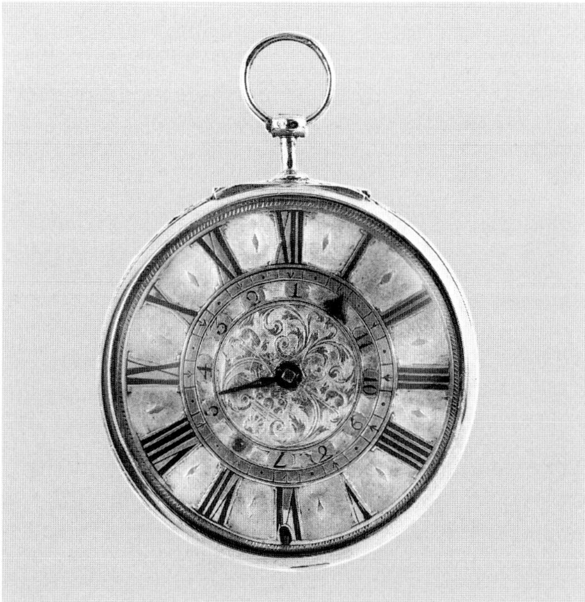

227

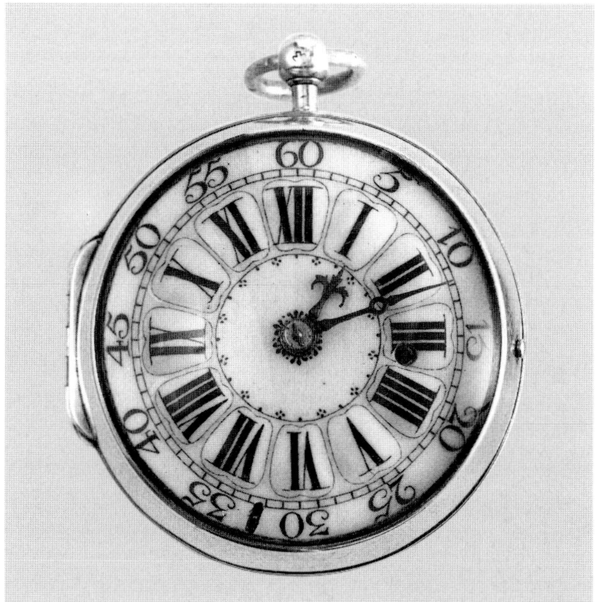

229

228

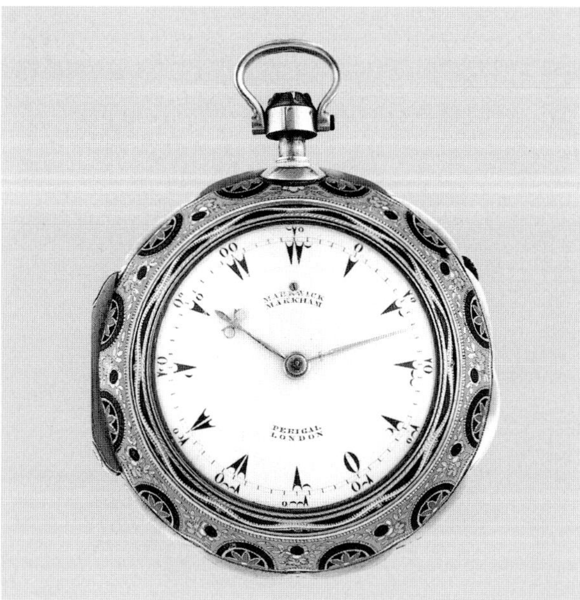

229

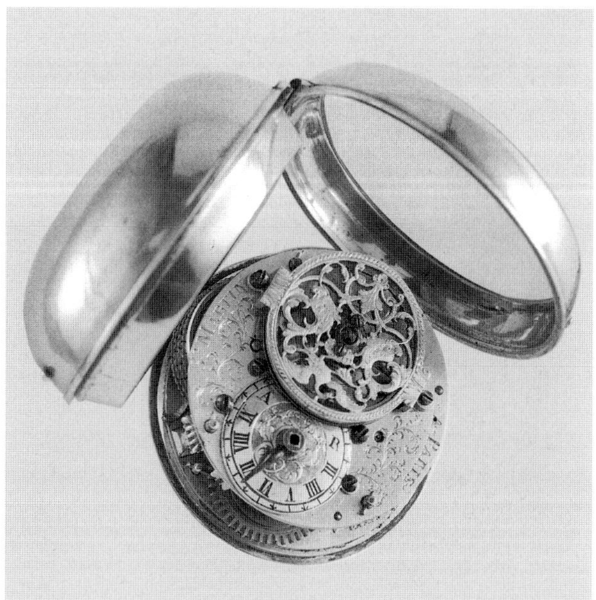

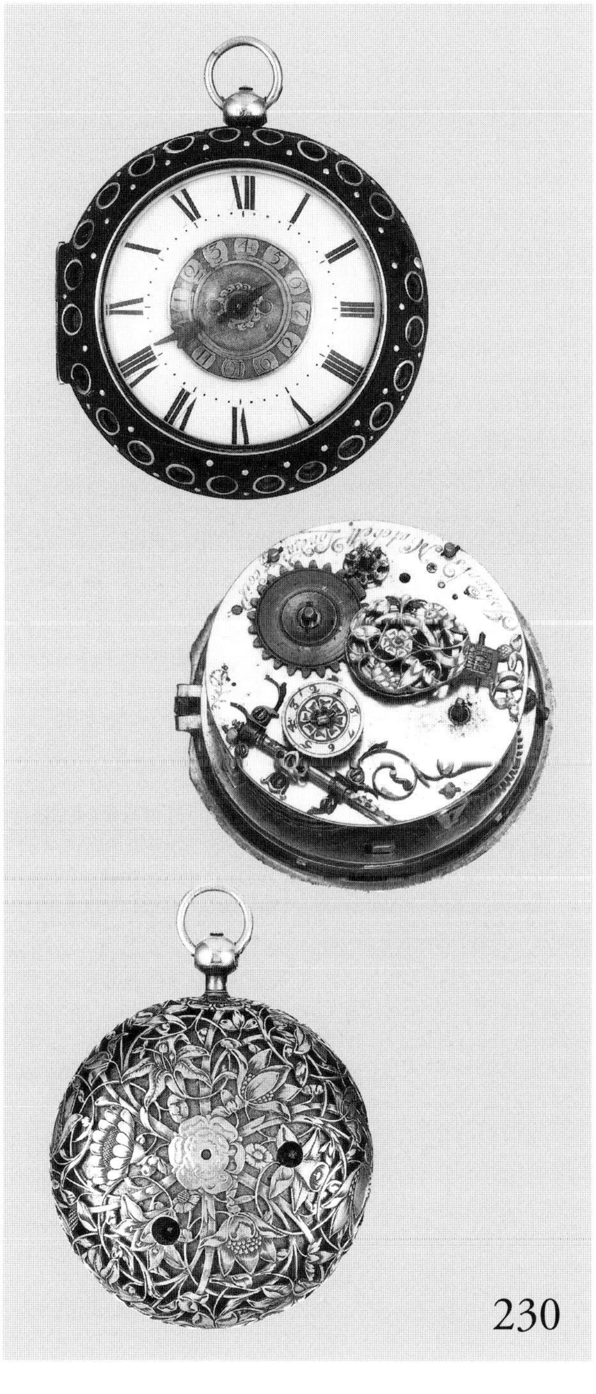

230

227 *Silberne einzeigrige Spindeluhr mit Wecker, sign.* Markwick of London. *Gehäuse durchbrochen und fein graviert. Champlevé-Silberzifferblatt. Eisenzeiger. Weckerscheibe mit aufgesetztem Zeiger. Feuerverg. Werk mit Schnecke/Kette. Kleiner Spindelkloben. Glocke im Gehäuseboden. Ø 45 mm. Um 1680.*

DM 7000,–

228 *Goldemail-Taschenuhr für den türkischen Markt in 3fachem Gehäuse, mit Viertelrepetition und Selbstschlag, sign.* Markwick Markham Perigal London. *Alle Gehäuse prunkvoll emailliert. Emailzifferblatt mit türkischen Zahlen. Poker- und Beetle-Goldzeiger. Feuerverg. Werk mit feststehenden Federhäusern. Zylinderhemmung. Unruhkloben mit Diamantdeckstein. Schlag auf Gehäuseglocke. Ø 52 mm. Ca. 1790.*

DM 28 000,–

229 *Silbernes Oignon, sign.* St. Martin a Paris. *Glattes Gehäuse. Emailzifferblatt. Feine Stahlzeiger. Feuerverg. Spindelwerk. Gravierte Werkplatte mit silberner Regulierskala. Filigrane silberne Spindelbrücke. Rubindeckstein. Ø 53 mm. Um 1710.*

DM 6000,–

230 *Einzeigrige Spindel-Taschenuhr mit Wecker und Radunrast, sign.* Johannes Matchett, Londini fecit. *Silbergehäuse mit floralen Motiven, lederbezogenes silbernes Außengehäuse. Emailziffernring. Silb. Weckscheibe mit Stahlzeiger. Feuerverg. Werk mit Schnecke/Kette. Feder-Vorspannvorrichtung mittels Wurmtrieb. Silber-Regulierskala. Unruh ohne Spiralfeder. Gehäuseglocke. Ø 49 mm. Außengehäuse Ø 56 mm. Um 1660.*

DM 35 000,–

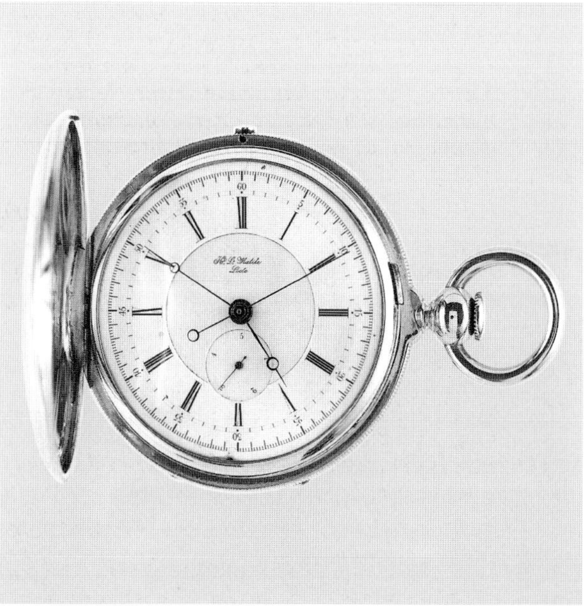

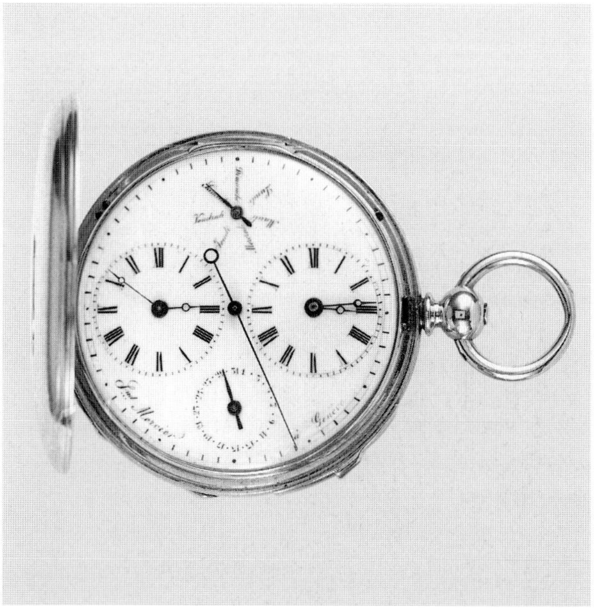

231

232

231

232

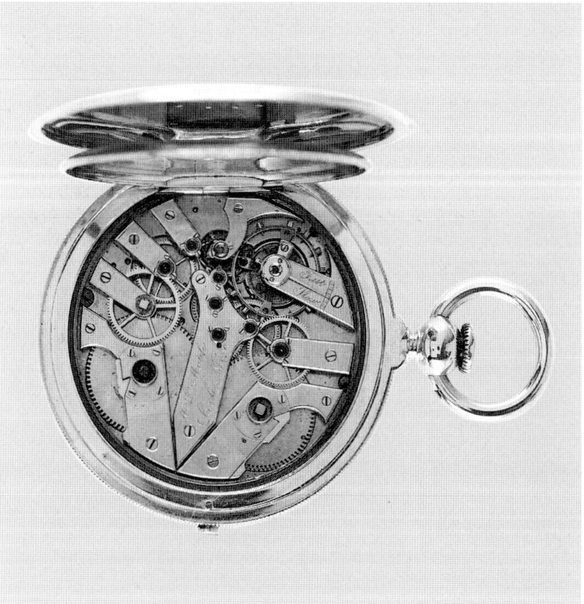

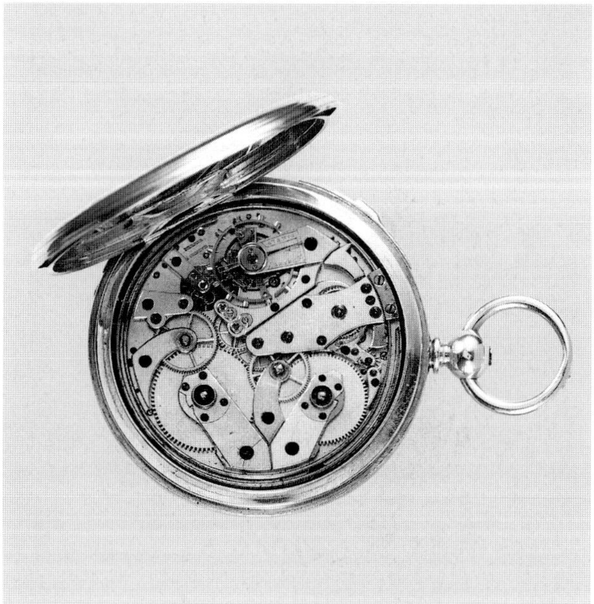

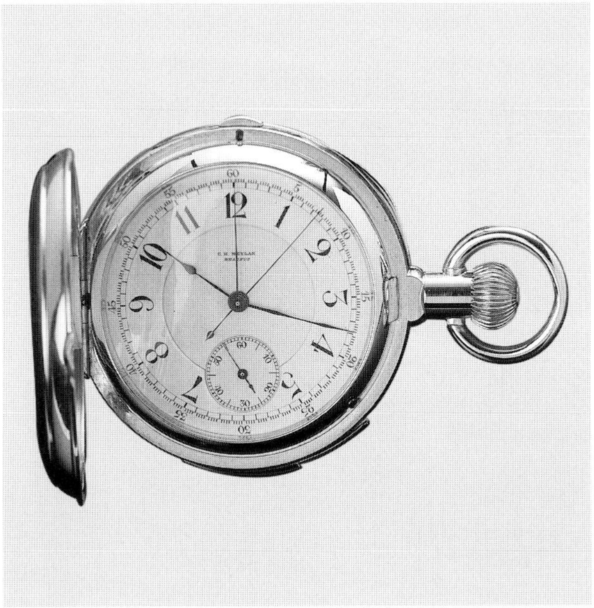

233

234

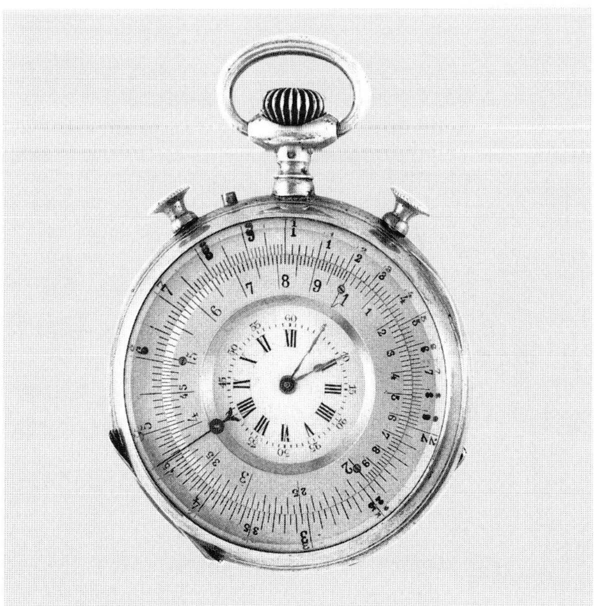

231 *Goldsavonnette mit Chronograph und springender $^{1}/_{5}$-Sekunde, sign.* H. S. MATILE, LOCLE. *Guill. 18-kt-Gehäuse. Emailzifferblatt. Gebläute Breguet-Stahlzeiger. Neusilber-Ankerwerk mit verschraubten Goldchatons. Kompensationsunruh. Breguet-Spirale. Zwei Federhäuser. Ø 55 mm. Ca. 1860.*

DM 7000,–

232 *Goldsavonnette mit unabhängiger und anhaltbarer springender Zentralsekunde, zwei Zonenzeiten, Kalender und Viertelrepetition, sign.* SD. MERCIER À GENÈVE. *Guill. 18-kt-Gehäuse. Emailzifferblatt. Blaue Stahlzeiger. Verg. Klobenwerk. Kompensationsunruh mit Goldschrauben. Gleichgewichtsanker. Zweites Federhaus für springende Sekunde. 36 Rubine. 2 Tonfedern. Ø 51 mm. Um 1845.*

DM 20000,–

233 *Goldsavonnette mit Chronograph, Minutenrepetition und Zähler aus der Mitte, sign.* C. H. MEYLAN BRASSUS. *Rotgoldgehäuse. Emailzifferblatt. Violette Birnenformzeiger. Neusilber $^{3}/_{4}$-Platinenwerk mit Goldchatons. Große Kompensationsunruh. Breguet-Spirale. Ø 53 mm. Um 1890.*

DM 12000,–

234 *Silberne Taschenuhr mit logarithmischen Skalen, sign.* MEYRAT & PERDRIZET. *Guill. Silbergehäuse, die innere Skala durch Rändelknopf am Gehäuserand drehbar, ein weiterer Rändelknopf dient zur Einstellung des Skalenzeigers im Zentrum. Kleines Emailzifferblatt. Zylinderwerk. Ø 58 mm. Um 1900.*

DM 1800,–

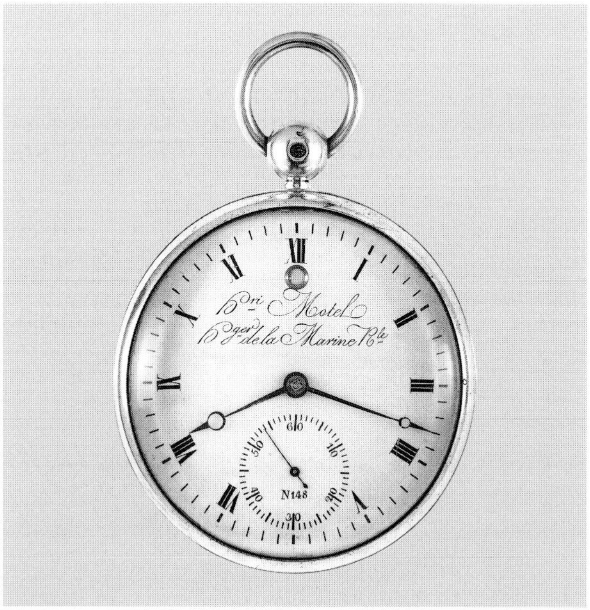

235

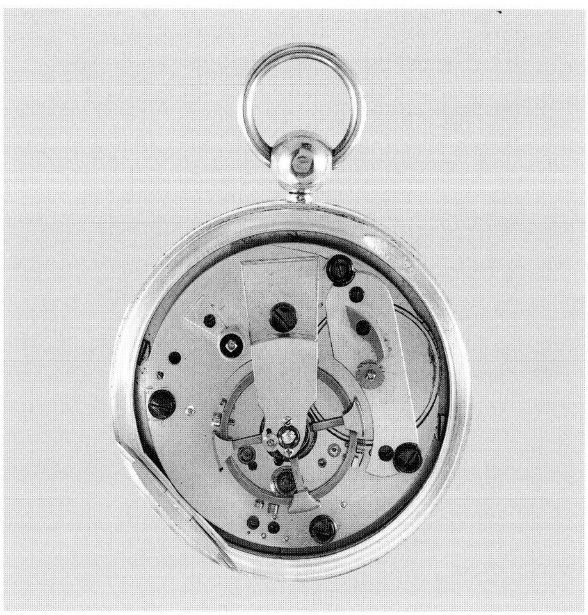

235

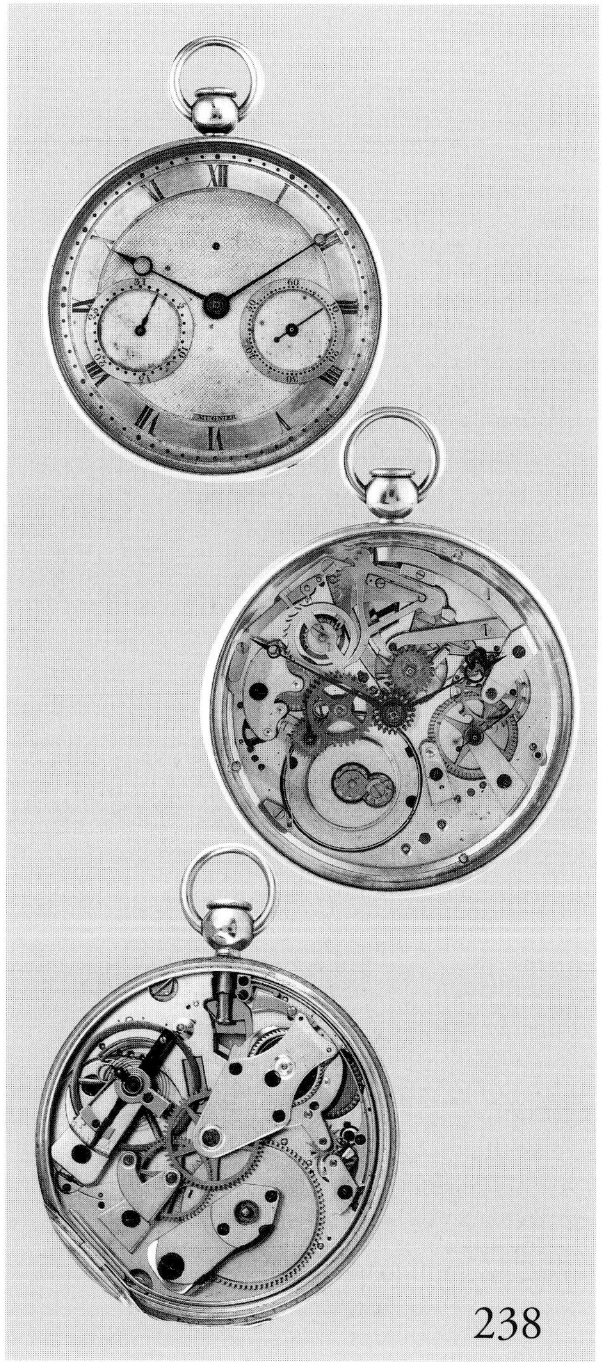

238

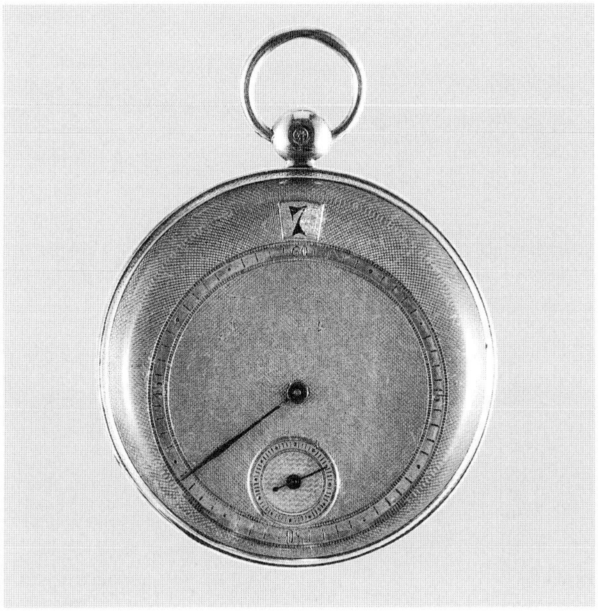

239

240

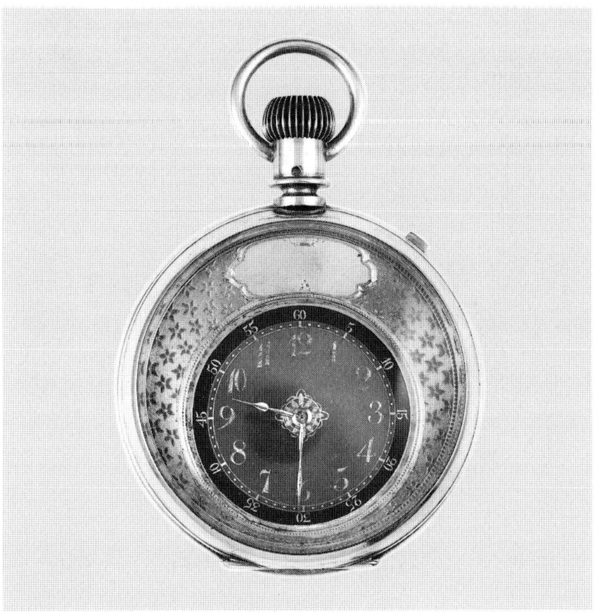

235 *Taschenchronometer, sign.* Hri. Motel, Hger de la Marine Rle, No. 148. *Silbergehäuse mit Goldscharnieren. Silberzifferblatt. Öffnung unterhalb der »12« mit Indikation für »aufgezogen« oder »abgelaufen« durch Farbsymbole. Verg. Vollplatinenwerk mit Schnecke/Kette und Gegengesperr. Chronometerhemmung mit Feder. 4schenklige Stahlunruh mit Messingreif, Gewichten und Schrauben. Zylindr. Unruhfeder mit Innenkurve. Diamantdeckstein. Ø 58 mm. 1833.*

DM 52 000,–

236 *Goldemail-Taschenuhr, sign.* Ja. Mountague, London. *S. Farbteil, S. 130*

237 *Goldtaschenuhr mit Stoppvorrichtung und Zentralsekunde, in doppeltem Gehäuse, sign.* Thos. Mudge Wm. Dutton London. *S. Farbteil, S. 131*

238 *Goldtaschenuhr mit Viertelrepetition, springender Stunde, Datum und Rubin-Zylinder, sign.* Mugnier Horloger de LL. MM. II. *18-kt-Rotgoldgehäuse. Silberzifferblatt mit Datums- und Sekundenskala. Gebläute Lochform-Stahlzeiger. Verg. Klobenwerk mit gebläuten Schrauben, spiegelpolierten Stahlteilen. Fliegen des Federhaus. Hemmungsanordnung auf Zifferblattseite. Temperaturkompensation am Regulierzeiger. Parachute. Viertel-Doppelschlag auf Tonfeder. Ø 48 mm. 1820.*

DM 12 000,–

239 *Goldtaschenuhr mit springender Stunde, sign.* Muller a Paris. *18-kt-Gehäuse. Guill. Silberzifferblatt. Im oberen Teil Fenster für Stunden. Zylinderwerk. Schlüsselaufzug. Ø 43 mm. Um 1840.*

DM 3500,–

240 *Silbertaschenuhr »*Mystérieuse*«. Beidseitig guill. Silberplatte mit Sterndekor und Signaturschild. Exzentrisch gesetztes Glaszifferblatt mit arabischen Goldzahlen und gold. Minutenzahlen 5–60 auf schwarzem Grund. Verg. Formwerk mit Zylinderhemmung. Ø 54 mm. 1890.*

DM 3500,–

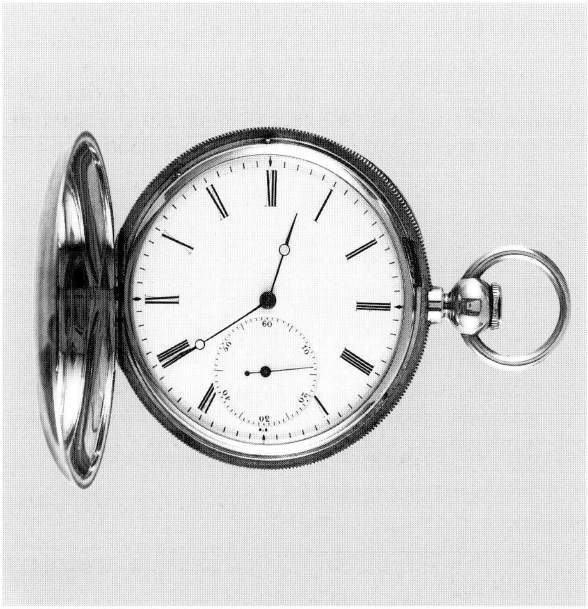

241

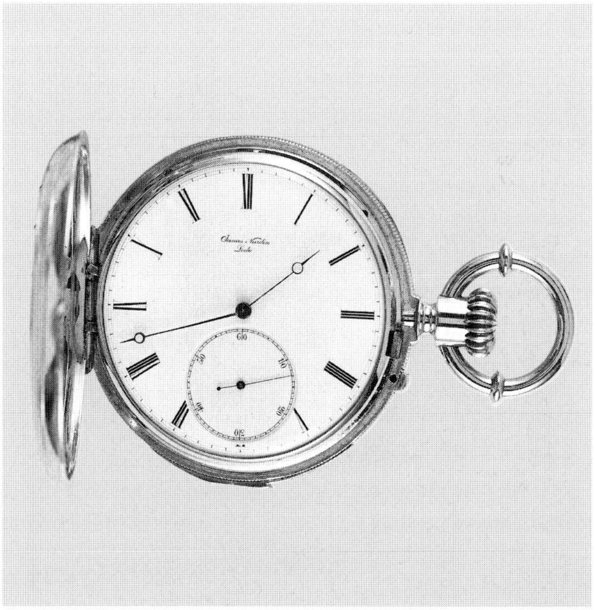

242

241

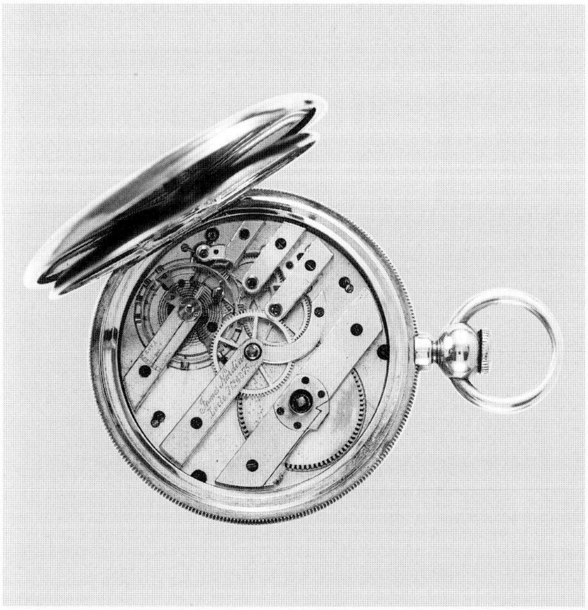

242

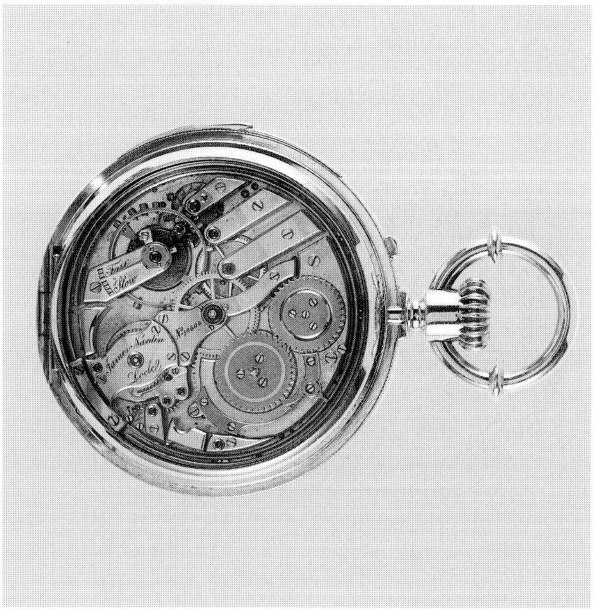

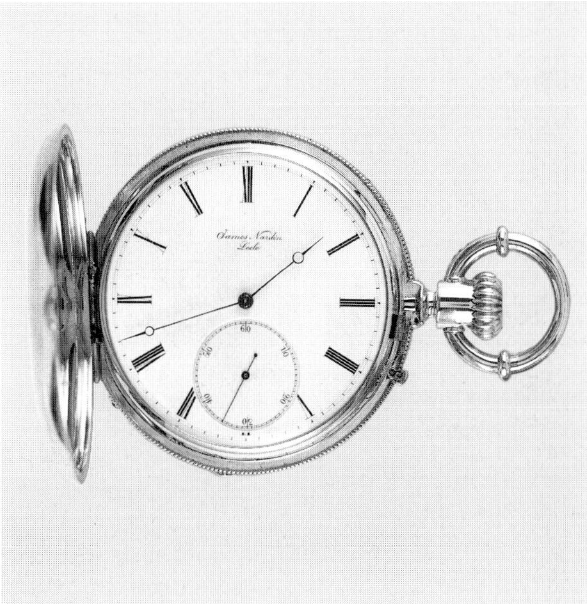

243

243

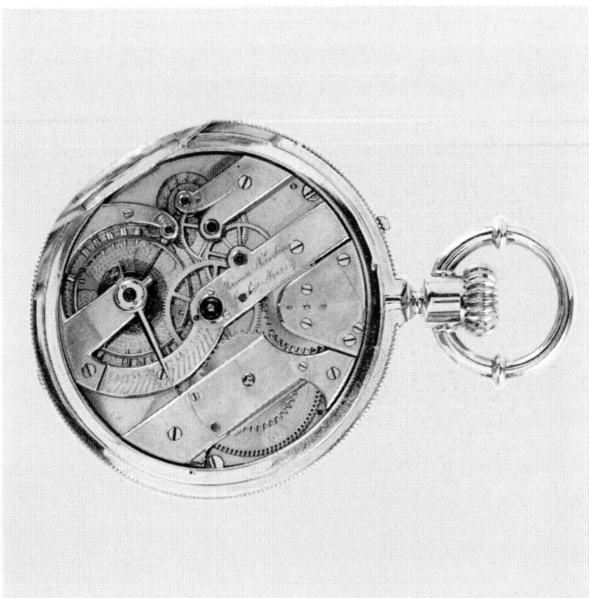

241 *Goldsavonnette mit Chronometerhemmung, sign.* JAMES NARDIN, LOCLE. *18-kt-Gehäuse. Emailzifferblatt. Blaue Stahlzeiger. Verg. Brückenwerk mit Schlüsselaufzug. Chronometerhemmung mit Wippe. Kompensationsunruh und Breguet-Spirale. Ø 57 mm. Um 1850.*

DM 5800,–

242 *Goldsavonnette, sign.* JAMES NARDIN, LOCLE. *18-kt-Gehäuse. Emailzifferblatt. Violette Lochform-Stahlzeiger. Neusilberwerk mit großer Kompensationsunruh. Breguet-Spirale. Goldregulierschrauben. Langer Rückerzeiger mit Skala auf der Minutenrad-Brücke. Anker mit langer Gabel. Anker und -rad zwischen Decksteinen gelagert. Aufzug mit Schrägverzahnung. Ø 54 mm. Um 1880.*

DM 5000,–

243 *Goldsavonnette mit Minutenrepetition, sign.* JAMES NARDIN, LOCLE. *18-kt-Gehäuse. Emailzifferblatt. Violette Stahlzeiger. Neusilberwerk unter Glas. Kompensationsunruh. Breguet-Spirale, Anker und Ankerrad zwischen Decksteinen. Minuten-, Kleinboden- und Sekundenrad aus Gold. Aufzug mit Schrägverzahnung. 2 Tonfedern. Schlagabruf durch Schieber. Ø 53 mm. Um 1880.*

DM 9000,–

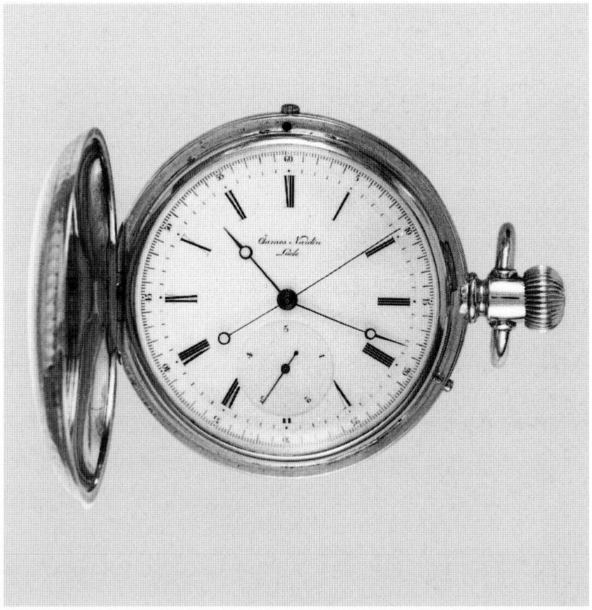

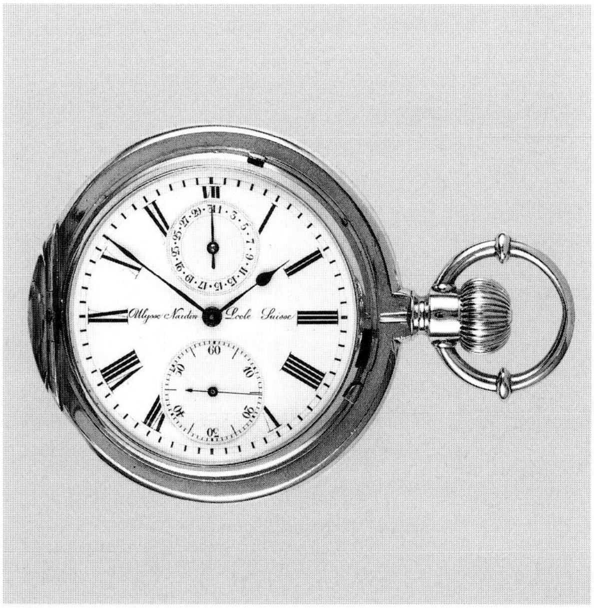

244

245

244

245

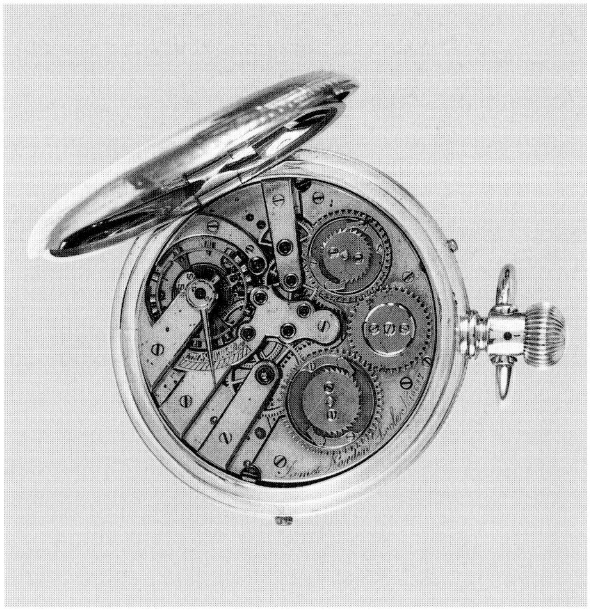

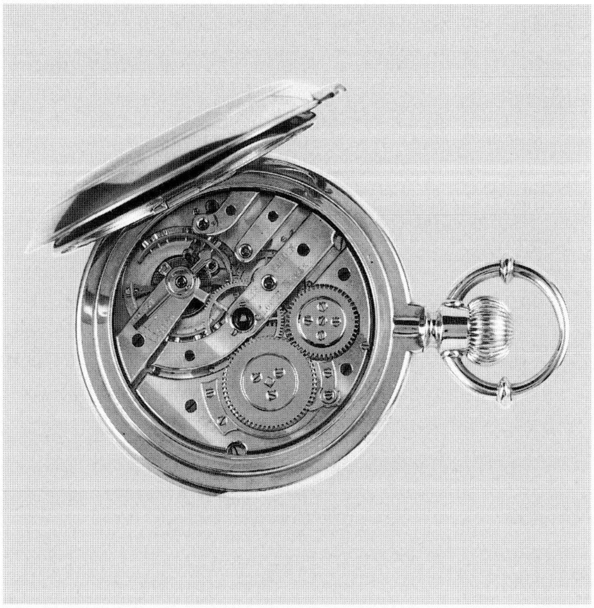

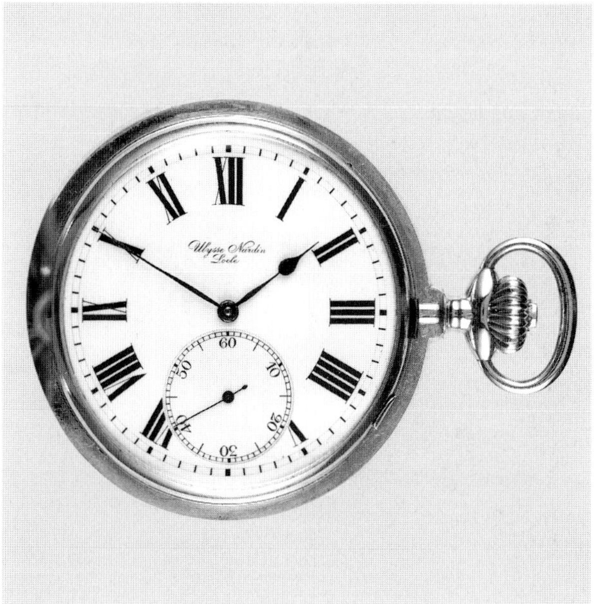

246

246

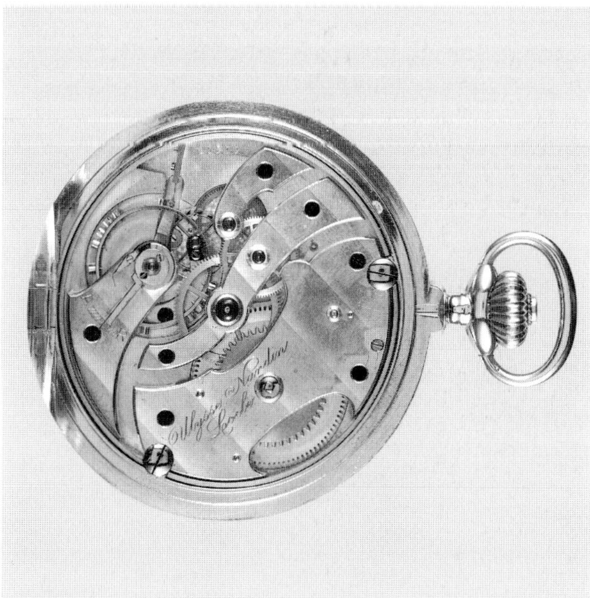

244 *Goldsavonnette mit unabhängiger und anhaltbarer »springender« 5tel-Sekunde (Seconde foudroyante) und Zentralsekunde, sign.* JAMES NARDIN, LOCLE. *18-kt-Gehäuse. Emailzifferblatt. Springende Sekunde. Blaue Lochform-Stahlzeiger. Neusilberwerk mit Gleichgewichtsanker. Kompensationsunruh. Breguet-Spirale. Langer Rückerzeiger mit Skala auf der Räderbrücke. Zweites Federhaus für springende Sekunde. Doppelaufzug mittels Krone. Ø 53 mm. Um 1880.*

DM 5000,–

245 *Goldenes Taschenchronometer mit Datum, sign.* ULYSSE NARDIN, LOCLE. *18-kt-Gehäuse. Emailzifferblatt. Kl. Sekunde und Datumskala. Violette Birnenform-Zeiger. Lapediertes Neusilber-Brückenwerk mit gold. Minutenradchaton. Goldhemmungsrad. Chronometerhemmung mit Wippe, 4fach gelagert. Große Kompensationsunruh mit Goldschrauben. Breguet-Spirale. Ø 56 mm. Um 1885.*

DM 19000,–

246 *Goldenes Taschenchronometer, sign.* ULYSSE NARDIN, LOCLE. *18-kt-Gehäuse. Emailzifferblatt. Blaue Birnenform-Stahlzeiger. Neusilberwerk mit 4fach gelagertem Stahl-Hemmungsrad. Chronometerhemmung mit Feder. Große Chronometerunruh mit Goldschrauben. Zylindrische Unruhfeder mit Endkurven. Ø 56 mm. Um 1910.*

DM 16000,–

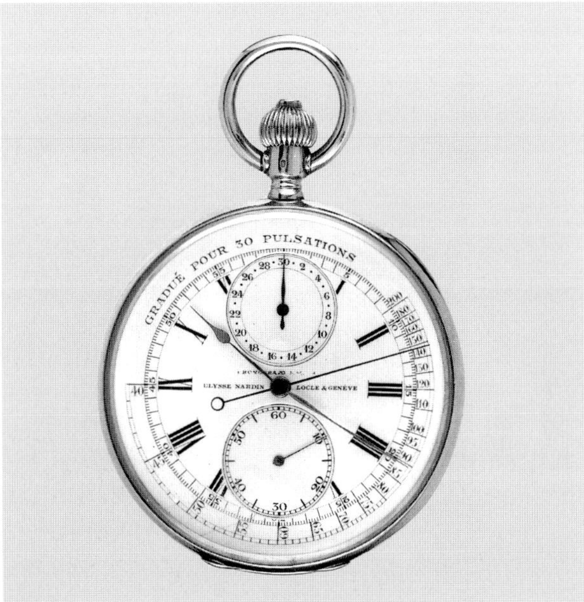

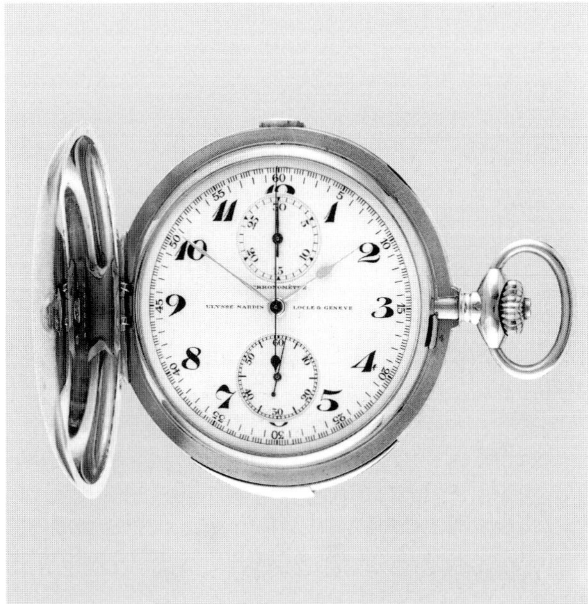

247

248

249

248

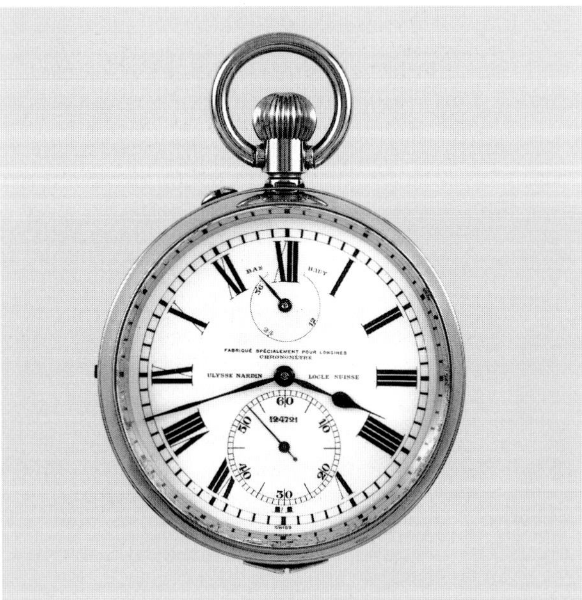

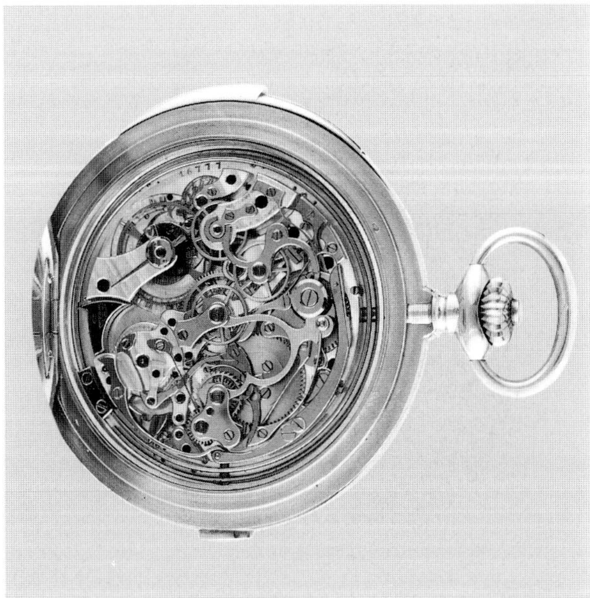

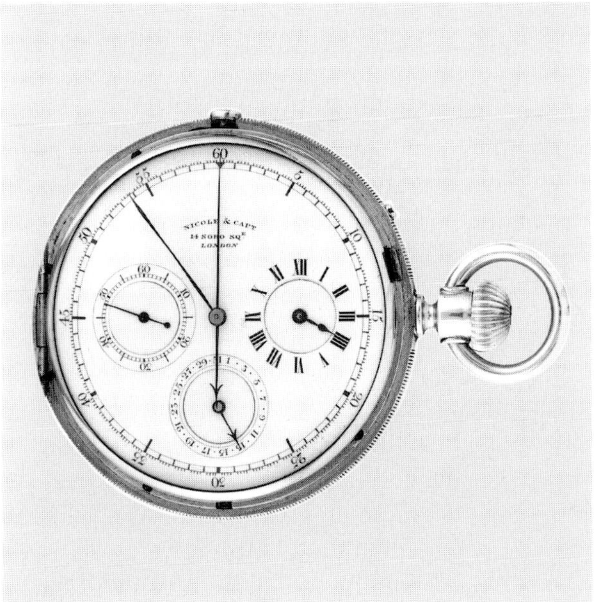

254

255

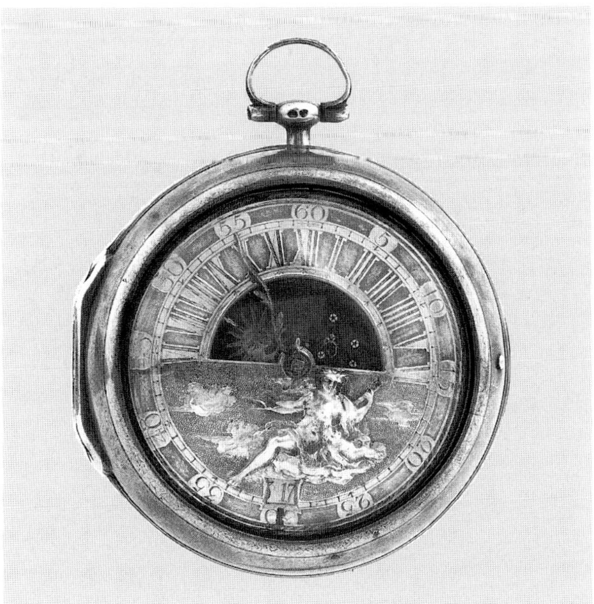

247 *Goldener Taschenchronograph, sign.* ULYSSE NARDIN, LOCLE. *18-kt-Gehäuse. Emailzifferblatt und rote Pulsometerskala. Laped. 2/3-Platinen-Ankerwerk mit Feinregulierung. Ø 55 mm. Um 1910.*

o—o DM 4500,–

248 *Goldsavonnette mit Chronograph und Minutenrepetition, sign.* ULYSSE NARDIN, LOCLE + GENÈVE. *18-kt-Gehäuse. Emailzifferblatt. Birnenform-Goldzeiger. Violette Chronographen-Zeiger. Lapediertes Ankerwerk. Ø 57 mm. 1910.*

o—o DM 22 000,–

249 *Beobachtungsuhr mit Sekundenkontakt-Vorrichtung und Auf-und-Ab-Werk, sign.* ULYSSE NARDIN, LOCLE, SWISS. *Verschraubtes Edelstahlgehäuse. Emailzifferblatt. Gangreserveanzeige (39 Stunden). Blaue Birnenformzeiger. Verg. Kompensationsunruh. Breguet-Spirale. Feinregulierung. Ø 64 mm. 1943.*

o—o DM 6000,–

250–253 ULYSSE NARDIN.
S. Farbteil, S. 132/133.

254 *Goldsavonnette mit Regulator-Zifferblatt, Chronograph und Datum, sign.* NICOLE + CAPT, LONDON. *18-kt-Gehäuse. Emailzifferblatt. Gebläute Stahlzeiger. Verg. 3/4-Platinenwerk mit Nilson-Aufzug. Spitzzahnankerhemmung. Kompensationsunruh. Ø 51 mm. 1874.*

o—o DM 9000,–

255 *Silberne Spindel-Taschenuhr mit Indikation von Tages- und Nachtstunden durch Sonnen- und Mondsymbol-»Zeiger« auf rotierender Scheibe und Datum, sign.* N. NIEUWENTHOF (AMSTERDAM). *Glattes doppeltes Gehäuse. Champlevé-Zifferblatt. Stahl-Minuten-Zeiger. Verziertes feuerverg. Werk mit Schnecke/Kette. Großer Unruhkloben und silberne Regulierscheibe. 1725.*

o—o DM 5000,–, wenn original

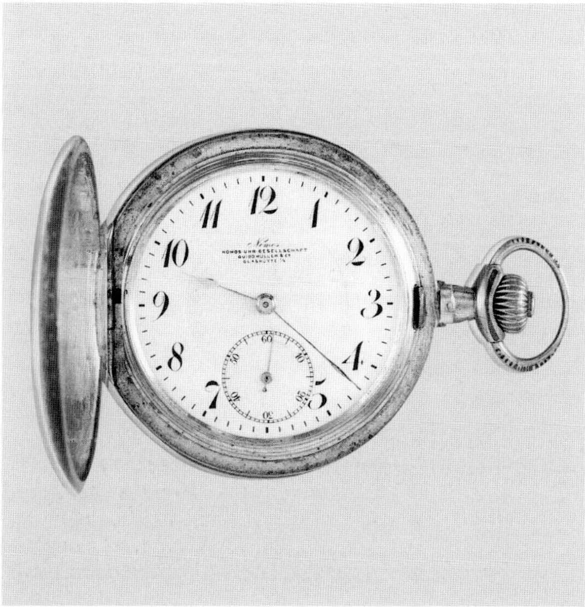

256

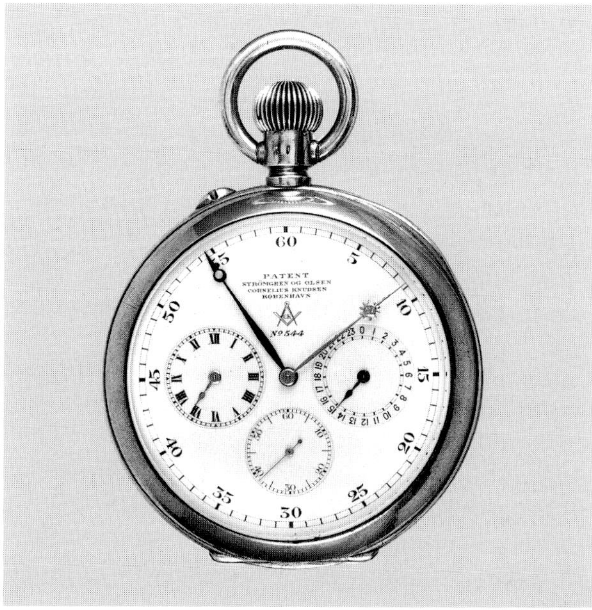

258

257

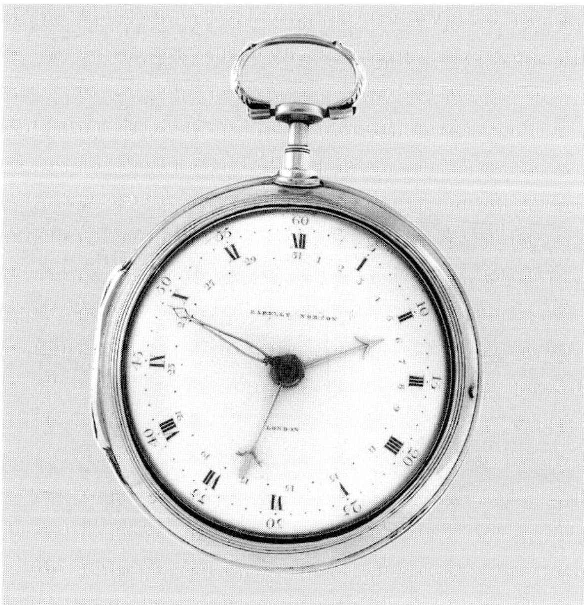

258

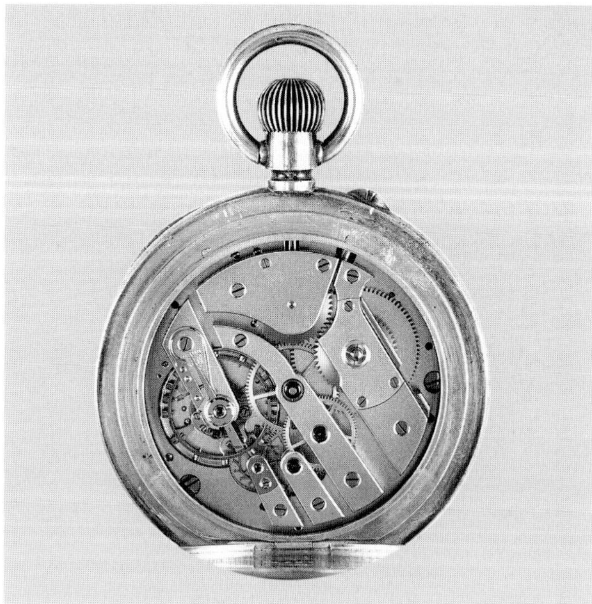

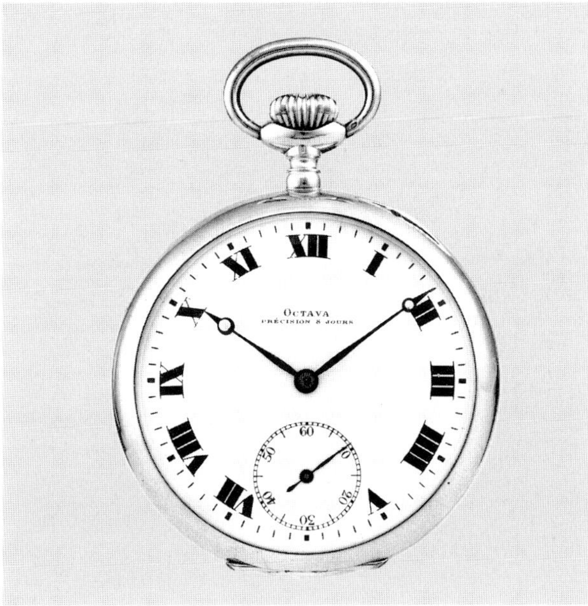

259

260

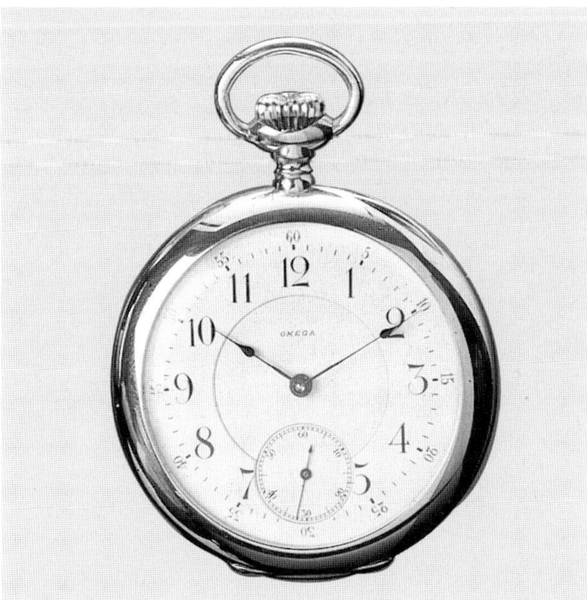

256 *Tulasilber-Savonnette, sign.* NOMOS, GLASHÜTTE I/S. *Emailzifferblatt. Ankerwerk mit Feinregulierung. Lochsteine in Chatons gefaßt. Ø 53 mm. Um 1910.*

DM 600,–

257 *Goldtaschenuhr mit früher Zylinderhemmung und Datum.* EARDLEY NORTON, LONDON. *Glattes, doppeltes Goldgehäuse. Emailzifferblatt. Zentraler Sekundenzeiger. Feuerverg. Werk mit Schnecke/Kette. Messing-Hemmungsrad. Unruhkloben mit Diamantdeckstein. Ø 64 mm. 1800.*

DM 1800,–

258 *Silberne Beobachtungsuhr mit Angabe der mittleren und der wahren Sonnenzeit (Äquation), sign. Patent Strömgren Og* OLSEN, *Cornelius Knudsen, Kobenhavn. Freimaurersymbol mit den Initialen CK und No. 544. 900er Silbergehäuse. Regulator-Emailzifferblatt. Separater Ziffernring mit römischen Stundenzahlen I bis XII für die wahre Sonnenzeit bei »9« und mit arabischen Stundenzahlen 1 bis 24 für mittlere Sonnenzeit bei »3«. Kl. Sekunde bei »6«. Goldminutenzeiger mit Sonnensymbol zur Angabe der wahren Sonnenzeit. Gebläuter Lochform-Minutenzeiger. Verg. Schweizer Ankerwerk. Aufzugsräder mit Wolfsverzahnung. Kompensationsunruh mit Breguet-Spirale. Feinregulierung. Ø 60 mm. 1920.*

DM 15 000,–

259 *Goldtaschenuhr mit 8-Tagewerk, sign.* OCTAVA. *18-kt-Gehäuse. Emailzifferblatt. Gebläute Lochformzeiger. Versilb., lapediertes ½-Platinen-Ankerwerk mit indirekter Minute. Kompensationsunruh. Breguet-Spirale. 15 Rubine. Ø 49 mm. 1920.*

DM 2400,–

260 *Goldtaschenuhr für den US-Markt, sign.* OMEGA. *14-kt-Gehäuse. Emailzifferblatt mit roten Zahlen 5–60. Gebläute Birnenzeiger. Versilb. Ankerwerk. 21 Steine. Kompensationsunruh. Breguet-Spirale. und Feinregulierung. Ø 51 mm. Ca. 1900.*

DM 2500,–

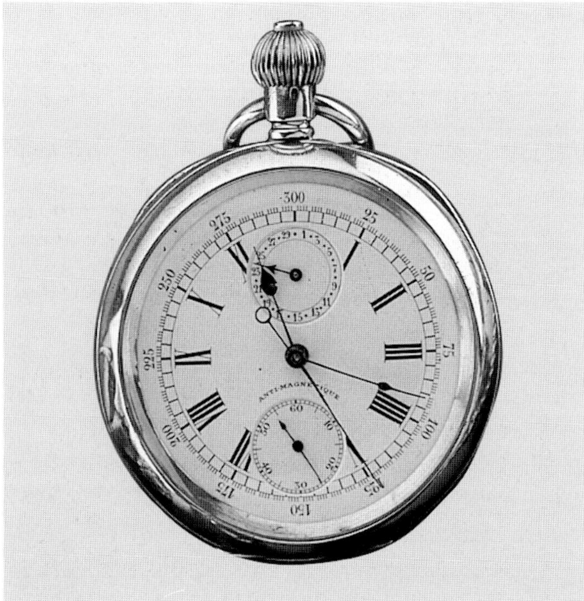

261

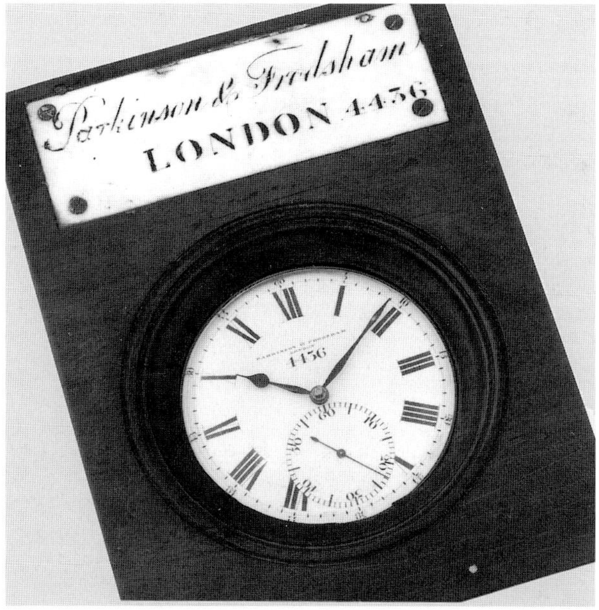

263

262

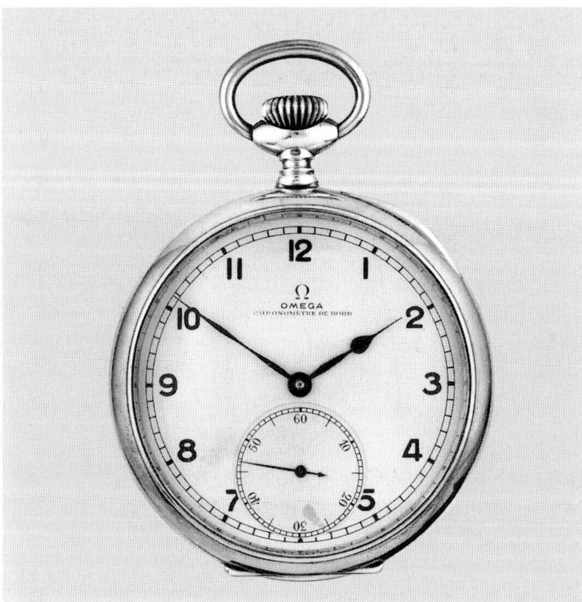

263

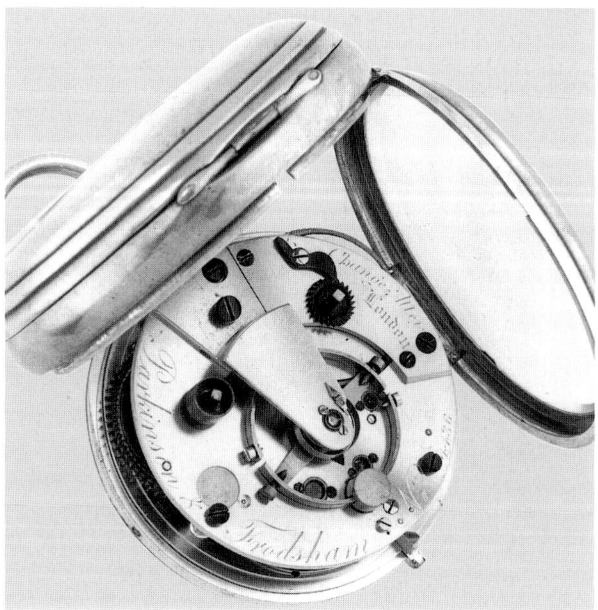

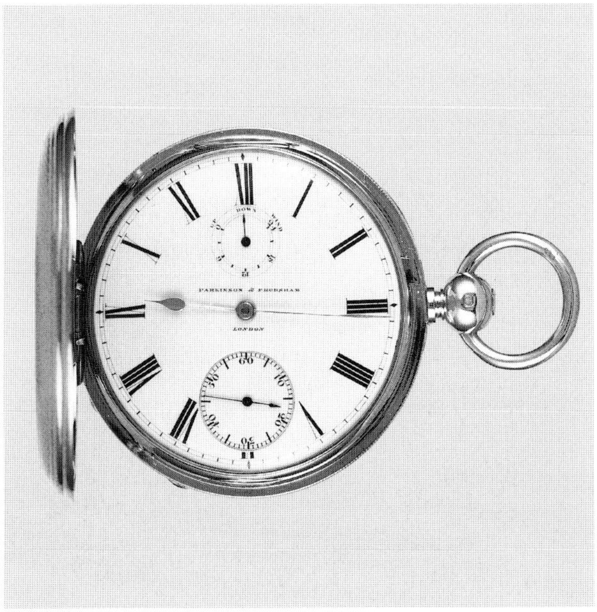

264

266

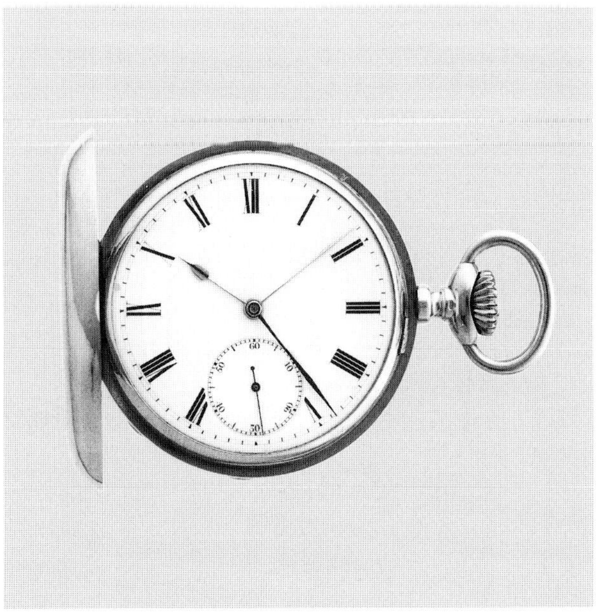

261 *Silberner Chronograph, sign.* OMEGA. *Emailzifferblatt mit 30-Minuten-Zähler. Verg. $^{3}/_{4}$-Platinenwerk. Kompensationsunruh. Breguet-Spirale. Schwanenhals-Feinregulierung. Schaltrad. Ø 53 mm. 1911.*

DM 300,–

262 *Silberne Beobachtungsuhr »Chronomètre de Bord«, sign.* OMEGA. *Silberzifferblatt. Verg. Präzisionswerk mit geteilter $^{3}/_{4}$-Platine. Ankerhemmung. Kompensationsunruh mit Goldschrauben. Schwanenhals-Feinregulierung. 21 Rubine. Ø 60 mm. 1938.*

DM 5500,–

263 *Silberne Beobachtungsuhr mit Chronometerhemmung, sign.* PARKINSON + FRODSHAM, LONDON 4436. *Emailzifferblatt. Blaue Stahlzeiger. Werk mit Schnecke/Kette und Gegengesperr. Chronometerhemmung mit Feder. Kompensationsunruh. Freischwingende Spirale mit Endkurven. Diamantdeckstein. Ø 57 mm. 1856.*

DM 9000,–

264 *Goldsavonnette mit Auf-und-Ab-Werk, sign.* PARKINSON + FRODSHAM, LONDON. *18-kt-Gehäuse. Emailzifferblatt. Gangreserve (24 Stunden) bei der »12«. Verg. $^{3}/_{4}$-Platinenwerk mit Schnecke/Kette und Gegengesperr. Spitzzahnankerhemmung. Kompensationsunruh. Diamantdeckstein. Ø 56 mm. Ca. 1860.*

DM 4500,–

265 *Goldtaschenuhr mit Minutenrepetition, sign.* PATEK PHILIPPE GENÈVE, NO 80986. *S. Farbteil, S. 134*

266 *Goldene Taschenuhr von* PATEK PHILIPPE *mit 2 Stundenzeigern. 18-kt-Gehäuse. Goldcuvette sign.* A. H. RODANET PARIS NO. 11185. *Emailzifferblatt. Goldzeiger und separater Stundenzeiger in Stahl. Ankerwerk. Kompensationsunruh. Breguet-Spirale. Feinregulierung. Ø 50 mm. Um 1890.*

DM 6500,–

267–269 PATEK PHILIPPE. *S. Farbteil, S. 134/135.*

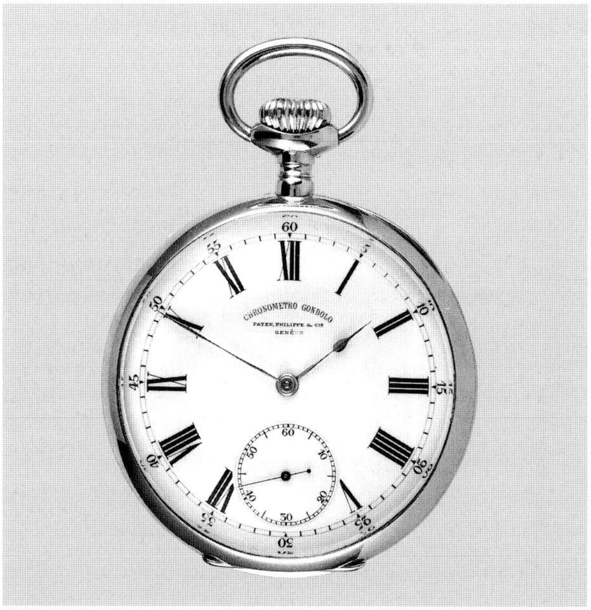

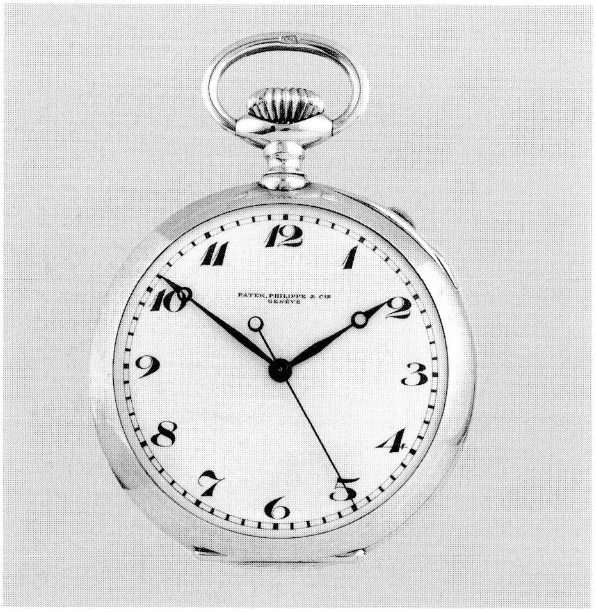

270

271

274

271

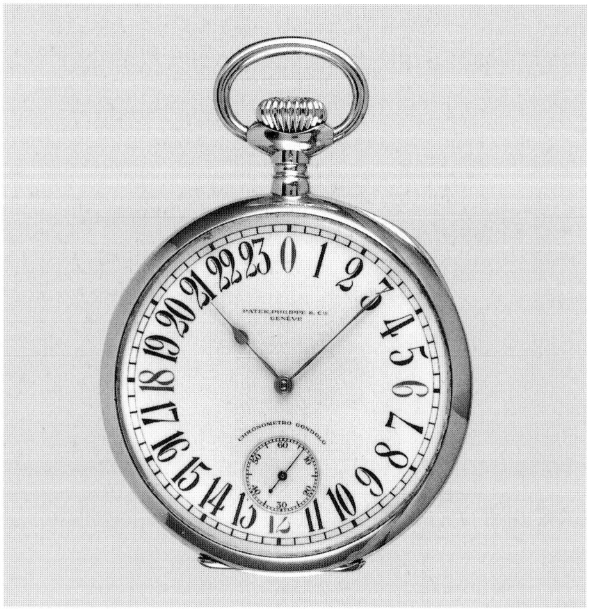

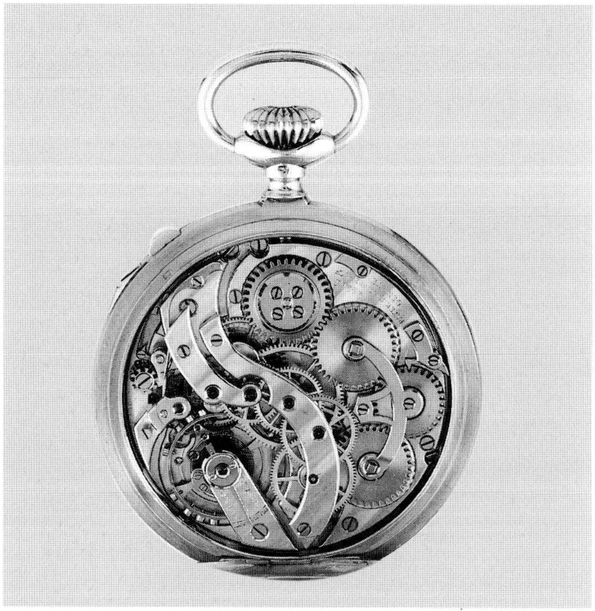

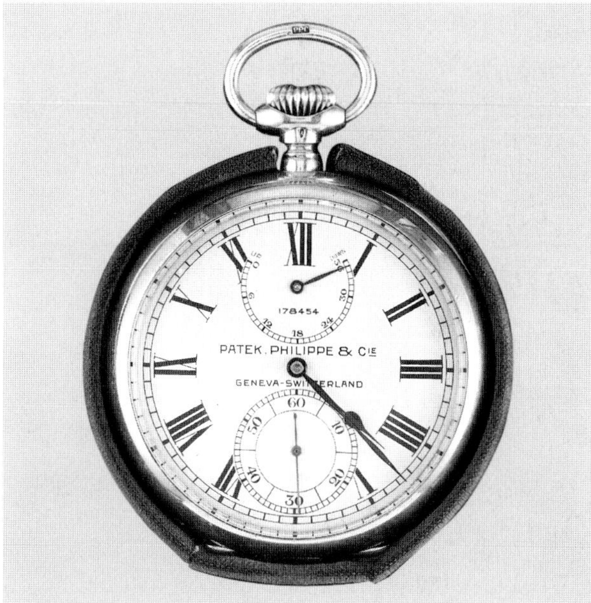

275

275

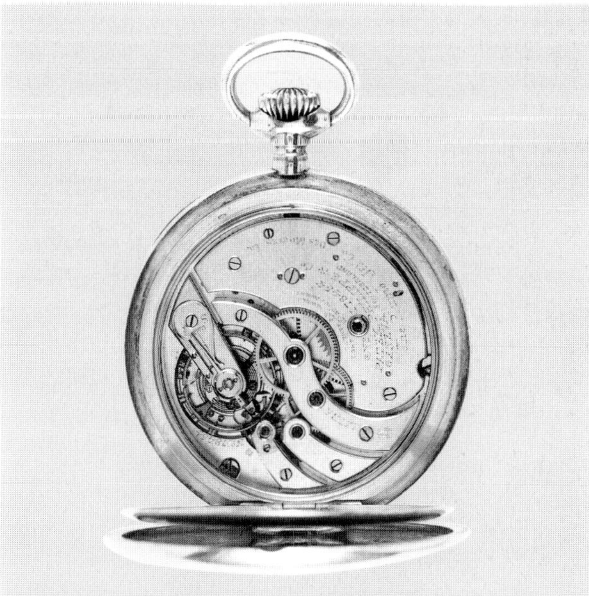

270 *Goldtaschenuhr »Chronometro Gondolo«, sign.* PATEK PHILIPPE GENÈVE. *18-kt-Roségoldgehäuse. Emailzifferblatt. Goldene Birnenformzeiger. Verg. Präzisions-Ankerwerk mit 3 Goldrädern und Feinregulierung durch Kurvenscheibe. Ø 55 mm. Um 1910.*

DM 4000,–

271 *Goldene Taschenuhr mit springender und anhaltbarer, unabhängiger Zentralsekunde, sign.* PATEK PHILIPPE + CO, GENÈVE. *18-kt-Roségoldgehäuse. Emailzifferblatt. Blaue Lochform-Stahlzeiger. Lapediertes Neusilber-Brückenwerk mit verg. Rädern, mattierten und spiegelpolierten Stahlteilen. Kronenaufzug beider Federhäuser. Gleichgewichtsanker und Ankerrad 4fach gelagert. Kompensationsunruh. Ø 52 mm. 1905.*

DM 40000,–

272–273 PATEK PHILIPPE.
S. Farbteil, S. 134

274 *Goldtaschenuhr mit 24-Stunden-Zifferblatt, »Chronometro-Gondolo«, sign.* PATEK PHILIPPE + CIE., GENÈVE. *18-kt-Roségoldgehäuse. Emailzifferblatt. Birnenform-Goldzeiger. Verg. Präzisions-Brückenwerk mit Goldrädern, Anker und Ankerrad 4fach gelagert. Feinregulierung. Ø 56 mm. 1908.*

DM 11000,–

275 *Silberne Beobachtungsuhr mit Auf-und-Ab-Werk, sign.* PATEK PHILIPPE + CIE., GENEVA. *Silberzifferblatt. Blaue Stahlzeiger. Verg. Präzisions-Ankerwerk »Extra« mit Kompensationsunruh. Breguet-Spirale. Feinregulierung. Diamantdeckstein. 20 Rubine. 8 Adjustments. 62 mm. 1918.*

DM 19000,–

276 *Goldtaschenuhr mit ewigem Kalender und Minutenrepetition, sign.* PATEK PHILIPPE + CIE., GENÈVE, NO. 174516. *S. Farbteil, S. 133*

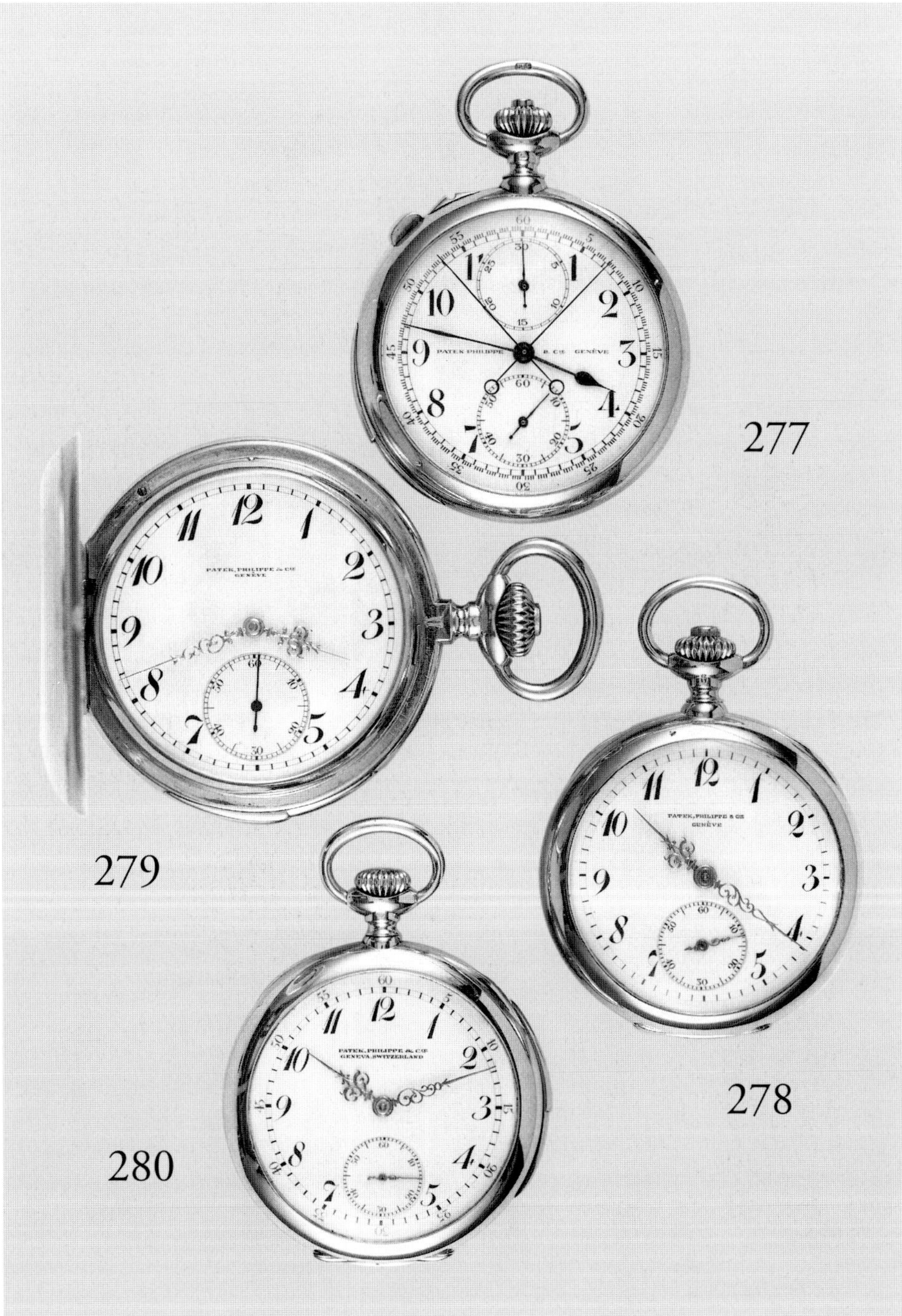

277 *Goldener Taschenchronograph mit Schleppzeiger (Rattrapante) und Minutenrepetition, sign.* PATEK PHILIPPE + CO., GENÈVE. *18-kt-Gehäuse. Emailzifferblatt- 30-Minuten-Zähler. Blaue Birnenformzeiger. Lapediertes Neusilber-Präzisionswerk mit 40 Rubinen, bez. »special«. Gleichgewichtsanker und Ankerrad zwischen Decksteinen gelagert. Kompensationsunruh. Breguet-Spirale. Feinregulierung. 2 Tonfedern. Schlagabruf durch Schieber. Ø 47 mm. Ca. 1920.*

DM 30 000,–

278 *Goldtaschenuhr Minutenrepetition, sign.* PATEK PHILIPPE + CIE., GENÈVE. *18-kt-Gehäuse. Emailzifferblatt. Louis-XV-Goldzeiger. Neusilberwerk mit zweitem Federhaus für Schlagwerk. Doppelaufzug. Kompensationsunruh mit Breguet-Spirale. Anker und Ankerrad zwischen Decksteinen gelagert. 30 Rubine. 2 Tonfedern. Schlagauslösung durch Kronendrücker. Ø 46 mm. Um 1895.*

DM 36 000,–

279 *Goldsavonnette Minutenrepetition, sign.* Patek Philippe + Cie., Genève. *18-kt-Roségoldgehäuse. Emailzifferblatt. Louis-XV-Goldzeiger. Lapediertes Neusilberwerk mit 27 Rubinen. Kompensationsunruh mit Goldschrauben und Breguet-Spirale. Gleichgewichtsanker und Ankerrad zwischen Decksteinen gelagert. 2 Tonfedern. Schlagabruf durch Schieber. Ø 53 mm. 1890.*

DM 28 000,–

280 *Goldtaschenuhr Minutenrepetition, sign.* Patek Philippe + Cie., Genève. *18-kt-Gehäuse. Emailzifferblatt. Louis-XV-Goldzeiger. Neusilberwerk mit Kompensationsunruh. Breguet-Spirale. Anker und Ankerrad zwischen Decksteinen gelagert. 31 Rubine. Kron- und Sperrad schräg verzahnt. 2 Tonfedern. Schlagabruf durch Schieber. Ø 46 mm. 1914.*

DM 15 000,–

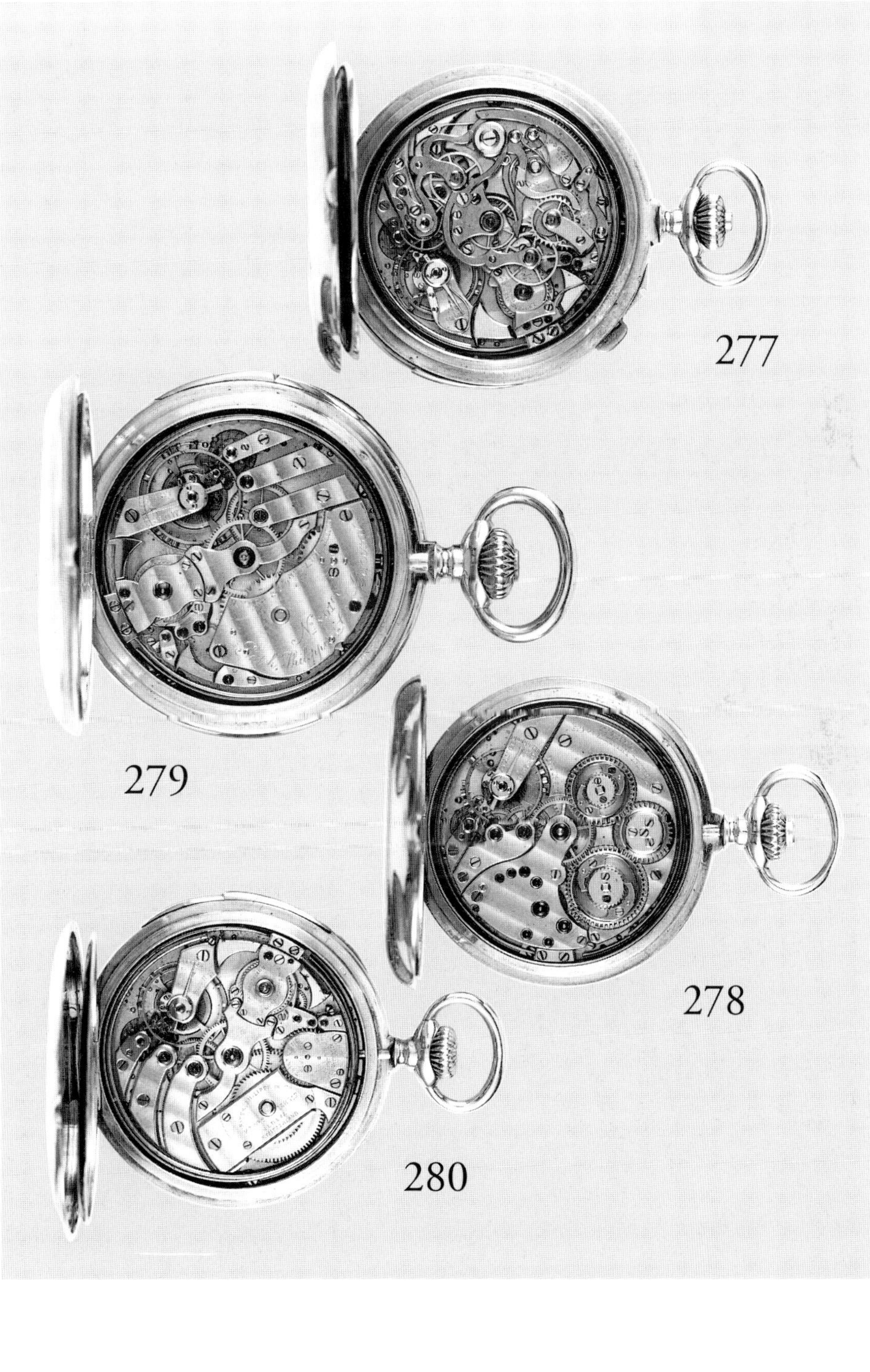

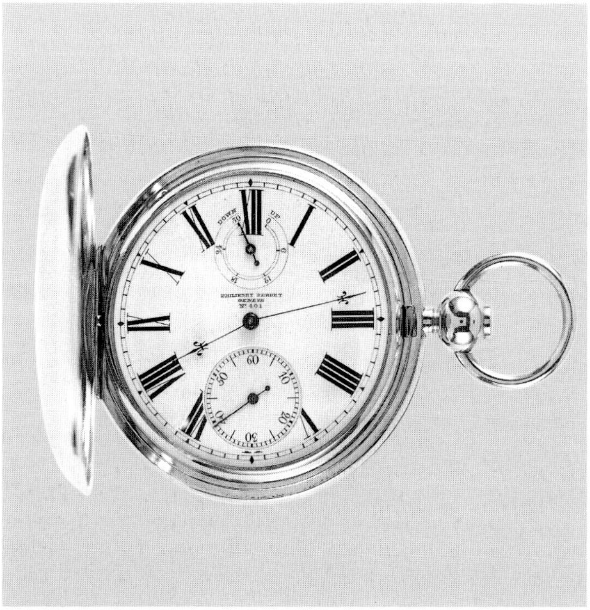

281

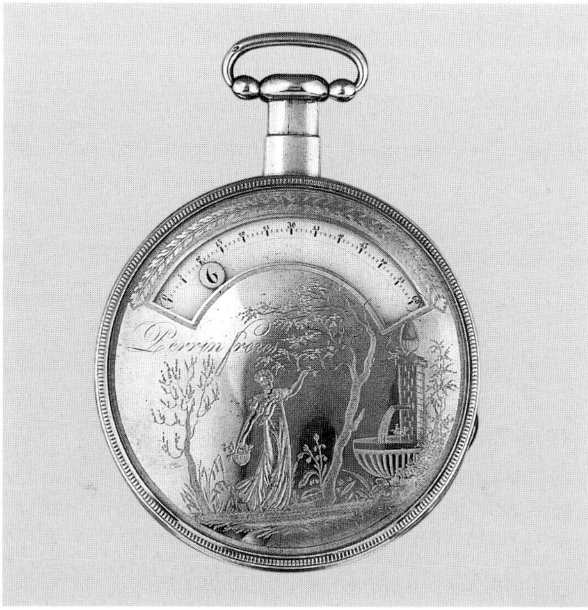

282

281

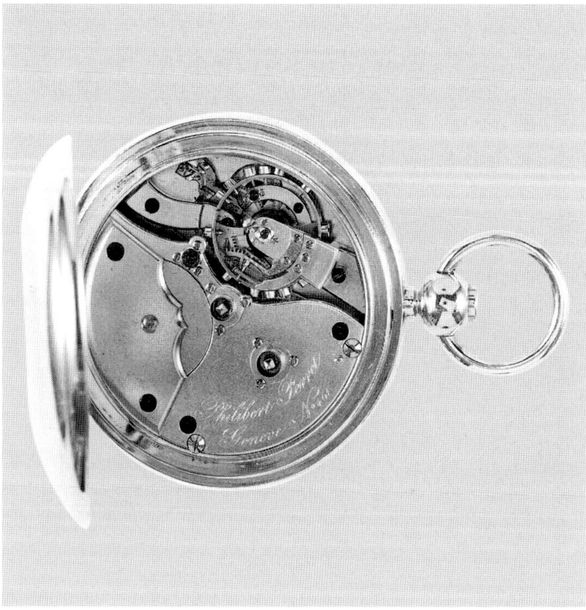

284

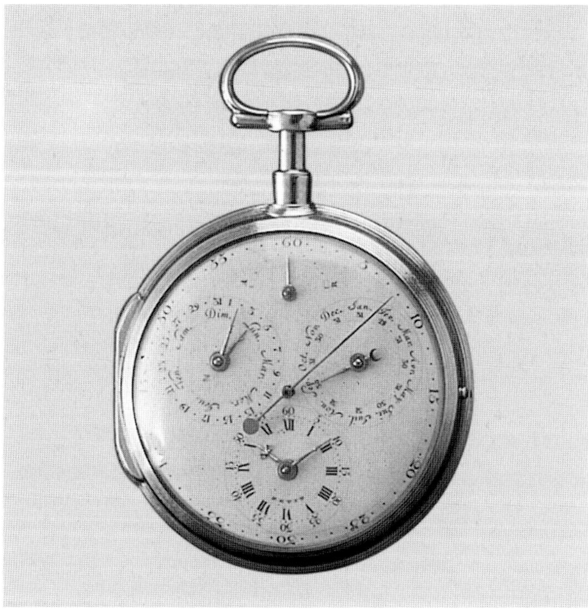

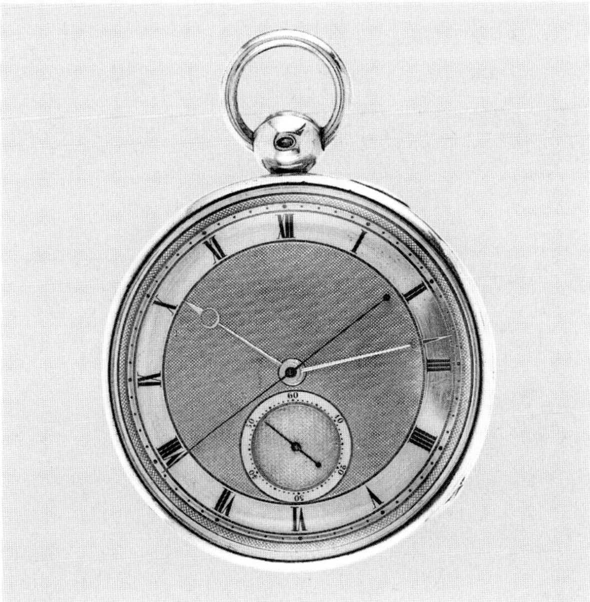

283

283

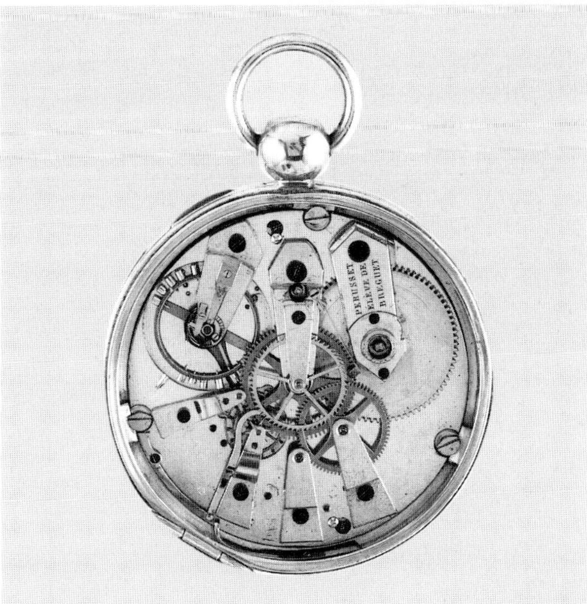

PETIT

281 *Goldenes Taschenchronometer mit Auf- und-Ab-Werk, sign.* PHILIBERT PERRET, GENÈVE NO. 401. *Goldgehehäuse, Emailzifferblatt. Skala für Gangreserve (30 Stunden) bei der »12«. Blaue Lilienformzeiger. Verg. $^2/_3$-Platine. Werk mit Schnecke/Kette und Gegengesperr. Rubine in Goldchatons gefaßt. Chronometerhemmung mit Feder. Große bimetallische Chronometerunruh mit Goldschrauben. Zylindrische Unruhfeder mit Endkurven. Goldchronometerrad zwischen Decksteinen gelagert. Schlüsselaufzug. Besondere Vorrichtung zur Vermeidung des »Galoppierens«. Ø 53 mm. Um 1830.*

DM 16000,–

282 *Goldtaschenuhr mit wandernden Stundenziffern und Viertelrepetition, sign.* PERRIN FRÈRES (NEUCHÂTEL). *18-kt-Gehäuse. Ornamentierte Goldfrontseite. Im oberen Teil Kreisbogen-Fenster mit weiß emaillierter Minutenskala und die jeweilige Stundenziffer tragender Zeiger. Werk unter Glas. Spiegelpolierte Schlagwerk-Kadratur vor gebläuter Platte. Zylinderhemmung. 3schenklige Stahlunruh. Schlangenartige Tonfedern mit Schlangenkopfenden. Ø 59 mm. Um 1810.*

DM 33000,–

283 *Taschenuhr mit springender und anhaltbarer Zentralsekunde, sign.* PERUSSET, ELÈVE DE BREGUET. *Silbergehäuse. Silberzifferblatt. Roségold-Lochform-Zeiger und gebläute Sekundenzeiger. Verg. Klobenwerk mit fliegendem Federhaus. Frühe Kolbenzahn-Ankerhemmung. Kompensationsunruh. Zylindrische Unruhfeder mit Endkurven. Gleichgewichtsanker mit langer Gabel. Ø 55 mm. Um 1820.*

DM 13000,–

284 *Goldtaschenuhr mit frühem automatischem Aufzug, Kalendarium, Zentralsekunde, sign.* FRÈRES PETIT À PARIS. *18-kt-Roségoldgehäuse. Emailzifferblatt mit Skalen für Datum, Tag, Monat und Regulierung. Goldzeiger. Feuerverg. Werk mit Pedometergewicht. Zylinderhemmung. Ø 50 mm. Um 1790.*

DM 16000,–

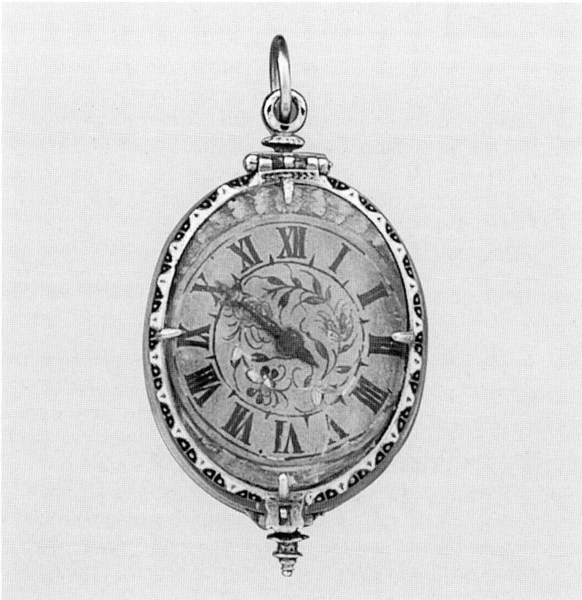

285

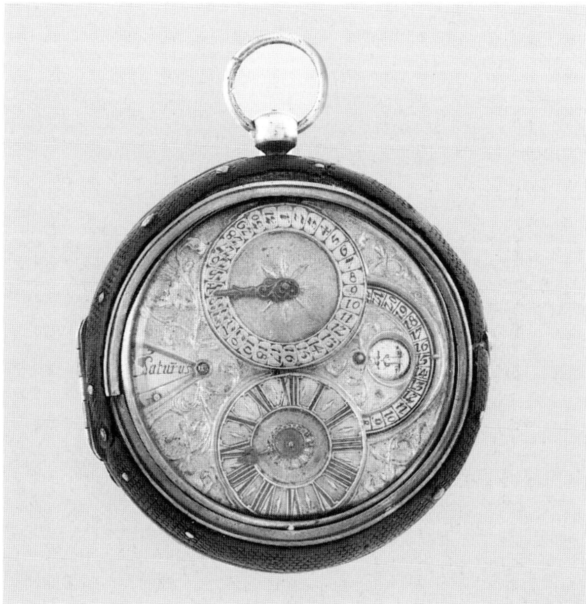

286

285

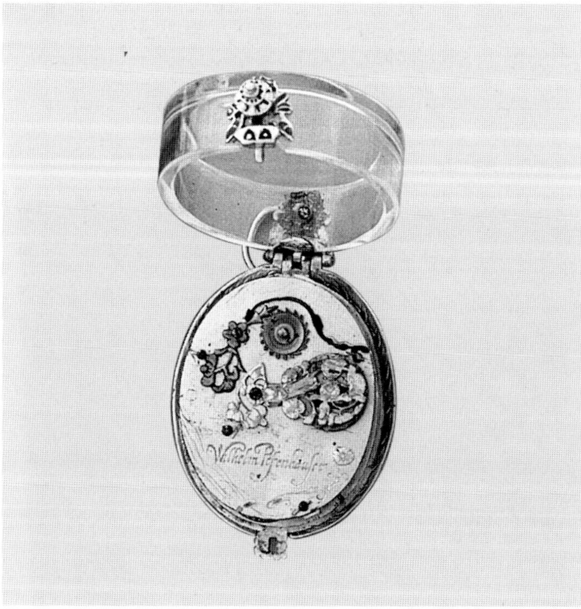

286

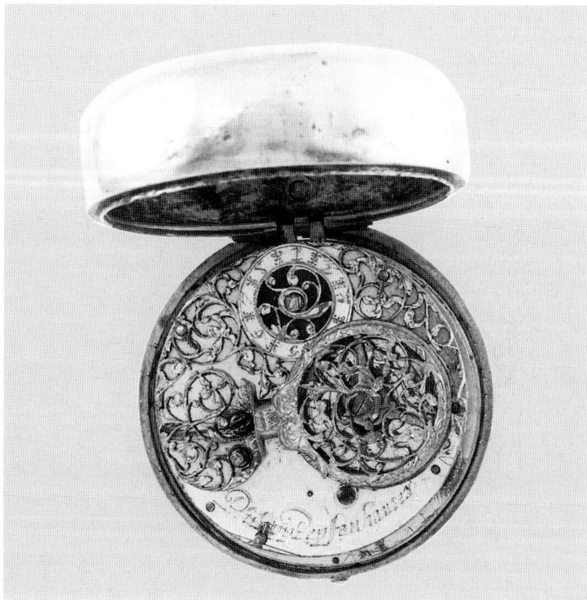

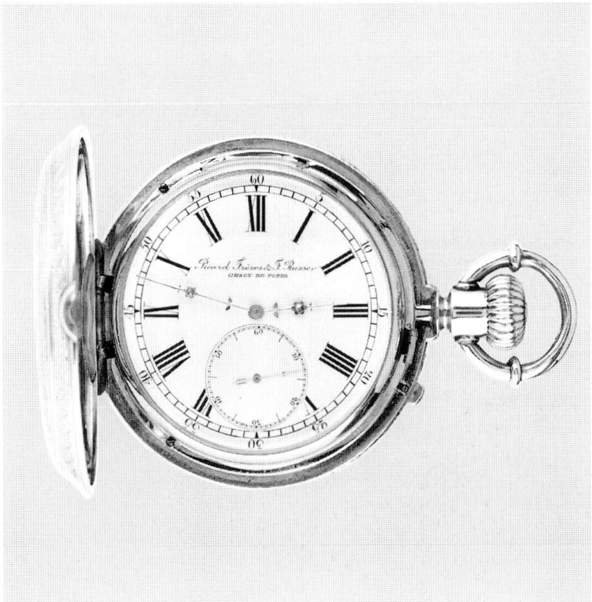

287

287

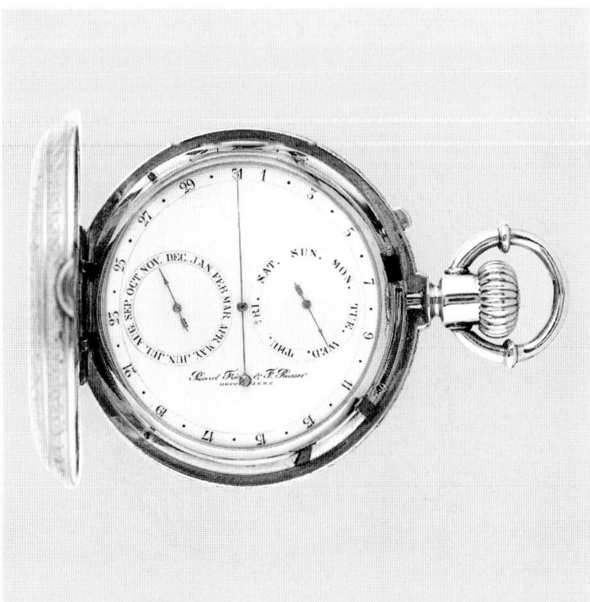

285 *Einzeigrige Bergkristall-Renaissance-Halsuhr, sign. »Wilhelm Pefenhauser«* (Pfeffenhauser), Augsburg. *Ovales Gehäuse. Glasrand und Montierungen zeigen grünes, schwarzes und weißes Email. Silberzifferblatt mit römischer Ziffernzone, das Zentrum mit floralem Dekor. Eisenzeiger. Feuerverg. Werk mit Schnecke/Kette. Vasenform-Pfeiler. Spindelhemmung mit Radunrast. Unruhkloben mit Blüten-Motiv. Ca. 1685.*

DM 20000,–, wenn original

286 *Spindel-Taschenuhr mit astronomischen Indikationen, sign. »Philipp Pepfenhauser«* (Pfeffenhauser), Augsburg. *Silbergehäuse mit lederbelegtem Außengehäuse. Ziseliertes, floral relief. feuerverg. Zifferblatt. Fenster für Wochentage und Mondalter/Mondphase. Feuerverg. Werk mit Schnecke/Kette. Werkpfeiler mit seltenem Delphinmotiv. Werkplatten und Unruhkloben mit filigranem, floralem Rankenwerk. Gebläute Regulierscheibe. Ø 53 mm. 1690.*

DM 30000,–

287 *Doppelseitige Goldsavonnette mit Kalender, sign.* Picard Frères + F. Russer, Chaux-de-Fonds. *18-kt-Gehäuse. Emailzifferblatt. Blütenform-Goldzeiger mit Schmucksteinen. Rückseitig Emailzifferblatt mit äußerer Datumskala und Skalen für Tag und Monat. Goldzeiger. Neusilber-Ankerwerk mit Wappen und bez. A. C. S. Große Kompensationsunruh. Ø 54 mm. Um 1880.*

DM 6000,–

PICARD

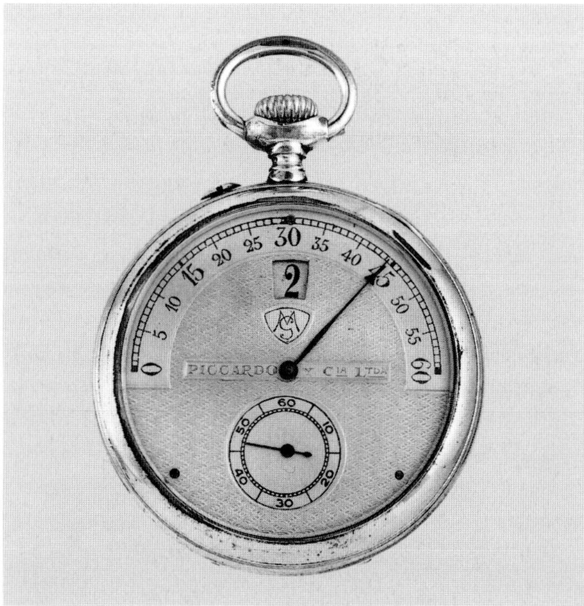

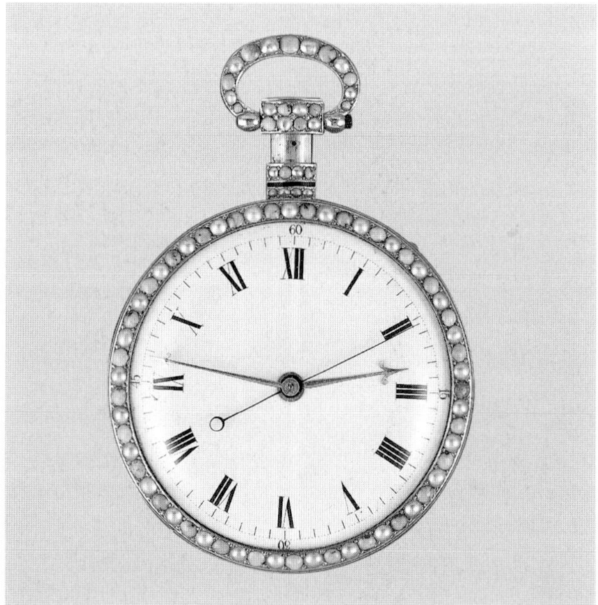

288

290

289

290

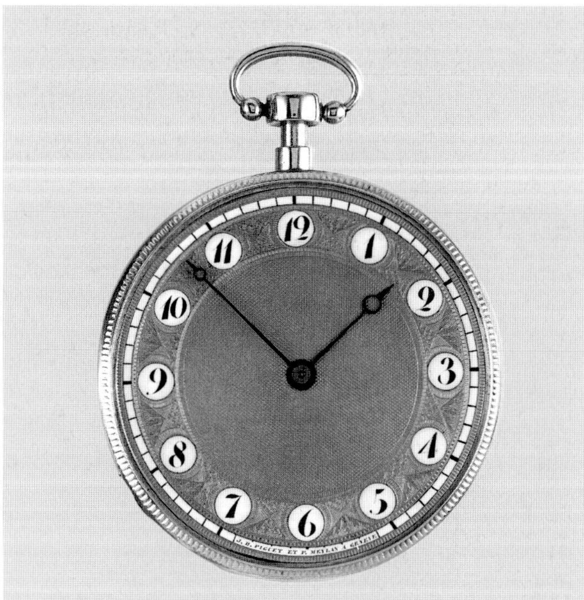

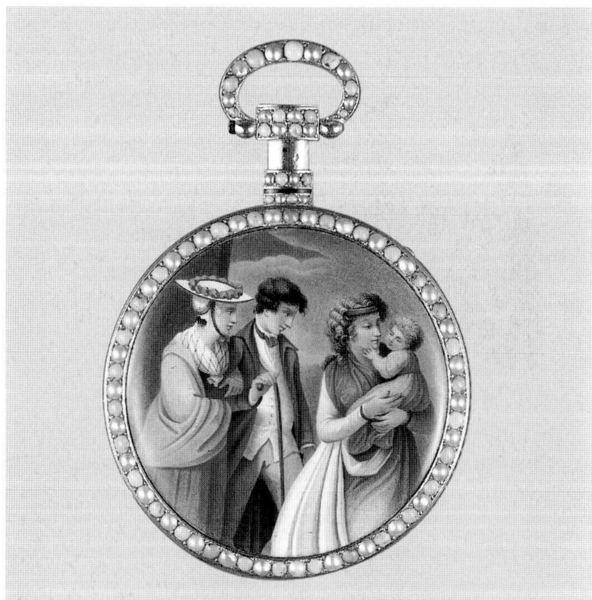

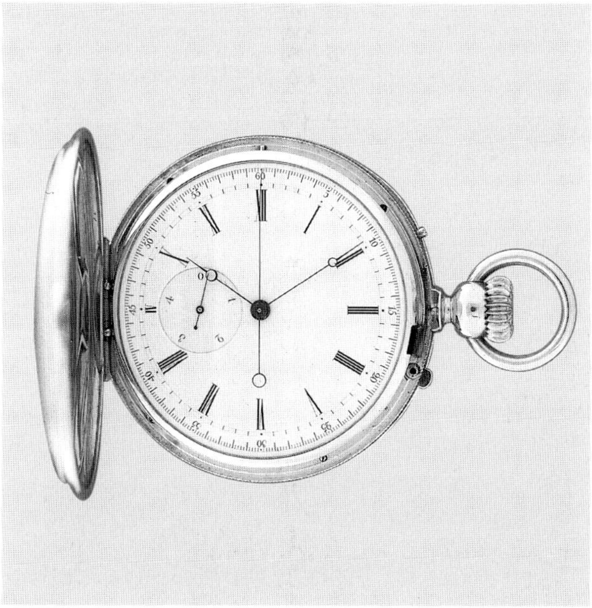

292

292

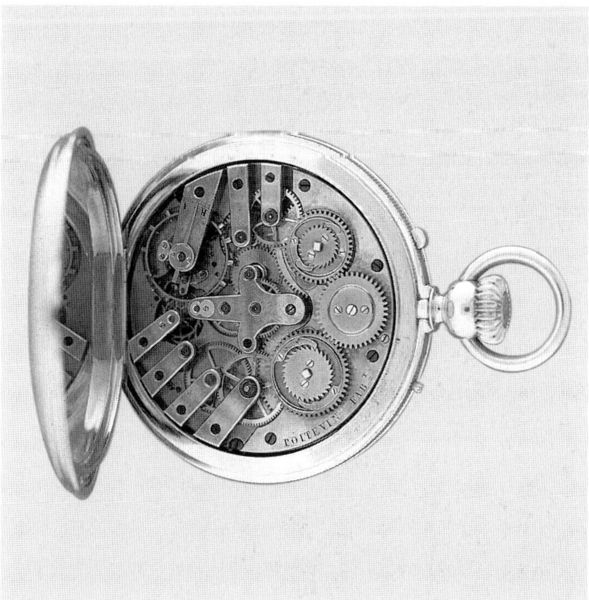

288 *Taschenuhr mit springenden Stundenzahlen und retrograder Minutenindikation, sign.* Piccardo y Cia. *Guill. verg. Gehäuse, auf der Cuvette bez. »Modernista Patent«. Silberzifferblatt. Versilbertes schweizer Brücken-Ankerwerk. Ø 50 mm. Um 1905.*

DM 1000,–

289 *Goldtaschenuhr mit Musikwerk und Viertelrepetition, sign.* J. D. Piguet + P. Meylan à Genève. *18-kt-Rotgoldgehäuse. Goldenes Zifferblatt mit Emailkartuschen. Verg. Werk mit 3schenkliger Unruh und Scherengang. 2 Federhäuser für Gehwerk und Musikwerk jeweils mit Federstellung. Scheibenmusikwerk. 2 Tonfedern. Auslösung des Musikwerks von Hand oder selbsttätig zur vollen Stunde. Ø 58 mm. Um 1820.*

DM 18 000,–

290 *Goldemailuhr mit Musikwerk, Viertelrepetition und Zentralsekunde, gefertigt für den chinesischen Markt, sign.* Piguet & Meylan. *Gehäusemittelteil mit kobaltblauem Emaildekor, rückseitig Emailmalerei. Goldcuvette mit Rankenwerk in kobaltblauem Email. Emailzifferblatt. Pfeilform-Goldzeiger. Verg. Werk mit Zylinderhemmung. Scheibenmusikwerk mit Auslösung zur vollen Stunde oder auf Wunsch. 2 Tonfedern. Schlagabruf durch Niederdrücken des Pendants. Ø 58 mm. Um 1820.*

DM 75 000,–

291 *Goldemail-Automat mit Musik und Viertelrepetition, sign.* Piguet + Meylan, Genf. *S. Farbteil, S. 136*

292 *Goldsavonnette mit Seconde-Foudroyante und Zentralsekunde, sign.* Poitevin Fabricant für Tiffany. *18-kt-Gehäuse. Emailzifferblatt. Violette Lochformzeiger. Laped. Neusilberwerk. 2 Federhäuser. 8 Goldräder. Gleichgewichtsanker. Kompensationsunruh. Breguet-Spirale. Ø 54 mm. Um 1870.*

DM 6500,–

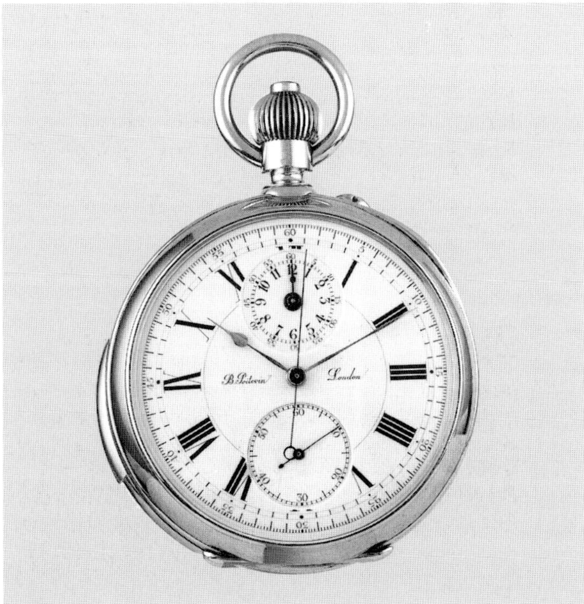

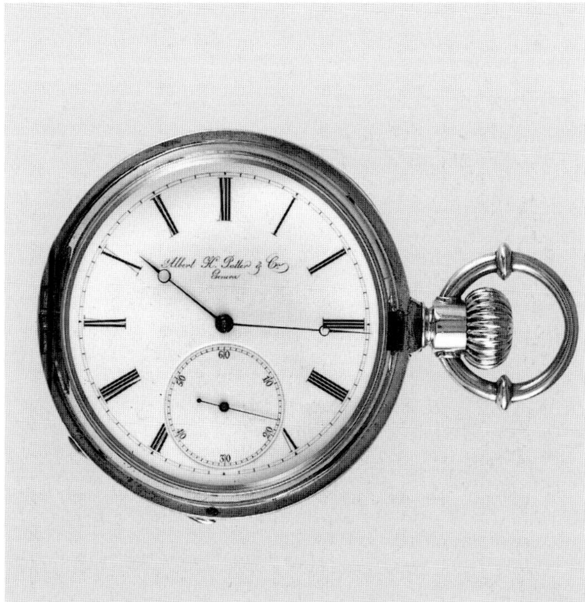

293

294

293

294

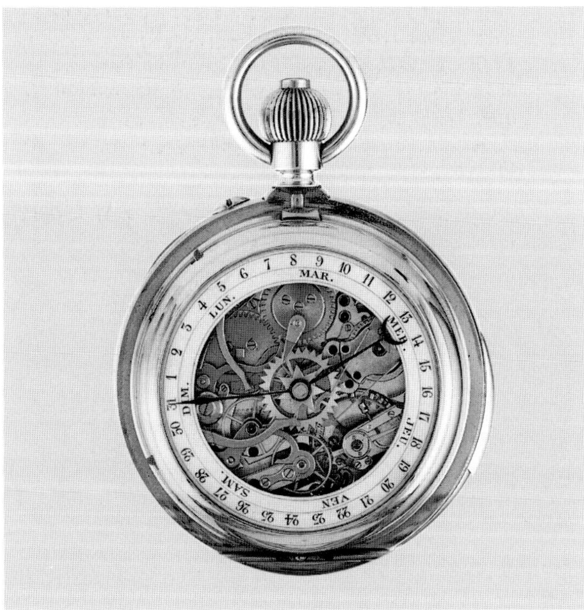

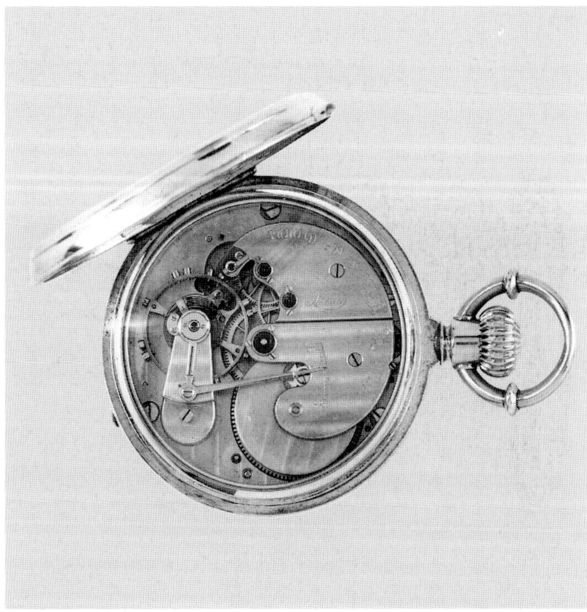

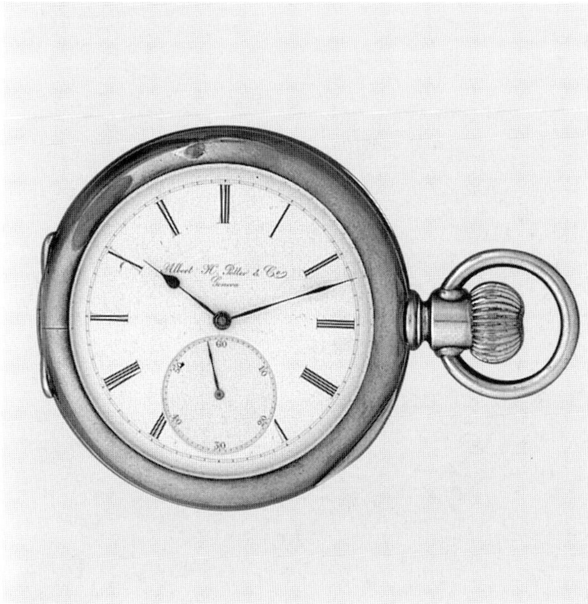

295

295

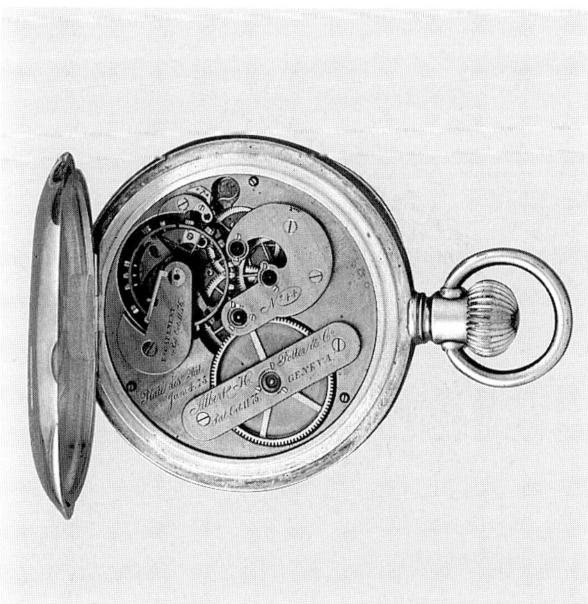

293 *Doppelseitige Goldtaschenuhr mit Chronograph, Kalender und Minutenrepetition, sign.* B. Poitevin, London. *Roségoldgehäuse. Emailzifferblatt. 12-Stunden- und Minutenzähler. Birnenform-Goldzeiger. Unter rückseitigem Sprungdeckel Glascuvette und Emailzifferring mit Skalen für Datum und Wochentag, im Zentrum verg. Ankerwerk sichtbar. 2 Tonfedern. Schweiz. Ø 55 mm. Um 1890.*

DM 23000,–

294 *Goldsavonnette, sign.* Albert H. Potter & Co., Genève. *18-kt-Gehäuse. Emailzifferblatt. Feine violette Lochform-Stahlzeiger. Lapediertes Neusilberwerk unter Glas. Anker- und Ankerrad zwischen Decksteinen. Rubine in Goldchatons. Große Kompensationsunruh mit Breguet-Spirale. Langer, im Winkel angeordneter Regulierzeiger. Ø 52 mm.*

DM 14500,–

295 *Silberner Taschenchronometer mit Chronometerhemmung, sign.* Albert H. Potter + Co. Genève No. 44. *Sterlingsilbergehäuse. Emailzifferblatt. Krone bei »3«. Gebläute Birnenzeiger. Lapediertes Neusilberwerk nach US-Patent »Potter« vom 4. Jan. 1875. Chronometerhemmung nach US-Patent »Potter« vom 11. Okt. 1875. Rubine goldchatoniert. 4fach gelagertes Stahlhemmungsrad mit Wippe. Große Bimetallunruh mit Goldschrauben. Freischwingende zylindrische Unruhfeder mit Endkurven. Ø 58 mm. 1880.*

DM 15000,–

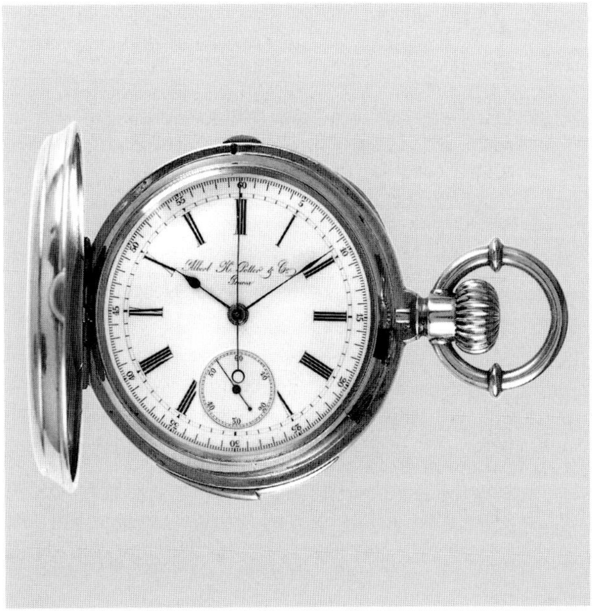

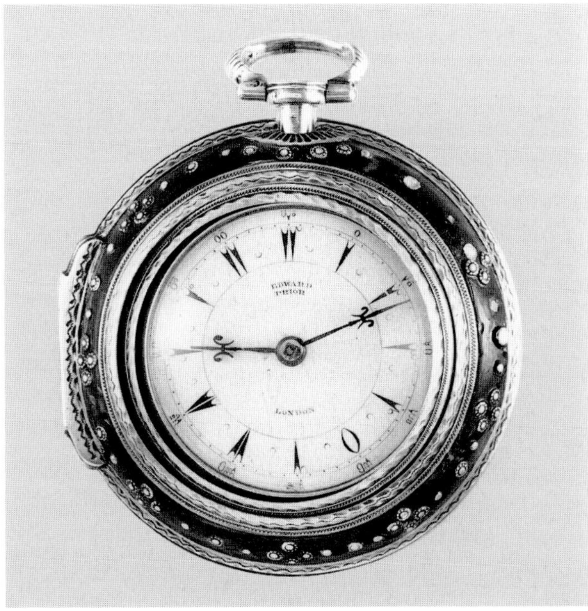

296

297

296

297

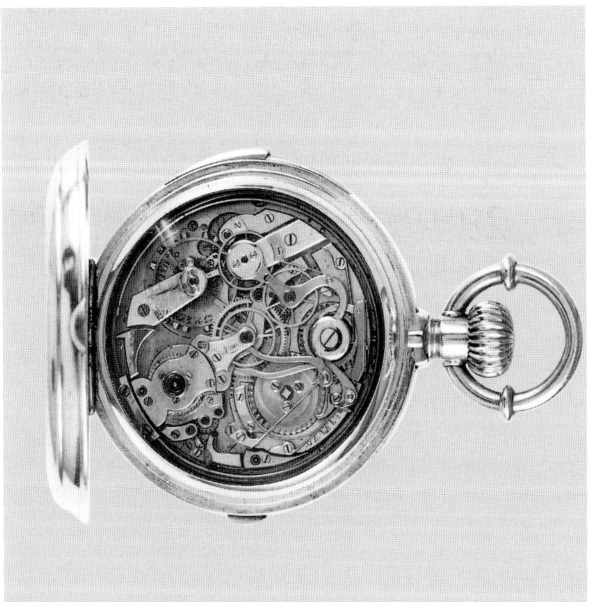

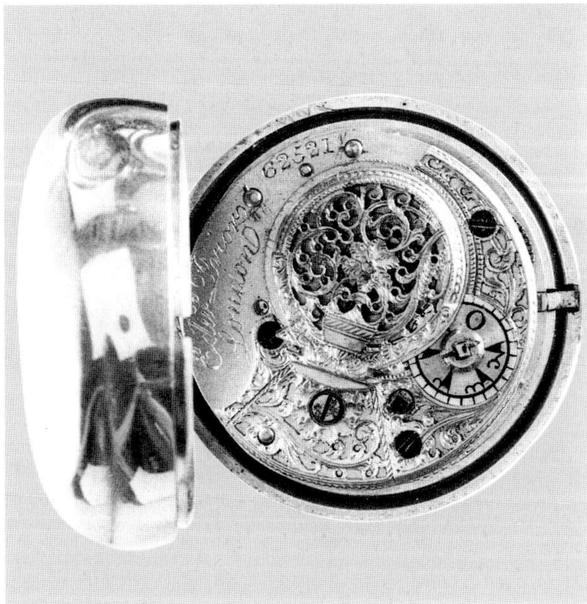

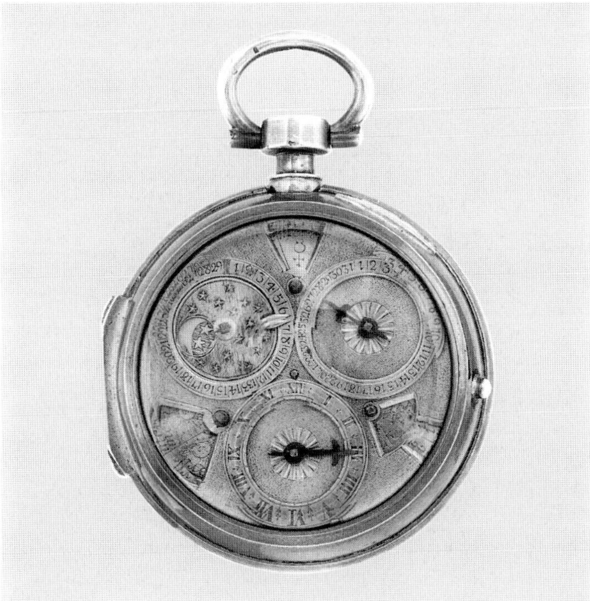

298

299

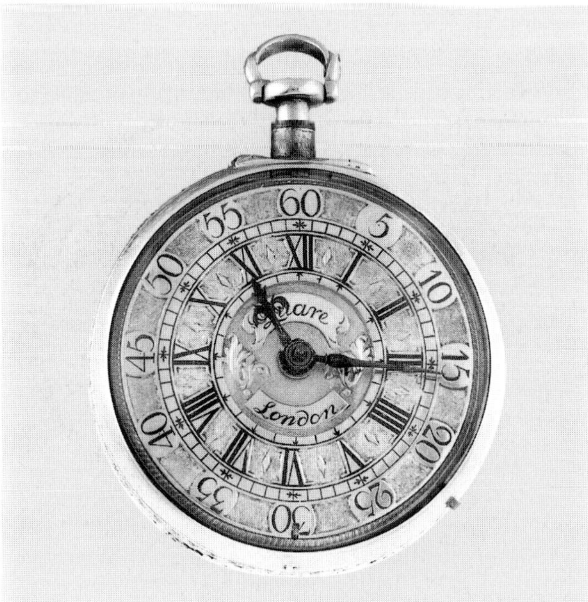

296 *Goldsavonnette mit Minutenrepetition und Chronograph, sign.* ALBERT POTTER & CO., GENEVA. *18-kt-Gehäuse. Emailzifferblatt. Birnenförmige gebläute Stahlzeiger. Nickelbrückenwerk unter Glas. Chronographenhebel mattiert, kantig gebrochen und poliert. Auslösung durch Drücker bei der »12«. Bei geschlossener Uhr gesperrt. Kompensationsunruh mit Breguet-Spirale. Anker und Ankerrad zwischen Decksteinen gelagert. Schlag auf 2 Tonfedern. Seitl. Gehäuseschieber. Ø 53 mm. Um 1890.*

DM 30000,–

297 *Spindel-Taschenuhr in dreifachem Gehäuse, sign.* EDWARD PRIOR, LONDON. *Silber/Schildpatt-Außengehäuse. Mittleres und Innengehäuse Silber. Emailzifferblatt mit türkischen Zahlen. Reich verziertes, feuerverg. Werk. Ø 54 mm. Um 1820.*

DM 2000,–

298 *Spindel-Taschenuhr mit astronomischen Indikationen, sign.* QUARE, LONDON. *Silbergehäuse, offensichtl. nicht zum Werk gehörig. Feuerverg. Zifferblatt mit silbernen Skalenringen für Stunden, Mondalter und Datum. Fenster für Monat, Planetenzeichen und weitere astronom. Angaben. Hohes feuerverg. Werk mit Tulpenform-Pfeilern, Schnecke/Kette. Floral durchbrochen gearbeiteter Unruhkloben. Ø 55 mm. Ca. 1710.*

DM 14500,–

299 *Goldene Spindel-Taschenuhr mit Viertelrepetition, sign.* DANIEL QUARE, LONDON. *Gold-Repoussé-Außengehäuse. Gold-Innengehäuse. Gold-Champlevé-Zifferblatt. Poker- + Beetle-Stahlzeiger. Feuerverg. Werk mit Schnecke/Kette. Filigraner Spindelkloben mit großem Diamantdeckstein. Schlag auf Glocke und Taubschlagvorrichtung. Ø 57 mm. Ca. 1715.*

DM 30000,–

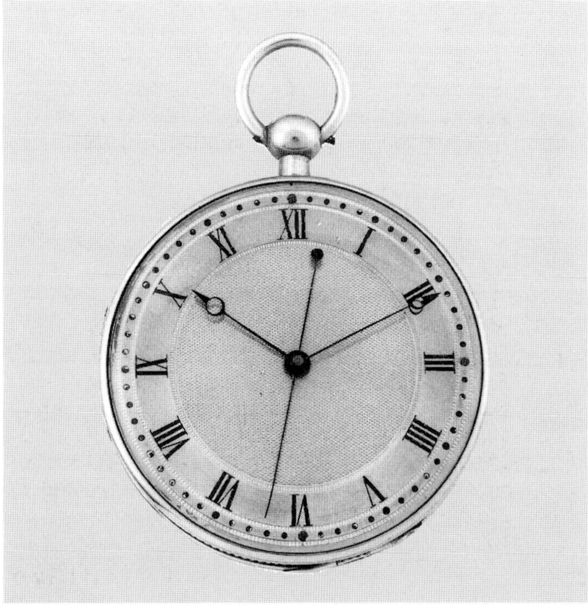

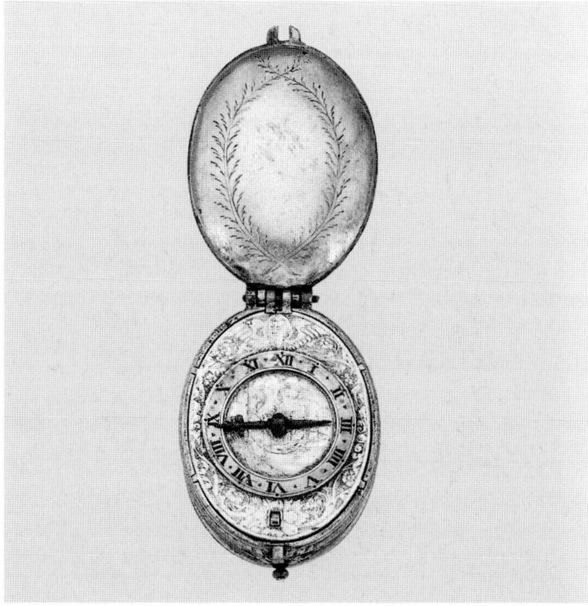

300

301

303

301

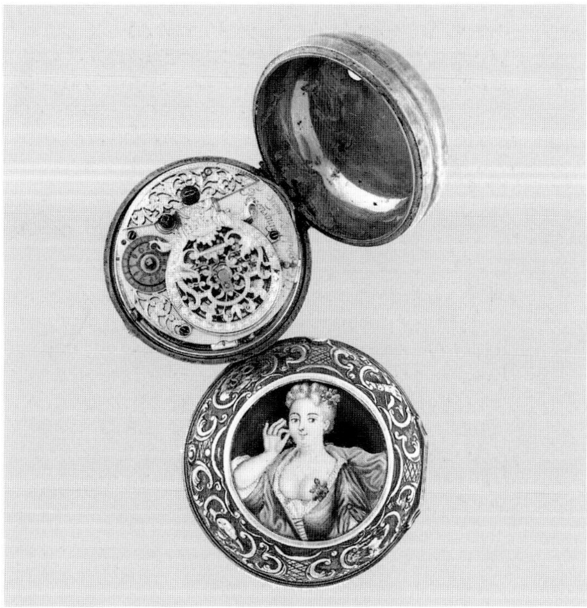

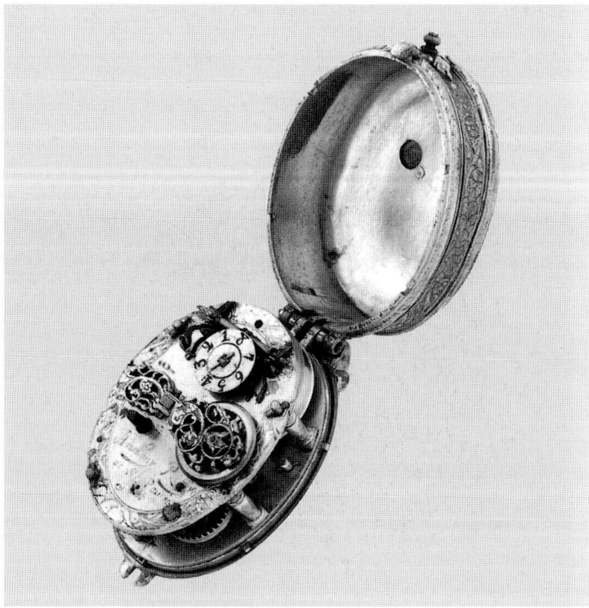

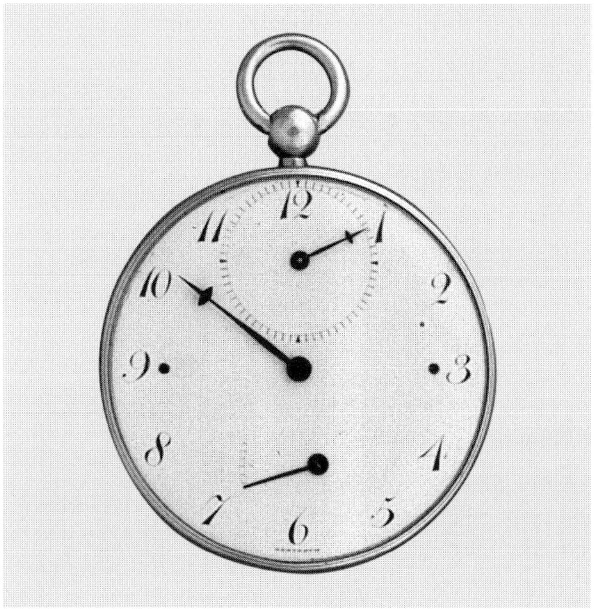

302

302

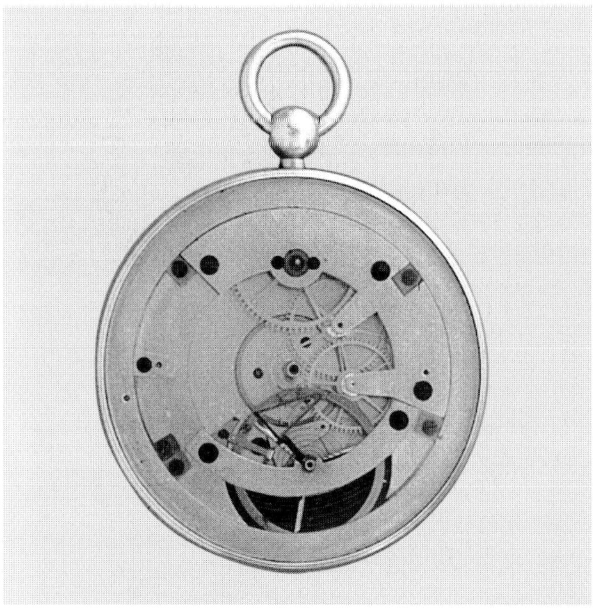

300 *Goldtaschenuhr mit Zentralsekunde, Anhaltevorrichtung und Duplexhemmung, sign.* RECORDON LONDON. *Guill. Roségoldgehäuse. Guill. 2-Farben-Gold-Zifferblatt. Gebläute Lochformzeiger. Verg. Klobenwerk mit freistehendem Federhaus. Skelett. Unruhkloben. Temperaturkompensation am Regulierzeiger. Ø 56 mm. Ca. 1808.*

DM 4500,–

301 *Renaissance-Halsuhr, sign.* ANTHONY REISBY AT ST. PAULES LONDON. *Ovales Silbergehäuse, teils verg. Mittelteil floral graviert. Feuerverg. grav. Zifferblatt mit aufgelegtem silbernem Ziffernring. Eisenzeiger. Ovales feuerverg. Werk mit Baluster-Pfeilern, Schnecke und Darmsaite. Spindelhemmung mit Stahl-Radunruh. Verstifteter Unruhkloben mit Pinienzapfen-Motiv. Silber-Regulierscheibe. 32x61 mm. Ca. 1630.*

DM 22 000,–

302 *Goldtaschenuhr mit Deckelaufzug – 8-Tage-Werk – getrennter Stunde/ Minute-Indikation und Rubinzylinder, sign.* RENTZSCH. *Gehäuse mit drehbarem Rückdeckel. Emailzifferblatt mit Breguet Zahlen für Zentral Sekunde. Minutenkreis im oberen und Regulierskala im unteren Teil. Signatur oberhalb der »6«. Gebläute »Navette«-Zeiger. Verg. Werk mit offenem Federhaus, Rubinlagern. Zylinderhemmung. 3schenklige Stahlunruh und bimetallische Temperaturkompensation am Regulierzeiger. Ø 45 mm. Ca. 1830.*

DM 12 000,–

303 *Silberne Spindel-Taschenuhr in doppeltem Gehäuse, sign.* J. SIGM. RIEPPOLT, REGENSBURG. *Repoussé-Außengehäuse. Rückseitig Emailmedaillon mit Damenbildnis in polychromer Emailmalerei. Glattes Innengehäuse. Silber-Champlevé-Zifferblatt. Verg. Louis-XV-Zeiger. Feines feuerverg. Werk mit quadratischen Pfeilern, Schnecke/Kette. Großer Spindelkloben. Ø 53 mm. Um 1680.*

DM 4000,–

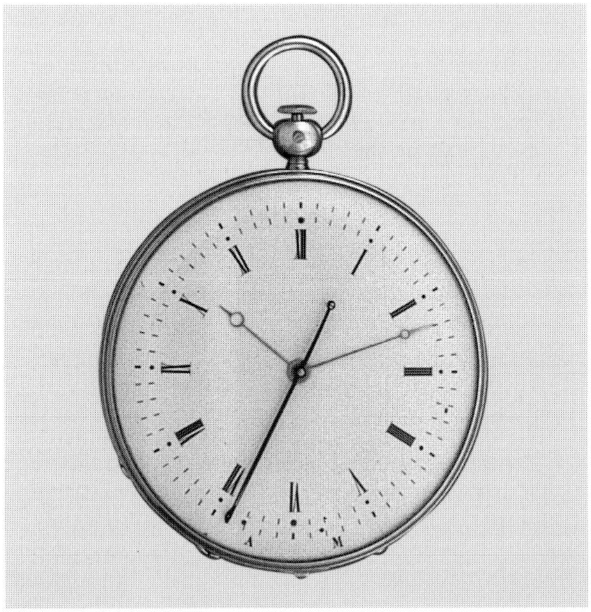

304

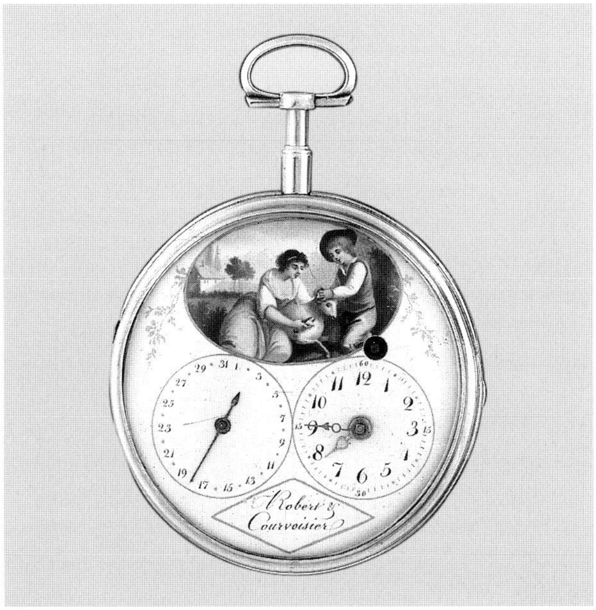

305

304

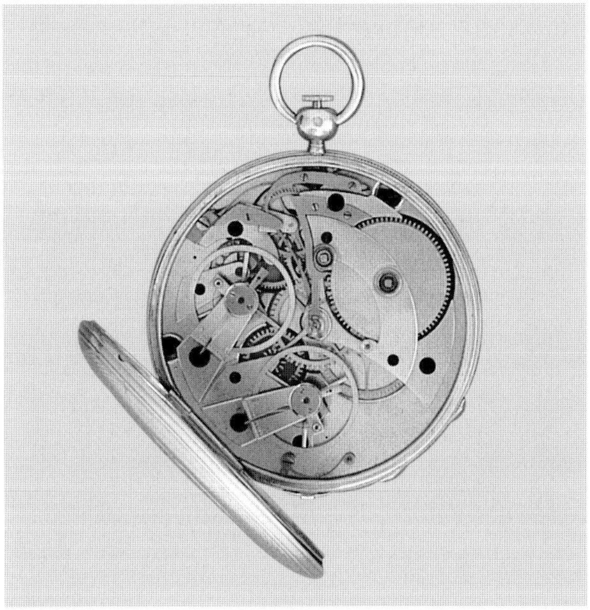

306

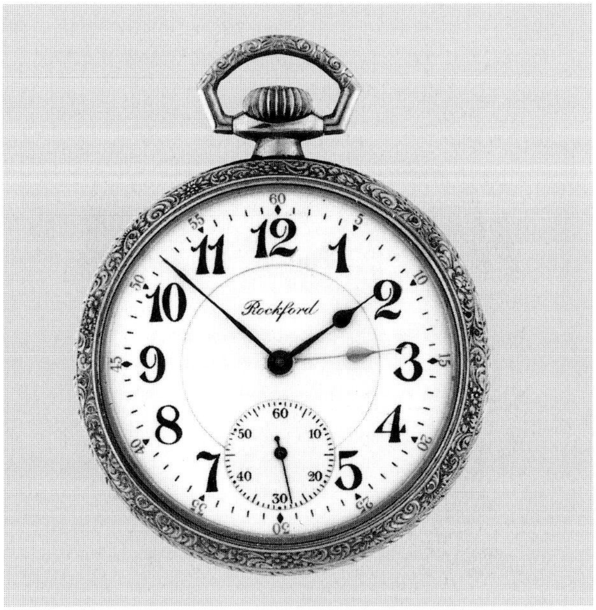

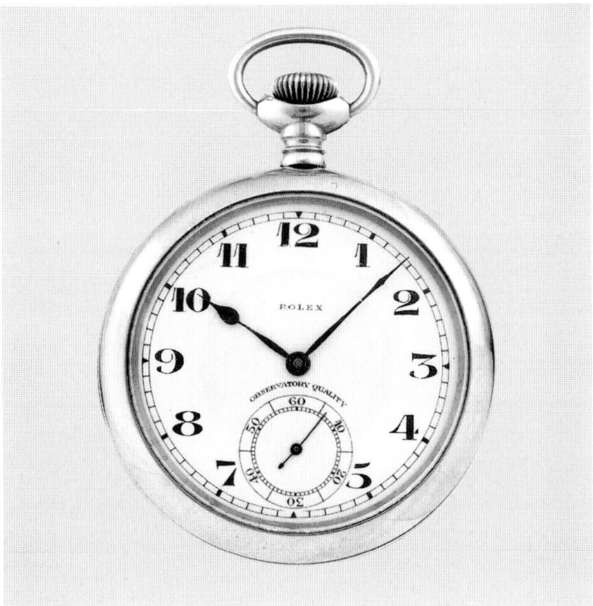

307

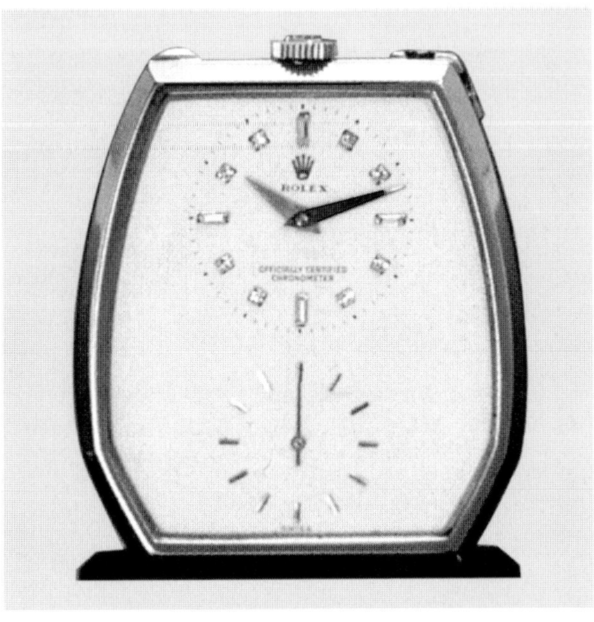

308

304 *Seltener punktierender Chronograph mit zwei getrennten Hemmungen, sign.* Rieussec. *Goldgehäuse mit Pendant-Drücker. Bombiertes Emailzifferblatt. Lochform-Goldzeiger. Gebläuter zentraler Chronographen-Doppelzeiger mit perforiertem Tintenbehälter. Feuerverg. Klobenwerk mit gebläuten Schrauben. 2 komplette Räderwerke. Zylinderhemmung. Ø 51 mm. 1820.*

DM 18000,–

305 *Goldene Spindel-Taschenuhr mit Emailminiatur und Datum, sign.* Robert & Courvoisier. *Glattes Gehäuse. Emailzifferblatt mit ländlicher Szene in feiner polychromer Emailmalerei auf ovalem Feld. Goldumrandete Skalen für Datum und Stunden/Minuten. Feuerverg. Werk mit Schnecke/ Kette. Ovale Unruhbrücke mit Lyra-Motiv. Ø 52 mm. 1800.*

DM 3500,–

306 *Taschenuhr, sign.* Rockford Watch Co. »Winnebago«. *Verschraubtes Neusilbergehäuse. Emailzifferblatt. Rote Zahlen 5–60. Gebläute Birnenzeiger. Zusätzlich goldener Stundenzeiger für Zonenzeit. Vernickeltes Ankerwerk mit goldchat. Rubinen. Kompensationsunruh mit Feinregulierung. 5 Adj. 17 Rub. Ø 50 mm. Ca. 1925.*

DM 250,–

307 *Beobachtungsuhr, sign.* Rolex *Observatory Quality. Einschaliges Neusilbergehäuse mit verschraubter Lünette. Emailzifferblatt. Gebläute Birnenformzeiger. Vernickeltes 18'''-Brücken-Ankerwerk – Cal. 550 – mit Kompensationsunruh. Breguet-Spirale und Feinregulierung. 21 Rub. Ø 52 mm. Ca. 1930.*

DM 2500,–

308 *Weißgoldene Frackuhr, sign.* Rolex *Imperial. Silberzifferblatt mit Diamantindexen, weißgoldene Dauphine-Zeiger. Ovales, $15\times17^{1}/_{2}$'''-Werk Ultra-Prima. 17 Steine. Ankerhemmung. »Super-Balance«-Unruh, Breguet-Spirale. 7 Adjustments. Ø 37×41 mm. Ca. 1940.*

DM 8500,–

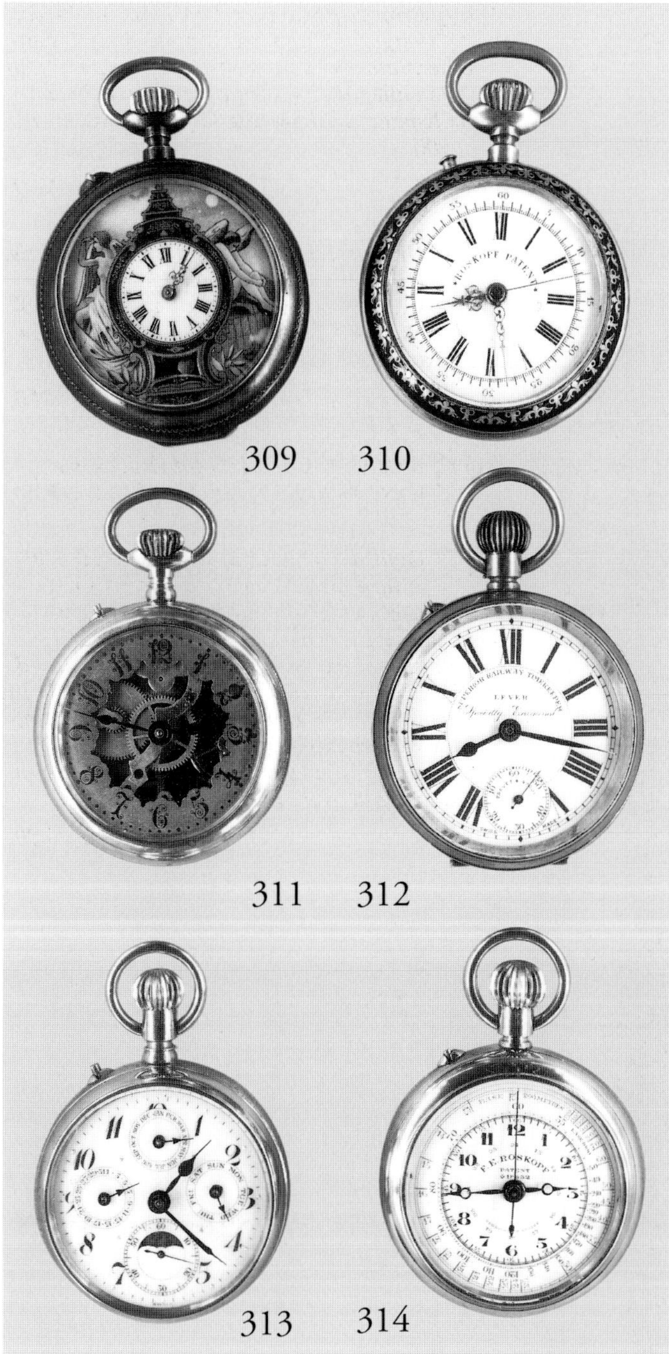

309 310 311 312 313 314

309 *Silberne Spindel-Taschenuhr mit doppeltem Gehäuse mit Kalender, sign.* Joseph Rose + Fils, horlogers à Londres, Forster Lane. *Silbernes Außengehäuse, glattes Innengehäuse. Emailzifferblatt. Monatsring. Fenster für Datum und umlaufende Signatur. Feine Goldzeiger. Großes feuerverg. Werk mit quadrat. Pfeilern, Schnecke/Kette. Spindelkloben mit Blumenvase, Ranken und Blüten. Ø 68 mm. Ca. 1780.*

DM 5000,–

310 *Eisenbahner-Taschenuhr, Westschweiz.* Roskopfwerk. *Für den englischen Markt, sign.* Lever, Specially Examined, Superior Railway Timekeeper. Brevet CH 47001. *Emailzifferblatt. Swiss made. Sekunde entgegen dem Uhrzeigersinn drehend. Guill. Messinggehäuse. Medaillon mit Hosenbandorden. Um 1880.*

DM 350,–

311 *Skelettuhr, La Chaux-de-Fonds.* Roskopfwerk. *Beidseitig verglastes Gehäuse. Skelettiertes Original-Metallzifferblatt mit gebläuten Stahlzeigern und frühen Jugendstilzahlen. Unruhbrücke herzförmig ausgeschnitten. Um 1890.*

DM 700,–

312 *Metalltaschenuhr mit astronomischen Angaben. Genf.* Roskopfwerk. *Emailzifferblatt mit vier Hilfszifferblättern für Datum, Monate, Wochentage und kleine Sekunde mit Mondphase. Die Indikationen werden durch Drücker unter der Lunette justiert. RS signiert:* Railway Register, Swiss made. *Um 1890.*

DM 550,–

313 *Taschenuhr,* Roskopf-Patent, *Westschweiz. Sekunde aus der Mitte, auf der Schale Jagdhund und Jägerutensilien in Lacktechnik. Freistehender Drücker für die Zigerstellung neben dem Pendant. Zifferblatt, Schale und Werk signiert und numeriert. Um 1880.*

DM 800,–

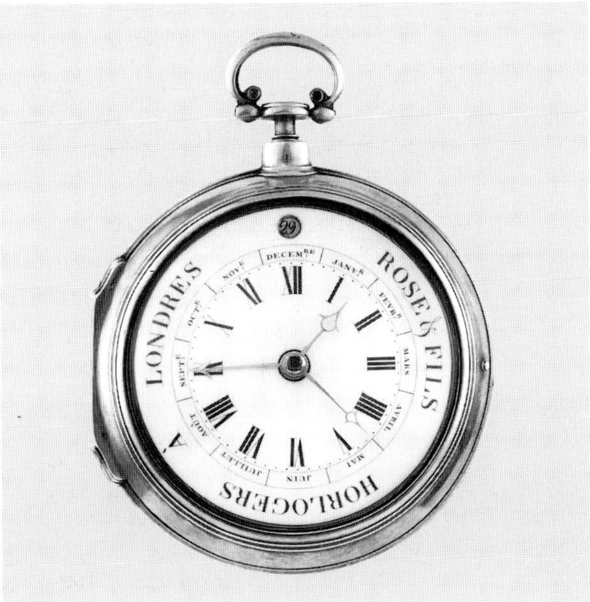

315

317

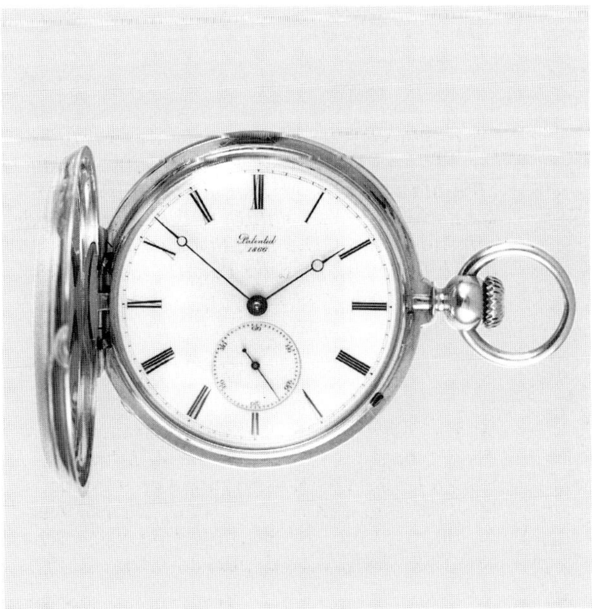

314 *Brünierte Stahluhr, La Chaux-de-Fonds, verglastes* ROSKOPFWERK. *Perlierte Lunette. Zifferblatt Pendulette mit Scheinpendel, flankiert von allegorischen Figuren, Tag und Nacht symbolisierend. Schale mit Aufstellvorrichtung. Um 1900.*

DM 650,–

315 *Nickeltaschenuhr mit Chronograph. Div. Hilfsindikationen, sign. vom Sohn des Erfinders* F. E. ROSKOPF, *Genève, Patent Nr. 18632, Staubdeckel Genfer Landschaft. Messingplatine in Genfer Schliff. Ca. 1906.*

DM 1200,–

316 *Feuerverg. Bergkristall-Kreuzuhr, sign.* JEAN ROUSSEAU, GENF. *S. Farbteil, S. 135*

317 *Goldsavonnette mit Deckelaufzug und 8-Tage-Werk, sign.* CHS. RUBENS + CO., CHAUX-DE-FONDS. *18-kt-Gehäuse. Emailzifferblatt. Violette Lochformzeiger. Halbplatinen-Neusilberwerk mit zusätzlichem Großbodenrad, bez. Pat. Feb. 6th 1866. Kompensationsunruh mit Goldschrauben. Breguet-Spirale. 23 Rubine. Aufzug des Werkes erfolgt durch Öffnen und Schließen des Sprungdeckels. Zeigerstellung mittels Krone. Ø 51 mm. Ca. 1870.*

DM 8000,–

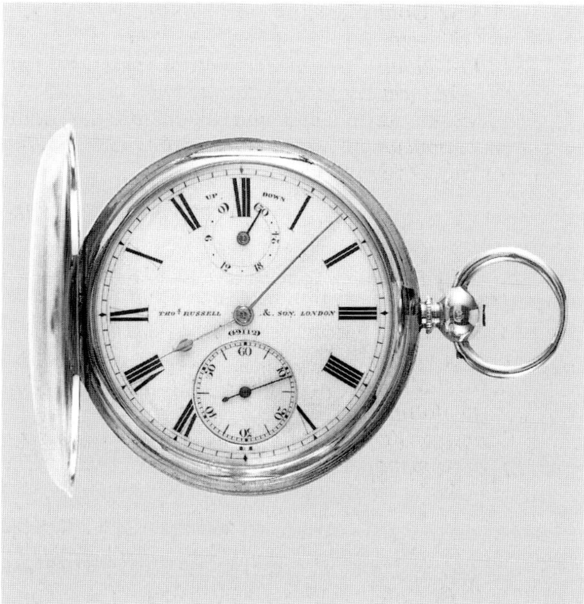

318

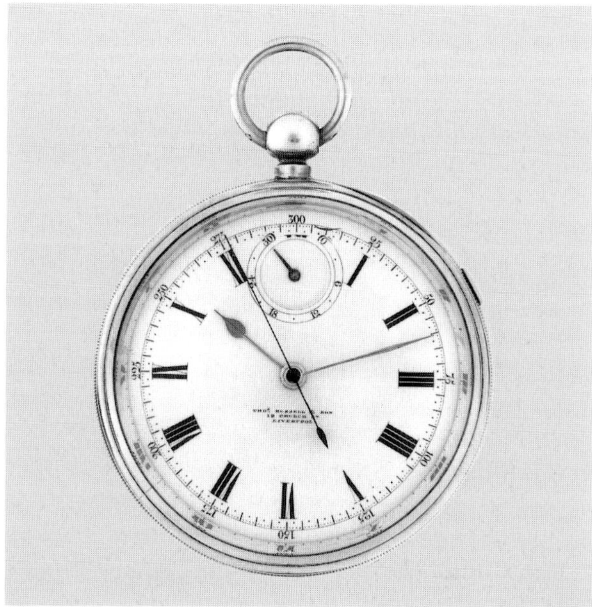

319

318

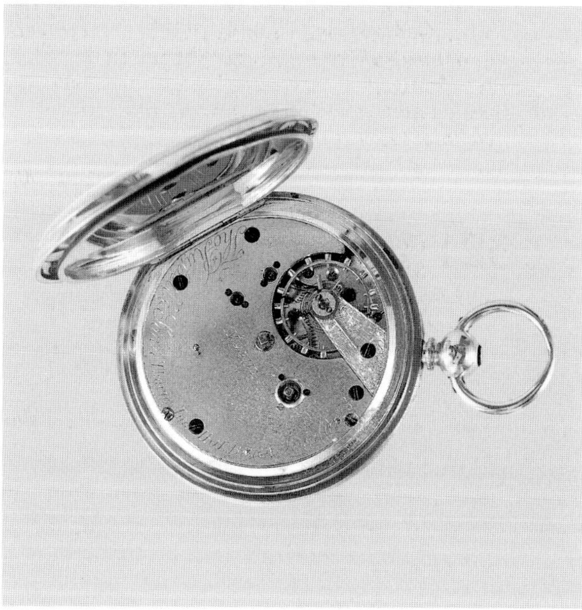

320

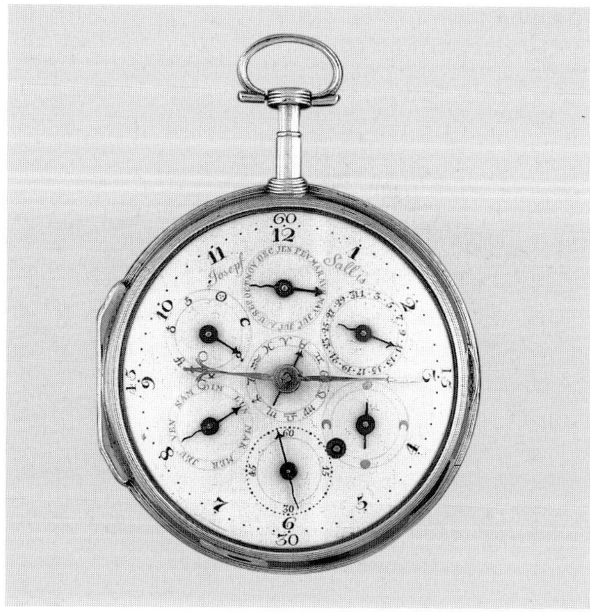

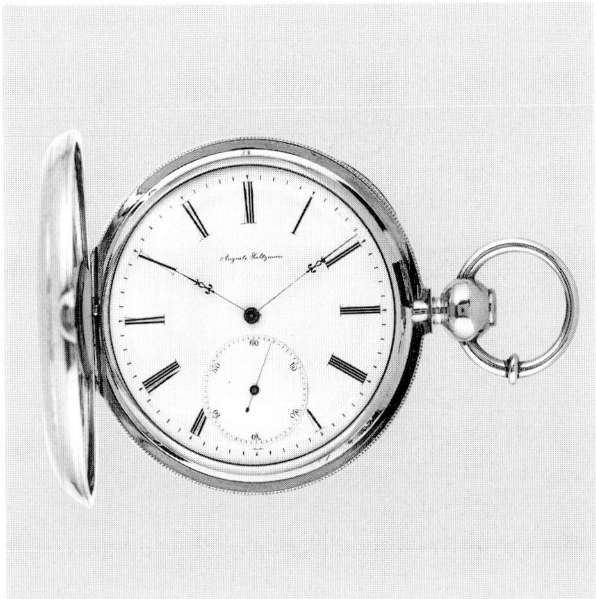

321

321

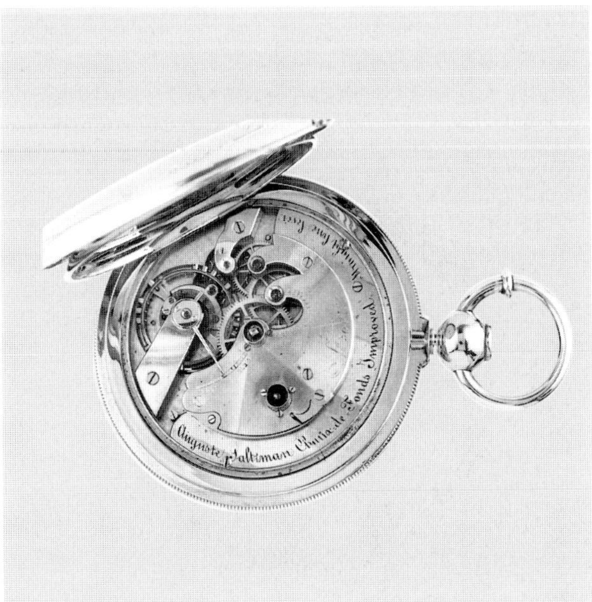

318 *Goldtaschenuhr mit Auf-und-Ab-Werk, sign.* Tho's. Russell + Son, London. *18-kt-Gehäuse. Emailzifferblatt. Gangreserve bei der »12«. Feuerverg. $^4/_5$-Platinenwerk mit Schnecke/ Kette. Spitzzahnankerhemmung. Kompensationsunruh mit Goldschrauben. Schlüsselaufzug. Ø 52 mm. Um 1880.*

DM 2800,–

319 *Beobachtungsuhr mit Auf-und-Ab-Werk und anhaltbarer Zentralsekunde, sign.* Thos Russell & Son Liverpool Makers to the Queen Victoria. *Silbergehäuse. Emailzifferblatt. 300stel-Min.-Graduierung. Gangreserve (30 Std.). Birnenformzeiger. Verg. $^4/_5$-Platinenwerk mit Schnecke/Kette. Spitzzahnankerhemmung. Kompensationsunruh. Breguet-Spirale. Ø 59 mm. Ca. 1907.*

DM 2500,–

320 *Goldene Spindel-Taschenuhr mit astronomischen Indikationen, sign.* Joseph Sallis à Paris. *Roségold-Gehäuse mit kannelierten Rändern und großem Seitenscharnier. Emailzifferblatt. Skalenringe für Monat, Planetenzeichen des Tages und des Mondes, Datum, Wochentag, Mondphase und Sek. Gold-Poker-Beetle-Zeiger. Gebläute Pfeilformzeiger. Feuerverg. Werk mit Schnecke/Kette und seitl. Staubschutz. Kreisförmige filigran gearb. Unruhbrücke mit floralen Motiven, Fabeltieren und integr. Regulierskala. Ø 60 mm. 1790.*

DM 12000,–

321 *Goldene Savonnette, sign.* Auguste Saltzmann Chaux-de-Fonds. *18-kt-Gehäuse. Emailzifferblatt. Gebläute teils verg. Stahlzeiger. Neusilberwerk mit $^2/_3$-Platine. Gleichgewichtsanker. Große Kompensationsunruh. Schlüsselaufzug. Ø 54 mm. Um 1860.*

DM 7500,–

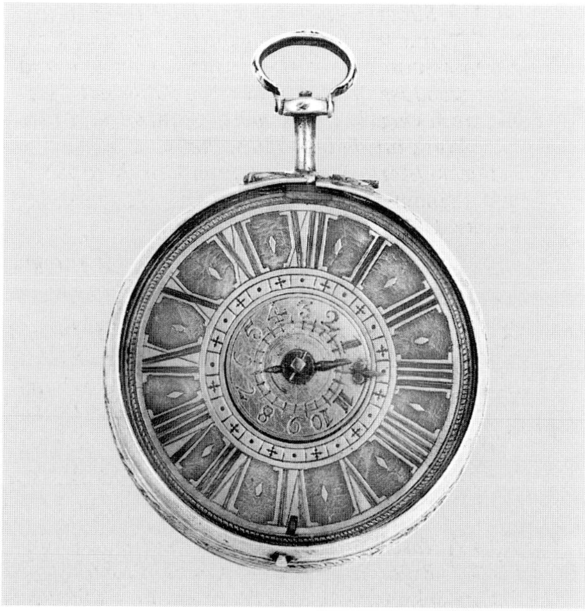

322

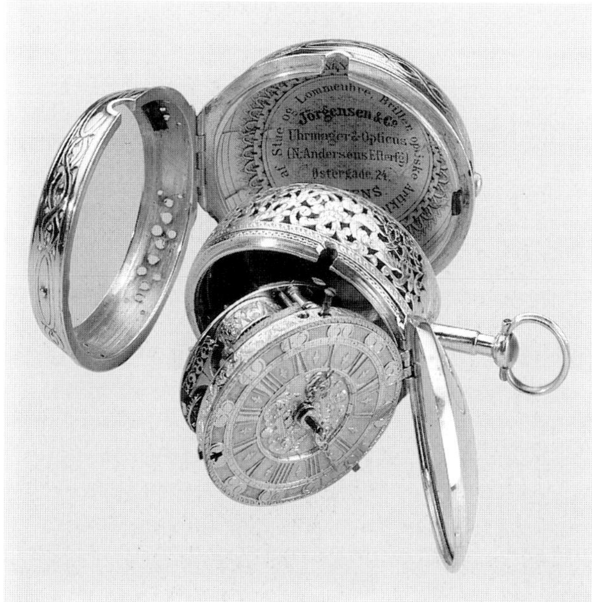

323

322

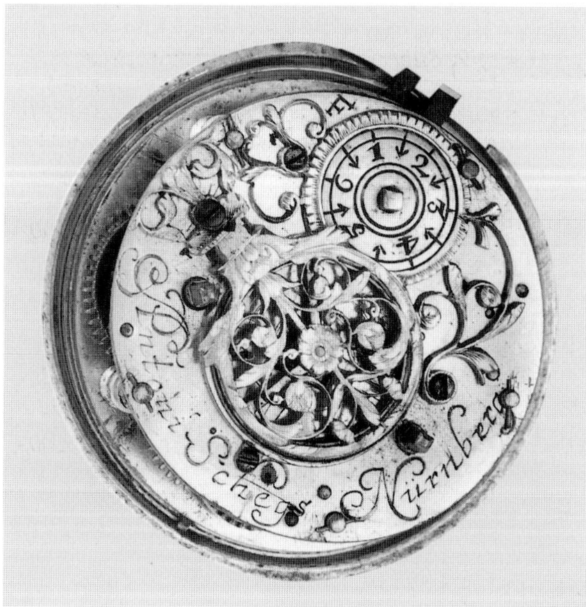

324

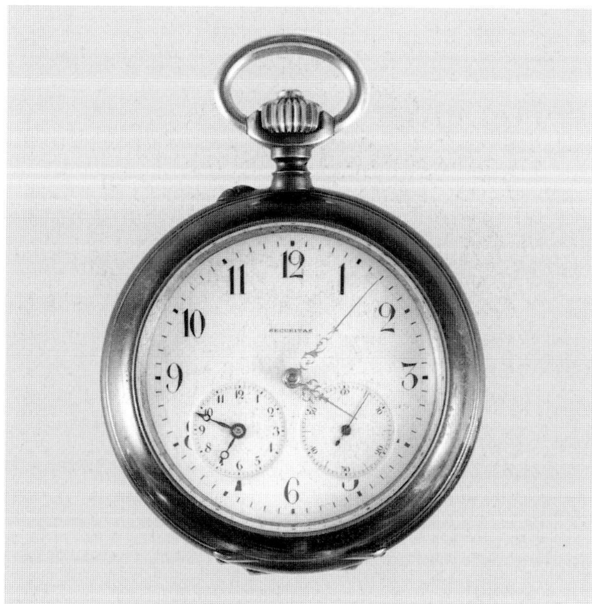

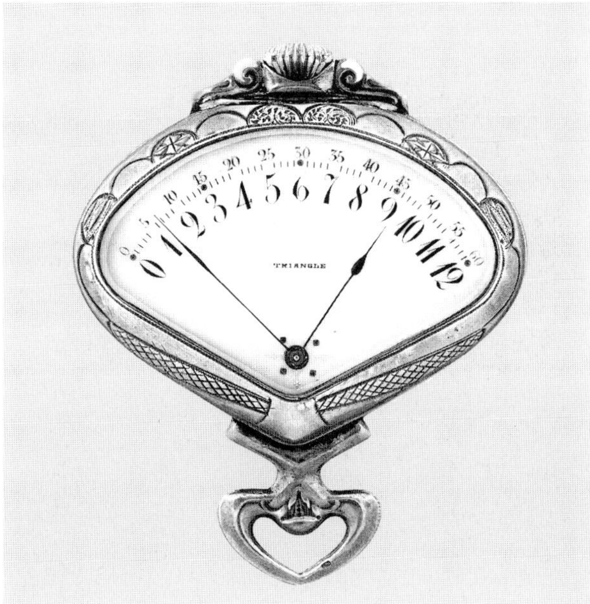

325

326

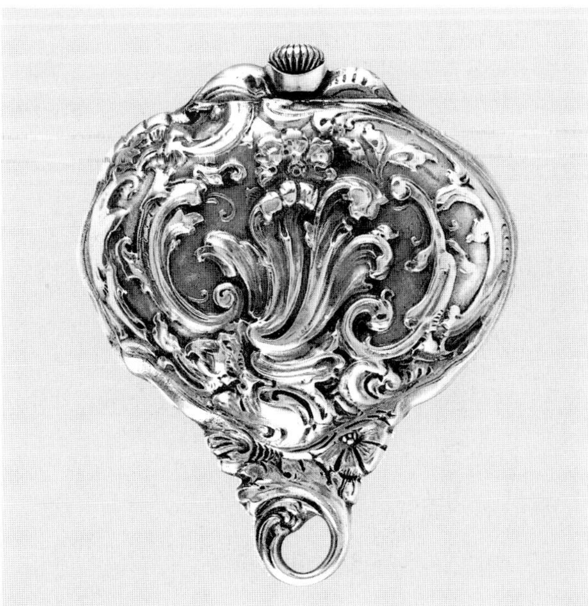

322 *Silberne einzeigrige Spindel-Taschenuhr mit Wecker in doppeltem Gehäuse, sign.* ANTONI SCHEGS NÜRNBERG. *Silbernes Außen- und Innengehäuse. Silber-Champlevé-Zifferblatt. Im Zentrum verg. Weckerscheibe, Stahlzeiger. Feuerverg. Werk mit Balusterform-Pfeiler, mit Schnecke/Kette, floral verzierter Unruhkloben mit kleinem asymmetrischem Fuß. Gehäuseglocke. Ø 53 mm. Um 1680.*

DM 15 000,–

323 *Silberne Spindel-Taschenuhr, sign.* PAUL SCHRÖDER, KIEL. *Silbernes Außen- und Innengehäuse. Silb. Champlevé-Zifferblatt. Verg. Zeiger. Kette/Schnecke. Spindelhemmung. Stundenselbstschlag auf Glocke. Ca. 1740.*

DM 13 500,–

324 *Taschenuhr mit Wecker, bez.* SECURITAS. *Brün. Stahlgehäuse. Emailzifferblatt. Kleine Sekunde bei der »4«. Skala für Weckzeiteinstellung mit Stunden- und Minutenzeiger bei der »8«. Verg. Schweizer Ankerwerk mit 2 Federhäusern. Kompensationsunruh und Breguet-Spirale. Ø 59 mm. Um 1910.*

DM 1800,–

325 *Silberne Jugendstil-*SEKTOR*-Formuhr, sign.* SECTOR WATCH TRAMELAN. *Sektorförmiges Silbergehäuse. Sektorförmiges Emailzifferblatt. Blaue Birnenformzeiger. Retrograd-Zeigerwerk. Vers. Formwerk mit Ankerhemmung. 60×71 mm. Um 1900.*

DM 4500,–

326 *Silberne Jugendstil-*SEKTOR*-Formuhr, sign.* RECORD WATCH CO. *Repoussé-Silbergehäuse. Sektorförmiges Emailzifferblatt. Retrogrades Zeigerwerk. Verg. Anker-Formwerk. 60×74 mm. Um 1900.*

DM 6000,–

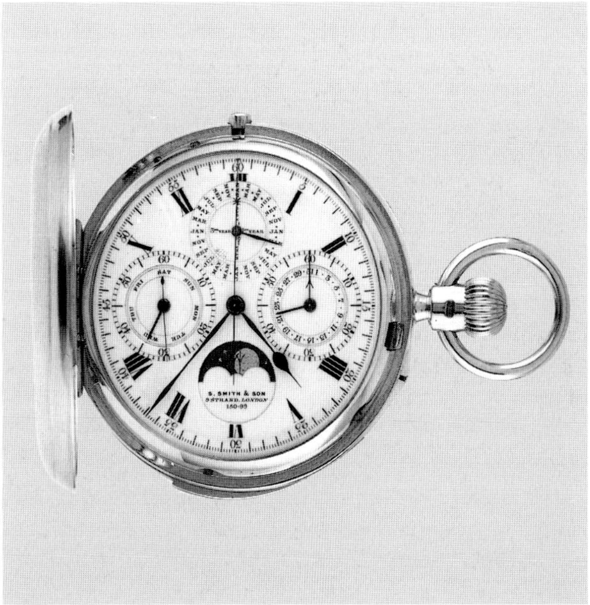

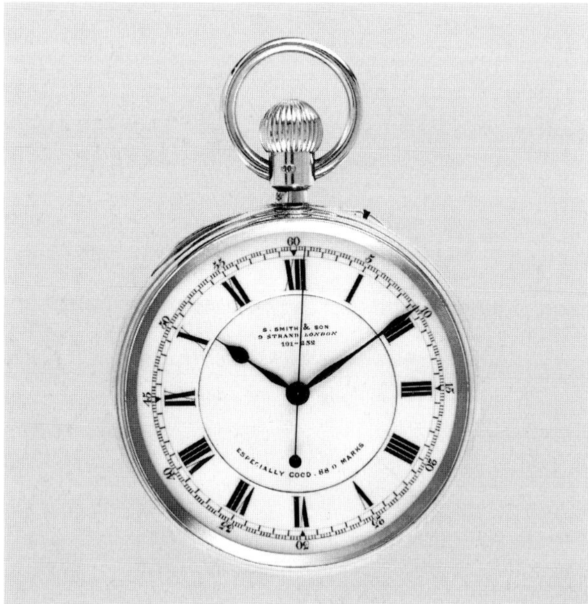

327

328

327

328

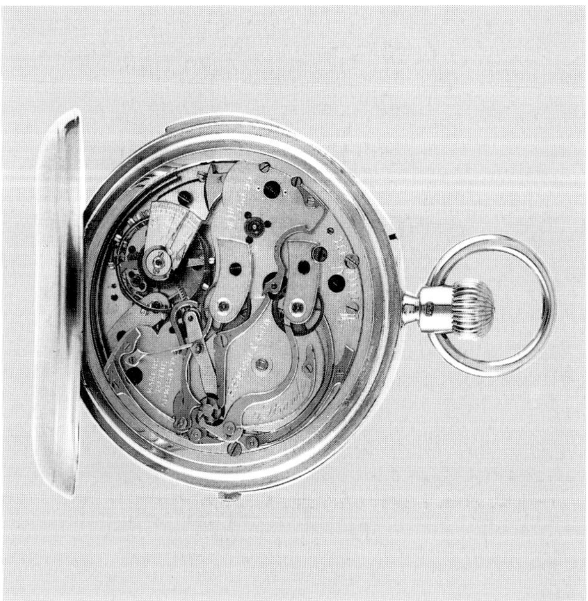

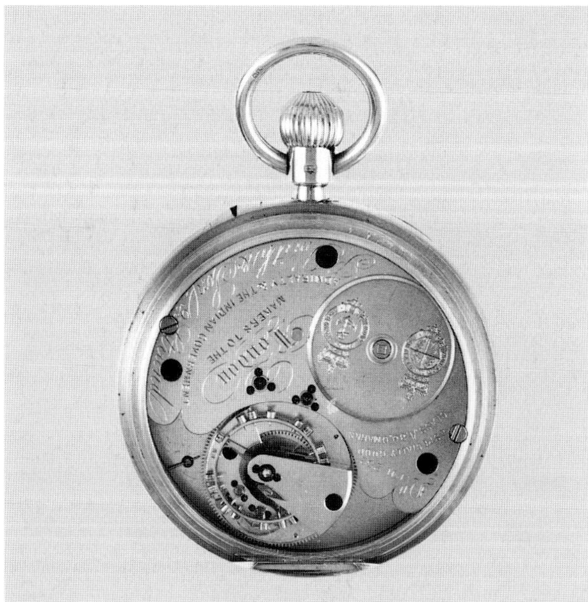

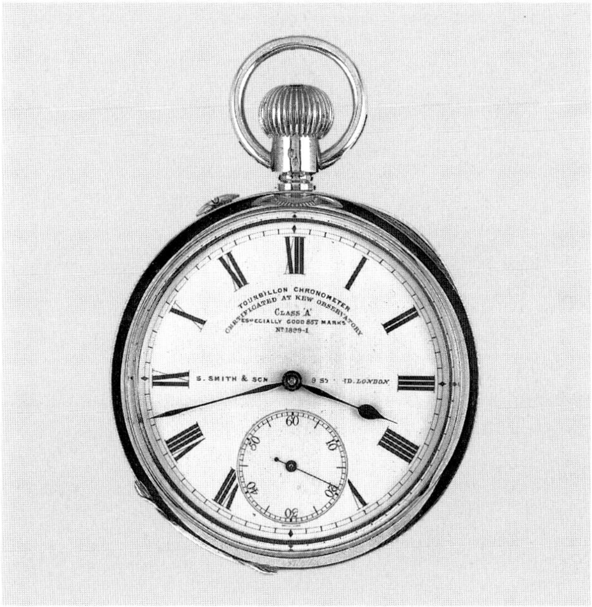

329

329

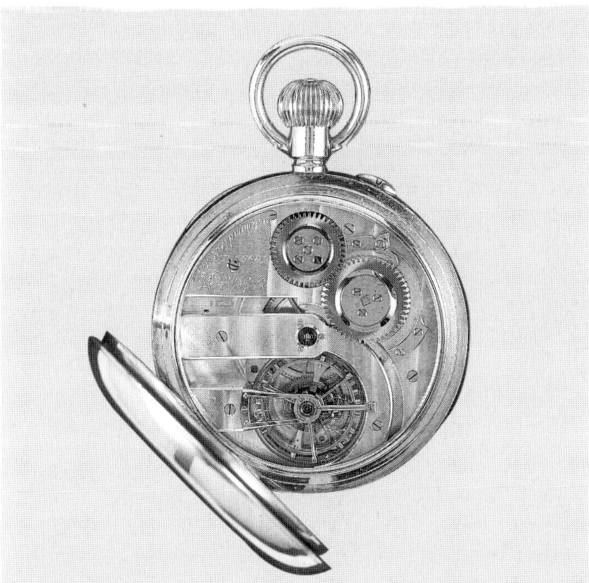

327 *Goldsavonnette mit ewigem Kalender, Chronograph und Minutenrepetition, sign.* S. SMITH + SON, STRAND, LONDON. *18-kt-Gehäuse. Emailzifferblatt. Skalen für Sek./Tag. 30-Minuten-Zähler/Datum und Monat unter Berücksichtigung des Schaltjahres. Fenster für Mondphase. Gebläute Stahlzeiger. Verg. 3/4-Platinenwerk mit Spitzzahnankerhemmung und großer Kompensationsunruh. 2 Tonfedern. Ø 60 mm. Ca. 1896.*

DM 80 000,–

328 *Goldtaschenuhr mit zentraler Sekunde, Karussellgang und Kew Zertifikat der Klasse A. Especially Good, 88,0 Punkte, sign.* S. SMITH & SON, 9 STRAND, LONDON. *18-kt-Gehäuse. Emailzifferblatt. Gebläute birnenförmige Stahlzeiger. Verg. 2/3-Platinenwerk. Hemmungsmechanismus auf Drehgestell (1 Umdrehung in 32 Minuten) angeordnet. Freischwingende bimetallische Unruh mit Goldregulierschrauben. Aufgebogene Spirale mit Philippscher Endkurve. Engl. Spitzzahnankerhemmung. Diamantdeckstein. Ø 56 mm. Ca. 1900.*

DM 15 000,–

329 *Goldenes Einminuten-Tourbillon mit Chronometerhemmung mit Feder von Albert Pellaton, auf Zifferblatt bez.: Tourbillon Chronometer, certificated at KEW Observatory Class »A«, especially good. 85.7 Marks No. 1899-1. sign.* S. SMITH & SON, 9 STRAND, LONDON. *18-kt-Gehäuse. Emailzifferblatt. Blaue Birnenform-Stahlzeiger. Lapediertes Neusilberwerk. Auf der Federhausbrücke signiert »Baume« (unter dem Smith-Signaturschild). Minutenrad in Goldchaton. Chronometerhemmung mit Feder. 4fach gelagertes gold. Hemmungsrad. Bimetallische Kompensationsunruh mit Goldschrauben. Gebläute Stahlspirale mit Endkurven. Ø 55 mm. Ca. 1900.*

DM 220 000,–

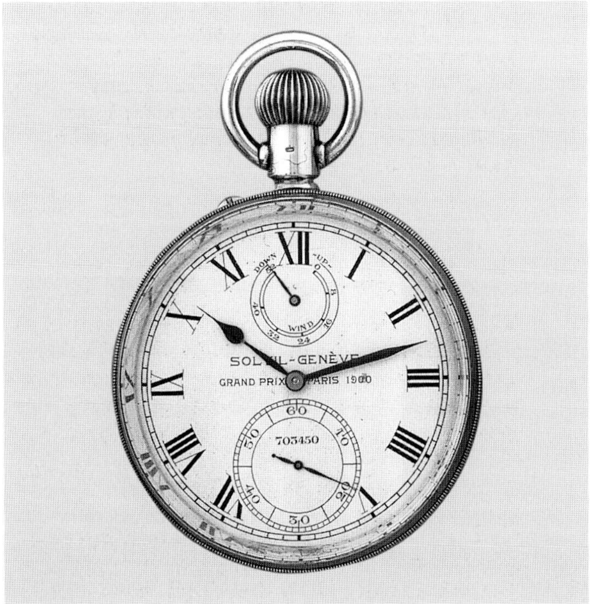

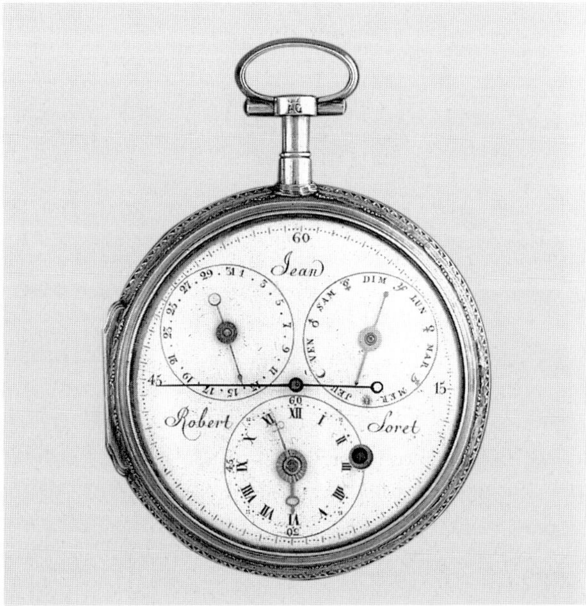

330

331

330

332

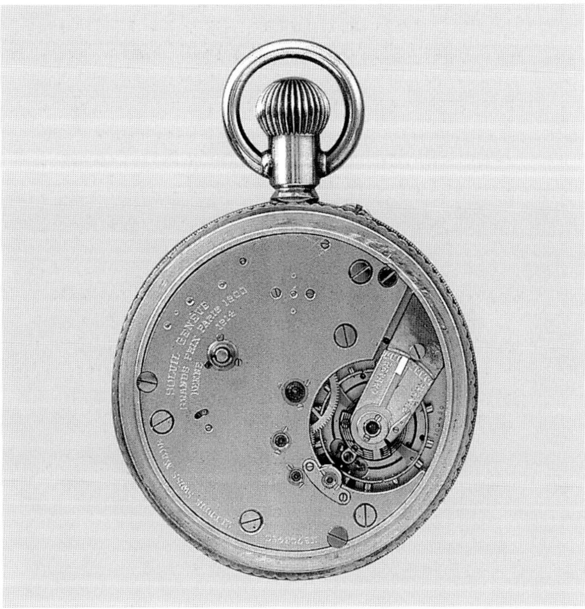

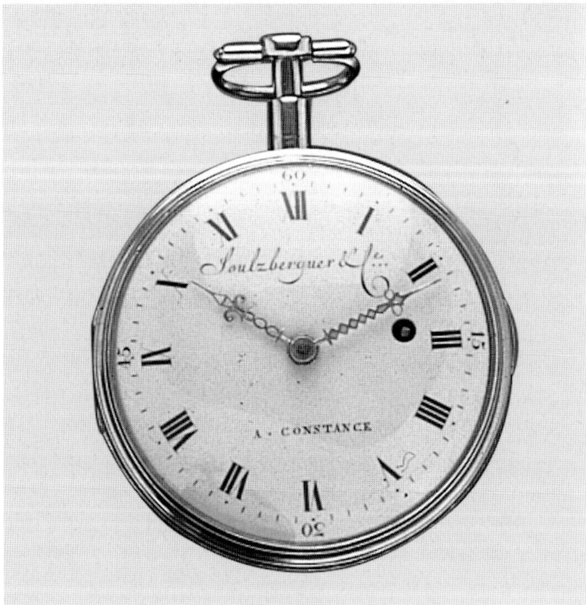

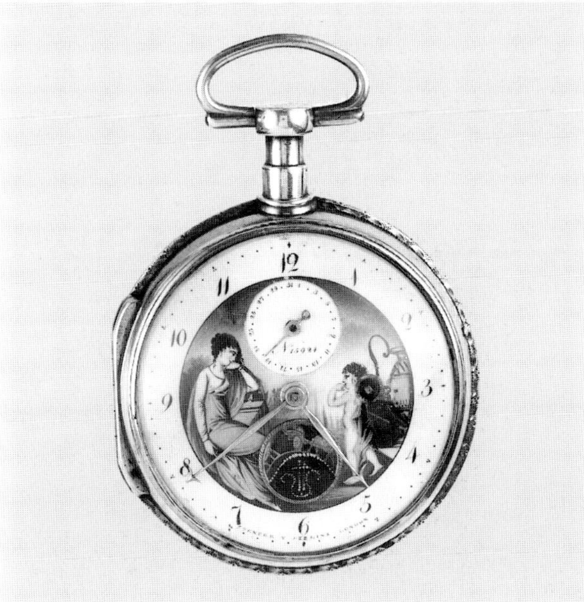

333

334

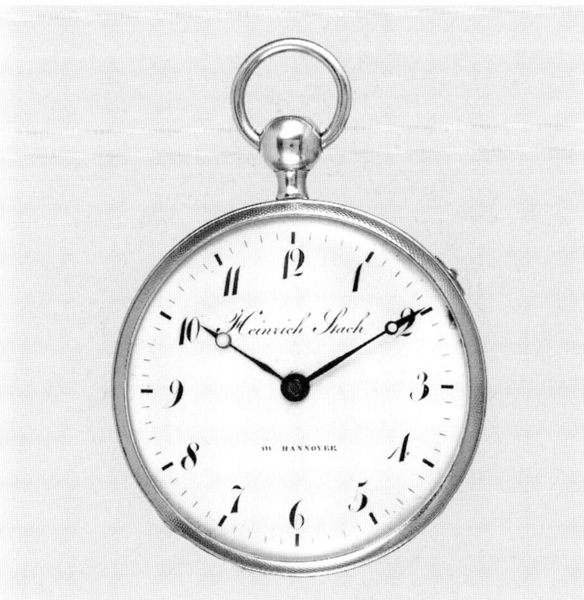

330 *Silberne Beobachtungsuhr mit Auf-und-Ab-Werk »Chronomètre de Bord«, sign.* SOLVIL GENÈVE. *Sterlingsilbergehäuse. Schraub-Lünette und -Boden. Gebläute Birnenzeiger. Verg. $^4/_5$-Platinenankerwerk mit chaton. Saphiren. Guillaume-Unruh mit Breguet-Spirale. 21 Rubine. Ø 64 mm. 1925.*

DM 25 000,–

331 *Goldemail-Spindel-Taschenuhr mit Kalender und anhaltbarer Zentralsekunde, auf Zifferblatt und Werk sign.* JEAN ROBERT SORET (GENF). *18-kt-Gehäuse. Rückseitig Emailmalerei. Emailzifferblatt mit Minuterie, Skalen für Datum, Tag und Stunde. Goldzeiger. Feuerverg. Werk mit Schnecke/ Kette. Ø 51 mm. Ca. 1760.*

DM 6000,–

332 *Goldene Spindel-Taschenuhr, sign.* SOULZBERGUER + CE. À CONSTANCE NO. 538. *18-kt-Gehäuse. Emailzifferblatt. Goldzeiger. Verg. Werk. 2 Federhäuser. Ø 54 mm. Ca. 1800.*

DM 10 000,–

333 *Silberne Spindel-Taschenuhr mit Automat und Datum, sign.* SPENCER Y PERKINS, LONDON. *Silbernes Gehäuse mit Emailzifferblatt. Im Zentrum Emailmalerei, unten Fenster für Prozession mit Wagen, Trommlern und Soldaten. Datumskala, Pfeilform-Goldzeiger. Feuerverg. Werk mit Schnecke/ Kette. Spindelkloben mit Diamantdeckstein. Ø 55 mm. Um 1820.*

DM 3500,–

334 *Goldtaschenuhr mit Viertelrepetition, sign.* HEINRICH STACH IN HANNOVER. *18-kt-Roségoldgehäuse. Emailzifferblatt. Blaue Lochform-Zeiger. Verg. Klobenwerk mit Zylinderhemmung. 2 Tonfedern. Schlüsselaufzug. Ø 54 mm. 1830.*

DM 4500,–

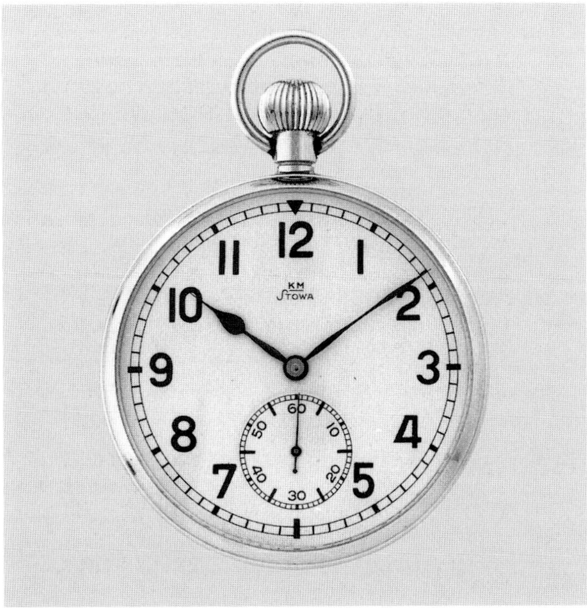

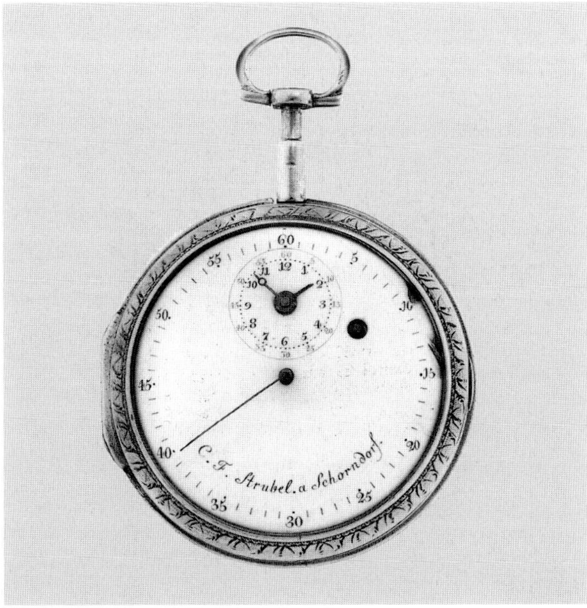

335

337

336

337

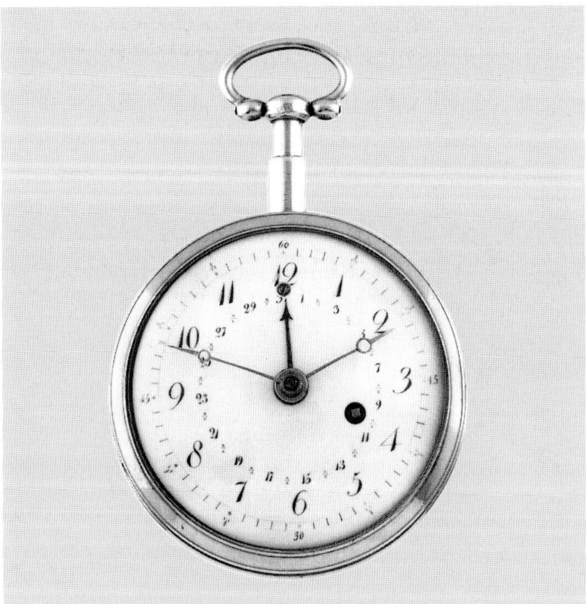

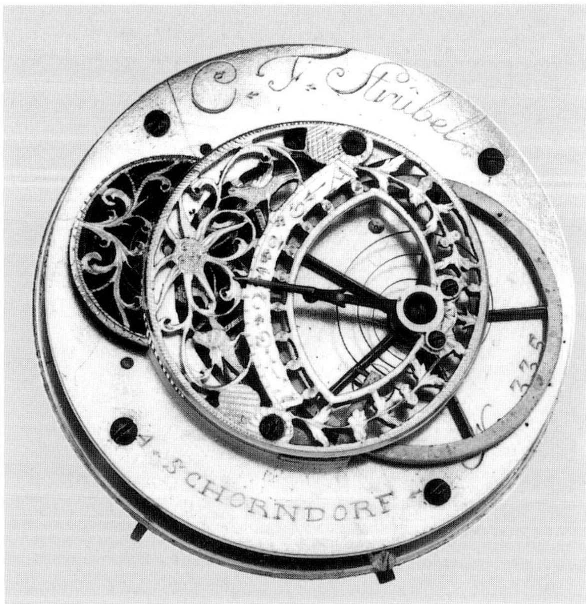

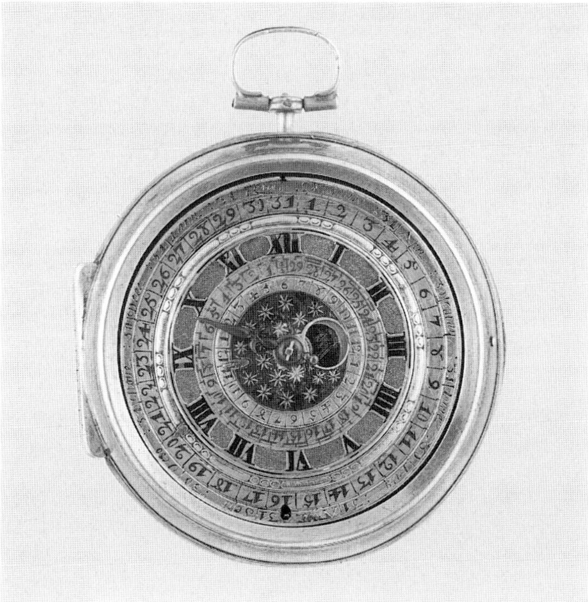

338

339

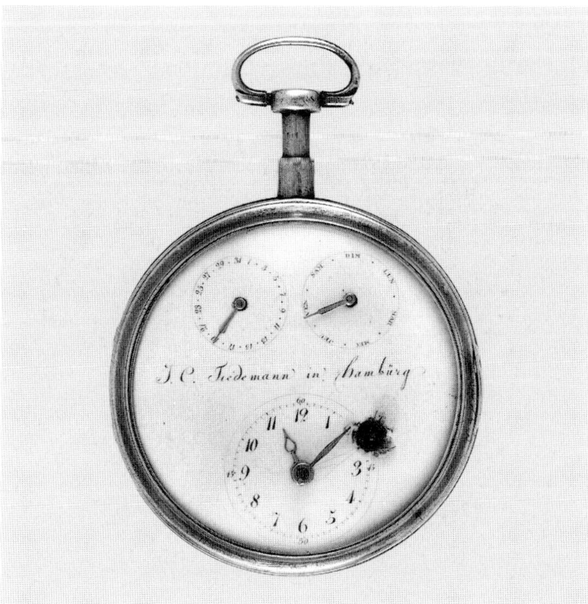

335 *Beobachtungsuhr, sign.* STOWA KM *in späterem Chromgehäuse. Leuchtzifferblatt. Gebläute Birnenzeiger. Vernickeltes Brückenwerk mit Ankerhemmung. Feinregulierung. 19 Rubine. Ø 57 mm. 1940.*

DM 1800,–

336 *Goldene Spindel-Taschenuhr mit Achtelrepetition und Datum, sign.* AND. (REAS) STRIXNER IN FRIEDBERG. *Rotgoldgehäuse. Emailzifferblatt. Lochform-Goldzeiger. Zentraler Datumszeiger. Feuerverg. Werk mit Schnecke/Kette. Ø 47 mm. Um 1790.*

DM 10500,–

337 *Taschenuhr mit anhaltbarer Zentralsekunde, sign.* C. F. STRUBEL A SCHORNDORF NO. 335. *Verg. Gehäuse. Emailzifferblatt. Im oberen Teil kl. arab. Stundenskala. Verg. Werk in Hahnscher Manier. Zylinderhemmung. Rubindeckstein. Ø 60 mm. Ca. 1784.*

DM 3000,–

338 *Silberne astronomische Taschenuhr, sign.* J. P. VAN STRYP, ANVERS. *Silbernes doppeltes Gehäuse. Silbernes Champlevé-Zifferblatt mit astronomischen Angaben Monat, Monatslänge, Tag, Mondkalender. 24-Stunden-Zifferblatt. Mondphase. Blaue Stahlzeiger. Feuerverg. Werk mit Schnecke/Kette. Spindelhemmung. Ø 57 mm. Ca. 1700.*

DM 20000,–

339 *Silberne Spindel-Taschenuhr mit Wochentag und Datum, auf Zifferblatt und Werk sign.* J.(OHANN) C.(HRISTIAN) TIEDEMANN IN HAMBURG. *Emailzifferblatt mit Skalen für Stunden, Tag und Monat. Feuerverg. Werk mit Schnecke/Kette. Ø 57 mm. Um 1785.*

DM 600,–

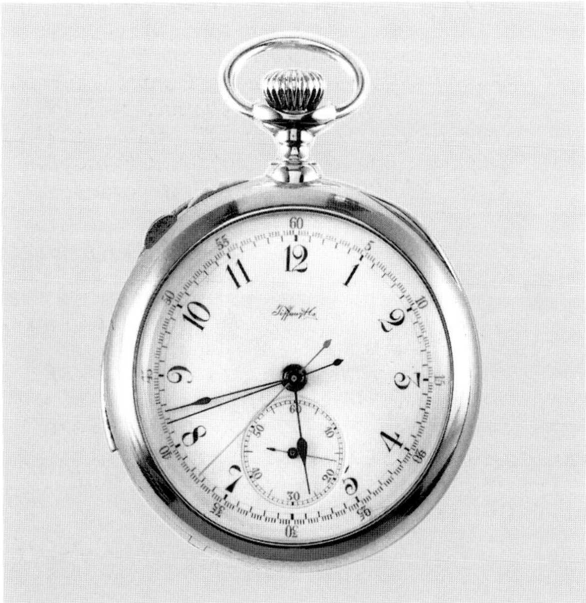

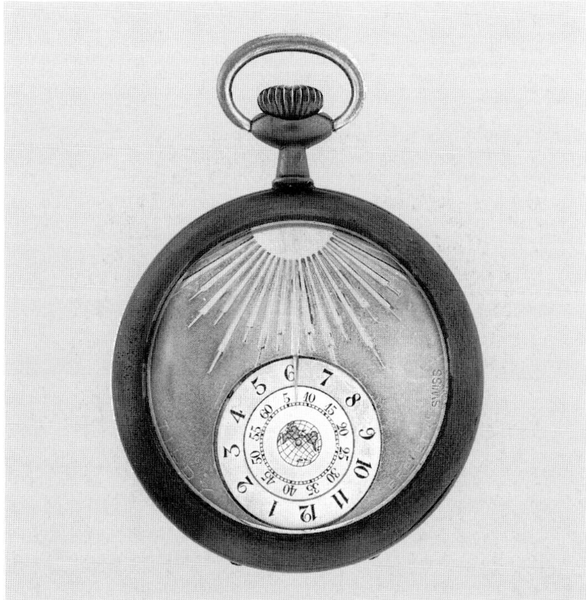

340

341

340

342

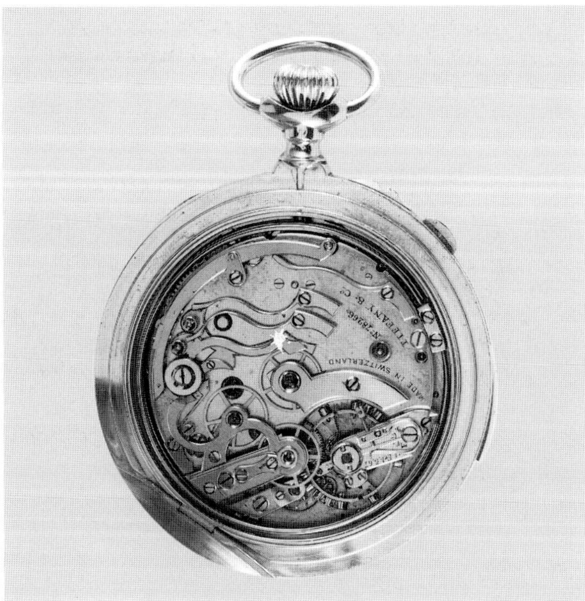

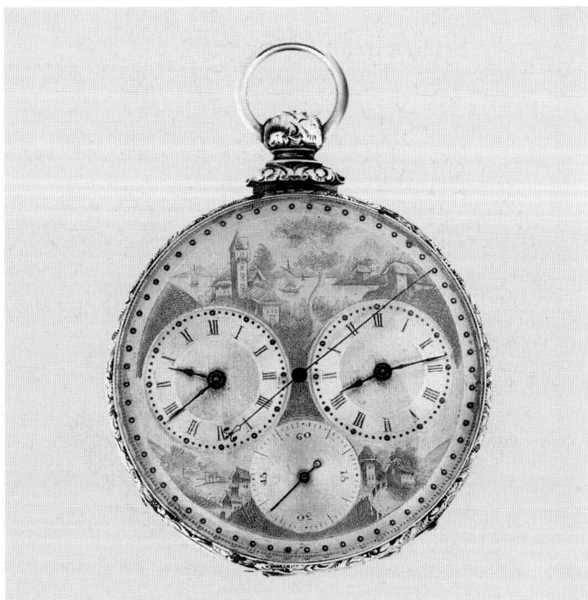

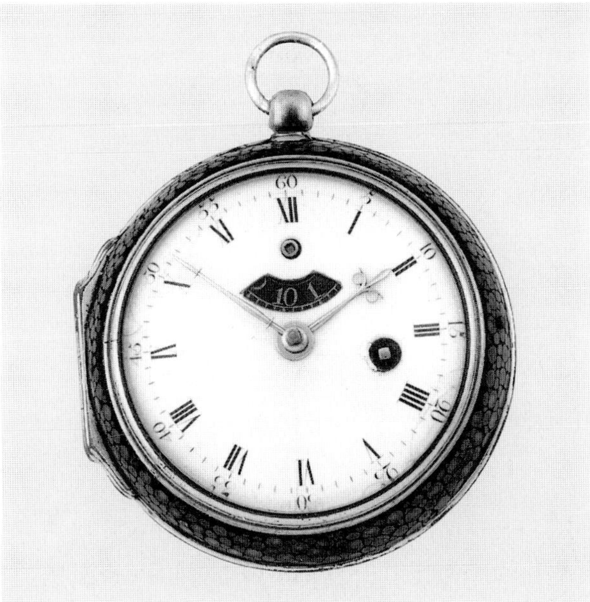

343

343

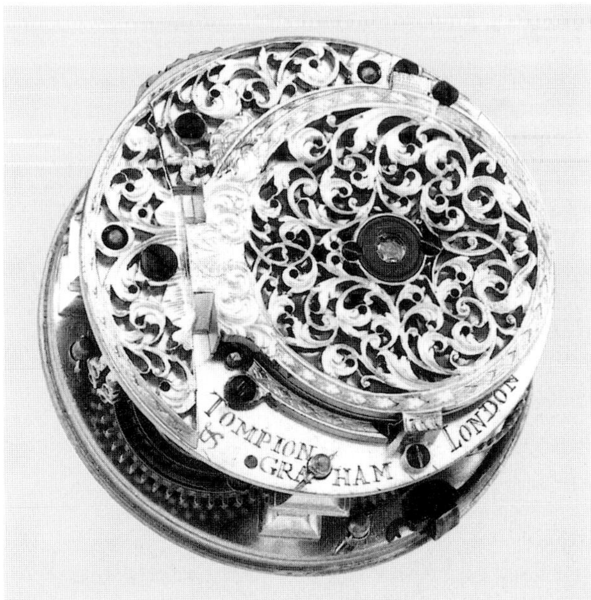

340 *Goldtaschenuhr mit Minutenrepetition und Chronograph mit Schleppzeiger (Rattrapante), sign.* TIFFANY + CO, MADE IN SWITZERLAND. *18-kt-Gehäuse. Emailzifferblatt. Feine blaue Stahlzeiger. $^3/_4$-Platinen-Nickelwerk. Ankerhemmung. Kompensationsunruh mit Goldregulierschrauben. Breguet-Spirale. Feinregulierung. 26 Rubine. Schlag auf 2 Tonfedern. Ø 45 mm. Um 1890.*

DM 12 500,–

341 *Art Déco-Taschenuhr mit feststehendem Zeiger, sign.* TILDY SWISS. *Brüniertes Stahlgehäuse. Verg. Frontseite mit strahlender Sonne, deren längster Strahl als Zeiger für die im unteren Teil rotierenden versilb. Scheiben für Std. und Min. dient. Versilb. Ankerwerk mit Streifendekor. Außermittiges Minutenrad. 15 Rubine. Ø 50 mm. Um 1910.*

DM 1500,–

342 *Goldene Taschenuhr für 2 Zonenzeiten mit unabhängiger, springender und anhaltbarer Zentralsekunde, sign.* M. J. TOBIAS, LIVERPOOL. *18-kt-Gehäuse. Rückseitig Adler, amerikanisches Wappenschild mit Sternen und Streifen und Schriftband. Graviertes Goldzifferblatt. 2 Federhäuser. Ankerhemmung. Parachute. Temperaturkompensation am Regulierzeiger. Ø 51 mm. Um 1830.*

DM 3500,–

343 *Spindel-Taschenuhr mit Regulierskala im Zifferblattausschnitt, sign.* TOMPION & GRAHAM LONDON. *Shagreen-Gehäuse. Emailzifferblatt. Fenster für gebläute Regulierskala mit gold. Ziffern. Aufzug vom Zifferblatt bei »3«. Poker- + Beetle-Goldzeiger. Feuerverg. Werk mit ägypt. Pfeilern, mit Schnecke/Kette. Großer Unruhkloben und Diamantdeckstein. Ø 55 mm. Ca. 1712.*

DM 17 000,–

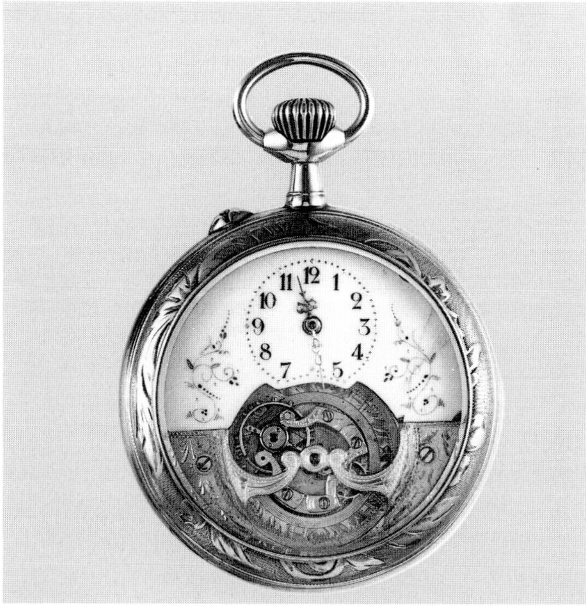

344

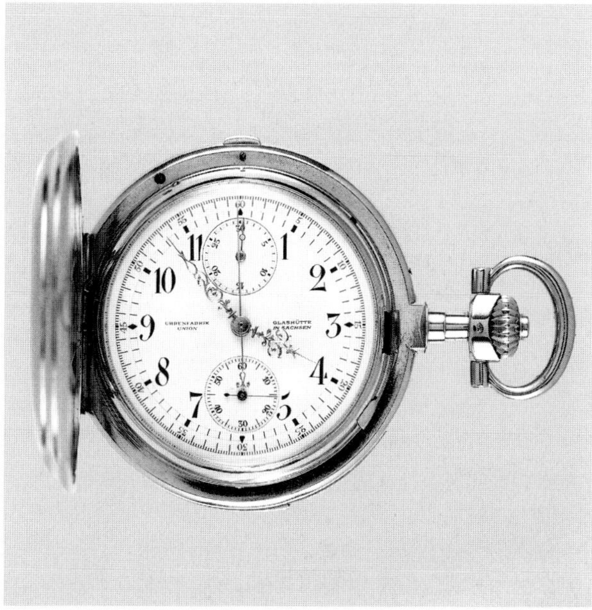

346

345

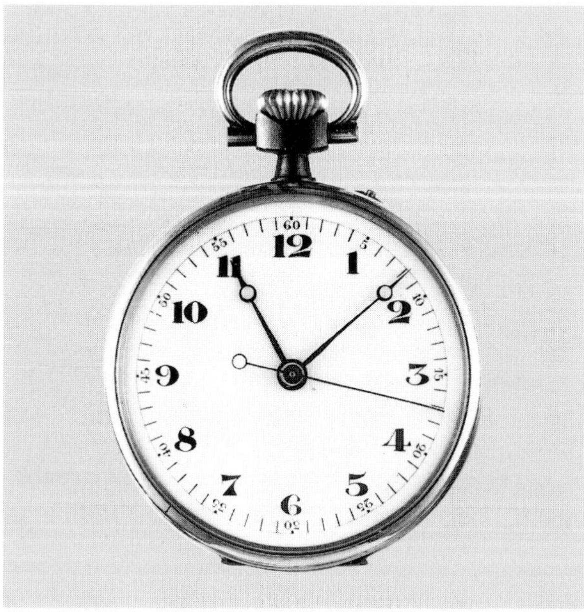

346

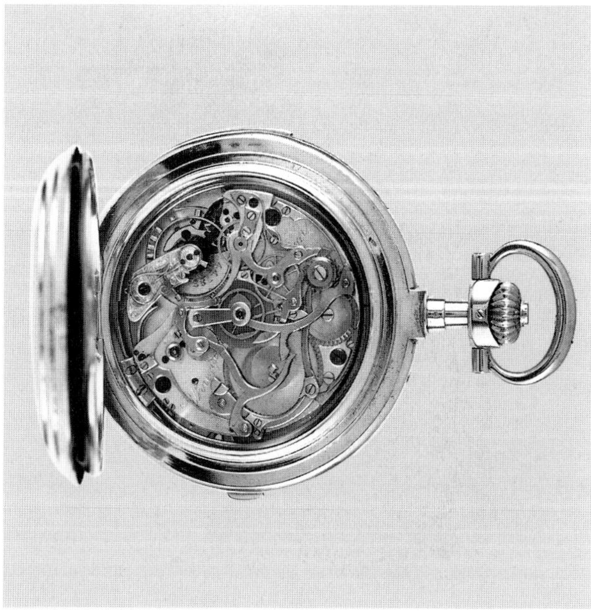

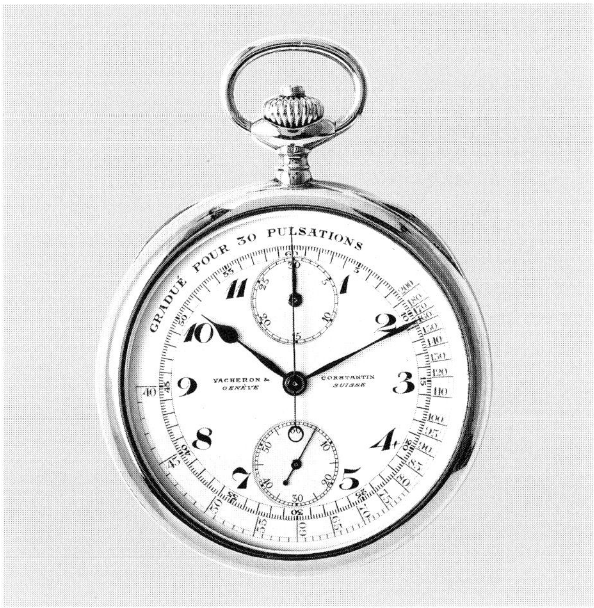

347

347

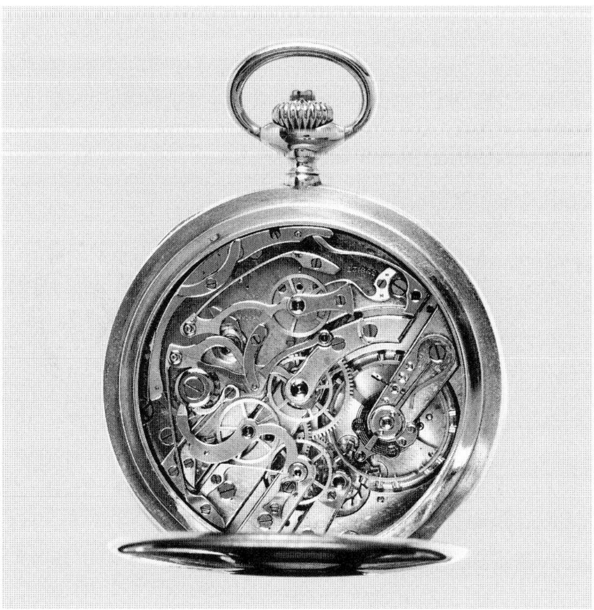

344 *Silber-*TOURBILLON *im Stil des Art nouveau. Drehgestell (1 Umdrehung pro Minute) auf der Zifferblattseite. Emailzifferblatt. Anker-Echappement. Verg. Brücke. Schweiz. Ø 57 mm. Um 1920.*

DM 4500,–

345 *Taschenuhr mit Duplexhemmung und Zentralsekunde, auf der Werkplatte bez.* T. T. F. *Brüniertes Stahlgehäuse. Ränder und Bügel rotverg. Emailzifferblatt, blaue Lochformzeiger. Verg. $^3/_4$-Platinenwerk mit patentiertem Wippenaufzug. Langsamschwingende Schraubenunruh (120 Halbschwingungen pro Minute). Schweiz. Ø 46 mm. Um 1915.*

DM 1800,–

346 *Goldsavonnette mit Minutenrepetition und Chronograph, sign.* UHRENFABRIK UNION GLASHÜTTE BEI DRESDEN. *18-kt-Rotgoldgehäuse. Emailzifferblatt. 30-Minuten-Zähler bei der »12«. Louis XV Goldzeiger. Verg. $^3/_4$-Platine mit Glashütter Gold-Ankerhemmung und Diamantdeckstein. Kompensationsunruh mit Goldschrauben. Breguet-Spirale. Grav. Unruhkloben mit Schwanenhals-Feinregulierung. Geschliffene Chronographenhebel mit polierten Kanten. Gold-Chronographenräder. 2 Tonfedern. Schlagabruf durch Schieber. Ø 58 mm. Ca. 1902.*

DM 65 000,–

347 *Goldener Taschenchronograph, sign.* VACHERON & CONSTANTIN, GENÈVE. *18-kt-Gehäuse. Emailzifferblatt. 30-Min.-Zähler. 5tel-Sekunden-Graduierung und rote Pulsometerskala. Nickelwerk mit Ankerhemmung. Große Kompensationsunruh. Breguet-Spirale. Feinregulierung. Ø 55 mm. Um 1910.*

DM 7500,–

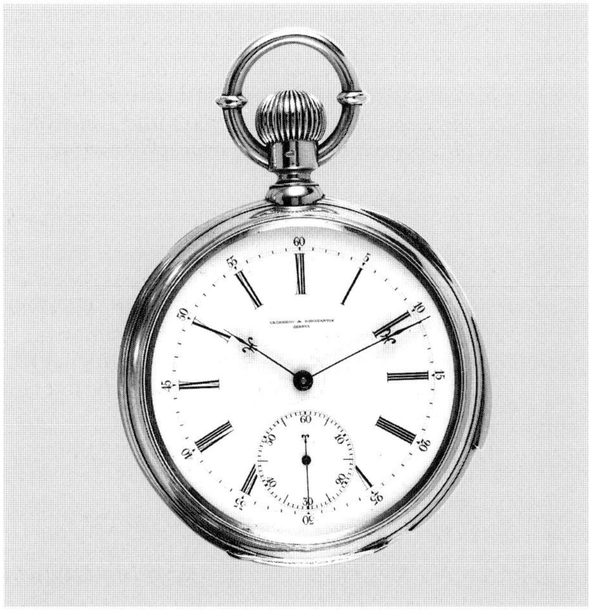

348

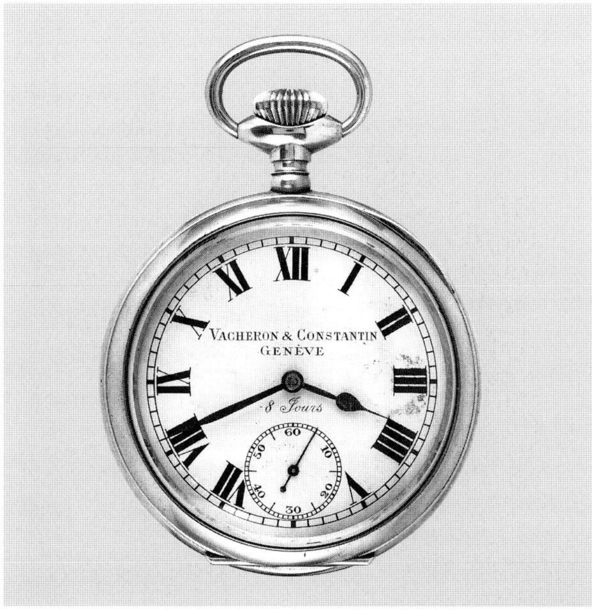

350

349

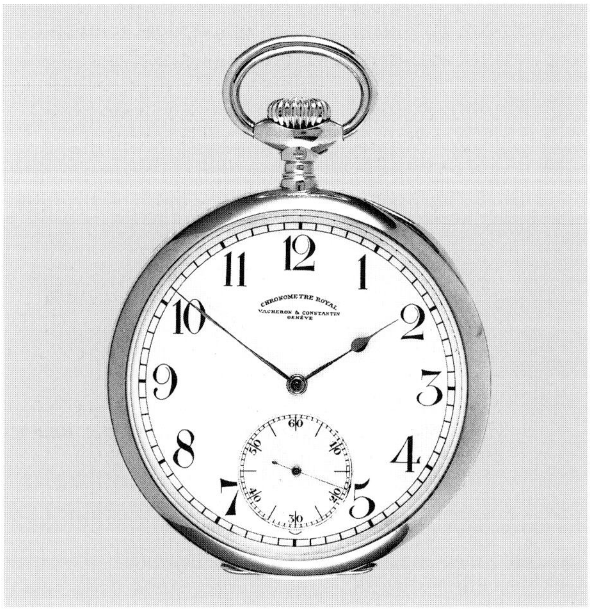

351

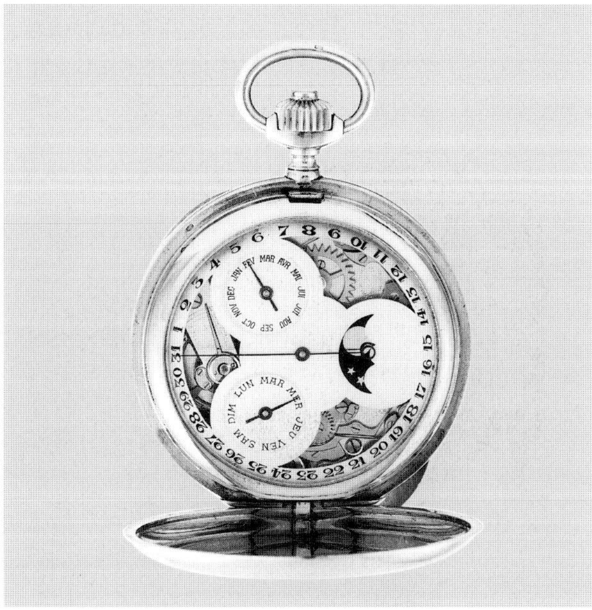

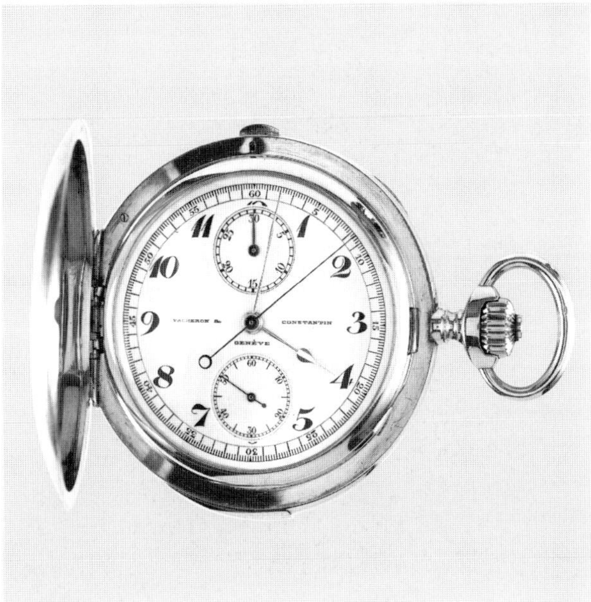

352

352

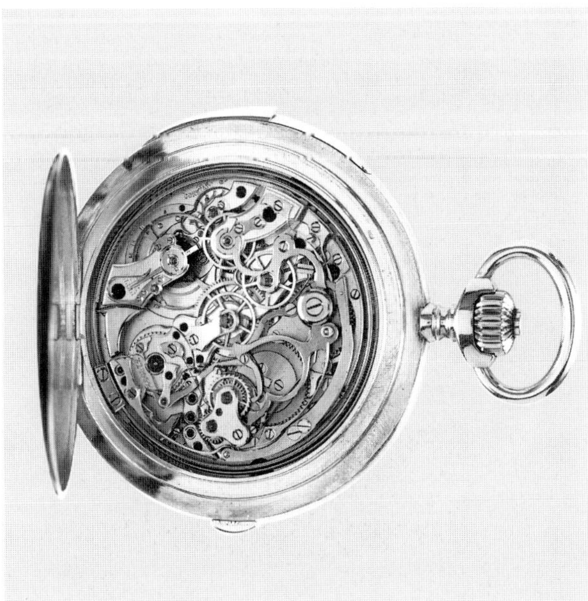

348 *Goldtaschenuhr mit Minutenrepetition, sign.* Vacheron & Constantin, Genève. *18-kt-Gehäuse. Emailzifferblatt. Blaue Lilienform-Stahlzeiger. Feines Neusilberwerk mit 4fach gelagertem Gleichgewichtsanker und Ankerrad. 2 Tonfedern. Repetitionsschieber. Ø 55 mm. Um 1880.*

DM 20000,–

349 *Goldtaschenuhr »Chronomètre Royal«, sign.* Vacheron & Constantin, Genève. *18-kt-Gehäuse. Emailzifferblatt. Birnenform-Goldzeiger. Verg. Brückenwerk mit Ankerhemmung. Minutenrad in Goldchatons. Schwanenhals-Feinregulierung. Ø 57 mm. Ca. 1905.*

DM 4500,–

350 *Eisenbahneruhr mit 8-Tageswerk, sign.* Vacheron & Constantin, Genève. *Versilbertes Nickelgehäuse. Vers. Zifferblatt. Birnenform-Stahlzeiger. Verg. Brückenwerk mit Ankerhemmung. Kompensationsunruh. Breguet-Spirale. Feinregulierung. Ø 79 mm. Ca. 1910.*

DM 11000,–

351 *Goldene doppelseitige Taschenuhr mit Kalender, sign.* Vacheron + Constantin Genève. *18-kt-Gehäuse. Emailzifferblatt. Lochform-Goldzeiger. Rückseitig Anzeige von Datum, Tag und Monat sowie Fenster für Mondphase. Verg. Präzisionswerk mit Ankerhemmung. Ø 53 mm. Ca. 1915.*

DM 18000,–

352 *Goldsavonnette mit Minutenrepetition und Chronograph, sign.* Vacheron & Constantin, Genève. *18-kt-Gehäuse. Emailzifferblatt. 30-Minuten-Zähler bei der »12«. Birnenförmige Goldzeiger. Gebläuter Chronographen-Stahlzeiger. Drücker für Chronographenzeiger bei der »12«. Verg. Ankerwerk. Auslösen der Repetition durch Schieber. Ø 58 mm. Um 1920.*

DM 30000,–

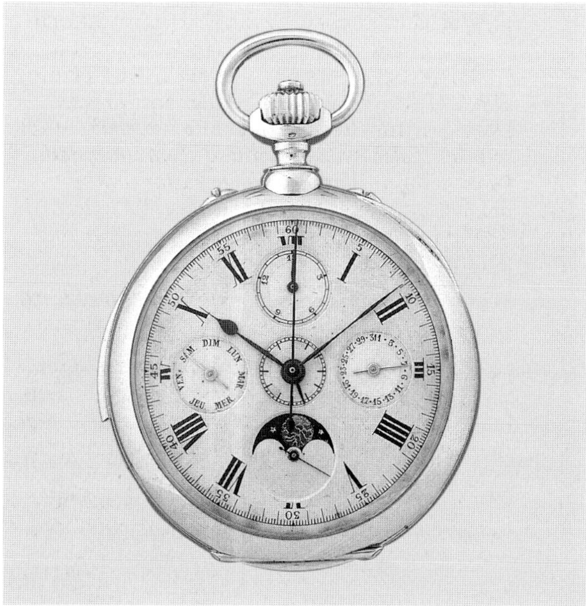

353

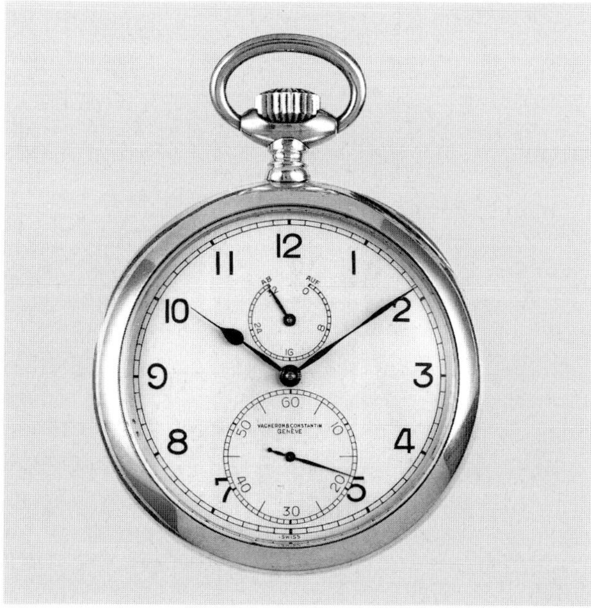

354

353

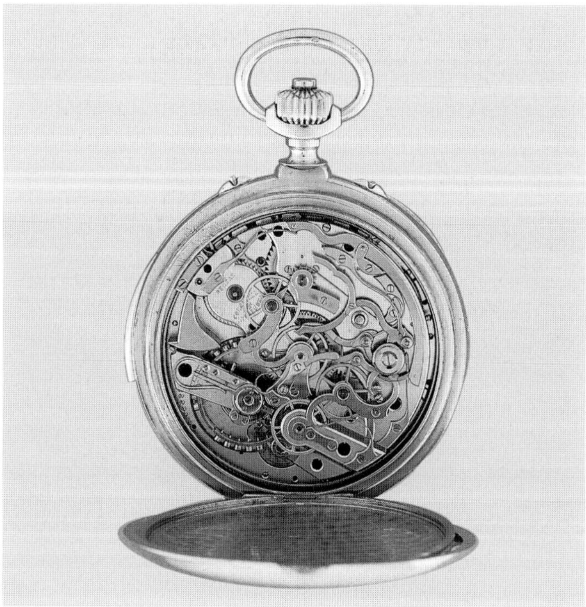

355

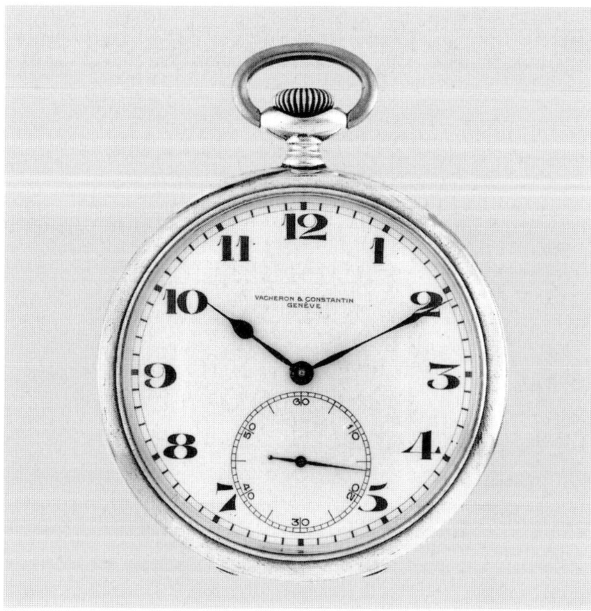

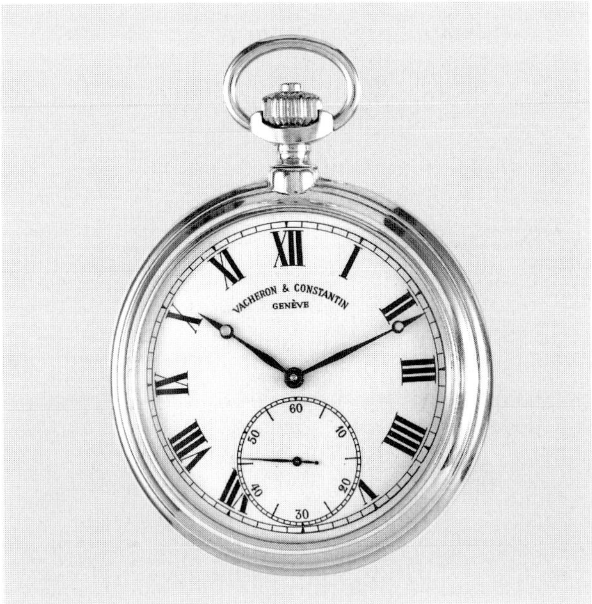

356

356

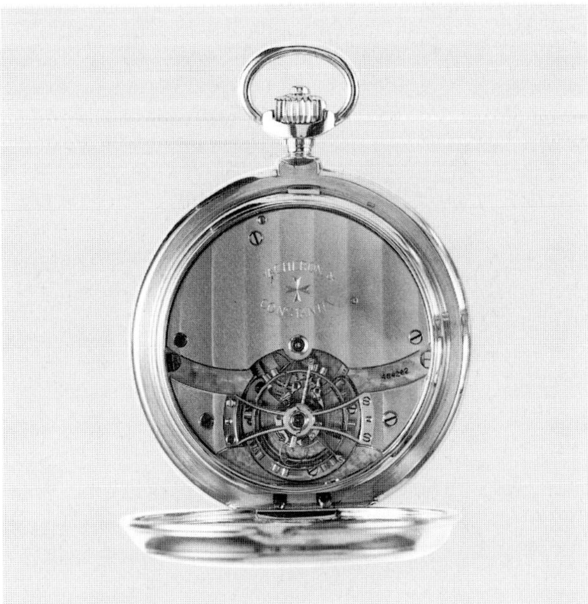

353 *Goldtaschenuhr mit Kalender, Chronograph und Wecker, sign.* VACHERON & CONSTANTIN GENÈVE NO. 346669. *18-kt-Gehäuse. Silberzifferblatt. Violette Birnenform-Zeiger. Gold-Kalender-Zeiger. Verg. Brückenwerk. Stahlteile spiegelpoliert. Anker und Hemmungsrad 4fach gelagert. Große Kompensationsunruh. Breguet-Spirale. Feinregulierung. 1 Tonfeder. 30 Rubine. Weckeraufzug durch seitl. Schieber. Ø 60 mm. 1920.*

DM 80000,–

354 *Silberne Beobachtungsuhr mit Auf-und-Ab-Werk, sign.* VACHERON + CONSTANTIN GENÈVE. *Versilb. Zifferblatt. Im oberen Teil Skala für Gangreserve (32 Stunden). Blaue Birnenformzeiger. Verg. Brücken mit Streifendekor. Anker und Ankerrad 4fach gelagert. Kompensationsunruh. Breguet-Spirale. Feinregulierung. Ø 60 mm. Um 1940.*

DM 5000,–

355 *Silberne Beobachtungsuhr, sign.* VACHERON & CONSTANTIN GENÈVE. *Glattes Sterlingsilbergehäuse. Emailzifferblatt mit arabischen Zahlen, kleine Sekunde, blaue Birnenform-Zeiger. Verg. Brückenwerk mit 4fach gelagertem Anker und Ankerrad, Feinregulierung. Ø 58 mm. 1920.*

DM 2800,–

356 *Goldenes Tourbillon, sign.* VACHERON & CONSTANTIN, GENÈVE. *18-kt-Gehäuse. Versilbertes Zifferblatt. Gebläute Lochform-Stahlzeiger. Versilbertes Werk mit Ankerhemmung unter Glas. Große Kompensationsunruh. Breguet-Spirale. Feinregulierung. Gangzeugnis des Observatoriums in Genf. Ø 65 mm. 1947.*

DM 120000,–

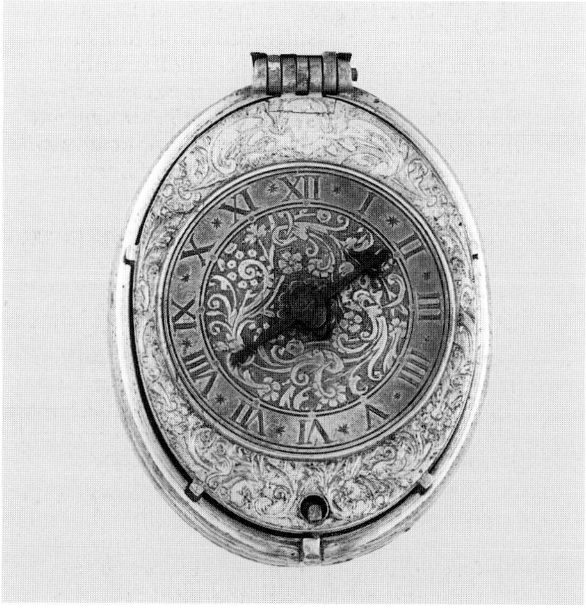

357

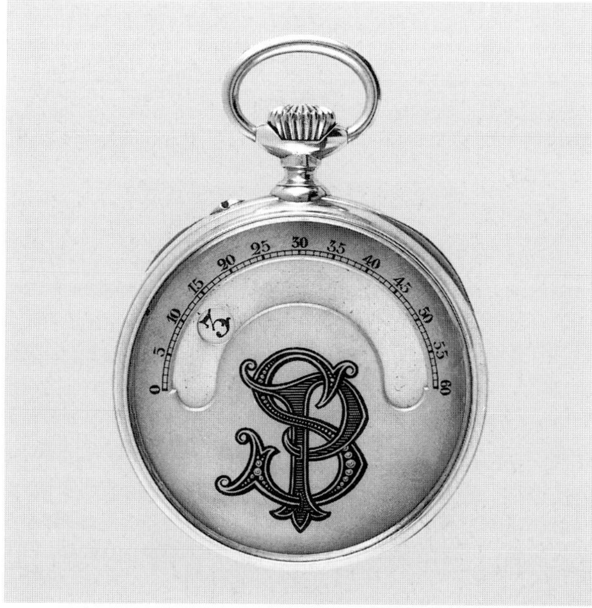

358

357

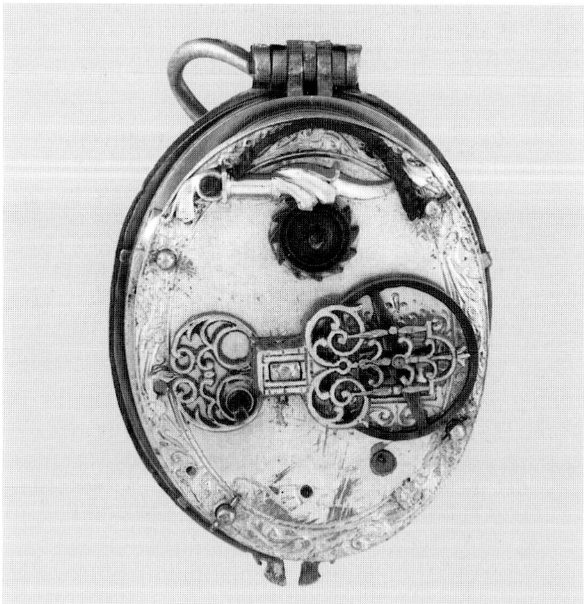

359

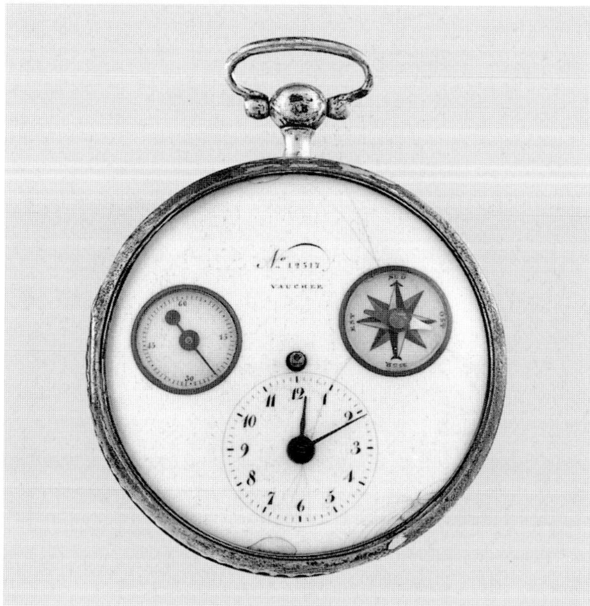

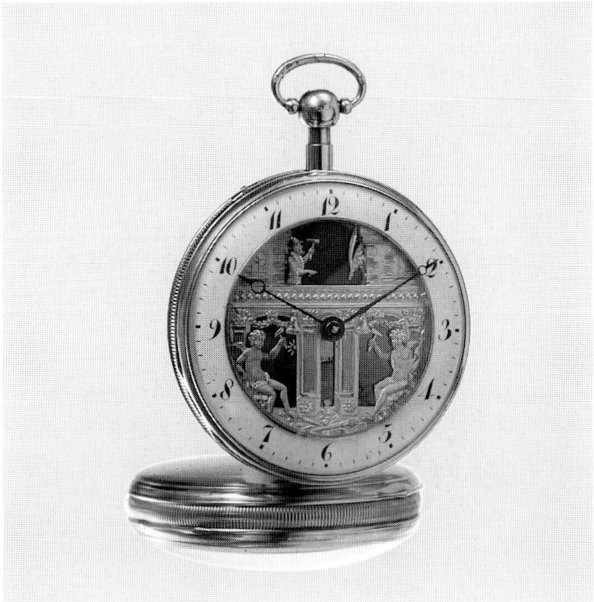

360

361

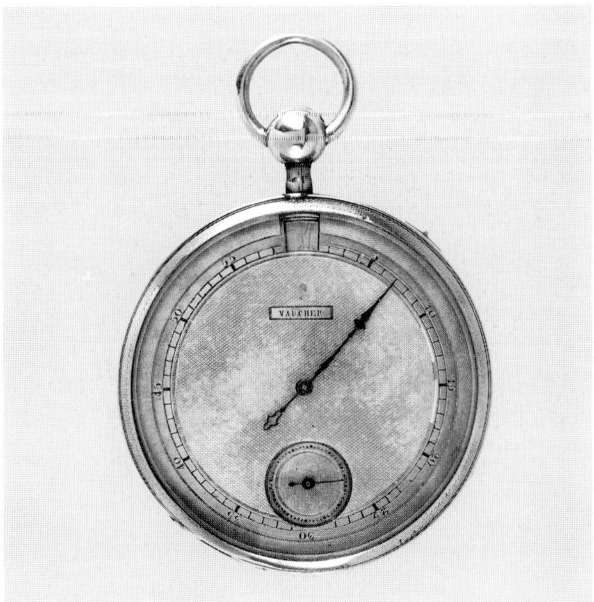

357 *Einzeigrige Halsuhr, sign.* N. VALLIN. *Ovales Messinggehäuse mit Resten ursprünglicher Feuerverg. Silberne Ziffernscheibe Stahlzeiger. Feuerverg. Werk mit Baluster-Pfeilern. Schnecke und Saite. Spindelhemmung mit 2armiger Stahl-Unruh. Gravierte Werkplatte mit Federvorspannung und verstiftetem filigranem Kloben. 35×54 mm. Ca. 1630.*

DM 18 000,–

358 *Goldtaschenuhr mit wandernden Stundenziffern, sign.* VARTAN, JOAILLIER, CONSTANTINOPLE. *18-kt-Gehäuse. Silberzifferblatt. Halbkreisförmiger Ausschnitt für wandernde Stundenzahlen mit Minuterie. Verg. Schweizer Brückenwerk mit schrägverzahntem Aufzug und Gleichgewichtsanker. Ø 48 mm. Um 1880.*

DM 5000,–

359 *Silberne Spindel-Taschenuhr mit Kompaß und Scheinpendel, sign.* VAUCHER No. 12517. *Silbergehäuse. Emailzifferblatt. Stundenskala im unteren Teil. Kompaß mit mehrfarbiger Windrose und Sek.-Skala verglast. Gebläute Stahlzeiger. Rückseitig Regulierskala und verglastes Fenster für Unruhkloben und Scheinpendel. Feuerverg. Werk mit Schnecke/Kette. Ø 56 mm. 1810.*

DM 1400,–

360 *Roségold Figurenautomat mit Viertelrepetition, sign.* VAUCHER. *Guill. 18-kt-Roségoldgehäuse. Auf der Frontseite 2 die Viertel schlagende Putti, in 4-Farben-Gold. Bei Betätigung der Repetition erscheinen auf dem Balkon Figuren. Emailziffernring. Gebläute Lochform-Zeiger. Verg. Werk mit Schnecke/Kette. Spindelhemmung. 2 Tonfedern. Ø 57 mm. Ca. 1820.*

DM 25 000,–

361 *Goldtaschenuhr mit Viertelrepetition und Digitalanzeige,. sign.* VAUCHER. *18-kt-Gehäuse, Silberzifferblatt mit Fenster für Stundenanzeige bei »12«, zentrale Minuten, kl. Sekunde, Zylinder-Brückenwerk. Ø 51 mm. Um 1830.*

DM 6000,–

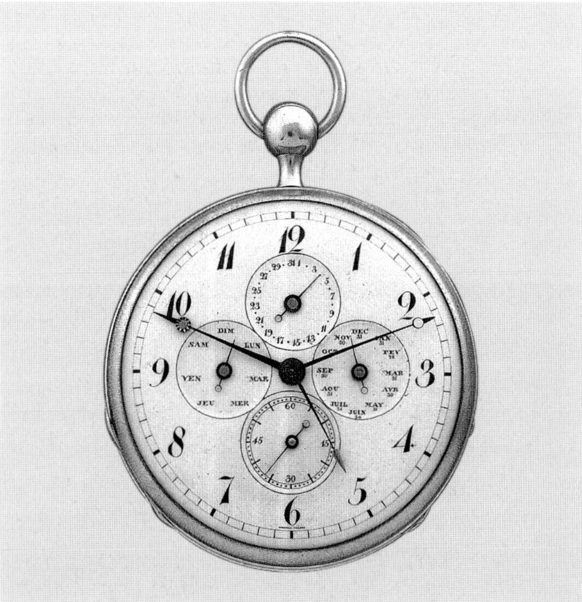

362

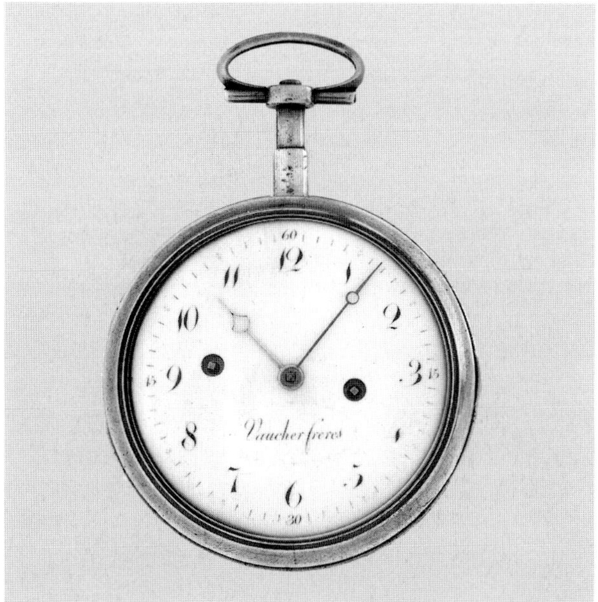

364

362

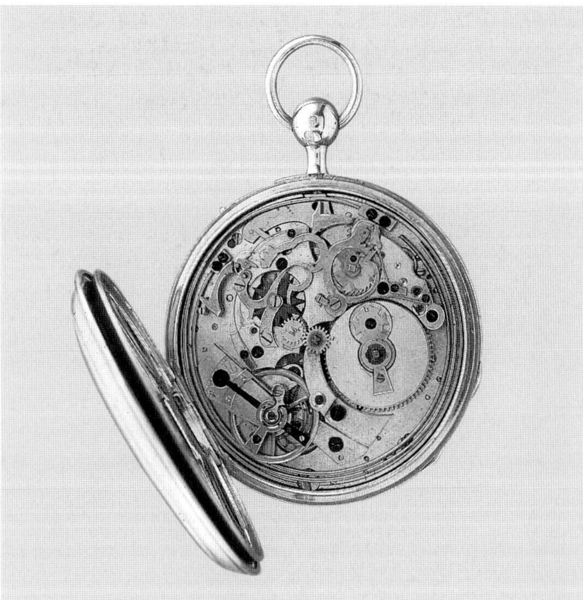

366

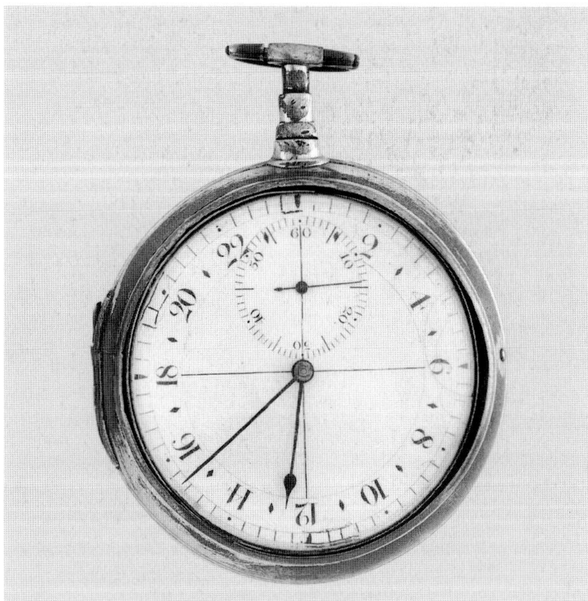

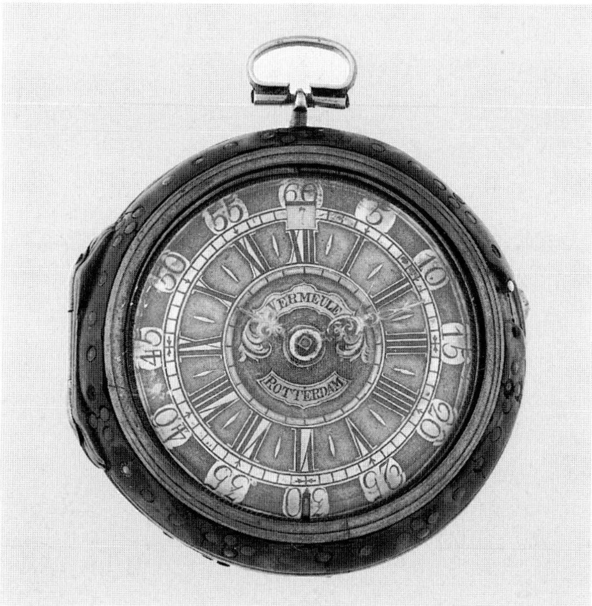

365

365

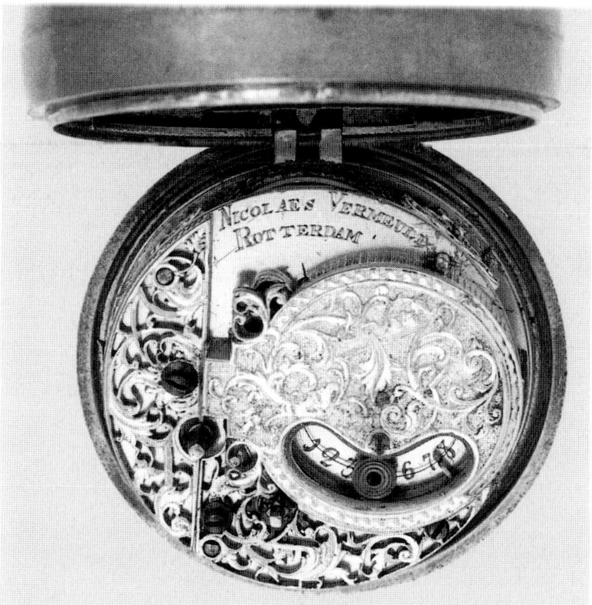

362 *Taschenuhr mit Äquation und Viertelrepetition, sign.* Vaucher Frères, No. 12047. *18-kt-Gehäuse. Emailzifferblatt. Skalen für Datum, Tag, Monat und Sek. Gebläute Zeiger. Äquationszeiger mit goldenem Sonnensymbol. Verg. Werk mit sichtbarer Schlagwerk-Kadratur. Freistehendes, fliegendes Federhaus mit Stellung. Rubinzylinder. Temperaturkompensation am Regulierzeiger. Parachute-Stoßsicherung. 2 Tonfedern. 12 Rubine. Ø 58 mm. Ca. 1815.*

DM 35 000,–

363 *Goldemailuhr mit Zentralsekunde, sign.* Vaucher, Fleurier. *S. Farbteil, S. 136*

364 *Silberne Spindel-Taschenuhr mit Stunden-Selbstschlag, Nachschlag und Repetition. sign.* Vaucher Frères. *Silbergehäuse. Emailzifferblatt. Staubschutz. Feuerverg. Werk mit Schnecke/Kette. 2tes Federhaus für Schlagwerk. Schlag auf Gehäuseglocke. Ø 60 mm. Ca. 1840.*

DM 6000,–

365 *Silberne Spindel-Taschenuhr mit Datum, sign.* Nicolaes Vermeule, Rotterdam. *Schildpatt-Außengehäuse. Glattes Innengehäuse. Silber-Champlevé-Zifferblatt. Fenster für Datum bei »6«, Louis-XV-Zeiger. Feuerverg. Werk mit Schnecke/Kette. Scheinpendel. Ø 58 mm. 1720.*

DM 3000,–

366 *Taschenuhr mit 24-Stunden-Zifferblatt und Duplexhemmung, sign.* Viner, London, Regent street. *Doppeltes verg. Gehäuse. Emailzifferblatt. Blaue Stahlzeiger. Feuerverg. Werk mit Schnecke/Kette. Kompensationsunruh. Diamantdeckstein. Ø 57 mm. Um 1820.*

DM 3500,–

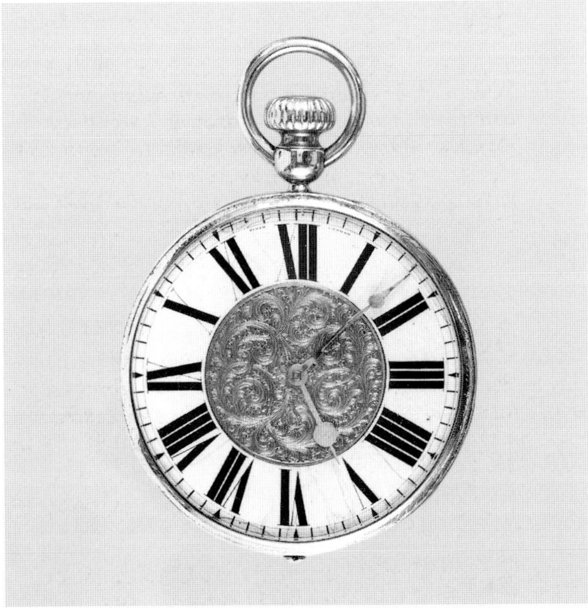

367

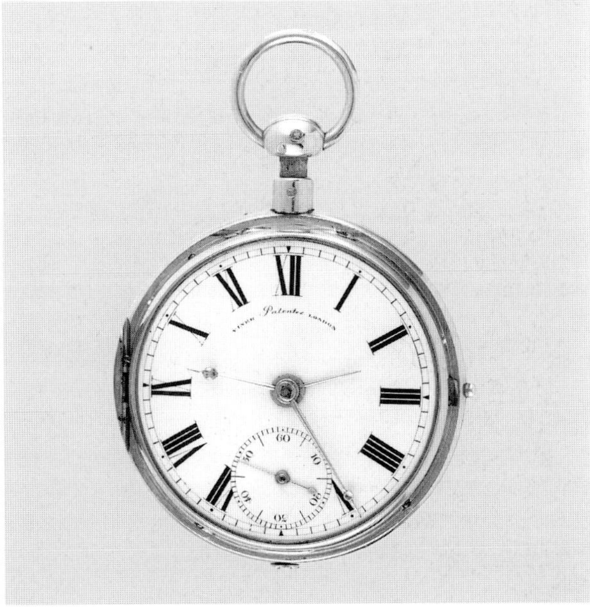

368

367

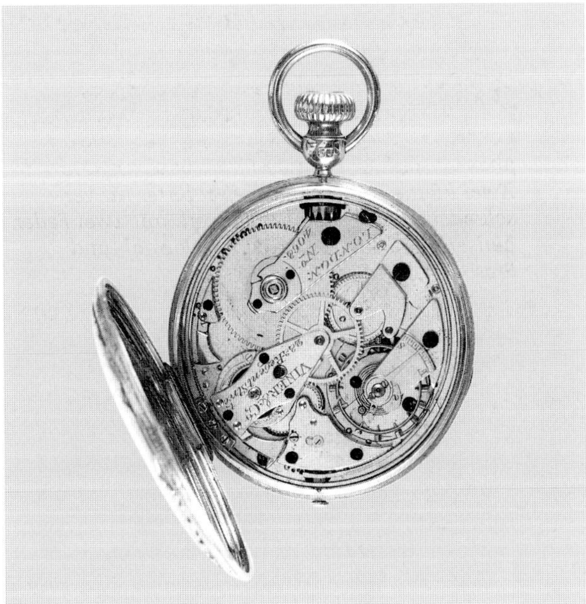

370

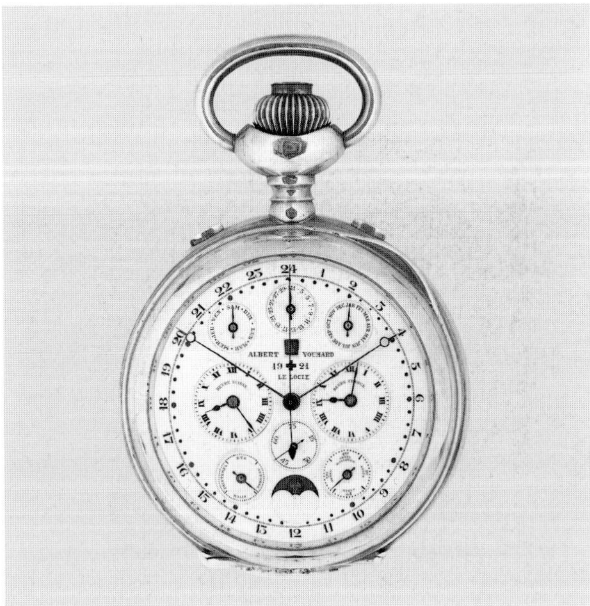

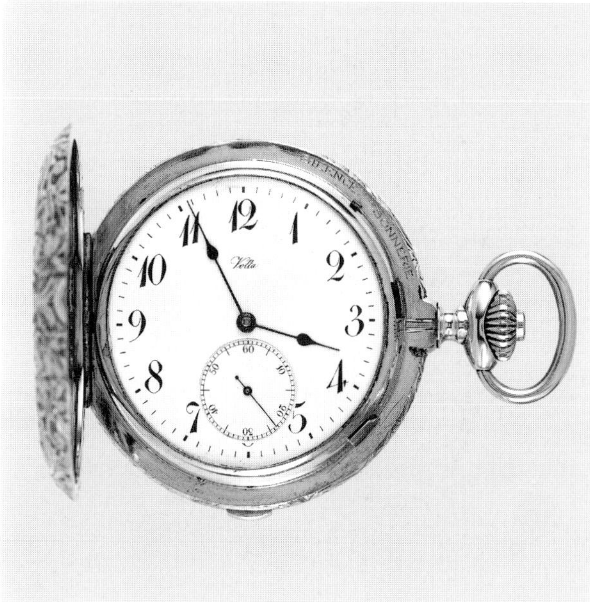

369

369

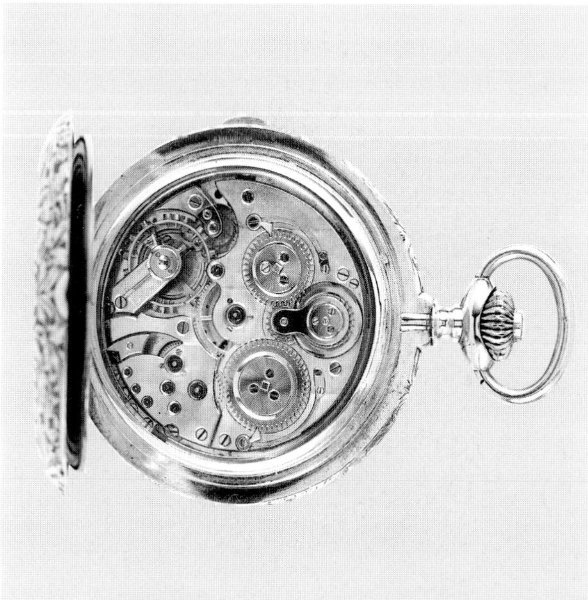

367 *Goldene Taschenuhr mit Minutenrepetition, Duplexhemmung und frühem Kronenaufzug, sign.* Viner + Co., London, Regent Street. *18-kt-Gehäuse. Emailzifferblatt. Im Zentrum grav. Goldplatte. Goldzeiger. Verg. Werk. Das Hemmungsrad mit Decksteinen. Kompensationsunruh. Breguet-Spirale. 2 facettierte Tonfedern. Schlagabfrage durch kleinen Drücker am Gehäuserand. Ø 53 mm. Um 1840.*

DM 18000,–

368 *Goldsavonnette mit Wecker und Viertelrepetition, sign.* Viners London Patentee. *18-kt-Gehäuse. Emailzifferblatt. Löffelform-Goldzeiger. Feuerverg. Werk. Duplexhemmung. Diamantdeckstein. 2 Tonfedern. Ø 56 mm. 1821.*

DM 13000,–

369 *Minutenrepetition mit Carillon, Stunden- und Viertelstunden-Selbstschlag, sign.* Volta (Ditisheim & Cie., Successors). *18-kt-Gehäuse. Emailzifferblatt. Blaue Birnenformzeiger. Neusilber-Ankerwerk mit 2 Federhäusern. Kompensationsunruh. Breguet-Spirale. 3 Tonfedern. Ø 55 mm. Ca. 1880.*

DM 20000,–

370 *Goldene komplizierte astronomische Taschenuhr, sign.* Albert Voumard, Le Locle. *Mit Sternzeit, ewigem Kalender, Mondphase, Schaltjahres- und Jahreszeitenangabe. Zwei kleine Normalzeit-Zifferblätter für verschiedene Ortszeiten. Ankerwerk mit zwei Federhäusern und Räderwerken für Normal- und Sternzeit. Ø 65 mm. Ca. 1921.*

DM 65000,–

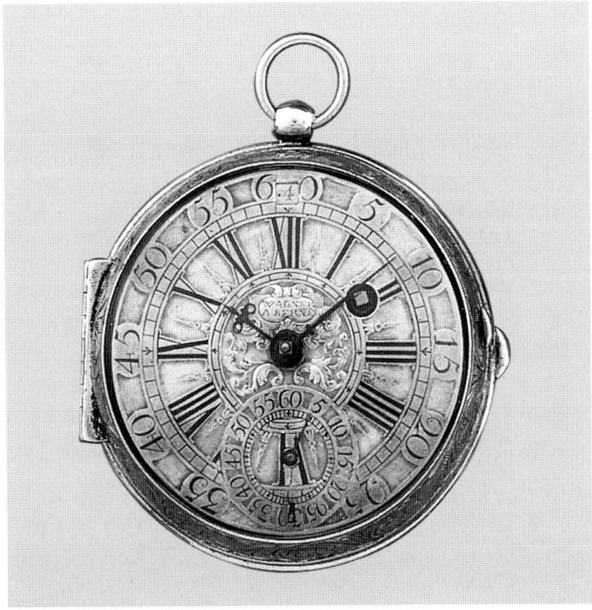

372

372

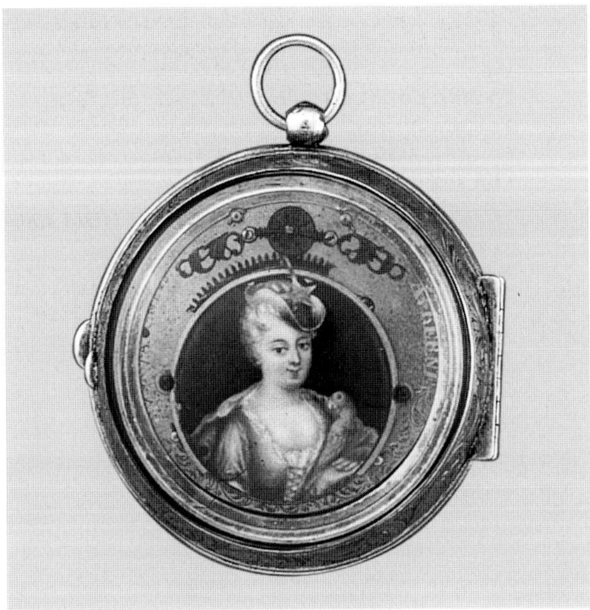

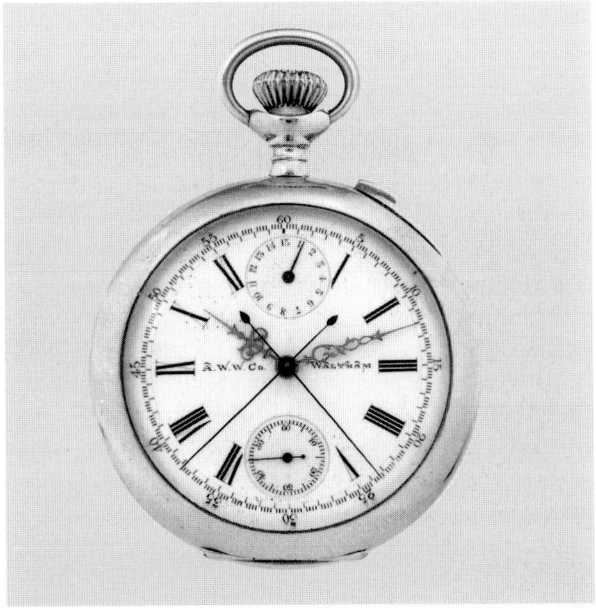

373

373

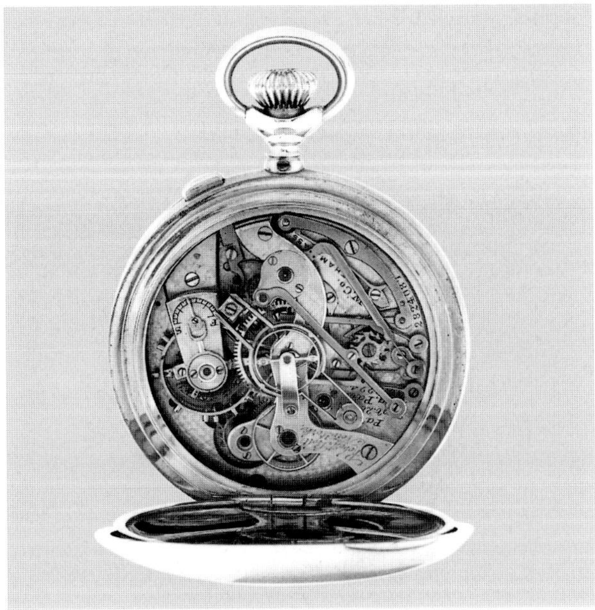

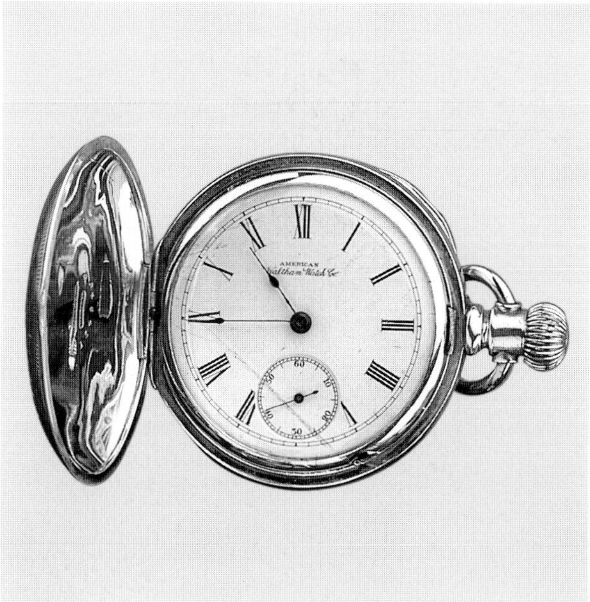

374

375

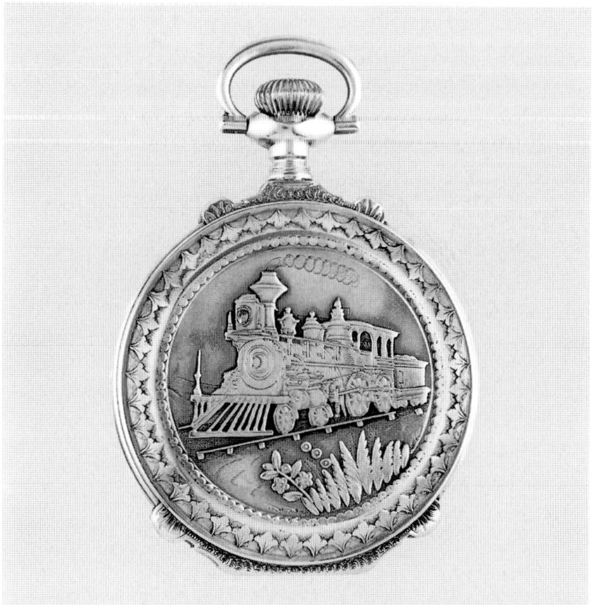

371 *Goldtaschenuhr mit Achtelrepetition, anhaltbarer Zentralsekunde und Temperaturkompensation, sign.* Vulliamy No 2 XU.
S. Farbteil, S. 136

372 *Doppelseitige Spindel-Taschenuhr mit früher Sekundenindikation, sign.* E. M. Wagner à Bern. *Scheinpendel und Datum. Verg. Silbergehäuse. Silb. Champlevé-Zifferblatt. Datumfenster. Gebläute Poker- und Beetle-Zeiger. Verg. Werk mit Schnecke/ Kette. 2armige Unruh mit Scheinpendel. Spindelbrücke mit Mädchenbildnis. Ø 58 mm. Um 1720.*

DM 20 000,–

373 *Goldener Chronograph mit Schleppzeiger (Rattrapante), sign.* A. W. W. Co Waltham Mass./ Robert Stall New York. *14-kt-Gehäuse. Emailzifferblatt. 15-Min.-Zähler. Louis-XV-Zeiger. Gebläute Chronographenzeiger. Vernickeltes Ankerwerk. Goldchatons. Goldräder. Kompensationsunruh und Exzenter-Feinregulierung. Zughebel-Zeigerstellung. Ø 51 mm. 1890.*

DM 12 000,–

374 *Silberne Sprungdeckel-Taschenuhr, sign.* Waltham, U. S. A. *Silbergehäuse. Goldscharniere. 2teil. Emailzifferblatt. Gebläute Stahlzeiger. Zeigerstellschieber bei »5«. Verg. Vollplatinenwerk. 15 Steine. Kompensationsunruh. Flachspirale. Verschr. Chatons. Ø ca. 56 mm. Um 1890.*

DM 400,–

375 *Goldene Eisenbahneruhr, sign.* Waltham, U. S. A. *Mehrfarben 18-kt-Gehäuse mit Western-Lok. Emailzifferblatt. Blaue Birnenformzeiger. Vernickeltes Brücken-/Ankerwerk mit Goldchatons unter Glas. Feinregulierung. Ø 51 mm. Ca. 1920.*

DM 4500,–

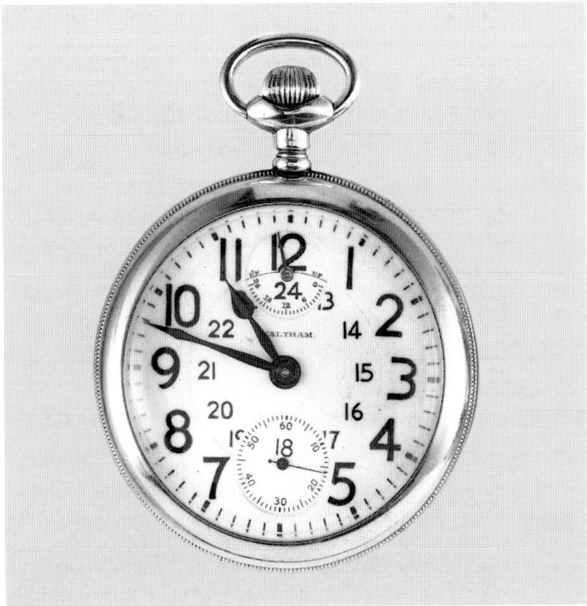

376

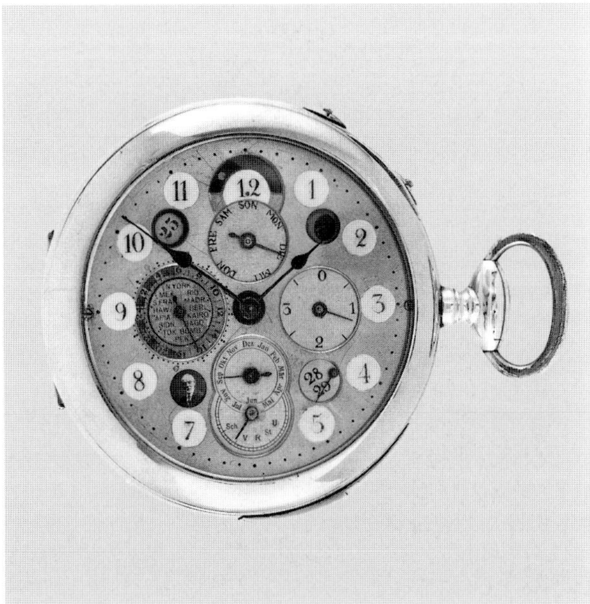

377

378

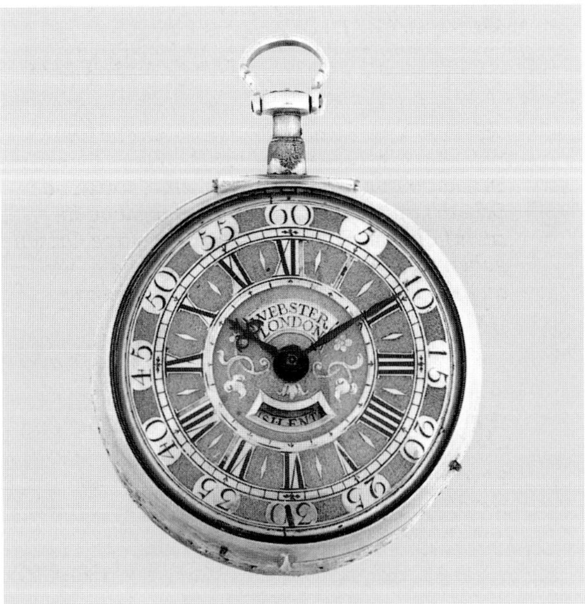

377

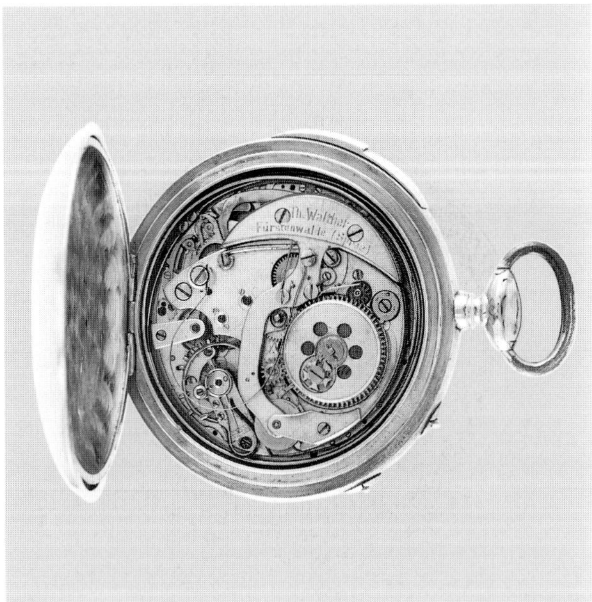

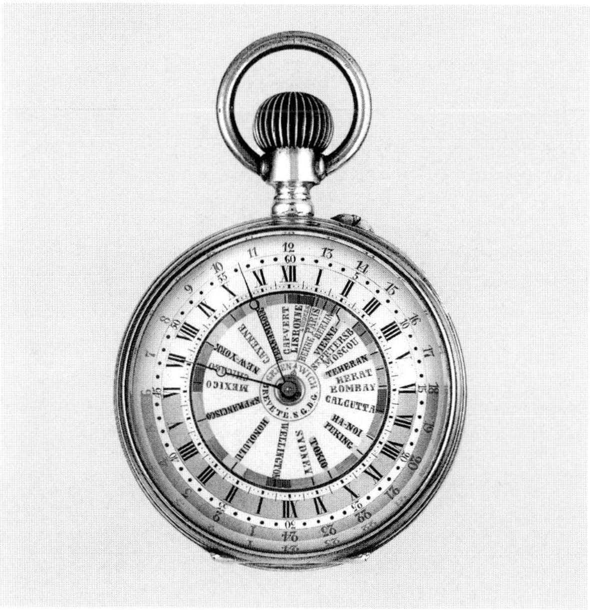

379

380

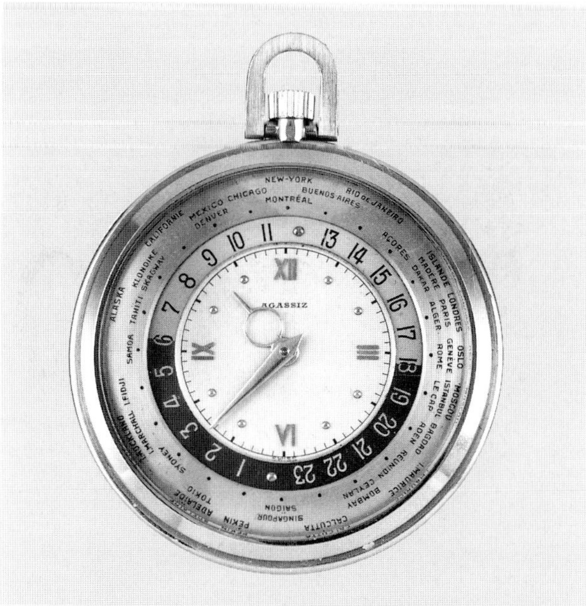

376 *Taschenuhr mit Auf-und-Ab-Werk, sign.* WALTHAM, U. S. A. *Graviertes, verschraubtes Goldfilled-Gehäuse. Emailzifferblatt. Skala für Gangreserve bei der »12«. Ankerwerk mit Feinregulierung. Ø 51 mm. Ca. 1925.*

DM 750,–

377 *Goldene Taschenuhr mit Kalender und 2-Zonen-Zeit, autom. Aufzug und Viertelrepetition, bez.* TH. WALTHER FÜRSTENWALDE (SPREE). *14-kt-Rotgoldgehäuse. Verg. Zifferblatt. Ankerwerk mit Feinregulierung. Selbstaufzug nach dem Pedometerprinzip. 2 Tonfedern. Ø 59 mm. 1890.*

DM 32 000,–

378 *Goldene Repoussé-Spindel-Taschenuhr mit Viertelrepetition und Stundenselbstschlag, sign.* WILL. WEBSTER EXCHANGE ALLEY 1451. *Doppeltes 20-kt-Gehäuse. Gold-Champlevé-Zifferblatt. Bei »6« Fensterausschnitt für Anzeige von Schlagen oder Nichtschlagen. Geblaute Poker- und Beetle-Zeiger. Feuerverg. Werk mit Schnecke/Kette. Sep. Federhaus für Selbstschlag. Diamantdeckstein. Staubschutz. Schlag auf Glocke im Gehäuseboden. 2 Umstellhebel für Schlagen/Nichtschlagen und Taubschlag. Ø 56 mm. Ca. 1720.*

DM 25 000,–

379 *Doppelseitige* WELTZEIT-*Taschenuhr. Silbergehäuse. Emailzifferring. 24-Stunden-Indikation und Minuterie. Zentrale rotierende Scheibe mit Zeitzonen und Ortsangaben in mehrfarbigem Email. Rückseitig weitere Ortsangaben und kleine zentrale Minutenskala. Vernickeltes Schweizer Ankerwerk. Ø 62 mm. Um 1900.*

DM 6000,–

380 *Goldene Taschenuhr mit* WELTZEIT-*Indikation. 14-kt.-Gehäuse. Silberzifferblatt. 24-Stunden-Ring. Am Außenrand Ortsangaben für 24 Zonenzeiten. Vernickeltes Brückenwerk mit Ankerhemmung. Ø 45 mm. Ca.1960.*

DM 9000,–

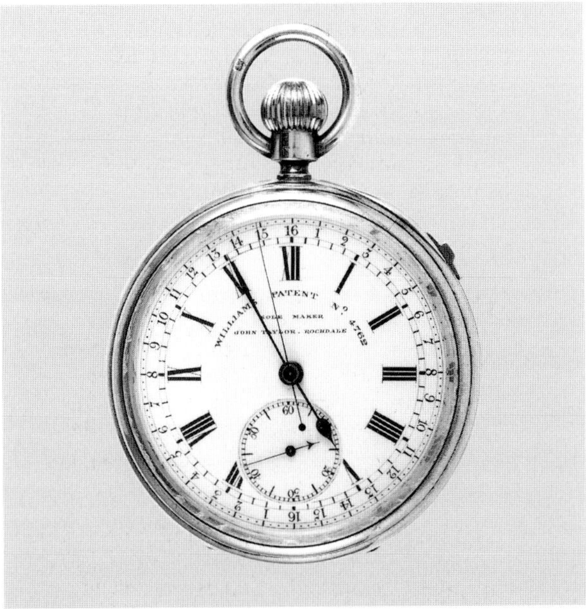

381

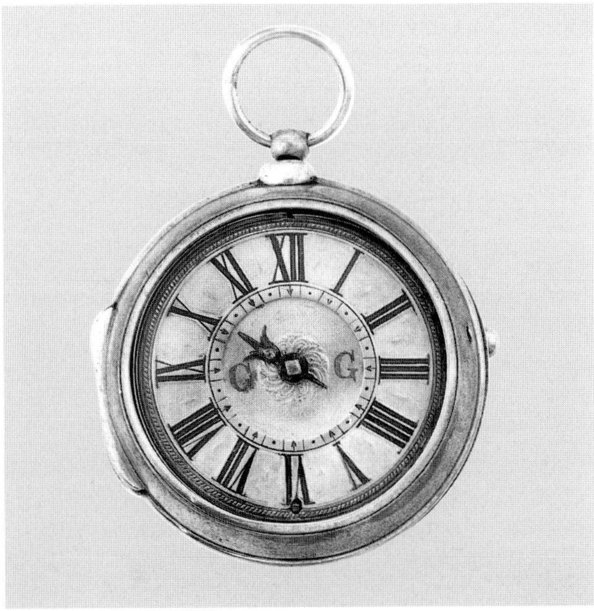

383

382

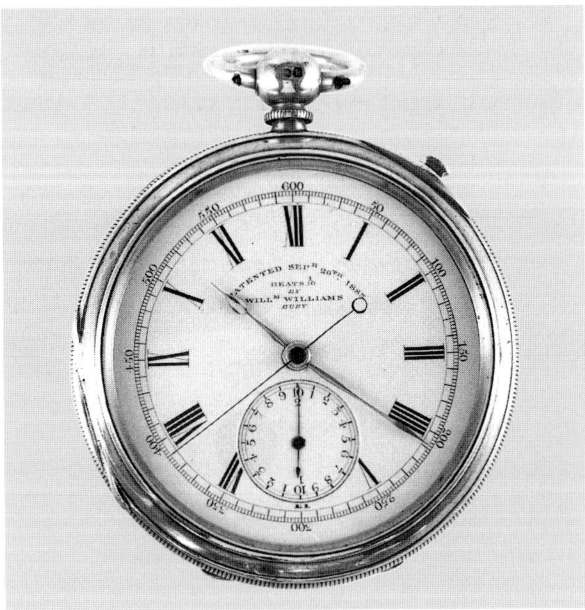

383

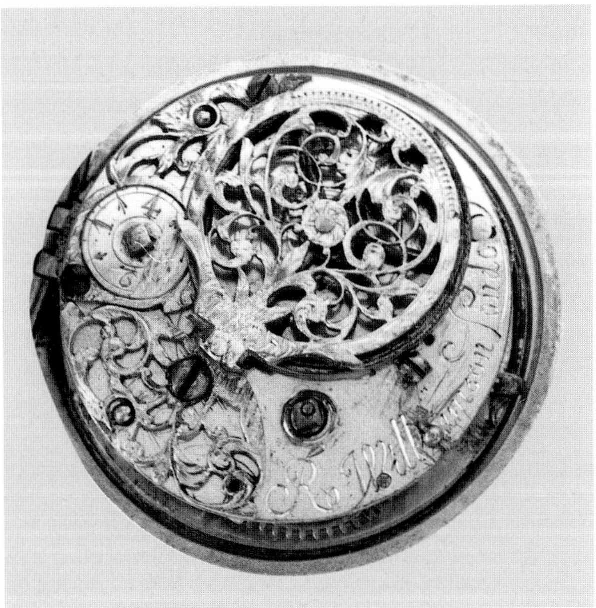

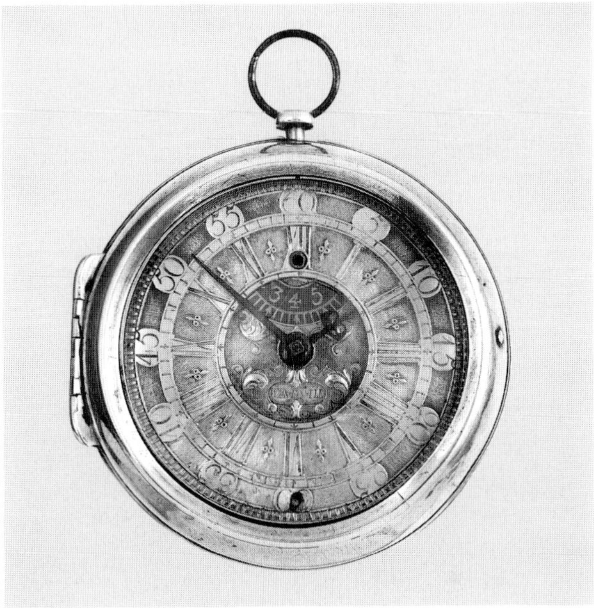

384

385

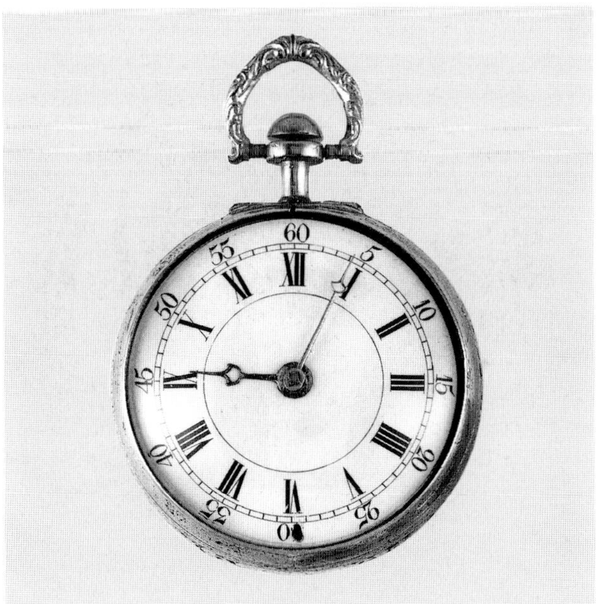

381 *Silbertaschenuhr mit anhaltbarer Zentralsekunde, sign.* WILLIAM PATENT NO. 4762, SOLE MAKER, JOHN TAYLOR ROCHDALE. *Sterlingsilbergehäuse. Emailzifferblatt. Äußere Skala mit Zweifach-Unterteilung 1 bis 16. Umlauf des zentralen Sekundenzeigers in einer halben Sekunde. Verg. 3/4-Platinenwerk mit Ankerhemmung. Ø 58 mm. Um 1900.*

DM 1200,–

382 *Silberner Taschenchronograph mit springender 1/10-Sekunde, sign.* WILL. WILLIAMS, BURY. *Silbergehäuse. Emailzifferblatt. Skala 1/10-Sekunde, bei der »6«. Verg. Werk mit Schnecke/Kette. Spitzzahnankerhemmung. 3schenklige Goldunruh. Ø 56 mm. Um 1885.*

DM 1300,–

383 *Silberne einzeigrige Spindel-Taschenuhr, sign.* RO WILLIAMSON LONDON. *Glattes doppeltes Gehäuse (das Äußere und Pendant später). Silbernes Champlevé Zifferblatt. Tulpenform-Eisenzeiger. Feuervergoldetes Schnecke/Kette-Werk. Ø 51 mm. Ca. 1660.*

DM 5000,–

384 *Silberne Spindel-Taschenuhr mit Regulierskala auf der Zifferblattseite, sign.* WINDMILLS, LONDON. *Glattes, doppeltes Silbergehäuse. Silbernes Champlevé-Zifferblatt. Feuerverg. Werk mit Schnecke/Kette . Ø 60 mm. Um 1710.*

DM 9500,–

385 *Silberne Spindel-Taschenuhr mit Stunden-Selbstschlag und Repetition, sign.* THOMAS WINDMILLS, LONDON, *verg. Silbergehäuse. Emailzifferblatt. Goldzeiger, feuerverg. Werk mit Schnecke und Kette, Spindelkloben mit asymmetrischem Fuß, Schlag auf Gehäuseglocke, Repetition durch Drücker im Pendant. Ø 50 mm. Um1725.*

DM 22000,–

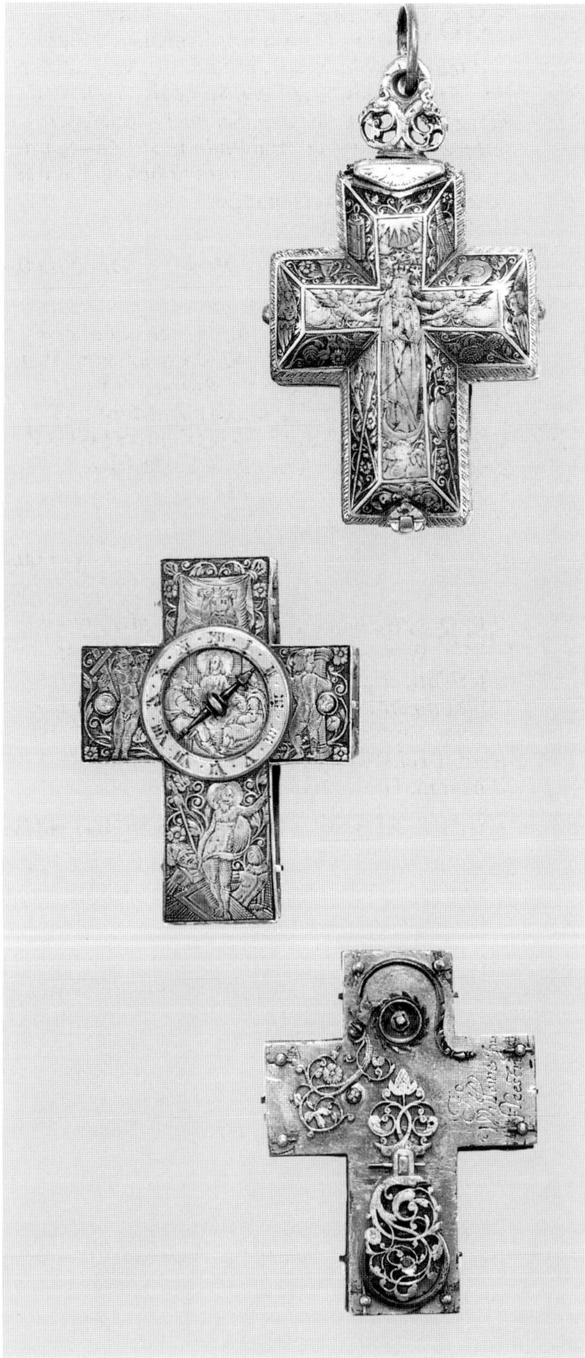

386

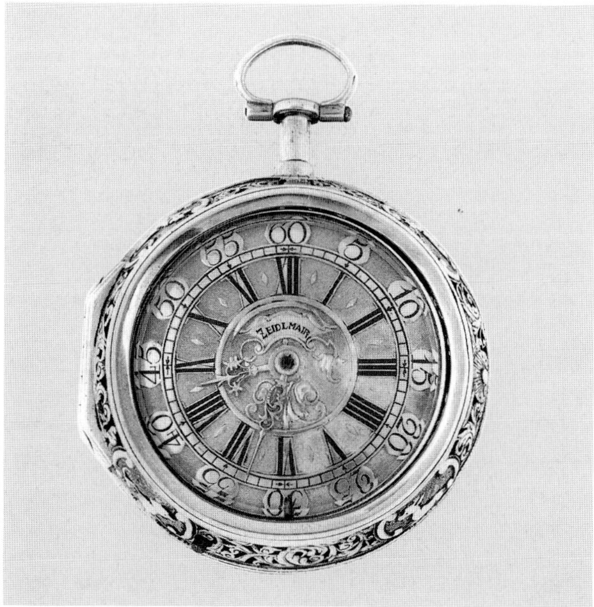

387

387

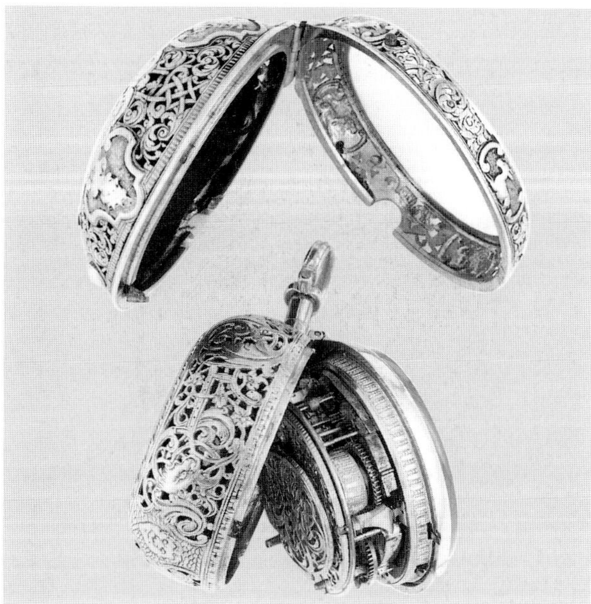

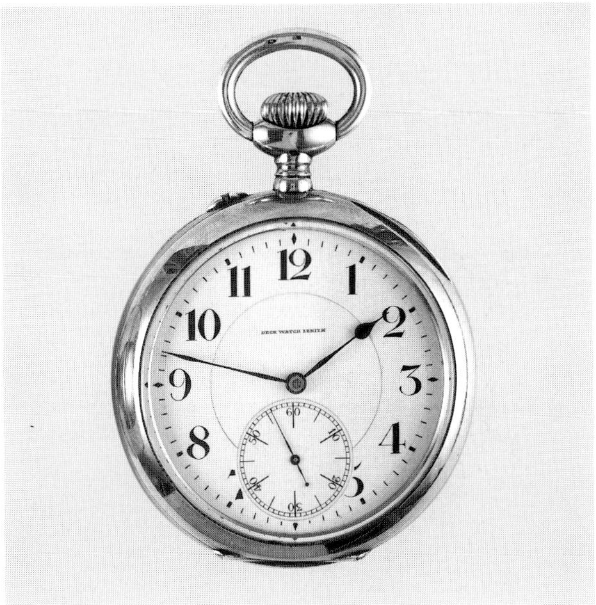

388

388

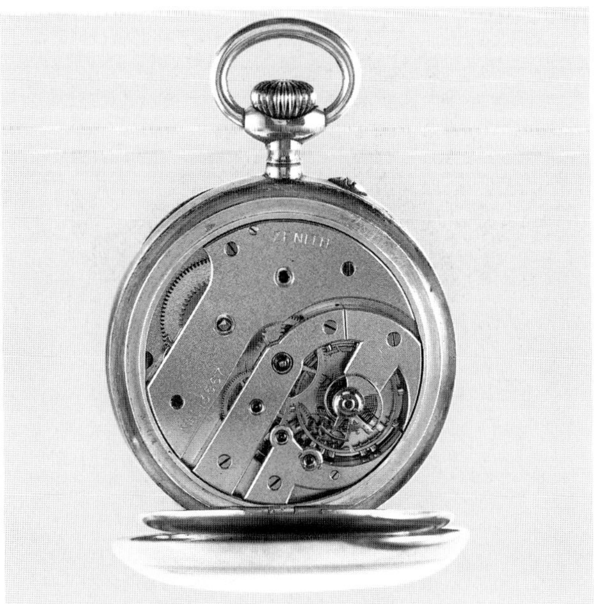

386 *Einzeigrige Kreuzuhr, sign.* Jo(hn) Willowe Fleetstreet, *Gehäuse Silber und feuervergoldet, Silberzifferblatt, verg. Zifferring, Eisenzeiger, feuerverg. Spindelwerk in Kreuzform mit 8 Pfeilern, Schnecke und Darmsaite, 2schenklige eiserne Radunrast ohne Spirale, verstifteter filigraner Unruhkloben, gebläutes Gesperr für Federvorspannung.*
Ø 62 mm. Ca. 1620.

DM 80000,–

387 *Silberne Spindel-Taschenuhr in doppeltem Gehäuse mit Viertelrepetition, sign.* Mich. Zeidlmair, München. *Repoussé-Außengehäuse. Innengehäuse mit Rankenwerk und Maske. Silber-Champlevé-Zifferblatt. Louis-XV-Zeiger. Feuerverg. Werk mit Schnecke/Kette. Schlag auf Glocke und Taubschlageinrichtung.*
Ø 51 mm. Ca. 1750.

DM 7000,–

388 *Silberne Beobachtungsuhr, sign.* Deck-Watch Zenith. *Silbergehäuse. Emailzifferblatt. Blaue Stahlzeiger. Verg. Ankerwerk mit Kompensationsunruh, Breguet-Spirale. Besondere Feinstellung. Anker und Ankerrad zwischen Decksteinen gelagert. 20 Rubine.*
Ø 61 mm. Um 1910.

DM 6000,–

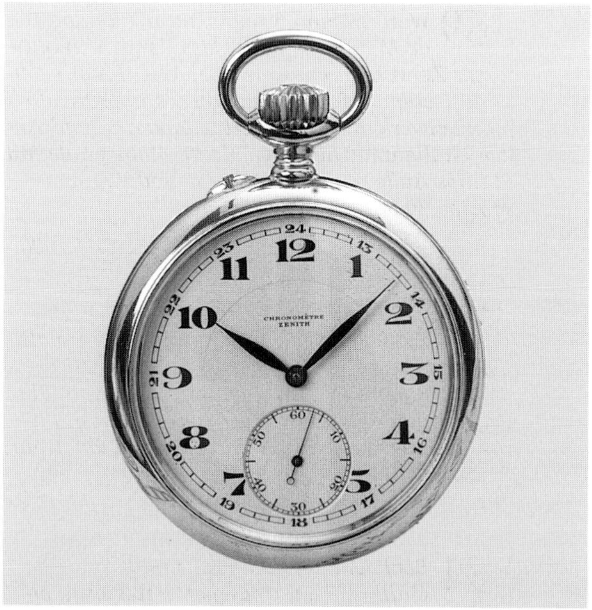

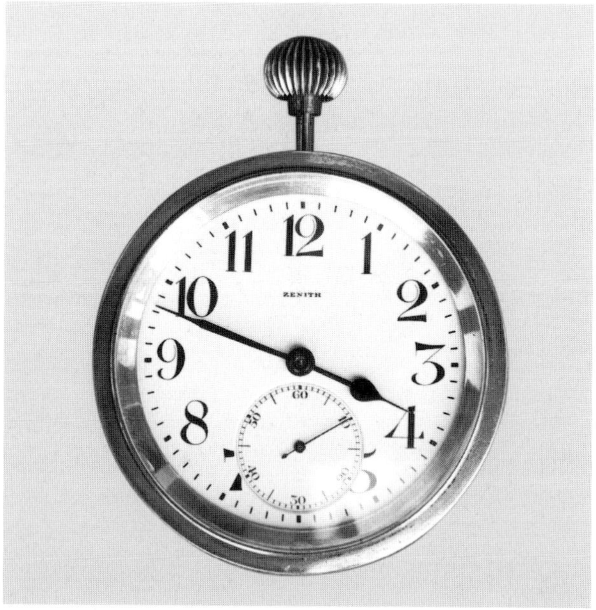

389

391

390

391

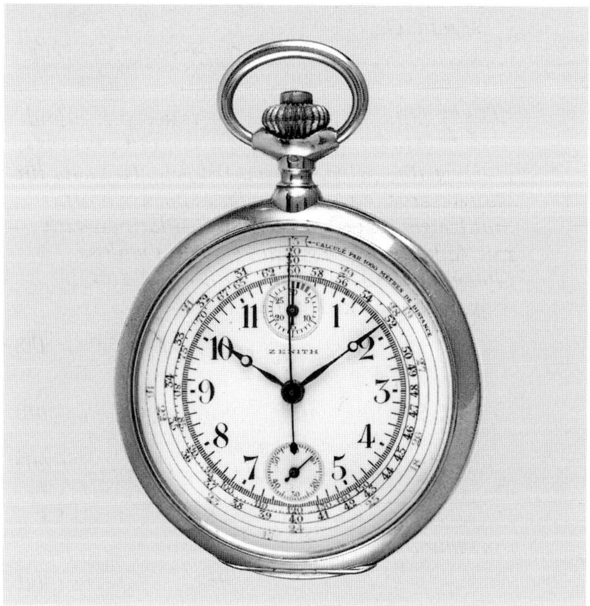

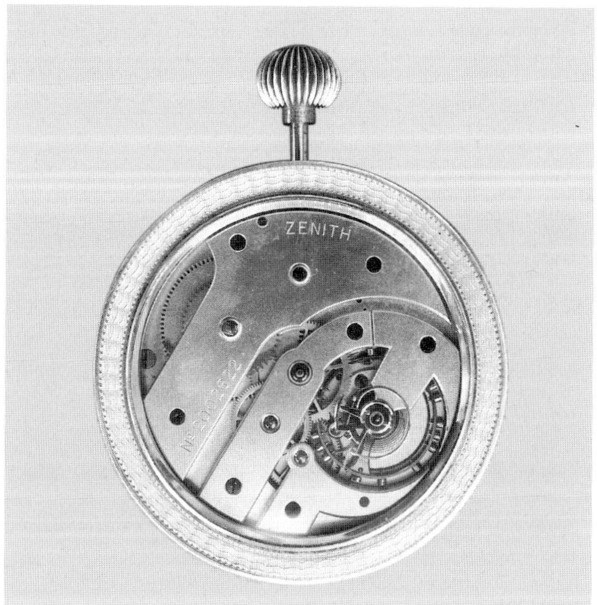

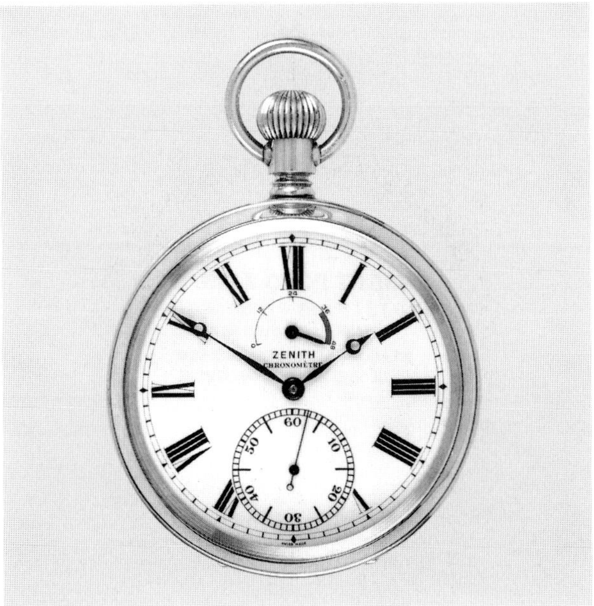

392

393

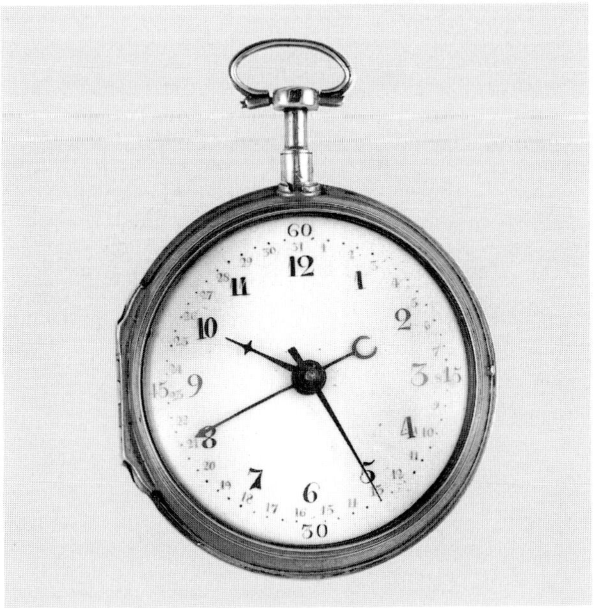

389 *Wettbewerbschronometer mit Bulletin de Marche de 1ère Classe, sign.* Chronomètre Zenith. *Verchromtes Gehäuse. Emailzifferblatt. Gebläute Blattformzeiger. Verg. 19‴ Halbplatinenwerk. 4fach gelagertes Ankerrad und Anker. Guillaume-Unruh. Gebläute Stahlspirale mit Phillips Außen- und Innenkurve und Regulierscheibe. Ø 55 mm. 1923.*

DM 7000,–

390 *Goldener Taschenchronograph, sign.* Zenith. *18-kt-Gehäuse. Emailzifferblatt. 30-Minuten-Zähler bei der »12«. Tachymeter-Skalen. Blaue Lochform-Stahlzeiger. Verg. $^3/_4$-Platinen-Ankerwerk mit großer Kompensationsunruh. Feinregulierung durch Teilscheibe. Ø 50 mm. Ca. 1925.*

DM 1800,–

391 *Beobachtungsuhr, sign.* Zenith. *Guillochiertes und emailiertes Demonstrationsgehäuse. Emailzifferblatt mit arabischen Zahlen und vertiefter kleiner Sekunde. Gebläute Birnzeiger. Vergoldetes Werk. Chronometerhemmung mit Feder. Bimetall-Kompensationsunruh. Breguetspirale mit Feinregulierung. Unruh und Chronometerrad in Decksteinen gelagert. Ø 62 mm. Ca. 1930*

DM 3500,–

392 *Silberne Beobachtungsuhr mit Auf-und-Ab-Werk, sign.* Zenith-»Chronomètre«. *Sterlingsilbergehäuse. Emailzifferblatt. Skala für Gangreserve (48 Std.) bei der »12«. Lochform-Stahlzeiger. Lapediertes vers. $^1/_2$-Platinenwerk mit Ankerhemmung. Große schraubenlose Glucydurunruh mit Nivarox-Breguet-Spirale. Stoßsicherung. Ø 60 mm. Ca. 1950.*

DM 3500,–

393 *Silberne Spindel-Taschenuhr mit Datum, sign.* Bernhard Zimtl, Burghausen. *Glattes Silbergehäuse. Emailzifferblatt. Zentraler Datumszeiger. Feuerverg. Werk mit Schnecke/Kette. Ovale Spindelbrücke. Gesperr für Federvorspannung. Ø 58 mm. Um 1800.*

DM 1200,–

AUKTIONSHÄUSER

Christie's International
8 King Street, St. James's, GB-London SW 1 Y 6Q T

Auktionen in Genf, London, New York

Auktionen Dr. H. Crott (Inh. Stefan Muser)
Friedrichsplatz 19, 68165 Mannheim

Auktionen in Frankfurt am Main

Antiquorum
2, rue du Mont Blanc, CH-1211 Genf

Auktionen in Genf, Hongkong, New York

Henry's Auktionen
An der Fohlenweide 30, 67112 Mutterstadt

Auktionshaus Peter Ineichen
Badenerstr. 71, CH-8026 Zürich

Auktionshaus P. Michael Kegelmann
Saalgasse 3, 60311 Frankfurt/Main

Auktionshaus Peter Klöter
Schloß Dätzingen, 71120 Grafenau (bei Sindelfingen)

Auktionshaus Gisbert A. Joseph
Friedrich-Ebert-Str. 92, 41236 Mönchengladbach

Phillips
101 New Bond Street, GB-London W1A OAS

Sotheby's
34–35 New Bond Street, GB-London W1A 2AA

Sotheby's
1334 York Avenue, USA-New York, NY 10021

Auktionen in Genf, London, New York